Verhaltenstherapeutische Gruppentherapie

Michael Marwitz

Verhaltens-therapeutische Gruppentherapie

Grundlagen und Praxis

hogrefe

Dr. Michael Marwitz, geb. 1964. 1987–1993 Studium der Psychologie, Soziologie und Philosophie in Freiburg. 1996 Dissertation. Anschließend Tätigkeit als klinischer Psychologe und Psychotherapeut im Bereich der differentiellen Psychophysiologie. Seit 1999 Psychologischer Psychotherapeut in der Schön Klinik Roseneck in Prien, dort leitender Psychologe mit den Schwerpunkten Gruppentherapie, Persönlichkeitsstörungen und Burnout. Außerdem Tätigkeit als Dozent, Supervisor und Selbsterfahrungsleiter an verschiedenen verhaltenstherapeutischen Ausbildungsinstituten.

Bibliografische Information der Deutschen Nationalbibliothek
Die Deutsche Nationalbibliothek verzeichnet diese Publikation in der Deutschen Nationalbibliografie; detaillierte bibliografische Daten sind im Internet über http://dnb.dnb.de abrufbar.

Hogrefe Verlag GmbH & Co. KG
Merkelstraße 3
37085 Göttingen
Deutschland
Tel.: +49 551 99950 0
Fax: +49 551 99950 111
E-Mail: verlag@hogrefe.de
Internet: www.hogrefe.de

Umschlagabbildung: © vm – istockphoto.com
Satz: ARThür Grafik-Design & Kunst, Weimar
Druck: Media-Print Informationstechnologie GmbH, Paderborn
Printed in Germany
Auf säurefreiem Papier gedruckt

1. Auflage 2016

(E-Book-ISBN [PDF] 978-3-8409-2480-4; E-Book-ISBN [EPUB] 978-3-8444-2480-5)
ISBN 978-3-8017-2480-1
http://doi.org/10.1026/02480-000

Meiner Frau Tanja: für ihre Unterstützung bei der Entstehung dieses Buches und bei so vielem anderen.

Inhaltsverzeichnis

Einführung

Stellen Sie sich folgende Situation einer gruppentherapeutischen Sitzung vor:

> **Beispiel:**
>
> Sieben Patientinnen und drei Patienten sitzen gemeinsam mit ihrem Gruppentherapeuten in einem Raum, der von den Teilnehmern aufgrund seiner ungünstigen Lichtverhältnisse als nicht optimal eingeschätzt wird. Zwei der weiblichen Gruppenmitglieder wurden erst vor kurzem in der Klinik aufgenommen und befinden sich zum zweiten Mal in der Gruppe. Der Gruppentherapeut weiß, dass eine der beiden nur ungern in die Gruppe kommt und es bevorzugen würde, mehr Einzeltherapie zu erhalten „anstatt sich die Probleme anderer anhören zu müssen." Zwei andere Patienten werden gegen Ende der Woche entlassen und sind nur noch einmal in der Gruppe. Der Therapeut betreut sieben Gruppenmitglieder auch einzeltherapeutisch, die anderen drei werden von seinem Kollegen bezugstherapeutisch behandelt, der sich in dieser Woche jedoch krank gemeldet hat. In den letzten Sitzungen hatte die Gruppe intensiv gearbeitet, was vor allem dadurch möglich wurde, dass die aktiveren Gruppenmitglieder durch ihre Offenheit und Bereitschaft, sich mit ihren Schwierigkeiten auseinanderzusetzen, die eher passiven Gruppenteilnehmer mitgezogen hatten.
>
> Die Gruppentherapie hat vor 20 Minuten begonnen und in dieser Zeit hat sich die Gruppe darauf geeinigt, dass Herr B. heute den Raum bekommen soll, sein Anliegen in die Gruppe einzubringen. Bei Herrn B. handelt es sich um einen 53-jährigen, verheirateten, in leitender Stellung tätigen Verwaltungsbeamten, der sich aufgrund einer depressiven Störung in stationärer Behandlung befindet. Er berichtet in sachlich-nüchterner Weise über seine Problematik. Sein Sohn sei bereits seit mehreren Jahren drogenabhängig. In den vergangenen Jahren gab es immer wieder Phasen, in denen er kurzzeitig abstinent war, vor allem in den Monaten nach seinen (zwei) Entziehungskuren. Dennoch sei er wieder rückfällig geworden, was auch viel mit dem Freundeskreis zu tun habe, in dem sich sein Sohn bewege. Seine Frau und er hätten in den vergangenen Jahren viel mitgemacht: Hoffnung auf Besserung, Enttäuschung und Wut angesichts der Rückfälle und der eigenen Ohnmacht, Schuldgefühle, als Eltern versagt zu haben und in der letzten Zeit auch eine zunehmende Resignation angesichts des bisherigen Krankheitsverlaufs. Die Situation eskalierte, als ihr Sohn, der nach seinem letzten Rückfall wieder für einige Zeit bei ihnen gewohnt habe, sie bestohlen hätte. Um seinen Drogenkonsum zu finanzieren, habe er wertvollen Schmuck seiner

Mutter gestohlen und ihn in einem Pfandleihhaus versetzt. Zwar habe man den Schmuck zurückkaufen können, jedoch habe dies mehrere tausend Euro gekostet, wobei die Enttäuschung und der Ärger über das Verhalten des Sohnes weitaus schlimmer gewesen wären als der materielle Schaden. Herr B. und seine Frau haben deshalb im Anschluss an den Diebstahl beschlossen, so lange keinen Kontakt mehr zu ihrem Sohn aufzunehmen, bis dieser seine Drogensucht überwunden habe und abstinent sei.

Während Herr B. seine Problematik schildert, breitet sich in der Gruppe eine bedrückende Stimmung aus. Der Therapeut beobachtet, wie sich zwei Gruppenteilnehmer vielsagende Blicke zuwerfen und Frau W. dabei ihre Augen rollt, als wolle sie damit sagen, dass sie von der Schilderung von Herrn B. genervt sei. Der Therapeut weiß aus den Einzelgesprächen mit Frau W., dass Herr B. sie an ihren pedantisch-rigiden Chef erinnert, mit dem es immer wieder zu Konflikten kommt. Sorgen bereitet ihm außerdem Frau K., die vor einigen Jahren ihren damals 19-jährigen Sohn bei einem Autounfall verloren hat. Den Verlust ihres Sohnes hat sie bis heute nicht überwunden, sodass die Trauer um ihn ein zentrales Thema der Therapie darstellt. Während sie zu Beginn der Gruppensitzung noch einen präsenten und engagierten Eindruck erweckte, blickt sie nun seit einigen Minuten starr vor sich hin und wirkt dabei abwesend, als sei sie mit ihren Gedanken weit weg.

Wir wollen an dieser Stelle das Gruppengeschehen verlassen, um an anderer Stelle wieder darauf zurückzukommen. Von diesem (Gruppen-)Fallbeispiel ausgehend, möchte ich stattdessen einige grundlegende Fragen in Bezug auf die psychotherapeutische Arbeit mit Gruppen aufwerfen. Zunächst einmal:

- Welche Optionen hat der Therapeut[1] in solch einer Situation?
- Welches Ziel verfolgt er?
- Welche Methoden wendet er an?
- Auf welcher Systemebene interveniert er?
- Wie und in welchem Maße bezieht er dabei die Gruppe mit ein?
- Wie sehr bringt er sich selbst dabei ein?

Er könnte auf der Gruppenebene intervenieren, wie es für Gruppenanalytiker typisch wäre. Dann würde er sich beispielsweise die Frage stellen, warum die Gruppe gerade diese Thematik favorisiert. Welche Form des Widerstandes offenbart sich hierdurch und mit welcher Funktion? Identifiziert sich die Gruppe gerade mit dem drogenabhängigen Sohn und teilt dem Therapeuten dadurch mit, dass es ihm bisher nicht gelungen ist, der Gruppe den Halt, die Grenzen und die Struktur zu geben, die sie dringend benötigt? Oder will die Gruppe aus dem stren-

1 Aus Gründen der besseren Lesbarkeit wurde im gesamten Text auf die gleichzeitige Nennung der femininen und maskulinen Form (Patient/Patientin bzw. Therapeut/Therapeutin) verzichtet, wenngleich immer beide Geschlechter gemeint sind.

gen Rahmen, den die Klinik vorgibt, ausbrechen? Und liegt die tiefe Angst der Gruppe darin begründet, bei solch einem Ausbruch „unter die Räder zu kommen“, wie es offensichtlich bei dem Sohn von Herrn B. der Fall war? Für eine Deutung wäre es in jedem Fall zu früh. Der Therapeut würde sich weiterhin zurücknehmen, aufmerksam zuhören und schweigend abwarten, in welche Richtung sich die Gruppendynamik weiter entwickelt.

Er könnte ebenso die interpersonelle Ebene der Gruppenteilnehmer zum Gegenstand seiner Intervention machen. Welche Art der Übertragung entfaltet sich im Verlauf und durch die Schilderung von Herrn B.? Wer identifiziert (und solidarisiert) sich unbewusst mit Herrn B., wer mit dessen Sohn und wer mit seiner Ehefrau? Spiegelt die Art der Beziehungsgestaltung in der Gruppe die Beziehungsgestaltung zu seinem Sohn und seiner Ehefrau wider? Auf welche Weise wehrt Herr B. seine Emotionen ab, die bei seiner Schilderung immer wieder spürbar werden? Auch hier würde der Therapeut sicher noch abwarten, in welche Richtung sich die Übertragung entwickelt und welche möglichen Konflikte des Patienten, sich in seiner Darstellung manifestieren. Vielleicht wird er den Patienten auf seine sachlich-distanzierte Art der Schilderung hinweisen oder Gruppeteilnehmer anregen, dies zu tun.

Ein verhaltenstherapeutisch arbeitender Gruppentherapeut würde sich hingegen an Herrn B. und dessen individueller Problematik orientieren. Für ihn ist Gruppentherapie immer Einzeltherapie „in und mit der Gruppe“ (Fiedler, 1996) und dabei, zumindest nach meinem Verständnis, immer auch „der Gruppe“ (vgl. dazu ausführlich Kap. 2). Konkret würde dies bedeuten, dass der Gruppentherapeut zunächst einmal herausarbeiten würde, mit welcher Intention Herr B. von seinem Schicksal berichtet. Um was geht es ihm dabei? Welche Wünsche und Hoffnungen sind für ihn damit verbunden? Welche Befürchtungen? Will er Anteilnahme und Verständnis für sein Schicksal? Oder ist es ihm wichtiger, dass die anderen Gruppenmitglieder seine Entscheidung, den Kontakt zu seinem Sohn nach dessen Diebstahl abzubrechen, nachvollziehen können oder ihn sogar darin bestärken? Oder will er mithilfe der Gruppe besser verstehen, warum sich sein Sohn so entwickelt hat, wie er es getan hat? Oder wäre es für ihn wichtig, Anregungen zu erhalten, wie er in Zukunft besser mit dieser schwierigen Situation umgehen könnte, als er es bisher getan hat? Oder geht es um etwas ganz anderes?

Ein verhaltenstherapeutisch arbeitender Gruppenleiter würde diese potenziellen, impliziten Ziele des Patienten gemeinsam mit ihm *und* der Gruppe herausarbeiten, explizieren und damit zugleich auch transparent machen. Dabei gilt es natürlich auch, die Gruppendynamik nicht aus den Augen zu verlieren. Sollten sich einige Gruppemitglieder mit dem Sohn von Herrn B. identifizieren, dann werden sie Herrn B. wenig Verständnis entgegenbringen. Der Therapeut sollte diese Dynamik nicht nur im Blick haben, sondern sie bei seinem Vorgehen auch berücksichtigen. Dabei gilt es zu beachten, dass die Gruppenteilnehmer unterschiedliche Erwartungen an ihn haben, je nachdem, ob er sie auch einzeltherapeutisch betreut oder nicht. Diejenigen, die er aus der Einzeltherapie kennt, werden anderes von ihm erwarten (z. B. mehr Verständnis und Beachtung) als diejenige, die bei seinem Kollegen in Therapie sind. Im stationären Setting wird die Einschätzung gruppendynamischer Prozesse außerdem dadurch verkompliziert, dass die Patienten auch außerhalb des Gruppensettings miteinander in Kontakt treten. Über manches ist der Gruppenleiter informiert (z. B. über die Tatsache, dass sich Herr B. vor zwei Tagen darüber beschwert hat, dass es auf Station am späten Abend immer wieder zu Störungen der Nachtruhe durch Mitpatienten kommt) und kann sich darauf einstellen, anderes weiß er nicht (z. B. dass Frau W. und Herr B. beim gemeinsamen Mittagessen regelmäßig miteinander in Streit geraten). Obgleich sich diese Vorfälle außerhalb der Gruppe und (zumindest vordergründig) unabhängig von dieser ereignen, wirkt sich dies auf den gruppentherapeutischen Prozess aus. (Im ambulanten Setting ist es zwar üblich, eine Vereinbarung zu treffen, die Kontakte der Gruppenmitglieder außerhalb der Gruppenzeiten ausschließt, solange die Gruppe läuft, im stationären Setting wäre dies jedoch weder möglich noch sinnvoll.)

Die Beschreibung der Gruppensituation und des möglichen Vorgehens des verhaltenstherapeutisch arbeitenden Gruppenleiters sind exemplarisch für sogenannte zieloffene Gruppen (Fiedler, 1996, 2005). Anders als bei störungsspezifischen und problemorientierten Gruppen, bei denen der Ablauf, die eingesetzten Methoden, die Inhalte und Ziele in Form von Manualen weitgehend festgelegt sind, werden in zieloffenen Gruppen die Themen durch die Teilnehmer vorgegeben. Die möglichen Ziele, die mit einer bestimmten Themenstellung verbunden sind, und die zu deren Erreichung angezeigten Methoden werden erst im Verlauf der Gruppensitzung erarbeitet. Man könnte deshalb auch den Begriff „themenoffene Gruppe“ verwenden, doch der Begriff „zieloffen“ verweist auf einen zentralen Aspekt verhaltenstherapeutischer Gruppenarbeit: die *Zielorientierung*. Diese meint zum einen eine konzeptuelle Dimension: Verhaltenstherapiegruppen orientieren sich am jeweiligen Einzelfall und unterstützen den jeweiligen Patienten entweder unmittelbar darin, seine Beschwerden (oder Symptome) zu reduzieren bzw. sie besser als bisher zu bewältigen. Oder sie helfen ihm darbei, die auslösenden und aufrechterhaltenden Bedingungen dieser Beschwerden zu erkennen und zu verändern. Zum anderen ist damit eine individuelle Funktion angesprochen: Für jeden Patienten, der ein Thema in die Gruppe einbringt, werden spezifische Ziele erarbeitet. Im Verlauf dieses Prozesses erfahren die oftmals vagen und oft komplexen Schilderungen des Patienten eine Transformation, im Verlauf derer therapeutisch sinnvolle Zielsetzungen erarbeitet werden.

Bezogen auf das oben angeführte Beispiel, könnte diese Zielsetzung ganz unterschiedliche Bereiche betreffen, wobei davon auszugehen ist, dass es immer auch implizite, wenig bewusste Ziele gibt, die zuerst expliziert werden müssen, bevor eine Bearbeitung möglich ist. So könnte im Fall von Herrn B. ein mögliches Ziel darin bestehen, von der Gruppe Verständnis für seine Entscheidung zu erhalten, den Kontakt zu seinem Sohn bis auf Weiteres abzubrechen. Weniger offensichtlich wäre hingegen sein Wunsch, von der Gruppe die Bestätigung zu erhalten, dass er als Vater nicht versagt hat und er deshalb nicht an der Drogenabhängigkeit seines Sohnes Schuld ist. Inwieweit Herr B. dazu bereit ist, sich auf eine weitergehende (motivationale) Zielklärung einzulassen, dürfte dabei auch ganz entscheidend davon abhängen, ob er sich von der Gruppe akzeptiert und verstanden fühlt und zudem darauf vertraut, dass der weitere Verlauf der Sitzung einen für ihn günstigen Verlauf nimmt.

Zieloffene Gruppen werden typischerweise in stationären oder teilstationären psychiatrischen oder psychosomatischen Einrichtungen angeboten. Aufgrund der unterschiedlichen und oft nicht genau kalkulierbaren Verweildauern der behandelten Patienten bieten sie den Patienten unmittelbar nach Aufnahme die Möglichkeit, ein therapeutisches Angebot wahrnehmen zu können. Dieses sogenannte halboffene Gruppenkonzept (Einstieg in die Gruppe jederzeit möglich) hat natürlich Auswirkungen auf die Gruppendynamik: Gruppenmitglieder, welche die Gruppe bald verlassen werden, erleben sie anders als diejenigen, die neu in der Gruppe sind. Die einen sind mit ihrem Abschied aus der Gruppe (und ggf. der Einrichtung) und der Frage beschäftigt, wie es für sie weitergeht, die anderen befinden sich in einem Stadium der Orientierung und sind in Bezug auf die Gruppenarbeit meist ambivalent eingestellt: Einerseits besteht der Wunsch, etwas von der Gruppe mitnehmen zu können, andererseits befürchten sie, von der Gruppe abgelehnt und durch die Berichte der Mitpatienten zusätzlich belastet zu werden. Der „harte Kern“ der Gruppe hat diese Ambivalenz inzwischen aufgelöst und befindet sich in einer intensiven therapeutischen Arbeitsphase.

Aufgrund des Wechsels innerhalb der Gruppe folgt diese meist einem 1-Sitzungs-Konzept. Dies bedeutet, dass jede Sitzung eine für sich abgeschlossene Einheit darstellen sollte, da eine kontinuierliche Arbeit über die mehrere Sitzungen hinweg aufgrund der Teilnehmerfluktuation meist nicht möglich ist.

Ein weiteres Merkmal der zieloffenen Gruppen ist die Heterogenität der Gruppenteilnehmer. Falls die Therapie nicht für die Patienten einer störungsspezifischen Station angeboten wird, so bezieht sich die Heterogenität sowohl auf die Störungsbilder der Patienten als auch auf deren soziodemografischen Merkmale. Sie sind damit oft eine aus der institutionellen und organisatorischen Not heraus geborene Kompromisslösung und sehr viel seltener das Ergebnis einer favorisierten Indikationsstellung. Dennoch ist es meine feste Überzeugung, die sich aus der Arbeit mit zieloffenen Gruppen speist, dass zieloffene Gruppen für die daran teilnehmenden Patienten eine Vielzahl von Möglichkeiten bietet, etwas über sich und andere zu erfahren, Unterstützung, Trost und Bestätigung zu erhalten sowie Fortschritte in Bezug auf den Umgang mit ihren Beschwerden und der Lösung ihrer Probleme zu machen.

Allerdings stellt das Leiten einer solchen Gruppe eine äußerst anspruchsvolle Aufgabe dar und setzt eine hohe Kompetenz des Gruppenleiters voraus. In jedem Augenblick der Gruppetherapie sieht er sich mit einer Fülle potenziell bedeutsamer Information konfrontiert, die er verarbeiten und auf die er ggf. reagieren muss (wobei auch das Nicht-Reagieren eine Form der Reaktion darstellt). Dabei steht er im Mittelpunkt der Aufmerksamkeit der Gruppe und ist damit Modell und Projektionsfläche zugleich. Was immer in der Gruppe zum Therapeuten gesagt wird, erfährt in und durch die Gruppe eine Intensivierung und Bedeutungsverdichtung. Eine Patientenaussage wie *„Ich komme in der Therapie einfach nicht weiter!"* entfaltet in einer Gruppe eine ganz andere Wirkung als in der Einzeltherapie. Vielleicht greift die Gruppe den Appell auf *(„Sie helfen mir nicht genug und geben mir zu wenig!")* und der Therapeut sieht sich plötzlich mit dem Vorwurf der ganzen Gruppe konfrontiert, den Patienten nicht genug zu unterstützen.

Das Leiten von Gruppen und speziell von zieloffenen Gruppen kann Ängste auslösen und verunsichern (Mattke & Reddemann, 2009). Diese können noch weiter verstärkt werden, wenn der Gruppentherapeut selbst schlechte Erfahrungen in Gruppen gemacht hat (z. B. in der Schule, in Peer-Gruppen usw.). Diese Problematik erfährt noch eine weitere Verschärfung durch den Umstand, dass für die Leitung von Gruppen vergleichsweise wenig Weiterbildungsangebote existieren. Dabei wird von den meisten angehenden Psychotherapeuten (egal ob Arzt oder Psychologe) verlangt, dass sie von Anfang an selbst Gruppen leiten. Während die hochstrukturierten, störungsspezifischen Gruppen noch eine relativ klare Orientierung liefern und sich an einem (bekannten) Lehrer-Schüler-Interaktionsmuster orientieren, fällt diese Orientierung bei der zieloffenen Gruppe weg. In Folge dessen wird das Leiten von Gruppen wohl am häufigsten durch eine Kombination aus Modelllernen, Versuch und Irrtum und mehr oder weniger systematischem Literaturstudium erlernt. Spezielle gruppentherapeutische Curricula sind nicht immer Bestandteil der verhaltenstherapeutischen Ausbildung und ein entsprechendes Curriculum muss erst dann verpflichtend absolviert werden, wenn eine Weiterqualifikation zum Gruppentherapeuten mit entsprechender Abrechnungsgenehmigung angestrebt wird.

Eine Hauptschwierigkeit der Ausbildung stellt dabei auch die Entwicklung einer Identität als verhaltenstherapeutisch arbeitender Gruppentherapeut dar. Diese bildet sich oft durch Therapeutenmodelle heraus, wobei diese sich eher an psychodynamischen oder gestalttherapeutischen Konzepten orientieren, während andere einen eklektischen Methodenpluralismus realisieren, sodass es für den

Beobachter schwierig einzuschätzen ist, was nun eigentlich genau verhaltenstherapeutische Gruppenarbeit ausmacht und für diese charakteristisch ist. Gerade die Leitung zieloffener Gruppen wirft oft eine Vielzahl von Fragen auf, die den Ablauf, die eingesetzten Methoden, die Auswahl der Themen, die Rolle des Gruppenleiters und die Bedeutung der Gruppendynamik betreffen. Wie gehe ich als verhaltenstherapeutisch arbeitender Gruppentherapeut mit Konflikten und Spannungen innerhalb einer Gruppe um? Ist die Durchführung einer Skulpturarbeit oder einer Zwei-Stuhl-Arbeit noch mit dem verhaltenstherapeutischen Vorgehen zu vereinbaren? Welche Bedeutung kommt der Gruppendynamik in verhaltenstherapeutischen Gruppen zu? Wie aktiv und direktiv darf, soll oder muss sich ein verhaltenstherapeutisch arbeitender Gruppenleiter einbringen?

Ein zentrales Anliegen dieses Buches besteht deshalb darin, Therapeuten dazu anzuregen, sich mit genau solchen Fragen und möglichen Antworten zu beschäftigen, weil diese Auseinandersetzung wesentlich dazu beiträgt, sich zu einem effektiven Gruppentherapeuten zu entwickeln. Das Ergebnis ist ein praxisnah gehaltenes Buch, das manchmal schon fast einem Rezeptbuch ähnelt. Dies hängt wohl auch damit zusammen, dass sich der Aufbau des Buches an den Workshops zum Thema verhaltenstherapeutischer Gruppenarbeit orientiert, die ich im Laufe der Jahre gehalten habe. Im Rahmen der Workshops wurde ich immer wieder von Teilnehmern dazu angeregt, ein Buch zum Thema Gruppentherapie zu schreiben, um auf diese Weise die Inhalte des Workshops nochmals ausführlicher nachlesen zu können.

Die ersten Kapitel des Buches widmen sich den theoretischen Grundlagen der Gruppenarbeit und den empirischen Ergebnissen hinsichtlich ihrer Effektivität. Allerdings sind diese Ausführungen selektiv gehalten, was bedeutet, dass ich mich auf solche Konzepte und Befunde beschränkt habe, die von unmittelbarer Bedeutung für die tägliche Arbeit mit Gruppen sind. Die Kapitel eins bis vier des vorliegenden Buches haben deshalb das theoretische Wissen zum Inhalt, über das ein verhaltenstherapeutisch arbeitender Gruppenleiter verfügen sollte, da dieses Wissen den konzeptuellen Rahmen seines praktischen Handelns definiert. In den Kapiteln fünf bis neun gehe ich dann ausführlich auf die verschiedenen praktischen Fertigkeiten ein, über die ein verhaltenstherapeutisch arbeitender Gruppentherapeut verfügen sollte und werde diese anhand von gruppentherapeutischen Fallbeispielen illustrieren.

1 Wirksamkeit von Gruppentherapie

1.1 Die Effektivität gruppentherapeutischer Behandlung

Handelt es sich bei der Gruppentherapie um ein effektives Behandlungsverfahren zur Therapie psychischer Störungen? Angesichts der mächtigen Dynamik, die Gruppen entfalten können, ist man geneigt, diese Frage intuitiv mit Ja zu beantworten. Dennoch stellt sich die Frage: Effektiv im Vergleich mit was? Im Vergleich zu einer Wartezeit vor Beginn der Therapie? Einer Wartelistenkontrollgruppe oder einer aktiven Kontrollgruppe? In Bezug auf Einzeltherapie? Bezogen auf eine Symptomreduktion, der sozialen Anpassungsfähigkeit oder dem Klima und der Produktivität der Gruppenarbeit?

Die ersten Überblicksarbeiten zu dieser Thematik wurden in den 1940er Jahren publiziert. Allerdings lieferten sie kaum klare Aussagen, da es den wenigen damals vorliegenden Primärstudien sowohl an konzeptueller Klarheit (z. B. Was macht Gruppentherapie überhaupt aus?) und methodische Qualität mangelte (vgl. Fuhriman & Burlingame, 1994). Erst in den 1960er Jahren lagen ausreichend gruppentherapeutische Studien vor, sodass aussagekräftigere Literaturreviews möglich wurden. Eine häufig zitierte und methodisch sorgfältig angelegte Überblicksarbeit ist beispielweise diejenige von Mann (1966), der zu einer positiven Einschätzung hinsichtlich der Effektivität von Gruppentherapie gelangt: Unabhängig von dem angewandten gruppentherapeutischen Verfahren und den verwendeten Messinstrumenten sprechen annähernd 45 % der in den Primärarbeiten angegeben statistischen Vergleiche für die Wirksamkeit gruppentherapeutischer Verfahren.

Durch Verbesserung der methodischen Standards und der Etablierung von randomisiert-kontrollierten Therapiestudien als Goldstandard sowie der Zunahme von durchgeführten Studien konnten diese dann ab den 1980er Jahren in Form von Metaanalysen zusammengefasst und durch die Berechnung von Effektstärken in ihrer Wirksamkeit bewertet werden. Inzwischen wurden mehr als zwei Dutzend Metaanalysen veröffentlicht, welche die Wirksamkeit von Gruppenpsychotherapien klar bestätigen. Dabei liegen die ermittelten Effektstärken (berechnet über den Vergleich von Therapie- zu Kontrollgruppe) in einer Größenordnung von .70 bis .90 (vgl. auch Tab. 1) und gleichen damit denjenigen, die im Zusammenhang mit der generellen Effektivität von Psychotherapie veröffentlicht wurden (z. B. Smith, Glass & Miller, 1980; Lambert, 2013). Auch Grawe, Donati und Bernauer (1994) kommen in ihrer methodisch anspruchsvollen Arbeit zur Effektivität von Psychotherapie zu einer vergleichbaren Einschätzung: „In einer großen Anzahl der von uns analysierten Therapiestudien wurden die Therapien in Gruppen durchgeführt, auch wenn es überhaupt nicht um die Behandlung zwischenmenschlicher Probleme ging. Die Therapieeffekte waren in der Regel mindestens gleich gut wie bei der Behandlung im Einzelsetting" (Grawe et al., 1994, S. 706). Fuhriman und Burlingame (1994) kamen in ihrem Literaturüberblick aus dem gleichen Jahr zu einer ähnlichen Schlussfolgerung: : „... the general conclusion to be drawn from some 700 studies that span the past two decades is that group format consistently produced positve effects with diverse disorders and treatment models" (S. 15).

Während bis in die 1980er Jahre hinein die meisten der untersuchten Gruppen störungsübergreifend konzipiert waren („transdiagnostisch"; vgl. Sipos & Schweiger, 2013), hat sich der Fokus der Gruppentherapieforschung seit den 1990er Jahren auf störungsspezifische Gruppen verlagert. Dies ist unter anderem auch auf die Notwendigkeit zurückzuführen, ökonomische und dabei zugleich möglichst effiziente Therapieverfahren zu entwickeln (Dies, 1994). In den letzten zwei Jahrzehnten wurden entsprechend eine ganze Reihe von Metaanalysen durchgeführt, die sich (auch) auf die gruppentherapeutische Behandlung spezifischer Störungsbilder beziehen (z. B. für Depression: McDermut, Miller & Brown, 2001; für Panikstörungen: Sánchez-Meca, Rosa-Alcázar, Marin-Martinez & Gómez-Consea, 2010; für Essstörungen: Vocks et al., 2010). Diese Arbeiten belegen die Effekti-

Tabelle 1: Die Wirksamkeit störungsspezifischer Gruppentherapien im Überblick

Konsistente Befundlage bezüglich der Effektivität von Gruppentherapie	– Abhängigkeitssyndrome – Brustkrebs – Depressive Störungen (ES: 1.10)[1] – Essstörungen – (Anorexie Nervosa, Bulimie Nervosa, Binge Eating)[2] (ES: 0.75 bis 0.93) – Soziale Phobie (ES: 0.68)[3] – Panikstörung – Persönlichkeitsstörungen – Schizophrenie – Posttraumatische Belastungsstörung – Zwangsstörung (ES: 1.1)[4]
Inkonsistente Befundlage bezüglich der Effektivität von Gruppentherapie	– Bipolare Störungen – Somatoforme Störungen

Anmerkung: Ergebnisse folgender Metaanalysen: [1]Oei & Dingle (2008). [3]Powers, Sigmarson & Emmelkamp (2008). [4]Jonsson & Hougaard (2008). Vergleich: Therapie vs. unbehandelte Kontrollgruppe. Ergebnisse mehrerer Metaanalysen: [2]Burlingame, MacKenzie & Strauss (2004).

vität störungsspezifischer Gruppentherapien für die Behandlung der untersuchten Störungsbilder, wobei die Effektstärken in vergleichbarer Größenordnung wie die bereits genannten liegen. Auch Burlingame, Strauss und Joyce (2013) kommen in ihrem breit angelegten Literaturüberblick, in dem 250 Studien berücksichtigt wurden, die 12 unterschiedliche Störungsbilder einschließen, zu der Schlussfolgerung, dass für die meisten störungsspezifisch angelegten Gruppentherapien sowohl deren Wirksamkeit als auch deren Effizienz (Kosten-Nutzen-Perspektive) nachgewiesen werden konnte. Dies gilt auch dann, wenn die Behandlung ausschließlich in Form einer Gruppentherapie erfolgte. Tabelle 1 fasst die vorliegenden Ergebnisse zusammen.

Diese Effektivität der störungsspezifischen Gruppentherapie ist auch deshalb bemerkenswert, weil es sich in den meisten Fällen um Kurzzeittherapien handelte (<20 Sitzungen), wobei diese überwiegend im Gruppenformat ohne begleitende Einzeltherapie durchgeführt wurden. Obgleich immer wieder Studien veröffentlicht werden, die für eine Überlegenheit eines bestimmten Therapieverfahrens sprechen (z. B. Überlegenheit psychodynamischer gegenüber kognitiv-behavioraler Gruppentherapie; vgl. Strauß & Burlingame, 2012) liefen weder die Ergebnisse der durchgeführten Metaanalysen noch diejenige der narrativen Literaturreviews Hinweise, die für die Überlegenheit eines bestimmen Therapieverfahrens sprechen. Aufgrund der höheren Praktikabilität liegen inzwischen allerdings sehr viel mehr Effektivitätsstudien zur kognitiven Verhaltenstherapie in Gruppen vor als zu allen anderen Therapieverfahren, und zwar in einem Verhältnis von 5 : 1 (Strauß & Burlingame, 2012).

Merke:

Durch Gruppenpsychotherapie kann eine Vielzahl von psychischen Störungen bei unterschiedlichen Patientengruppen effektiv und ökonomisch behandelt werden. Die Ergebnisse der Metaanalysen ergaben hierbei Effektstärken zwischen .70 und .90. Die erfolgreiche Durchführung von Gruppentherapien ist dabei unabhängig vom Setting (stationär, teilstationär oder ambulant), in dem sie durchgeführt wird.

1.2 Die Effektivität von Einzel- und Gruppenpsychotherapie im Vergleich

Vor die Wahl gestellt, entweder an einer Gruppenpsychotherapie teilzunehmen *oder* Einzeltherapie zu erhalten, würden sich die meisten Patienten spontan wohl für die Einzeltherapie entscheiden. Ausgehend von einem Literaturreview zu diesem Thema gelangt auch Dies (1993) zu folgender Einschätzung: „... I summarized a number of studies documenting the general preference of patients for individual therapy over group modalities, both before and after treatment, despite comparable outcomes " (S. 493). Die im Rahmen der Qualitätssicherung in der Schön Klinik Roseneck erhobenen Daten sprechen ebenfalls dafür, dass Gruppenpsychotherapie in der subjektiven Einschätzung der Patienten zwar als hilfreich erlebt wird, Einzeltherapie jedoch in der Regel als noch hilfreicher.

Verglichen mit der Einzeltherapie stellt die Teilnahme an einer Gruppenpsychotherapie in mehrfacher Hinsicht eine Herausforderung dar. Der Patient ist aufgefordert, sich fremden Personen gegenüber zu öffnen, obwohl er sich nicht sicher sein kann, dass mit dem, was er von sich preisgibt, auch tatsächlich vertraulich umgegangen wird. Er riskiert außerdem, mit Rückmeldungen durch die anderen Gruppenmitglieder konfrontiert zu werden, die ihn überfordern, verletzen oder sogar beschämen (Hilgers, 2010). Außerdem kann sich der Einzelne nicht der uneingeschränkten Aufmerksamkeit des Therapeuten gewiss sein, sondern muss diese mit den anderen Gruppenteilnehmern teilen.

Angesichts dieser Nachteile von Gruppentherapie würde es deshalb nicht verwundern, wenn die Effektivität von Gruppenpsychotherapie hinter derjenigen von Einzeltherapie zurückbleibt. In der Tat kamen zwei Metaanalysen (Dush, Hirt & Schroeder, 1983; Miller & Berman, 1983) genau zu diesem Ergebnis: Gruppentherapie erwies sich als weniger effektiv als Einzeltherapie (vgl. Tab. 2).

Die nähere Analyse der in den beiden Metaanalysen einbezogenen Studien machte jedoch deutlich, dass es sich bei diesen zum einen um relativ kurze dauernde Therapien handelte und zum anderen, dass in den Gruppentherapien aus ökonomischen Gründen die Inhalte, die sonst in der Einzeltherapie vermittelt wurden, in der Gruppe dargeboten wurden. Damit kamen die für Gruppentherapien typischen Wirkfaktoren (vgl. Kap. 2) nicht zum Tragen, sodass die Gruppentherapien besser als „individual treatment in the presence of others" (Fuhriman & Burlingame, 1994, S. 16) bezeichnet werden können. Es verwundert also nicht, dass für ein solches Vorgehen die Einzeltherapie geeigneter erscheint als die Gruppentherapie. Es verwundert deshalb nicht, dass sich, wie Tabelle 2 zu entnehmen ist, in den anderen Metaanalysen keine Unterschiede zwischen den beiden Therapieformaten ergaben.

Allerdings wurden in den genannten Metaanalysen meist Studien einbezogen, in denen die beiden Therapieformate nicht in der gleichen Studie miteinander verglichen wurden, was deren Aussagekraft bezüglich möglicher Unterschiede von Einzel- vs. Gruppentherapie einschränkt. McRoberts et al. (1998) führten deshalb eine methodisch sorgfältig angelegte Metaanalyse durch, in die ausschließlich Studien eingingen, in denen die Effektivität von Einzel- und Gruppenpsychotherapie direkt miteinander verglichen wurden. Einbezogen wurden außerdem nur Studien mit klinischen Stichproben, in denen die Patienten entweder randomisiert oder zumindest quasi-experimentell (matched samples) der Einzelthera-

Tabelle 2: Die Effektivität von Einzel- und Gruppenpsychotherapie (u. a. nach McRoberts, Burlingame & Hoag, 1998)

Autoren	Therapieverfahren	Effektstärke Einzeltherapie	Effektstärke Gruppenpsychotherapie
Smith et al. (1980)	unterschiedliche	0.87	0.83
Shapiro & Shapiro (1982)	unterschiedliche	1.12	0.89
Miller & Berman (1983)	kognitiv-behavioral	0.93	0.79
Dush et al. (1983)	kognitiv-behavioral	0.93	0.58
Nietzel et al. (1987)	kognitiv-behavioral	M = 10.06[a]	M = 12.47
Robinson et al. (1990)	kognitiv-behavioral u. a.	0.83	0.84
Tillitski (1990)	unterschiedliche	1.35[b]	1.35
McRoberts et al. (1998)[c] direkter Vgl.	kognitiv-behavioral u. a.	0.76	0.90 (Differenz nicht signifikant)
Powers et al. (2008)[d]	kognitiv-behavioral	0.69	0.68

Anmerkung: [a] Post-Werte des Beckschen Depressions Inventars. [b] Verglichen wurden Prä- Post-Werte. [c] Direkter Vergleich von Einzel- vs. Gruppentherapie bei gleichem therapeutischem Vorgehen. [d] Einbezogen wurden ausschließlich Studien zur Behandlung sozialer Phobie.

pie, der Gruppentherapie oder der Kontrollgruppe zugewiesen wurden. Es konnten 23 Studien identifiziert werden, die diese Kriterien erfüllten. Die Autoren konnten keinen statistisch signifikanten Unterschied hinsichtlich der Wirksamkeit von Einzel- vs. Gruppentherapie nachweisen. Dabei spielte es auch keine Rolle, ob es sich bei den untersuchten Therapieformen um kognitiv-behaviorale, psychodynamische oder eklektische Verfahren handelte.

Tschuschke (1999) führte ebenfalls eine systematische Literaturrecherche durch, in der 22 randomisiert-kontrollierte Studien berücksichtigt wurden. Verglichen wurde dabei die Effektivität von Einzel- und Gruppentherapie. Es handelte sich dabei durchweg um klinische Studien an erwachsenen Patienten, die meist nach 1973 veröffentlich worden waren. In 11 Studien ergaben sich keine Unterschiede zwischen Einzel- und Gruppentherapie, in sechs Studien ergab sich eine Überlegenheit der Gruppentherapien, in den verbleibenden fünf Studien erwies sich die Einzeltherapie als das überlegenere Verfahren. Bezüglich der Ergebnisse ließ sich kein Trend bezüglich der angewandten Methoden, des Publikationsjahrs oder der untersuchten Patienten bzw. der Störungsbilder nachweisen. Es ließ sich somit „weder eine eindeutige noch eine tendenzielle Überlegenheit des einen Behandlungssettings über das andere erkennen" (S. 265). Strauß und Burlingame (2012) konstatieren zudem, dass nach 2005 keine Metaanalysen mehr publiziert wurden, die den Vergleich von Einzel- vs. Gruppentherapie zum Inhalt hatten.

In einigen neueren Studien, die sich mit der Therapie der Sozialen Phobie oder der Posttraumatischen Belastungsstörung beschäftigen, erwies sich die einzeltherapeutisch durchgeführte Behandlung als effektiver als eine analog durchgeführte Behandlung in Gruppen. Allerdings liegen ebenfalls einige Studien vor, in denen sich die Behandlung in Gruppen als wirksamer erwies. Zusammengenommen sprechen die Ergebnisse der Effektivitätsstudien jedoch für die Äquivalenz der beiden Formate. „In short, the aggregate message is that the literature does not support differential effectiveness between the two formats" (Burlingame, MacKenzie & Strauss, 2004, S. 651). Allerdings handelt es sich bei der Gruppentherapie im Vergleich zur Einzeltherapie in jedem Fall um das deutlich wirtschaftlichere Therapieverfahren, wobei die ökonomischen Vorteile um das Drei- bis Fünffache überwiegen (Burlingame et al., 2013).

In der klinischen Praxis dürfte die ausschließliche Behandlung in Form von Gruppentherapie ohnehin eher die Ausnahme als die Regel sein. In der stationären und teilstationären Behandlung stellt die Kombination beider Verfahren einen zentralen Bestandteil der Therapie dar. Im Mittel erhalten die Patienten in stationären Einrichtungen dabei rund viermal so viel Sitzungen Gruppen- wie Einzeltherapie (Haubl, 2010).

In der ambulanten Praxis kann die Behandlung auch ausschließlich in Form einer Gruppenpsychotherapie erfolgen. Bezüglich der von den Krankenkassen anerkannten Richtlinienverfahren galt dies jedoch bis 2013 nur für die tiefenpsychologisch fundierte und die analytische Gruppenpsychotherapie, nicht jedoch für die Verhaltenstherapie. Für diese war bis dahin eine Kombination von Einzel- und Gruppenpsychotherapie vorgeschrieben (vgl. Keil-Kuri, 2010). Begründet wurden diese unterschiedlichen Vorgaben durch die theoretischen Annahmen der genannten Verfahren. So gehen tiefenpsychologisch orientierte Psychotherapeuten davon aus, dass die parallele Durchführung von Gruppenpsychotherapie und Einzeltherapie das Übertragungsgeschehen in der Gruppe stören würde, was den adäquaten Umgang mit dieser erschweren oder sogar unmöglich machen würde.

Kritisch merkt Fiedler (1996) hierzu an, dass es bisher noch keine einzige empirische Studie publiziert wurde, die einen negativen Effekt einer Kombinationstherapie von Einzel- und Gruppentherapie belegen würde. Im Gegenteil: In dem bereits erwähnten Literaturüberblick kommen Fuhriman und Burlingame (1994) zu dem Schluss, dass genau diese Kombination effektiver ist, als wenn die Behandlung ausschließlich einzel- *oder* gruppentherapeutisch durchgeführt wird (analog: Burlingame et al., 2004).

Merke:

Die meisten Studien sprechen dafür, dass es sich bei der Einzel- und der Gruppenpsychotherapie um vergleichbar effektive Therapieverfahren handelt. Dies gilt gleichermaßen für unterschiedliche Therapierichtungen, Störungsbilder und Patientengruppen.

1.3 Gruppenpsychotherapie als Komponente eines multimodalen Therapieprogrammes

Die überwiegende Mehrzahl der in Deutschland durchgeführten Psychotherapiegruppen dürfte im stationären oder zumindest teilstationären Setting erfolgen (Haubl, 2012; Lindner, 2010; Zeeck, Maier, Hartmann et al., 2009). Dies bedeutet auch, dass die dort angebotenen Gruppentherapien Bestandteil eines komplexen Therapieangebotes sind. Damit stellt sich die Frage, inwieweit sich die dargestellten Ergebnisse zur Effektivität von Gruppentherapie auch auf stationäre Therapiegruppen übertragen lassen. In der bereits erwähnten Metaanalyse von Burlingame et al. (2003) wurden auch die Effektstärken von Gruppenpsychotherapien im ambulanten und stationären Setting getrennt berechnet. Dabei ergab sich eine Effektstärke von 0.55 für die ambulanten Gruppen und eine von 0.25 für die im stationären Setting durchgeführten Gruppen, jeweils im Vergleich zu einer Wartelistekontrollgruppe. Allerdings gingen nur sechs Studien in die Effektstärkenberechnung für das stationäre Setting ein.

Kösters, Burlingame, Nachtigall et al. (2006) führten ebenfalls eine Metaanalyse zu dieser Fragestellung durch, wobei anders als in der zuvor genannten Studie auch Studien einbezogen wurden, die in deutscher Sprache veröffentlich worden waren. Durch die Literatursuche konnten 108 Studien identifiziert werden, von denen 70 in die Effektstärkenberechnung einbezogen werden konnten. Die Studien wurden außerdem verschiedenen Kategorien zugordnet. So wurde u. a. eine Unterteilung vorgenommen, ob es sich bei der Gruppentherapie um das hauptsächliche Verfahren oder um eine adjuvante störungs*spezifische* (z. B. Gruppe zur Angstbewältigung) oder störungs*unspezifische* (z. B. Selbstwertsteigerung) Therapiegruppe handelte. Für 24 Studien wurden sowohl Effektstärken für den Vergleich mit einer aktiven Kontrollgruppe (z. B. Treatment as usual) als auch mit einer Wartelistekontrollgruppe (die Zeit vor der stationären Aufnahme) berechnet. Für die verbleibenden 44 Studien wurden die Prä-Post-Effektstärken berechnet. Die gewichtete Effektstärke der aktiven Kontrollgruppenvergleiche lag bei 0.31 (Range: 0.17 bis 0.39), diejenige für den Vergleich mit einer Wartelistekontrollgruppe lag bei 0.73. Dieses Ergebnis belegt nicht nur die Wirksamkeit von Gruppenpsychotherapie in den einbezogenen Studien sondern auch den zusätzlichen Effekt gruppentherapeutischer Angebote gegenüber einem „treatment as usual". Für den Prä-Post-Vergleich ergab sich eine gewichtete Effektstärke von 0.59. Dabei spielte es keine Rolle, ob es sich bei den angebotenen Gruppen um eine hauptsächliche oder eine Form von adjuvanter Gruppentherapie handelte. Die vorliegenden Metaanalysen belegen damit eindeutig die Effektivität von Gruppenpsychotherapie im stationären Setting, wobei diese auch einen messbaren Beitrag zusätzlich zu der etablierten Standardtherapie der jeweiligen Institution leisten.

Merke:

Gruppenpsychotherapien, die als Komponente eines multimodalen Therapieprogrammes im stationären Setting angeboten werden, erbringen einen zusätzlichen Effekt gegenüber dem „Treatment as usual".

1.4 Die Effektivität unterschiedlicher Formen von Gruppenpsychotherapie

In ihrer Übersicht zu den Wirksamkeitsnachweisen von Gruppenpsychotherapie ordnen Strauß und Burlingame (2012) die unterschiedlichen Therapieverfahren gemäß ihrer theoretischen Orientierung einer von sieben Kategorien zu: interpersonelle, psychodynamische, non-direktive gesprächspsychotherapeutische Gruppentherapie, kognitive-behaviorale, behaviorale Gruppentherapie sowie supportive und psychoedukative Gruppen (S. 199). Zu allen Therapieformen der genannten Kategorien liegen positive Wirksamkeitsnachweise vor.

In der bereits erwähnten Metaanalyse von Burlingame et al. (2003) teilten sich die 111 einbezogenen Studien wie folgt auf die unterschiedlichen Therapieverfahren auf: 56 kognitiv-behavioral, 20 behavioral, 18 psychodynamisch und 17 waren eklektisch-multimodal angelegt. Es ergab sich lediglich ein signifikanter Unterschied zwischen den behavioralen und den eklektisch-multimodalen angelegten Therapieverfahren (Effektstärke 1.02 vs. 0.40 bezogen auf den Prä-Post-Vergleich). Auch Kösters, Burlingame, Nachtigall et al. (2006) konnten in ihrer

Metaanalyse keine signifikanten Unterschiede zwischen verschiedenen Therapieverfahren mit unterschiedlicher theoretischer Orientierung finden.

Dennoch scheint es systematische Unterschiede in der Effektivität unterschiedlicher Formen von Gruppenpsychotherapie zu geben (Piper, Debbane, Bienvenu & Garant, 1984). Burlingame et al. (2003) führten in diesem Zusammenhang eine weitere aufschlussreiche Analyse durch. Die Autoren ordneten zu diesem Zweck die Therapiegruppen der einzelnen Studien einer von vier Kategorien zu, die sich auf das Ausmaß an Strukturierung bezogen: (1) Manualorientierte Gruppen, in denen Inhalt und Ablauf jeder Sitzungen vorgeben sind. (2) Zieloffene Gruppen, in denen ein Thema fokussiert bearbeitet wird, wobei ein Manual verwendet werden kann, jedoch nicht zwingend verwendet werden muss. (3) Gruppen, in denen die Interaktion der Mitglieder im Mittelpunkt steht und deren Bearbeitung vom Therapeuten gelenkt wird. (4) Gruppen, die als sozialer Mikrokosmos aufgefasst werden, in denen die sich ergebenden Prozesse das Geschehen bestimmen, die dann therapeutisch bearbeitet werden. Die Effektstärken der Studien aus den einzelnen Kategorien wurden gemittelt und miteinander verglichen. Es zeigte sich, dass die Studien, in denen hochstrukturierte Gruppen durchgeführt wurden (Kategorie 1), signifikant höhere Effektstärken erzielten als die Gruppen, die den drei anderen Kategorien zugeordnet worden waren. Angesichts dieser Ergebnisse kommen die Autoren zu dem Schluss, dass strukturiert durchgeführte Gruppen effektiver sind als nicht strukturierte Gruppen, wobei diese Strukturierung entweder durch ein Manual und/oder durch eine klare, durch den Therapeuten gesteuerte Fokussierung auf die vorgebrachten Inhalte der einzelnen Teilnehmer erfolgen kann.

Die Ergebnisse der vorliegenden Studien bzw. Metaanalysen legen somit den Schluss nahe, dass es zwischen den unterschiedlichen etablierten Therapieverfahren keine signifikanten und systematischen Unterschiede bezüglich deren Effektivität gibt. Allerdings bestehen erhebliche Unterschiede bezüglich des Ausmaßes an empirischer Evidenz, die für die Wirksamkeit der verhaltenstherapeutischen und kognitiv-verhaltenstherapeutischen Gruppentherapien sprechen. So wurden für diese Verfahren fünfmal mehr Gruppentherapiestudien durchgeführt als für alle anderen Gruppentherapieverfahren zusammen (Burlingame & Strauß, 2010).

Erwähnenswert ist in diesem Zusammenhang auch der Literaturreview von Barlow (2005) zu den vorliegenden psychodynamischen Gruppentherapiestudien. In den Review wurden 135 Untersuchung einbezogen, die zwischen 1979 und 2004 veröffentlich worden waren. Lediglich bei 42 handelte es sich um quasiexperimentelle Studien, die sich jedoch bezüglich der Methodik und der Qualität erheblich voneinander unterschieden, sodass von einer zusammenfassenden Bewertung abgesehen wurde. Entsprechend gelangt die Autorin zu folgendem Fazit: „Letztendlich zeigt die gleichzeitig spärliche, aber auch inhaltsreiche Literatur, dass es in Zukunft noch viel zu tun gibt“ (S. 265).

Angesichts dieser Befundlage ist plausibel davon auszugehen, dass die Effektivität von Gruppenpsychotherapie weniger von der theoretischen Orientierung bzw. dem Therapieverfahren als von anderen Variablen abhängt. Hierbei dürfte vor allem sozialpsychologischen bzw. gruppendynamischen Prozessen eine wesentliche Rolle zukommen. Da diese jedoch in jeder Art von Gruppentherapie zum Tragen kommen, werden hierdurch die verfahrensspezifischen Faktoren in ihrer Bedeutung relativiert. Analog der Einzeltherapie ist deshalb davon auszugehen, „dass allgemeine Wirkfaktoren sehr viel mehr Ergebnisvarianz erklären als spezifische Techniken und Interventionen ..." (Strauß & Burlingame, 2012, S. 207).

Merke:

Die vorliegende Literatur legt die Schlussfolgerung nahe, dass Gruppentherapien mit unterschiedlicher theoretischer Orientierung sich nicht in ihrer Wirksamkeit unterscheiden. Dabei ist davon auszugehen, dass allgemeine gruppentherapeutische Wirkfaktoren und nicht spezifische Techniken die meiste Erfolgsvarianz aufklären.

1.5 Unerwünschte Nebenwirkungen

Die vorliegenden Befunde belegen eindrücklich die Wirksamkeit gruppentherapeutischer Verfahren. Es ist also nur konsequent, davon auszugehen, dass Psychotherapie auch mit unerwünschten Nebenwirkungen einhergehen kann oder, mehr noch, bei den behandelten Patienten zu Schaden führen kann. Dabei werden in der Literatur unterschiedliche Formen negativer Effekte beschrieben: (1) eine Exazerbation der Symptomatik und/oder das Auftreten neuer Beschwerden („Symptomverschiebung"), (2) der Missbrauch von Psychotherapie selbst (z. B. ständige Selbstreflexion statt notwendiger Veränderung), (3) die Induktion unrealistischer Therapieziele durch den Therapeuten (z. B. bezogen auf berufliche oder private Lebensziele), (4) der Verlust von Hoffnung und Vertrauen in die Psychotherapie und deren Möglichkeiten, sodass keine weitere Behandlung mehr aufgesucht wird, (5) Therapieabbrüche und (6) überzogene Abhängigkeit vom Therapeuten bis hin zu sexuellem Missbrauch in der Therapie (Roback, 2000).

Inzwischen liegen eine ganze Reihe von Publikationen vor, die sich mit den unerwünschten Nebenwirkungen von Psychotherapie beschäftigen, wobei sich die Untersuchungen meist auf Einzel- und nicht auf Gruppenpsychotherapie beziehen (ein Überblick geben u. a. Linden & Strauß, 2013, sowie Märtens & Petzold, 2002). Wie die Ergebnisse von Metaanalysen nahelegen, ist bei 9 bis 11 % der einzeltherapeutisch behandelten Patienten mit negativen Therapieeffekten zu rechnen (Grawe et al, 1994; Shapiro & Shapiro, 1982). Inwieweit sich diese Angaben auch auf die Gruppenpsychotherapie übertagen lassen, ist hingegen weniger gut untersucht. Die vorliegenden Daten legen jedoch nahe, dass die Häufigkeit von unerwünschten Nebenwirkungen, Verschlechterungen oder sogar einer durch Gruppenpsychotherapie bedingte Schädigung möglicherwiese höher liegen, als dies bei der Einzeltherapie der Fall ist. Die hierzu vorliegenden Angaben variieren zwischen 16 und 50 % (Strauß & Burlingame, 2012).

Tatsächlich legt das unterschiedliche Setting auch ein unterschiedliches Nebenwirkungsprofil nahe, wobei die Komplexität und Dynamik möglicher Einflussfaktoren im Falle der Gruppenpsychotherapie deutlicher höher ausfallen dürfte, als es bei der Einzeltherapie der Fall ist. In der Einzeltherapie beinhalten hingegen gerade die Vertrautheit und „Abgeschlossenheit" der Zweierbeziehung ein besonderes Risiko. Das Fehlen anderer Personen begünstigt die Ausbildung einer Abhängigkeitsbeziehung vom Therapeuten, die bis hin zum sexuellen Missbrauch führen kann. Schätzungen zufolge ist damit zu rechnen, dass rund 10 % aller Psychotherapeuten im Laufe ihres Berufslebens eine intime Beziehung mit ihren (meist) weiblichen Patientinnen eingehen und der eigentliche Missbrauch häufig sogar in den Behandlungsräumen selbst stattfindet (Linden & Strauß, 2013).

Aufgrund der Anwesenheit anderer in der Gruppenpsychotherapie und dem geringeren Grad an Nähe und Vertrautheit des Therapeuten zu den einzelnen Gruppenmitgliedern dürfte das Risiko von emotionalem oder sexuellem Missbrauch im Rahmen der Gruppenpsychotherapie deshalb weitaus geringer ausfallen. Auf der anderen Seite kann sich der Therapeut in der Einzeltherapie besser auf den einzelnen Patienten einstellen, ein komplementäres Beziehungsangebot realisieren, das sich an den spezifischen interaktionellen Bedürfnissen des Patienten orientiert, sodass er ihn auf diese Weise optimal unterstützen kann (Casper, 2007). Da er im Gegensatz zur gruppalen Situation seine ganze Aufmerksamkeit zudem *einem* Patienten widmen kann, dürfte er ungünstige Entwicklung im Therapieverlauf schneller bemerken und entsprechend schneller gegensteuern (Mattke, 2008). Anders in der Gruppenpsychotherapie, innerhalb derer der Therapeut in der Regel sieben bis zwölf Patienten simultan im Blick haben muss, was es für ihn sehr viel schwerer macht, mögliche Verschlechterungen der Symptomatik oder gar Anzeichen für einen sich anbahnenden Therapieabbruch frühzeitig zu bemerken. Auch entfaltet jede Gruppe eine spezifische (Eigen-)Dynamik, die auch von erfahrenen Gruppentherapeuten nicht immer in konstruktive Bahnen gelenkt werden kann. Richtet sich diese, offen oder verdeckt, gegen ein Gruppenmitglied oder wird dieses unter Druck gesetzt, so kann es schnell zu einer Eskalation kommen, die mit erheblichen negativen Konsequenzen für den Betroffenen und oft auch für die anderen Gruppenteilnehmer verbunden sind.

Mit anderen Worten, wenn man (berechtigterweise) davon ausgeht, dass die Gruppensituation ihre ganz eigene kurative Wirkung entfaltet, dann impliziert dies eben auch ganz spezifische unerwünschte Nebenwirkungen und Risiken, die der Gruppenleiter zwar beeinflussen, jedoch nicht komplett kontrollieren kann. In diesem Zusammenhang kommt auch der Effekt zum Tragen, dass Therapeuten die positive Wirkung ihrer Therapie über- und die negative unterschätzen. Psychotherapeuten sehen demnach ihr therapeutisches Handeln durch eine „rosarote Brille“, wobei zu vermuten ist, dass deren Funktionalität in der eigenen Psychohygiene und der Aufrechterhaltung einer Kontrollillusion begründet ist. Es erscheint plausibel, davon auszugehen, dass Gruppentherapeuten hierfür noch anfälliger sind als Einzeltherapeuten, da sie im Vergleich zu diesen zum einen weniger dicht mit den einzelnen Patienten in Kontakt sind und zum anderen die bisweilen hohe emotionale Intensität von Gruppenpsychotherapien mit deren Effektivität gleichsetzen. Ein Beleg, dass es sich hierbei wohl um einen Fehlschluss handelt, ergibt sich beispielsweise aus den Ergebnissen der von Beutler et al. (1984) durchgeführten Studie. In dieser Studie wurden stationär behandelte Patienten randomisiert drei unterschiedliche Gruppen zugewiesen: einer interaktiven, einer (emotional-)expressiven und einer verhaltenstherapeutischen Gruppe. Es zeiget sich, dass erwartungsgemäß in der emotional-expressiven Gruppe tatsächlich am meisten Emotionen angesprochen und ausgedrückt wurden, wobei sich bei den Patienten dieser Gruppe zugleich die meisten Verschlechterungen einstellten.

Des Weiteren unterschätzen Gruppentherapeuten die negativen Effekte von Gruppentherapie für die teilnehmenden Patienten in Bezug auf deren Häufigkeit und Tragweite. In der von Lieberman, Yalom und Miles (1973) durchgeführten Studie, in deren Rahmen 210 Studenten an jeweils einer von 18 unterschiedlichen Encounter-Gruppen teilnahmen, ergab sich für 17,9 % eine anhaltende und deutliche Verschlechterung des Befindens, die unterschiedliche Dimensionen des Erlebens und Verhaltens einschloss. Hingegen gaben die Gruppentherapeuten nach Beendigung der Gruppen an, dass bei 89 % der Teilnehmer eine positive Veränderung stattgefunden habe und sich lediglich 3 % verschlechtert hätten. In einer neueren Untersuchung von Chapman, Burlingame, Gleave et al. (2012) konnten die Autoren zeigen, dass Gruppentherapeuten auch nicht in der Lage waren, valide vorherzusagen, welche ihrer Patienten von der Gruppentherapie profitieren und welche sich verschlechtern würden. Um die Validität der Vorhersagen zu prüfen, waren die Gruppentherapeuten nach der dritten Gruppensitzung aufgefordert worden, eine Einschätzung bezüglich des Therapieoutcomes vorzunehmen. Von den 49 Patienten, die komplett an der Studie teilnahmen, kam es bei ca. 20 % zu einer Verschlechterung der Symptomatik, wobei die Therapeuten bei keinem einzigen eine solche vorhergesagt hatten. Lediglich für drei Patienten sagten sie ein negatives Therapieergebnis voraus, wobei sich diese Vorhersage in *keinem* Fall als zutreffend erwies. Analog der Studie von Lieberman et al. (1973) scheinen auch Gruppentherapeuten die Effektivität ihrer Therapie als deutlich höher einzuschätzen, als sie tatsächlich ist und unterschätzen dabei gleichzeitig die Auftretenshäufigkeit negativer Effekte.

Merke:

Sowohl Einzel- als auch Gruppenpsychotherapie kann zu negativen Effekten oder sogar zu Schaden bei den Patienten führen, die sie in Anspruch nehmen. Der Anteil negativer Verläufe wird in der Literatur mit ca. 10 % beziffert. Es gibt empirische Hinweise, die nahelegen, dass dieser Anteil bei Patienten, die an einer Gruppentherapie teilnehmen, noch höher liegt. Dies hängt möglicherweise damit zusammen, dass Gruppen eine destruktive Eigendynamik entfalten können und es den Therapeuten weniger gut gelingt, negative Verläufe zu erkennen, als dies in der Einzeltherapie der Fall ist. Außerdem unterschätzen sie insgesamt den Anteil negativer Verläufe.

1.6 Zusammenfassung und Konsequenzen für die Praxis

Nach allem, was wir wissen, kann Gruppenpsychotherapie als ein gleichermaßen effektives wie ökonomisches Verfahren zur Behandlung unterschiedlicher psychischer Störungen eingeschätzt werden. Die Ergebnisse einer Vielzahl Studien belegen, dass Gruppentherapie ebenso effektiv sein kann wie Einzeltherapie und zwar sowohl als alleinige Therapieform als auch als eine Komponente eines multimodalen stationären Therapieprogramms. Dabei scheint die Art des Therapieverfahrens bzw. die theoretische Orientierung bezüglich der Wirksamkeit von untergeordneter Bedeutung zu sein. Dies bedeutet auch, dass eine effektive Gruppenpsychotherapie immer mehr sein muss als eine Form der „Einzeltherapie in Anwesenheit anderer“ (Fuhriman & Burlingame, 1994, S. 16, Übers. durch den Autor).

Effektive Gruppenpsychotherapeuten aktivieren und nützen systematisch die für Kleingruppen typischen Prozesse, um die Gruppenteilnehmer bei der Bearbeitung ihrer Themen zu unterstützen. Verschiedene Metaanalysen zeigen jedoch auch, dass strukturierte Gruppen effektiver sind als weniger strukturierte Gruppen, wobei die Homogenität der Teilnehmer ebenfalls mit einem höheren Maß an Effektivität einherzugehen scheint (Burlingame et al, 2003). Wann immer möglich, sollten deshalb homogene Gruppen zusammengestellt werden (vgl. Kap. 2) und die Durchführung der Therapie sollte entweder *manualgeleitet* (Inhalte und Ablauf der Sitzungen werden vorgegeben) oder *manualorientiert* (von Manualinhalten ausgehend werden die Sitzungen flexible gestaltet) erfolgen.

Allerdings ist davon auszugehen, dass die Durchführung von Gruppenpsychotherapie im Vergleich zur Einzeltherapie von den Gruppenleitern als belastender und ängstigender erlebt wird. Gerade die Orientierung an Manualen kann dem Gruppenleiter deshalb dabei helfen, seine Ängste vor Gruppen sukzessive abzubauen, da das Geschehen vorhersagbarer ist und die Auftretenswahrscheinlichkeit von konflikthaften gruppendynamischen Prozessen, deren Handhabung ein hohes Maß an therapeutischer Erfahrung voraussetzt, minimiert wird.

Die Angst des Gruppenleiters vor der Gruppe korrespondiert mit der Vorliebe des Patienten für die Einzeltherapie: Vor die Wahl gestellt würden sich wohl die meisten Patienten spontan für die Einzeltherapie entscheiden. Es ist deshalb sinnvoll, Patienten systematisch auf die Gruppenpsychotherapie vorzubereiten. Dies kann in unterschiedlicher Form geschehen, u. a. auch in einzeltherapeutischen Sitzungen, die der Gruppenpsychotherapie vorgeschaltet sind oder diese begleiten. Verschiedene Studien konnten zeigen, dass eine entsprechende Vorbereitung die Effektivität der Gruppenpsychotherapie substanziell erhöht (Burlingame et al., 2003; Burlingame et al, 2004; Bednar & Kaul, 1994).

Trotz der erwiesenen Wirksamkeit von Gruppenpsychotherapie sollten potenziell unerwünschte Nebenwirkungen dieses Verfahrens nicht unterschätzt werden. Ein Gruppentherapeut sollte deshalb davon ausgehen, dass im Mittel 10 bis 20 % der von ihm behandelten Patienten entweder überhaupt nicht von der Gruppentherapie profitieren oder, falls die Behandlung nicht vorzeitig abgebrochen wird, die Therapie mit einem negativen Outcome beenden. Um solche negativen Verläufe nach Möglichkeit zu vermeiden, ist eine erhöhte Sensibilität für kritische Entwicklungen innerhalb der Gruppe und eine engmaschige Verlaufsbeobachtung der einzelnen Gruppenmitglieder erforderlich.

Merke:

Gruppenpsychotherapie ist effektiv, ihre Anwendung jedoch nicht ungefährlich!

2 Die Magie der Gruppe: Wirkfaktoren der Gruppenpsychotherapie

2.1 Das Konzept der therapeutischen (Wirk-)faktoren

Wenn die Effektivität gruppentherapeutischer Verfahren als gesichert gelten kann, schließt daran unmittelbare die Frage an, wodurch diese Effekte bedingt werden. Wie entfaltet Gruppentherapie ihre Wirkung? Welche Einflussfaktoren liegen den Veränderungen zugrunde? Da die Wirksamkeit von Gruppentherapie für ganz unterschiedliche Therapieverfahren bzw. Therapieschulen nachgewiesen wurde, können verfahrensspezifische Effekte alleine die Behandlungsergebnisse nicht erklären. Stattdessen liegt es nahe, davon auszugehen, dass spezifischen entweder gruppendynamisch und/oder sozialpsychogisch zu konzeptualisierenden Phänomenen eine zentrale Bedeutung hinsichtlich der Effektivität von Gruppentherapie zukommt.

Systematisch haben erstmals Corsini und Rosenberg (1955) sogenannte therapeutische Faktoren beschrieben, von denen die Autoren annahmen, dass sie den gruppentherapeutischen Prozess und dessen Ergebnis beeinflussen. Etwa 20 Jahre später hat dann Irvin Yalom in seinem inzwischen als Standardwerk zu bezeichnenden Buch zur „Theorie und Praxis der Gruppenpsychotherapie" (in der ersten Auflage 1970 erschienen) das Konzept der Wirkfaktoren erneut aufgegriffen und detailliert beschrieben (vgl. auch S. 53). Erstaunlicherweise finden sich in der Literatur zur Gruppenpsychotherapie kaum explizite Bezüge zu den sozialpsychologischen Theorien der Kleingruppenforschung, wie etwa die der sozialen Erleichterung oder des Konformitätsdrucks. Dies mag darin begründet sein, dass die meist grundlagenwissenschaftlich angelegte Forschung der Sozialpsychologie sich kaum mit klinisch-psychotherapeutischen Phänomenen beschäftigt, wohingegen umgekehrt die klinisch tätigen Psychotherapeuten sich kaum mit den Ergebnissen der sozialpsychologischen Forschung befassen. Darüber hinaus weisen die von Yalom angeführten Wirkfaktoren ein hohes Maß an intuitiver Evidenz auf und decken ein weites Feld gruppentherapeutischer Prozesse ab, sodass sich eine weitergehende Beschäftigung mit dem Thema Wirkfaktoren zu erübrigen scheint.

Neben den verfahrensspezifischen und den gruppendynamischen Einflussfaktoren kommen noch weitere Variablen zum Tragen und beeinflussen das Therapieergebnis. Das in Abbildung 1 wiedergegebene Modell von Burlingame et al. (2004) fasst die Einflussfaktoren, die das Gruppengeschehen determinieren, zusammen und setzt sie miteinander in Beziehung (vgl. auch Burlingame & Strauß, 2010). In dem Modell werden die Effekte der Gruppenpsychotherapie als abhängige

Variable konzeptualisiert, auf die insgesamt fünf unabhängige Variablen einwirken. Neben den bereits erwähnten formalen Veränderungstheorien und den Kleingruppenprozessen kommen Einflüsse des Gruppenleiters, der Struktur bzw. des Settings und der Patientenmerkmale zum Tragen. Dabei wird davon ausgegangen, dass sich die einzelnen Faktoren wechselseitig beeinflussen, was komplexe Wechselwirkung nahelegt. Das Modell berücksichtigt und integriert die vorliegenden Studienergebnissen zur Effektivität von Gruppenpsychotherapie, wodurch ein heuristischer Rahmen geschaffen wird, der es ermöglicht, die Komplexität des gruppentherapeutischen Geschehens abzubilden. Im Folgenden soll das Modell ausführlicher vorgestellt und mögliche Implikationen sollen herausgearbeitet werden.

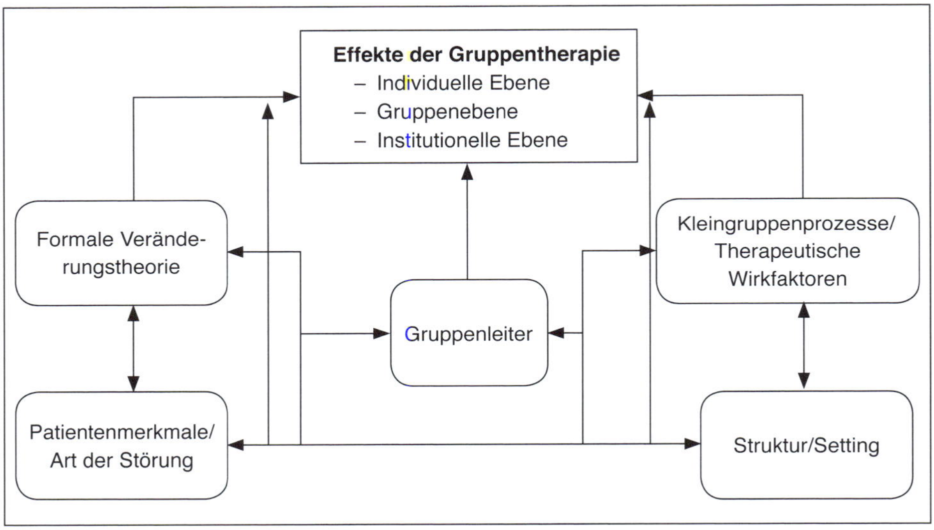

Abbildung 1: Einflussfaktoren der Effektivität von Gruppentherapie (modifiziert nach Burlingame et al., 2004)

2.2 Effekte von Gruppentherapie

Zunächst einmal soll auf die unterschiedlichen Effekte von Gruppenpsychotherapie eingegangen werden. Analog der Einzeltherapie wird durch die Teilnahme an einer Therapiegruppe die Reduktion von Beschwerden oder Symptomen, wie sie typischerweise durch psychische Störungen bedingt werden, angestrebt. Dies gilt umso mehr, wenn die anfallenden Kosten der Gruppentherapie von der Krankenkasse übernommen werden. Weitere positive Veränderungen sind im Bereich der Selbstwahrnehmung und Selbstreflexion (z. B. durch eine Zunahme von bedingungsanalytischem Wissen bezüglich der eigenen Symptomatik), der Emotionsregulation und des Selbstwerterlebens zu erwarten.

Während mit diesen Effekten auch – und vielleicht noch in stärkerem Maße – im Rahmen einer einzeltherapeutischen Behandlung zu rechnen ist, sind spezifischere Gruppentherapieeffekte vor allem im Bereich der Beziehungsgestaltung zu erwarten. Diese dürften zum einen in einer Verbesserung sozial-kommunikativer Fertigkeiten liegen, zum anderen in einer realistischeren Einschätzung hinsichtlich der Wirkung der eigenen Person auf andere und damit verbunden einer Annäherung von Selbst- und Fremdbild.

Neben diesen individuellen Effekten kommt es auch auf der Ebene der Gruppe selbst zu Veränderungen. Im Verlauf einer gleichermaßen konstruktiven wie produktiven Gruppentherapie stellt sich bei den Teilnehmern ein Gefühl von Zugehörigkeit und Gemeinschaft, gegenseitigem Vertrauen, Wertschätzung und Respekt ein. Die Teilnehmer unterstützen sich gegenseitig, kooperieren, sodass die Gruppe zunehmend einem „Arbeitsteam“ ähnelt, das „Projekte“ entwickelt und Probleme der Gruppe ebenso wie die einzelner Teilnehmer löst. Zwar scheint dieser Effekt zeitlich auf die Dauer der Gruppentherapie beschränkt, tatsächlich ist es jedoch nicht selten der Fall, dass die Teilnehmer einer hochkohäsiven Therapiegruppe auch nach deren formalen Ende miteinander in Kontakt bleiben oder sich sogar weiterhin als Gesamtgruppe treffen. Dies gilt sowohl für Gruppen im stationären als auch im ambulanten Setting. Gerade Patienten, die isoliert leben und über wenige soziale Kontakte verfügen oder Schwierigkeiten in ihrer Interaktionsgestaltung aufweisen, erleben das Fortbestehen von Kontakten mit anderen Gruppenmitgliedern als unterstützend und hilfreich. Unabhängig davon, ob sich die Therapiegruppe nach deren formalen Ende in eine Selbsthilfegruppe verwandelt oder sich zwischen den Teilnehmern ein Geflecht lockerer Freundschaften entwickelt, kann die Aufrechterhaltung der bestehenden Kontakte einen Beitrag zur Transfersicherung und Stabilisierung der erreichten Therapieziele leisten.

Allerdings bergen solche Entwicklungen auch Gefahren. Diese können sich in der mangelnden Einhaltung der Schweigepflicht, der Entfaltung einer dysfunktionalen Gruppendynamik, die ohne den Gruppentherapeuten nicht mehr aufgearbeitet werden kann, oder der Entfremdung von Teilnehmern von ihrem sozialen Umfeld manifestieren. Aus tiefenpsychologischer Seite gilt die Aufrechterhaltung von Kontakten zu anderen Gruppenmitgliedern als ein Beleg für eine nicht ausreichend bearbeitete und aufgelöste Trennungs- bzw. Ablösungsproblematik. Anstatt die Endlichkeit der Therapie zu betrauern und zu akzeptieren, wird diese verleugnet und an der Fortführung der Gruppe (ohne deren Leiter) festgehalten. Die Fortführung der Beziehungen wird somit als eine unerwünschte Nebenwirkung der Gruppentherapie eingeschätzt.

Ohne die Bedeutung und Notwendigkeit einer adäquaten Bearbeitung der Abschlussphase einer Gruppentherapie relativieren zu wollen, kann man jedoch auch zu einer anderen Einschätzung gelangen. Diese besteht darin, in der Entwicklung einer konstruktiv arbeitenden Therapiegruppe eine Ressource zu sehen, die man, das Einverständnis aller Teilnehmer vorausgesetzt, systematisch nutzen kann. Exemplarisch hierfür ist die Darstellung von Arnold Lazarus (1980) zu nennen, in der er die Anwendung seines – sehr pragmatischen – multimodalen Therapieansatzes im gruppentherapeutischen Setting darstellt. Darin beschreibt er eine Übung mit dem Titel „Kooperationsladen“, die er in der ersten Gruppensitzung durchführt. Im Rahmen dieser Übung berichtet jedes Mitglied der Therapiegruppe von seinen Fähigkeiten und Stärken. Im Anschluss daran werden die Teilnehmer aufgefordert, sich gegenseitig auch in ihrer Alltagsbewältigung zu unterstützen, beispielweise indem ein Patient, der sich besonders gut mit Autos auskennt, einen der Mitpatienten am Wochenende besucht, um diesen in die Reparatur von Autos zu unterweisen (vgl. S. 242). Umgekehrt unterstützt ihn dieser dafür bei anderen Aktivitäten. In Hinblick auf die Kontaktaufnahme der Gruppenmietglieder außerhalb der Gruppenzeit äußert sich Lazarus wie folgt:

> Manche Gruppentherapeuten untersagen ihren Teilnehmern ausdrücklich, außerhalb der Gruppe befreundet zu sein. Wie aus dem vorangegangenen Abschnitt deutlich hervorgeht, fördern multimodale Gruppentherapeuten absichtlich die Entwicklung von unabhängigen Freundschaften zwischen Gruppenmitgliedern. Meine einzige Rechtfertigung hierfür ist die Tatsache, dass aus diesen Gruppensitzungen viele feste und andauernde Freundschaften entstanden sind, was sich insgesamt sehr günstig ausgewirkt hat. (S. 242)

Wie immer man diese Praxis bewerten mag, gerade im stationären Setting ist der Kontakt der Gruppenmitglieder außerhalb der Therapiezeiten untereinander erwünscht und ließe sich zudem auch gar nicht vermeiden. In der Praxis dürften die Grenzen zwischen formaler (therapeutisch begleiteter) Gruppentherapie, definierte Zeiten in denen sich Patienten treffen, um gemeinsam therapeutische Aufgaben zu besprechen, und informellen Treffen, in denen sich Patienten über ihre Probleme und therapeutischen Erfahrungen austauschen, ohnehin fließend sein. Eine konstruktiv arbeitende Therapiegruppe dürfte sich somit auch spürbar positiv auf das Zusammensein der Patienten außerhalb der Gruppe – also „der therapeutischen Gemeinschaft“ (Strauß, 2010) – auswirken. Umgekehrt können mögliche Konflikte, die sich im täglichen Zusammenleben ergeben, in der Therapiegruppe aufgriffen und konstruktiv bearbeitet oder zumindest entschärft werden (Strauß, Eckert & Ott, 1993).

Damit ist zugleich eine dritte Ebene der Effektivität von Gruppentherapie angesprochen: die institutionelle. Anders als die individuelle und die Gruppenebene, dürfte diese nur selten zum Gegenstand wissenschaftlicher Untersuchungen geworden sein, was angesichts der Komplexität der zu untersuchenden Zusammenhänge auch nicht verwundert. Dennoch zeigt die Erfahrung, dass ein differenziertes Angebot an unterschiedlichen störungs- und problemspezifischen Gruppen nicht nur ein wichtiges Qualitätsmerkmal einer psychosomatischen Klinik darstellt (vgl. Zielke, 2010), sondern auch wesentlich zur Zufriedenheit der Patienten beiträgt, was wiederum die Organisation als Ganzes entlastet. Dies zeigt sich auf ganz unterschiedliche Weise: eine Reduktion von Therapieabbrüchen (was auch eine Reduktion administrativer Aufgaben mit sich bringt), ein besseres Arbeitsklima unter den Mitarbeitern einhergehend mit einem geringeren Burnout-Risiko (bedingt durch die Qualität der „therapeutischen Gemeinschaft") und die Gelegenheit, Gruppentherapie zunächst in weniger komplexen Gruppen zu lernen, um nur einige der möglichen positiven Effekte zu nennen. Obwohl sich die Forschung zur Effektivität von Gruppenpsychotherapie meist auf klinisch-psychotherapeutische Fragestellungen bezieht, bedeutet dies nicht, dass den möglichen Effekten auf der institutionellen Ebene keine Bedeutung zukommen würde.

Merke:

Die Effekte von Gruppentherapie sind auf individueller (z. B. Symptomverbesserung), Gruppen- (z. B. ein kohäsives Gruppenklima) und institutioneller Ebene (z. B. Förderung eines therapeutischen Umgangs miteinander) angesiedelt. Das Modell von Burlingame et al. (2004) führt diese Effekte auf den Einfluss formaler Veränderungstheorien (Therapieschulen), gruppendynamischer Prozesse, des Gruppenleiters, Patientenmerkmale und struktureller Variablen zurück.

2.3 Die Bedeutung formaler Veränderungstheorien

Mit dem Begriff der formalen Veränderungstheorie werden von Burlingame et al. (2004) die unterschiedlichen Therapieschulen (z. B. Psychoanalyse, Verhaltenstherapie) und die daraus resultierenden Therapieverfahren (z. B. Gruppenanalyse, Psychodynamische Therapie) einschließlich deren Theorien und Modelle bezeichnet.

Mit Ausnahme des Psychodramas haben sich die meisten Gruppentherapieverfahren durch die Anwendung einzeltherapeutischer Techniken in der Gruppe entwickelt. Dies bedeutet zugleich, dass sich in Abhängigkeit von den theoretischen Konzepten der einzelnen Verfahren die sich ergebende Gruppensituation auf ganz unterschiedliche Weise konzeptualisiert und das Potenzial von Gruppen auf ganz verschiedene Weise genutzt wurde. Darüber hinaus erwiesen sich die verschiedenen Verfahren als unterschiedlich gruppenkompatibel. Da in der Psychoanalyse Übertragungsphänomenen eine zentrale Rolle zukommt, lag es nahe, entsprechende Phänomene in der Gruppe zu provozieren (u. a. durch das Prinzip der „Minimalstrukturierung" durch den Gruppenleiter), um diese dann durch die Anwendung etablierter Interventionstechniken (z. B. der Deutung) mithilfe der Gruppe bearbeiten zu können (vgl. Mattke, 2012). Die Gruppe und deren Teilnehmer können damit als „Übertragungsmatrix“ (auch und gerade rivalisierender und ödipaler Übertragungen), „Interventionsassistenten“ und „emotional korrigierende Beziehungspartner“ konzeptualisiert werden.

Anders die Verhaltenstherapie, die zunächst Schwierigkeiten hatte, die Prinzipien der Einzeltherapie auf die Gruppensituation zu übertragen. Als charakteristisch für die Anfangszeit verhaltenstherapeutischer Gruppentherapie kann deshalb der Versuch gelten, die systematische Desensibilisierung bei mehreren Patienten gleichzeitig durchzuführen, was am besten als „Einzeltherapie in Anwesenheit anderer“ (vgl. Kap. 1) bezeichnet werden kann. Die Gruppe wurde damit als ein Ort definiert, wo auf ökonomische Weise universell gültige Lernprinzipien zur Verhaltensmodifikation eingesetzt werden konnten. Der Einbezug der Gruppe bei der Anwendung von operantem Lernen und dem Lernen am Modell eröffnete hingegen weitergehende Möglichkeiten, das Potenzial der Gruppe zu nutzen. Ein Beispiel hierfür ist die Entwicklung des sozialen Kompetenztrainings (z. B. das ATP von Ullrich & de Muynck, 2002), in dem vor allem durch den Einsatz von Rollenspielen sozial kompetentes Verhalten modelliert, eingeübt und verstärkt wird. Einschränkend ist dabei auch zu erwähnen, dass die Methode des Rollenspiels vom Psychodrama übernommen und entsprechend adaptiert wurde. Damit wurden die Gruppenteilnehmer als „soziale Verstärkerquelle“, „Übungs- oder Sparringspartner“ und als „Modelle“ aufgefasst und entsprechend angeleitet. In ihrer Übersicht ordnen Strauß und Mattke (2012b) die unterschiedlichen gruppentherapeutischen Verfahren vier übergeordneten Kategorien von Veränderungstheorien zu:
1. der kognitiv-behavioralen,
2. der psychodynamischen,
3. der humanistischen (u. a. die klientenzentrierten Psychotherapie) und
4. der systemischen Gruppentherapie.

Wie bereits exemplarisch für die psychodynamischen und verhaltenstherapeutischen Verfahren beschrieben, konzipiert jedes Verfahren die gruppale Situation analog ihrer theoretischen Grundannahmen und Menschenbilder auf ganz spezifische Weise. Wie bereits ausgeführt, unterscheiden sich die verschiedenen Gruppentherapieverfahren bezüglich ihrer (durchschnittlich berechneten) Effektstärken nicht voneinander. Einiges spricht deshalb dafür, dass analog der Einzeltherapie auch bei der Gruppentherapie die Effekte zu großen Teilen durch unspezifische, sogenannte „common factors“, die bei allen Therapieformen zum Tragen kommen, bedingt werden (vgl. Lambert, 2013). Entsprechend gelangen Strauß und Burlingame (2012) zu der Einschätzung, dass

> ähnlich wie in der Einzeltherapie … auch bei den Gruppen davon auszugehen ist, dass allgemeine Wirkfaktoren sehr viel mehr Ergebnisvarianz erklären als spezifische Techniken und Interventionen und dass Merkmale der Person des Gruppeleiters einen deutlicheren Einfluss haben als lange Zeit vermutet. (S. 207)

Merke:

Die Effekte der Gruppenpsychotherapie werden in hohem Maße durch universelle, d. h. Therapieschulen übergreifende Wirkfaktoren bedingt, wohingegen verfahrensspezifische Einflüsse nur eine untergeordnete Rolle spielen.

2.4 Die Bedeutung von Kleingruppenprozessen

Im Vergleich zur Einzeltherapie, stellen die in Kleingruppen ablaufenden Prozesse das Spezifikum der Gruppentherapie dar. Hierbei handelt es sich um Prozesse, die prinzipiell in jeder Gruppe auftreten und denen eine quasi gesetzmäßige Eigendynamik inhärent ist, die unabhängig vom Verhalten des Gruppenleiters und des angewandten Therapieverfahrens ihre Wirkung entfalten.

Die Untersuchung solcher Prozesse und den damit verbundenen gruppendynamischen Phänomenen stellt das zentrale Anliegen der Sozialpsychologie dar, die in den 1940er Jahren begann, sich intensiv mit diesen zu beschäftigten. Was macht eine Gruppe aus bzw. definiert sie? Welche Art von Beziehungen gehen die Gruppenmitglieder untereinander ein? Welche Rollen bilden sich in einer Gruppe heraus und wie geschieht dies? Gibt es bestimmte Phasen, die bei der Gruppenbildung von Bedeutung sind? Wie entstehen Konflikte und wie gehen Gruppen mit diesen um? Welche Normen bilden sich in Gruppen aus und welche Bedeutung kommt ihnen zu? Was unterscheidet eine erfolgreiche von einer weniger erfolgreichen Gruppe? Diese und viele weitere Fragen wurden in einer Vielzahl von experimentellen Studien und Felduntersuchungen nachgegangen, sodass sukzessive bestimmte Gesetzmäßigkeiten abgeleitet und empirisch überprüft werden konnten (vgl. Strauß & Mattke, 2012a).

2.4.1 Die Rolle der Gruppendynamik für das Verständnis von Kleingruppenprozessen

Warum sich Individuen zu Gruppen zusammenschließen

Die Sozialpsychologie geht davon aus, dass sich Gruppen immer dann bilden, wenn Individuen zu der Einschätzung gelangen, dass sie ihre Ziele *gemeinsam* mit anderen eher erreichen können, als es ihnen alleine möglich wäre. In den meisten Fällen handelt es sich hierbei um mehr als ein Ziel, wobei diese Ziele sich zum einen in ihrer Relevanz, zum anderen in ihrem Grad an Bewusstheit unterscheiden. Dies bedeutet, dass immer vom Vorhandensein expliziter, bewusster *und* impliziter, „unbewusster" Ziele auszugehen ist (Stahl, 2002). Letztere sind nach König und Schattenhofer (2011, S. 27) durch „abnehmende Kommunizierbarkeit und abnehmende Bewusstheit“ gekennzeichnet.

Dies soll am Beispiel einer Gruppe verdeutlicht werden, die aus Personen besteht, die sich regelmäßig zum gemeinsamen Nordic Walking trifft. Anlass der Gruppenbildung war die Einschätzung der Gruppenteilnehmer, sich gemeinsam mit anderen eher zum Walking überwinden zu können, als es ohne eine solche Gruppe der Fall wäre. Explizite Ziele, die mit der Teilnahme an der Walking-Gruppe verbunden sind, könnten in der Steigerung der körperlichen Fitness, der Gewichtsreduktion und dem Aufenthalt in der Natur liegen. Implizite Ziele könnten zudem sein, einen möglichen Partner kennenzulernen, von anderen Anerkennung und Wertschätzung zu erfahren, wichtige Bezugspersonen durch Sportlichkeit zu beeindrucken oder den eigenen Bekanntenkreis zu erweitern.

Ein weiteres definitorisches Merkmal von Gruppen ist deren Größe. Von Kleingruppen spricht man in der Regel bei einer Gruppengröße von mindestens 3 und maximal etwa 12 Mitgliedern. Großgruppen bestehen aus mehr als 25 Mitgliedern. Eine Gruppengröße dazwischen wird von König (2012) als Mediangruppe bezeichnet. Ausschlaggebend für diese (etwas willkürlich anmutende) Einteilung ist für die Mitglieder von Kleingruppen die Möglichkeit zu direkter Face-to-Face-Kommunikation bzw. -Interaktion, verbunden mit der für *alle* Gruppenmitglieder (noch) bestehenden Möglichkeit, sich über längere Zeiträume hinweg aktiv einzubringen. Vereinfachend ausgedrückt: In Kleingruppen ist das gemeinsame Gespräch, an dem alle teilhaben können, noch möglich. „Ab einer Größe von ca. sieben Mitgliedern steigt die Tendenz zur Subgruppen- und Hierarchiebildung, um die zunehmende kommunikativen Komplexität bewältigen zu können“ (König, 2012, S. 23). Auch bedarf es einer zeitlichen Mindestdauer, damit sich eine Gruppe als solche definieren kann und sich eine als „Wir-Gefühl“ erlebte Gruppenidentität entwickelt.

Was Gruppen und Gruppendynamik ausmacht

Aus systemtheoretischer Sicht lassen sich Gruppen als autonome, d. h. selbstregulierende Systeme auffassen, die sich als solche von ihrer (sozialen) Umwelt abgrenzen. Gruppen sind demnach durch Einschluss (ihrer Gruppenmitglieder) und Ausschluss (anderer Personen), also durch ein „Drinnen“ und „Draußen“ gleichermaßen gekennzeichnet (Fiedler, 2005; Stahl, 2002). Dabei unterscheiden sich Gruppen in Bezug auf den Kontakt zur Um- bzw. Außenwelt. Während Arbeitsteams oder Gremien sich in hohem Maß mit den Anforderungen der Umwelt beschäftigen, sei es in Form von Arbeitsaufträgen oder auch Schwierigkeiten bei der Umsetzung derselbigen, beschäftigen sich Therapie- und Selbsterfahrungsgruppen in hohem Maße mit sich selbst bzw. dem, was innerhalb der Gruppe abläuft. Die zu bearbeitenden Anliegen werden von den Gruppenmitgliedern selbst (oder dem Gruppenleiter) formuliert, auch wenn diese ihren Ursprung häufig in Problem- und Konfliktfeldern außerhalb der Gruppe haben (König & Schattenhofer, 2011).

Die Prozesse der Selbstorganisation werden in der sozialpsychologischen Gruppenforschung auch als Gruppen- oder Soziodynamik konzeptualisiert und beziehen sich damit auf die „Kräfte“ (Dynamik: *dýnamis*, altgriechisch, *„Kraft“*), die innerhalb einer Gruppe ihre Wirkung entfalten (König & Schattenhofer, 2011). Die beim Zusammentreffen von Personen entstehende Dynamik hat ihren Kristallisationspunkt meist in den Zielen, die ausschlaggebend für die Bildung der Gruppe waren bzw. für den Entschluss, sich einer bereits bestehenden Gruppe anzuschließen. Auch können die Mittel bzw. Aufgaben, die von den Gruppenteilnehmern als für die Zielerreichung erforderlich eingeschätzt werden, zum Ausgangspunkt von Konflikten werden.

Beispiel:

So könnte sich beispielweise in Hinblick auf die oben eingeführte Nordic Walking-Gruppe folgende Konstellation ergeben: Als sportlich ambitionierter Teilnehmer schlägt Herr T. nach dem ersten Treffen vor, dass man sich doch in Zukunft mindestens zwei-, besser dreimal pro Woche treffen und auch die Laufstrecke verlängern sollte, um schneller Kondition aufzubauen. Herr B. vertritt hingegen die Auffassung, dass ein wöchentliches Treffen ausreichen würde und schlägt außerdem vor, nach dem Walking noch gemeinsam essen zu gehen. Offensichtlich divergieren die Ziele der beiden Teilnehmer deutlich, was einen Dissens zur Folge hat. Einige Gruppenteilnehmer schließen sich der Auffassung von Herrn T. an, andere derjenigen von Herrn B. und wieder andere könnten mit beiden Vorschlägen leben.

Die Bedeutung der Kommunikation für die Ausbildung des Gruppengefüges

In dem Maße, in dem die einzelnen Mitglieder der Gruppe ihre Ziele vertreten (oder dies eben nicht tun), kommt es diesbezüglich zu einer Positionierung innerhalb der Gruppe, die sowohl die inhaltliche als auch die Beziehungsebene einschließt. Nach Watzlawik (2011) und Schultz von Thun (2010) ist die Unterscheidung von Inhalts- (oder Sachebene) und Beziehungsebene für das Verständnis menschlicher Kommunikation von entscheidender Bedeutung. Auf der Inhaltsebene informiert der Sender den Empfänger über einen bestimmten Sachverhalt – es geht somit um das *„Was“* einer Botschaft. Durch die Art und Weise *wie* er dies tut, definiert er immer zugleich auch, wie er zu dem Empfänger der Nachricht steht und definiert dadurch die Beziehung. Nach Schultz von Thun (2010) kann man hierbei drei Dimensionen unterscheiden, entlang derer diese Beziehungsdefinition erfolgt: (1) Dominanz vs. Unterwerfung, (2) Nähe vs. Distanz und (3) Wert- vs. Geringschätzung. Dabei können alle drei Dimensionen bis zu einem gewissen Grad unabhängig voneinander variieren.

Der Prozess der Positionierung in Bezug auf die Realisierung bestimmter Ziele (oder der Einsatz der dazu als notwendig erachteten Mittel) geht deshalb immer auch mit der Entwicklung bestimmter Kommunikations- und Interaktionsmuster einher, deren Wiederholung die Ausbildung spezifischer Beziehungsmuster zur Folge hat, die wiederum die Entwicklung bestimmter Gruppenstrukturen und Gruppennormen mit sich bringt.

In Analogie zum Kommunikationsmodell von Schultz von Thun beinhaltet die Strukturierung einer Gruppe nach König und Schattenhofer (2011) die drei Dimensionen *Zugehörigkeit, Macht und Einfluss* sowie *Intimität*. Zusammengenommen spannen sie den *„gruppendynamischen Raum"* auf (S. 34):

- Die Dimension der Zugehörigkeit bezieht sich auf die Frage, wer zur Gruppe gehört und wer nicht, wer im Zentrum steht und wer am Rand. Für jedes Mitglied der Gruppe stellt sich damit die zentrale Frage, ob es zur Gruppe dazugehört oder nicht bzw. ob es überhaupt zur Gruppe dazugehören will und wie viel Anpassung erforderlich ist, um dazuzugehören.
- Die zweite Dimension bezieht sich auf den Status, den ein Gruppenmitglied in einer Gruppe erlangt. Damit ist die Frage verbunden, wie viel Einfluss es hat, wie viel Macht ihm zukommt und wie viel Raum es selbst und seine Beiträge einnehmen.
- In der dritten Dimension geht es schließlich um die Frage, wie nah oder fern sich die einzelnen Gruppenmitglieder stehen, wer mit wem „kann" und mit wem nicht. Verbunden damit sind auch Fragen nach der Verträglichkeit, der Attraktivität und der Beliebtheit der einzelnen Gruppenmitglieder.

Beispiel:

Nehmen wir einmal an, dass die meisten Mitglieder der erwähnten Nordic Walking-Gruppe die ambitionierten sportlichen Erwartungen von Herrn T. nicht teilen, sondern dem gemeinsamen Walken die gleiche Bedeutung zumessen wie dem anschließenden gemütlichen Beisammensein. In diesem Fall wird sich Herr T. vor die Entscheidung gestellt sehen, ob er weiterhin einer solchen „laschen" Walking-Gruppe angehören will und sich damit den Erwartungen/Zielen der anderen Gruppenmitglieder anpasst oder ob er sich einer anderen sportlicheren Gruppe anschließt. Entschließt er sich, in der Gruppe zu bleiben, so wird er sich wohl dennoch darum bemühen, die anderen Gruppenmitglieder von seinen Vorstellungen bezüglich einer sportlichen

Walking-Gruppe zu überzeugen. Inwieweit er dabei Erfolg haben wird, hängt unter anderem davon ab, wie sympathisch oder attraktiv er von den anderen Gruppenmitgliedern eingeschätzt wird und inwieweit es ihm gelingt, sich gegenüber Herrn B. zu behaupten.

Unterschiedliche Rollen und deren Funktion in Gruppen

Die sich hierbei immer wieder reproduzierenden Interaktionsmuster erzeugen bei den Beteiligten bestimmte Erwartungen, sodass es zur Ausbildung bestimmter Rollen kommt, die in charakteristischer Weise aufeinander bezogen sind. „Rollen werden benötig für die Optimierung der Funktionen der sozialen Gruppe" (Tschuschke, 2010a, S. 18). In der Sozialpsychologie versteht man unter sozialen Rollen „die Gesamtheit der normativen Erwartungen, die an den Inhaber einer bestimmten Position gerichtet werden" (Fetchenhauer, 2011, S. 210). In formal definierten sozialen Systemen bzw. Organisationen (z. B. eine Schule) sind die zu besetzenden sozialen Rollen a priori definiert (Schüler, Lehrer, Hausmeister, Sekretärin oder Sekretär usw.) und werden den Anforderungen entsprechend besetzt. Auch in informellen sozialen Systemen existieren bestimmte latente Rollen, deren Besetzung sich jedoch als Folge der beschriebenen gruppendynamischen Prozesse ergibt. Beispielweise gehen psychodynamische Theorien davon aus, dass es in jeder Gruppe einen Außenseiter gibt oder, präziser formuliert, eine Person, die diese Rolle nolens volens einnimmt (König, 2012). Ausschlaggebend dafür, welches Mitglied im Prozess der Gruppenbildung diese Rolle übernimmt bzw. in diese Rolle hineingedrängt wird, ist die Frage, ob seine Ziele mit denen der anderen Gruppenmitglieder inhaltlich übereinstimmen (Inhaltsebene) und wie er diese vertritt (Beziehungsebene).

Beispiel:

Auf das Beispiel der Nordic Walking-Gruppe bezogen, befindet sich Herr T. in Gefahr, sich mit seinen Zielen in eine Außenseiterposition hineinzumanövrieren. Die Wahrscheinlichkeit hierfür steigt weiter an, wenn er seine Ansichten beispielsweise in überheblich-arroganter Weise vertritt und damit den anderen Gruppenmitgliedern das Gefühl vermittelt, „willensschwach" und „schlapp" zu sein.

In diesem Zusammenhang kommt die Unterscheidung von psychologischen und gruppendynamischen Rollen zum Tragen (Stahl, 2002). Psychologische Rollen ergeben sich aus dem persönlichkeitsspezifischen Verhaltensrepertoire, weshalb Stahl diesen Rollentyp auch als Charakterrolle bezeichnet (z. B. „der Streber", „der Clown", der immer Witze macht und im Mittelpunkt stehen will, usw.). Die gruppendynamischen Rollen sind hingegen das Ergebnis typischer gruppendynamischer Prozesse und werden benötigt, um die Funktionsfähigkeit einer Gruppe zu gewährleisten. Unterschieden werden vier „Hauptrollen“ (Stahl, 2002, S. 321, vgl. auch Tab. 3):

- der inoffizielle Führer,
- der Mitläufer,
- der Außenseiter und
- der Sündenbock.

Tabelle 3: Die vier gruppendynamischen Hauptrollen (Stahl, 2002)

Rollen-bezeichnung	Beschreibung
Der inoffizielle Führer	Existiert neben dem offiziellen und hierarchisch/organisatorisch legitimierten Leiter. Hat Einfluss, weil er das vertritt und verkörpert, was die Gruppe aktuell favorisiert. Er steht im Zentrum der Gruppe, personifiziert deren Willen und ist deren Sprecher.
Der Mitläufer	Verhält sich zurückhaltend, will vor allem dazugehören und schließt sich der Meinung der Mehrheit und damit auch dem inoffiziellen Führer an. Er ist wankelmütig und hält sich zurück, solange die „Machtverhältnisse“ ungeklärt sind.
Der Außenseiter	Er ist der geduldete Vertreter randständiger Themen, auch kann er sich in der Gruppe durchaus einer gewissen Beliebtheit erfreuen. Die von ihm vertreten Ansichten und Meinungen können potenziell für die Gruppe bedeutsam werden und ggf. eine „Mehrheitsfähigkeit“ erlangen.
Der Sündenbock	Er ist das Gegenstück zum inoffiziellen Führer. Er vertritt tabuisierte Ansichten oder diese werden von der Gruppe an ihn delegiert. Hierzu gehört alles, was für die Gruppe zu heikel und belastend ist, der thematische „Sprengstoff“, der den Zusammenhalt der Gruppe gefährden würde. Er ist die Projektionsfläche all dessen, was die Gruppenmitglieder bei sich nicht akzeptieren können und ablehnen. Während der Außenseiter randständige und aktuell irrelevante Themen „besetzt“, die jedoch prinzipiell akzeptabel sind, wird der Sündenbock mit den inakzeptablen Themen identifiziert. Hierdurch gewinnt die Gruppe an Identität und Stabilität.

Analoge Rollentypologien finden sich auch bei anderen Autoren (z.B. Schindler, 1957). Dabei wird die Besetzung einer psychodynamischen Rolle wesentlich durch die Charakterrolle des Gruppenmitgliedes determiniert. Charakterrolle prädisponieren somit für die Übernahme bestimmter gruppendynamischer Rollen. So dürfte das wenig Sympathie auslösende und dabei für Herrn T. charakteristische ebenso dominant wie belehrende Auftreten erheblich dazu beitragen, dass er in der Gruppe zum Außenseiter wird bzw. diese Rolle einnimmt.

Das Modell von Stahl (2002) geht weiter davon aus, dass es in einer Gruppe zwei Arten von Leitern gibt: den offiziellen, durch eine externe Instanz legitimierten, und den inoffiziellen Leiter. In Bezug auf die Gruppentherapie erfolgt die Legitimation durch die behandelnde Institution (z. B. eine psychosomatische Klinik) oder durch Qualitätsnachweise, die der betreffende Therapeut erworben hat, um beispielweise eine Gruppentherapie in seiner ambulanten Praxis anbieten und abrechnen zu können. Als Gruppenleiter kommt ihm gemäß dem Modell von Schindler (1957) die „Alphaposition“ zu, dessen Träger, „wenn er die Führung der Gruppe aus der Hand gibt, verloren hat“ (vgl. Tschuschke, 2010a, S. 19). Zugleich kommt ihm eine Sonderrolle zu. Er ist einerseits Teil der Gruppe und steht andererseits, im Sinne eines teilnehmenden Beobachters oder „Meta-Leiters“, außerhalb der Gruppe. Er spürt die Gruppendynamik, wie jemand den Wind auf seiner Haut spürt, sollte sich jedoch in seinem Verhalten nicht von dieser lenken lassen. Die Kunst der Gruppenleitung besteht somit (auch) darin, die Balance zwischen aktiver Teilnahme und Gruppenleitung einerseits und reflexiver Distanz zu der sich entwickelnde Dynamik anderseits zu bewahren. Aus der Perspektive der Gruppenmitglieder entsteht genau hierdurch ein gewisses „Machtvakuum“ (z. B. weil der Gruppenleiter eben nicht den Konflikt mit dem Außenseiter der Gruppe sucht), das Raum für den „inoffiziellen Leiter“ schafft (Stahl, 2002), der das ausagiert, was der offizielle Gruppenleiter wahrnimmt und als Handlungsimpuls spürt, den er jedoch gerade nicht in die Tat umsetzt.

Während die beschriebene Rollenverteilung in vielen nicht therapeutischen Gruppen eine ausgesprochene Beharrungstendenz aufweist, ist es für therapeutische Gruppen essenziell, dass die Rollenverteilung zwischen den Mitgliedern fluktuieren kann. Hierbei ist der Leiter der Gruppe in hohem Maße gefordert, durch entsprechende Interventionen solche Rollenverteilungen zum richtigen Zeitpunkt anzusprechen, transparent zu machen, sie therapeutisch zu bearbeiten und dadurch wieder aufzulösen.

Das Eisberg-Modell der Gruppendynamik

Die Differenzierung von gruppen- vs. psychodynamischer Rolle findet sich auch in dem „Eisberg-Modell“ von König und Schattenhofer wieder (2011, S. 27). Gemäß diesem Modell wird das Verhalten von Gruppenmitgliedern sowohl durch die offen kommunizierten Inhalte und Themen als auch durch verdeckte, nicht offen kommunizierte und/oder nicht bewusste Prozesse determiniert. Im Eisberg-Modell ist die sachbezogene Inhaltsebene über der Wasserlinie angesiedelt, die anderen Ebenen darunter. Dabei werden drei Ebenen unterhalb der Wasseroberfläche unterschieden:

1. die Ebene der Sozio- bzw. Gruppendynamik,
2. die psychodynamische Ebene und schließlich
3. die des Kernkonfliktes der Gruppe.

Die erste Ebene beinhaltet all diejenigen Prozesse, die gesetzmäßig (sozialpsychologisch) in *jeder* Art von Gruppe ablaufen. Hierzu gehört die Ausdifferenzierung bestimmter (gruppendynamischer) Rollen, die Ausbildung von impliziten Normen und expliziten Vereinbarungen sowie typische Entwicklungsphasen, die eine Gruppe durchläuft.

Darunter liegt die (noch) weniger bewusste psychodynamische Ebene, die durch die individuellen Wünsche und Ängste der Gruppenmitglieder gekennzeichnet ist und sich in Form von Übertragung und Gegenübertragung manifestiert.

> Der psychodynamischen Ebene kommt gruppendynamisch dann eine besondere Bedeutung zu, wenn das Verhalten der Gruppenmenschen nicht zur aktuellen Situation der Gruppe zu passen scheint, also in gewisser Weise unverständlich ist und aus dem Rahmen fällt. (König & Schattenhofer, 2011, S. 31)

So ist es beispielsweise nicht weiter verwunderlich, wenn sich in der ersten Sitzung einer Therapiegruppe die meisten Gruppenteilnehmer eher zurückhaltend verhalten und zunächst wenig Persönliches offenbaren. Berichtet hingegen ein Gruppenteilnehmer sehr offen und emotional beteiligt über höchst persönliche Themen, dann löst dies bei den anderen Gruppenteilnehmern meist eher Irritation oder sogar Ablehnung aus, da diese Offenheit als verfrüht und unangemessen erlebt wird. Ohne es zu beabsichtigen, hat der Betroffene damit gegen eine Gruppennorm verstoßen. Möglicherweise handelt es sich bei dem Patienten um jemanden mit einer Borderline-Persönlichkeitsstörung, der wenig Gespür für eigene Grenzen und diejenigen anderer Personen hat und dabei zugleich unter erheblicher Anspannung steht, die er abbauen möchte. Kommt es mehrfach zu solchen Normverletzungen, dann besteht die Gefahr, dass der Betroffene in eine Außenseiterrolle oder sogar in die Rolle eines Sündenbocks hineingerät.

Die am wenigsten bewusste Ebene ist die des Kernkonflikts. Hierbei geht es um ein grundlegendes Konfliktmuster, das in der Gruppe immer wieder aufs Neue zum Tragen kommt. Er resultiert entweder aus der spezifischen Dynamik der Gruppe, wie sie sich aufgrund ihrer spezifischen Zusammensetzung ergibt, oder aufgrund von Spannungen, die sich durch von außen an die Gruppe heran getragene Anforderungen ergeben.

Die Funktion von Normen in Gruppen

Während die Rollendifferenzierung in Kleingruppen somit der Stereotypisierung *persönlichkeitsspezifischer Handlungsmuster* dient und damit gleichzeitig individuelle Handlungsspielräume hinsichtlich der Ausgestaltung der Rolle eröffnet (die Charakterrolle prädisponiert nicht nur zur Übernahme einer gruppendynamischen Rolle, sondern moduliert sie auch), definieren Gruppennormen Erwartungen, die sich an *alle* Gruppenmitglieder gleichermaßen richten. Pointiert formuliert bedeutet dies, dass Rollen individualisieren, Normen hingegen standardisieren. Sozialen Normen können als Regeln des Denkens, Fühlens und Handelns definiert werden, die den sozialen Akteuren eine Orientierung bieten, was in welcher Situation als angemessen gelten kann (Turner, 1991). Normen beinhalten immer auch eine moralische Komponente und unterscheiden sich in ihrem Allgemeinheitsgrad bzw. ihrer Reichweite. Auf Gruppen bezogen können diese von den Mitgliedern selbst oder auch von außen an die Gruppe herangetragen werden. Normen definieren somit Standards, denen das Verhalten einer Gruppe und deren Mitglieder zu genügen hat. Die Einhaltung von sozialen Normen wird in aller Regel durch Sanktionen gesichert und verstärkt. Die Ausbildung handlungsleitender Normen sichert somit die Arbeitsfähigkeit einer Gruppe und reguliert den Umgang der Gruppenmitglieder untereinander.

Unterschieden werden zudem explizite und implizite, d. h. unausgesprochene Normen, die sich oft erst im Verlauf der Gruppenentwicklung herausbilden. In Therapiegruppen werden explizite Normen meist in Form von Gruppenregeln entweder erarbeitet oder durch die Gruppenleitung vorgegeben (Sipos & Schweiger, 2013). Nicht selten stehen die impliziten und expliziten Normen jedoch zueinander im Widerspruch. So wird in vielen Therapie- oder auch Arbeitsgruppen die Regel der themenzentrierten Interaktion eingeführt, wonach „Störungen" Vorrang haben (Cohn, 2013). Fragt man jedoch die Gruppenmitglieder (oder beobachtet deren tatsächliches Verhalten) so wird offenbar, dass sich nur wenige Mitglieder tatsächlich an diese Regel halten. Die implizite Norm lautet stattdessen: „Halte deinen Unmut solange wie möglich zurück!"

Wie Yalom (2007) aus praktischer Erfahrung hervorhebt, stellt insbesondere der Beginn einer Gruppentherapie eine sensible Phase für die Bildung von Normen dar. Normen, die sich erst einmal etabliert haben, erweisen sich hingegen als hartnäckig und schwer veränderbar.

Beispiel:

So hat sich in der bereits mehrfach erwähnten Nordic Walking-Gruppe sehr rasch die Norm herausgebildet, pünktlich zu erscheinen, regelmäßig an der Gruppe teilzunehmen und allen Gruppenmitgliedern per SMS abzusagen, falls eine Teilnahme nicht möglich ist. Verstößt ein Gruppenmitglied gegen diese Norm (z. B. indem es nicht pünktlich kommt), wird es von den anderen Gruppenmitgliedern dafür kritisiert.

Ähnlich wie in Bezug auf die Rollenübernahme kann es erforderlich sein (auch und gerade) in Therapiegruppen, solche impliziten Normen transparent zu machen, deren Funktionalität zu thematisieren oder, wenn sie dysfunktional sind, sie durch die Vereinbarung funktionalerer Normen zu relativieren.

Gruppendynamische Entwicklungsmodelle

Sowohl die Rollendifferenzierung als auch die Ausbildung und Festigung von Normen ist ein Prozess, der sich erst über die Zeit hinweg entfaltet. Entsprechend wurden Modelle entwickelt, die davon ausgehen, dass die Entwicklung einer Gruppe definierte Stadien oder Phasen durchläuft, die durch eine ganz bestimmte Form der Gruppendynamik charakterisiert sind. In der Literatur werden drei folgenden Arten von Prozessmodellen unterschieden:

Drei Arten von Prozessmodellen

1. *Stufenmodelle*, die davon ausgehen, dass eine Gruppe definierte Entwicklungsschritte durchläuft, die aufeinander aufbauen. Das wohl bekannteste Stufenmodell ist das von Tuckmann (1965), dessen „Teamuhr" ursprünglich von vier Entwicklungsphasen einer Gruppe ausgeht, die von ihm, eingängig formuliert, als Forming (Einstiegs- und Orientierungsphase), Storming (Konflikt und Differenzierungsphase), Norming (Aushandeln von Regeln und Vereinbarungen) und Performing (Arbeits- und Leistungsphase) bezeichnet wurden (vgl. hierzu ausführlich Kap. 5).
2. *Spiralmodelle*, die ebenfalls von einer Stufenabfolge ausgehen, wobei diese zyklisch aufgebaut sind und sich diese Zyklen auf einem jeweils höheren Niveau wiederholen. Beiden Modellen gemeinsam ist die Idee einer linear progressiven Entwicklung in Richtung einer Zunahme an Kohäsion und Arbeitsfähigkeit der Gruppe.
3. *Wellenmodelle*, die davon ausgehen, dass sich der Gruppenprozess am besten durch einen stetigen Wechsel zum Beispiel zwischen den Polen Abhängigkeit/Integration versus Differenzierung/Distanz beschreiben lassen (König, 2012; Tschuschke, 2010d).

Obgleich eine umfangreiche Literatur zu diesem Thema vorliegt, mangelt es an empirischen Studien, die Aussagen darüber ermöglichen, welches Modell die Realität am besten abbildet (Brossart, Patton & Wood, 1998; Brown, 2003; Burlingame et al., 2013; Lichtenberg & Knox, 1991). Angesichts der Vielzahl von Gruppen und möglichen Prozessverläufen kann man am ehesten davon ausgehen, dass alle drei Modellformen jeweils bestimmte gruppendynamische Entwicklungen erfassen und abbilden. Dabei greifen die Modelle jeweils unterschiedliche Facetten des gruppendynamischen Prozesses auf bzw. beleuchten diesen aus jeweils unterschiedlichen Perspektiven. Grundsätzlich kann man davon ausgehen, dass eine Gruppe während ihres gesamten Bestehens permanent zwischen den Polen Integration und Differenzierung oder Zusammenhalt und Zerfall, zentripetal und zentrifugal wirkenden Kräften oszilliert (König, 2012). Dieses Grundmuster wird überlagert durch einen stufenhaften Entwicklungsverlauf, der manchmal idealtypisch linear, manchmal auch stagnierend, chaotisch oder eben in zyklischen Wiederholungen verläuft. So kann man den Umstand, dass ein Gruppenmitglied, das als letzter den Raum betritt und dann ein Fenster öffnet, bereits als einen autonomen Akt der Differenzierung interpretieren, obwohl sich die Gruppe als Ganzes erst in der Gründungs- und Orientierungsphase befindet. Oder man kann eine Auseinandersetzung, die in der Stormingphase stattfindet, als eine Form intensiver Kontaktaufnahme deuten, die mehr verbindet, als trennt.

Burlingame et al. (2013) kommen in ihrem Review in Hinblick auf die beschriebenen Modelle zu der Einschätzung, dass die in Gruppen ablaufenden Entwicklungsprozesse in hohem Maße von Faktoren wie der Diagnose der behandelten Patienten, dem Therapieverfahren, dem Setting (z. B. ambulant vs. stationär) und kulturellen Merkmalen abhängen. So wurden in der Studie von Tasca et al. (2006) Patienten mit einer Essstörung entweder in einer kognitiv-behavioralen oder in einer interpersonell-psychodynamischen Therapiegruppe behandelt. In Hinblick auf die Entwicklung der Gruppenkohäsion ergab sich für die kognitiv-behavioralen Gruppe ein linearer Anstieg, für die interpersonell-psychodynamische Gruppe hingegen ein fluktuierendes Muster, das durch Zyklen von Brüchen der Allianz und deren konstruktiver Bearbeitung gekennzeichnet war.

Letztendlich sieht sich jede Gruppe für den gesamten Zeitraum ihrer Existenz mit zwei fundamentalen Aufgaben konfrontiert:

- Zum einen muss sie Strukturen und Prozesse ausbilden, um ihre Funktionsfähigkeit herzustellen und aufrechtzuerhalten,
- zum anderen muss sie diejenigen Aufgaben („Arbeitsaufträge“) erledigen, die zur Erreichung der Ziele erforderlich sind, derentwegen sich die Gruppe gebildet hat (oder gebildet wurde).

Beide Aufgaben sind wiederum aufs engste miteinander verflochten und bedingen einander.

Die beschriebenen Modelle geben unterschiedliche Antworten darauf, auf welche Art und Weise Gruppen diese Aufgaben über die Zeit hinweg erfüllen. Auch wenn die empirische Fundierung der beschriebenen Modelle nicht in ausreichendem Maße gegeben ist, so sind sie für den Gruppenleiter dennoch von heuristischem Wert:

> Sie strukturieren die Wahrnehmung und reduzieren die Komplexität bei der Diagnose von Gruppensituationen. Mit ihrer Hilfe lassen sich idealtypisch unterschiedliche Gruppenzustände erfassen, die mit signifikant unterschiedlichen Verhaltensweisen und Gefühlslagen verbunden sind und die jeweils andere Reaktionsweisen erforderlich machen. (König & Schattenhofer, 2011, S. 61)

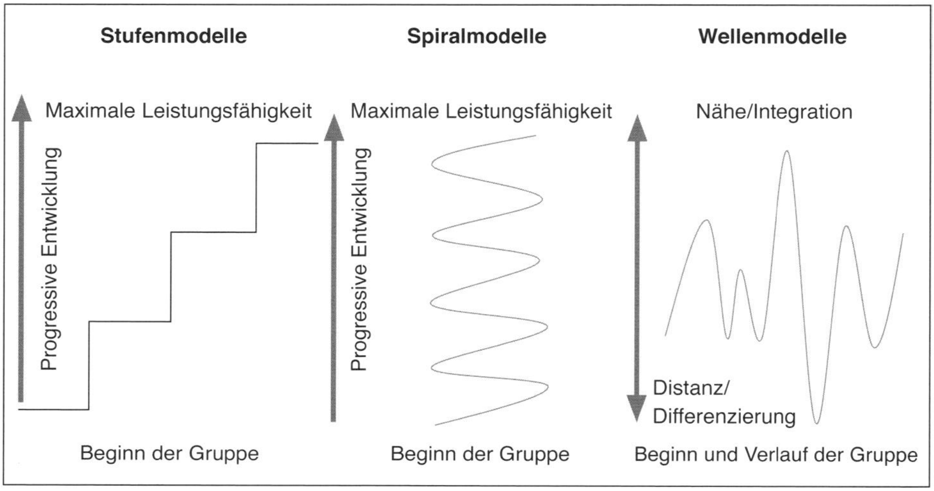

Abbildung 2: Gruppendynamische Entwicklungsmodelle

2.4.2 Die Bedeutung der Gruppendynamik für die Gruppentherapie

Der Induktion und Bearbeitung gruppendynamischer Prozesse kommt in psychodynamischen und interpersonellen Therapieverfahren eine zentrale Rolle zu (Fiedler, 2005; König, 2012; Mattke, 2012). Gruppendynamische Prozesse liefern einerseits das gruppentherapeutisch zu bearbeitende Material, andererseits treiben sie die Entwicklung sowohl der Gruppe als auch derer Mitglieder voran, indem diese motiviert werden, sich mit sich selbst und dem, was in der Gruppe geschieht, zu beschäftigen. Meist geht dies mit einem hohen Maß an Erlebnisnähe und emotionaler Beteiligung einher. Zugleich stellen sich Unsicherheiten und Ängste ein, Konflikte werden ausgelöst, die nicht immer konstruktiv aufgearbeitet werden können. Die Leitung entsprechender Gruppen stellt deshalb hohe Anforderungen, sowohl an den Leiter der Gruppe als auch an deren Mitglieder.

In verhaltenstherapeutischen Gruppen spielt die Gruppendynamik hingegen nur eine untergeordnete Rolle (Fiedler, 2005; Sipos & Schweiger, 2013). In Verhaltenstherapie-Gruppen (VT-Gruppen) werden vorgegebene Inhalte vermittelt oder die von den Gruppenmitgliedern eingebrachten Inhalte bearbeitet. Durch die Fokussierung auf die Inhalte und ein direktiv-strukturierendes Leiterverhalten kommen gruppendynamische Prozesse sehr viel weniger zum Tragen bzw. bekommen weniger Raum. Die für Psychotherapie erforderliche Erlebnisnähe wird nicht durch gruppendynamische Prozesse, sondern durch zielführende Interventionen hergestellt. Beispielsweise werden die Mitglieder einer störungsspezifischen Gruppe zur Behandlung der Panikstörung gemeinsam angeleitet, den Hyperventilationstest nach Schneider und Margraf (1998) durchzuführen. Durch die Hyperventilation wird artifiziell ein psychophysischer Zustand herbeigeführt, der Parallelen zu demjenigen einer Panikattacke aufweist. Die dabei auftretenden Kognitionen, Emotionen und körperlichen Veränderungen werden anschließend besprochen und in ihrer Bedeutung für das Störungsbild diskutiert. Gruppendynamische Prozesse kommen auch hier zum Tragen, jedoch in der Weise, dass sie die Mitglieder der Gruppen dazu motivieren, sich auf die Übung einzulassen und sich aktiv zu beteiligen. Dies mag der eine als Unterstützung oder sogar als Ermutigung erleben, der andere als Gruppendruck, dem er nur widerwillig nachgibt. Die Aufgabe des Gruppenleiters besteht entsprechend darin, darauf zu achten, dass die Gruppendynamik eine konstruktive Wirkung entfaltet und gegenzusteuern, wo dies nicht der Fall ist. Konkret könnte dies bedeuten, die Gruppenmitglieder zu ermutigen, mögliche Bedenken gegenüber der Übung zu äußern und sie darin zu unterstützen, unabhängig von der Gruppe zu entscheiden, ob sie an der Übung teilnehmen möchten oder nicht.

In verhaltenstherapeutischen Gruppen gilt es, gruppendynamische Prozesse *zu utilisieren* und sie, wenn sie zur Störung des Gruppengeschehens führen, *zu thematisieren*, hingegen sie nur in begründeten Ausnahmefällen *zu provozieren*. Geht man einmal von einer fiktiven, von 0 bis 100 reichenden Skala aus, wobei 0 keinerlei und 100 einer maximalen Gruppendynamik entspricht, dann würden (kompetent geleitetet) VT-Gruppen Werte zwischen 20 und 30, psychodynamische und interpersonelle Therapiegruppen hingegen Werte zwischen 70 und 80 erreichen. Werte von mehr als 80 wären auch für eine psychodynamische/interpersonelle Therapiegruppe kontraproduktiv, da in diesem Fall die Gruppendynamik das gesamte Therapiegeschehen dominieren und somit kein Raum mehr bleiben würde, diese zu reflektieren und therapeutisch zu bearbeiten.

Merke:

In VT-Gruppen werden gruppendynamische Prozesse *utilisiert* und bei Bedarf *thematisiert*, jedoch keinesfalls *provoziert*.

Gruppentherapeutische (Wirk-)Faktoren

Neben den gruppendynamischen Themen und der Ausarbeitung entsprechender Konzepte, die von psychoanalytischen Gruppenmodellen und von dem von Moreno entwickelten Psychodrama geprägt waren, galt das Interesse der klinisch tätigen Gruppenpsychotherapeuten vor allem der Frage, auf welche Weise und unter welchen Umständen Therapiegruppen ihre kurative Wirkung entfalten. Das Konzept der Gruppendynamik und das der therapeutischen Wirkfaktoren weisen zwar erhebliche Überschneidungen auf, teilweise wurden jedoch auch Wirkfaktoren postuliert, die sehr viel mehr auf der individuellen als auf der Gruppenebene angesiedelt sind (wie etwa der unten beschriebene Faktor der *Einsicht*). Wie bereits erwähnt, haben erstmals Corsini und Rosenberg (1955) in einer Überblicksarbeit solche Mechanismen und Prozesse beschrieben, denen sie eine kurative Wirkung zuschrieben und die sie als „therapeutic factors" bezeichneten.

Rund 15 Jahre später hat dann Irvin Yalom (1970) dieses Konzept aufgegriffen und weiter ausgearbeitet. In seiner ersten Auflage seines Buches zur „Theorie und Praxis der Gruppenpsychotherapie" beschreibt er 12 solcher Wirkfaktoren, drei mehr als in der Arbeit von Corsini und Rosenberg aufgeführt, und operationalisierte diese in Form von Fragen bzw. Aussagen, die sich auf das typische Erleben und Verhalten von Gruppenteilnehmern beziehen (z. B.: *„Anderen zu helfen, hat meine Selbstachtung gestärkt."* Oder: *„Herausfinden, wie ich auf andere wirke."*). Zur empirischen Überprüfung wurden in der ursprünglichen Untersuchung 20 Probanden, die erfolgreich an einer Gruppenpsychotherapie teilgenommen hatten, darum gebeten, die 60 Items (jeweils 5 pro Wirkfaktor) gemäß dem Q-Sort-Verfahren dahingehend zu gewichten, welche der Faktoren für sie am hilfreichsten waren. Anschließend wurden sie außerdem ausführlich über ihre Erfahrungen, die sie in ihren Therapiegruppen gemacht hatten, befragt.

In den folgenden Jahren und Jahrzehnten wurde dieses Studiendesign in variierter Form repliziert, wobei sich meist vergleichbare Ergebnisse bezüglich der Gewichtung der einzelnen Wirkfaktoren ergaben (Bloch & Reibstein, 1980; Eckert, 1996; Tschuschke, 2010b). Inzwischen geht man deshalb davon aus, dass die psychotherapeutische Potenz von Gruppentherapie durch die von Yalom formulierten Wirkfaktoren, gegebenenfalls auch in leicht modifizierter Form (vgl. Bloch & Crouch, 1985), hinreichend erfasst und abgebildet werden kann. Aufgrund der eminenten theoretischen und praktischen Bedeutung dieser Wirkfaktoren, sollen diese im Folgenden ausführlich dargestellt werden. Es handelt sich hierbei um die folgenden Faktoren (nach Yalom, 2007, vgl. für eine zusammenfassende Darstellung der Faktoren auch Tab. 4 auf S. 73):

1. Kohäsivität,
2. interpersonelles Lernen – Input,
3. interpersonelles Lernen – Output,
4. Katharsis,
5. sich selbst verstehen,
6. existenzielle Faktoren,
7. Universalität des Leidens,
8. Hoffnung wecken,

9. Altruismus,
10. Reinszenierung der Familiensituation,
11. Anleitung,
12. Identifikation.

Einige der Faktoren beziehen sich eher auf Veränderungsmechanismen (z. B. sich selbst verstehen), andere können eher als Bedingungen für Veränderungen aufgefasst werden (z. B. Kohäsion). Im Folgenden werden diese Faktoren ausführlicher dargestellt. Auf die Umsetzung in der Praxis wird dann in den Kapiteln 5.1 und 6.2 eingegangen.

Kohäsion

Kohäsion wird oft als das gruppentherapeutische Äquivalent zum Konzept der therapeutischen Beziehung in der Einzeltherapie angesehen (Yalom, 2007). Präziser gefasst wird Kohäsion als die Summe aller, auf die Mitglieder einer Gruppe einwirkenden Kräfte beschrieben, die sie dazu veranlassen, in der Gruppe zu bleiben (Yalom, 2007). In Psychotherapiegruppen wird Kohäsion im Sinne eines dreifachen Bezuges als „die relationale Bindung der Gruppenmitglieder zueinander, zum Therapeuten sowie zur gesamten Gruppe“ definiert (McCallum et al., 2002, zit. nach Bormann & Strauß, 2012). In einer erweiterten Fassung wird auch die Beziehung des Leiters zur Gruppe und, im Falle eines zusätzlichen Co-Therapeuten, dessen Beziehung zum Leiter mit angeführt (Burlingame et al., 2002).

Begriffsklärung: Kohäsion

Vereinfacht ausgedrückt ist Kohäsion das, was eine Gruppe zusammenhält und sie für die Gruppenmitglieder attraktiv macht.

In verschiedenen Studien konnte gezeigt werden, dass sich Teilnehmer kohäsiver Gruppen mehr für die anderen Teilnehmer engagieren, offener und risikobereiter sind, mehr Feedback erhalten und geben, den anderen Gruppenmitglieder ein hohes Maß an Akzeptanz und Fürsorge vermitteln, entsprechend mehr Geborgenheit, Akzeptanz, Wertschätzung und umgekehrt weniger Spannungen in der Gruppe erleben sowie motivierter an den Gruppensitzungen teilnehmen. Sie identifizieren sich in hohem Maße mit der Gruppe und deren Ziele, halten sich an die Gruppennormen und erwarten dies auch von den an anderen Gruppenmitgliedern (Burlingame et al. 2004; Caple & Cox, 1989; ‚Johnson, Burlingame, Strauß & Bormann, 2008; Yalom, 2007).

Erfassung von Kohäsion. Trotz der vermeintlichen Klarheit erweist sich das Konzept der Kohäsion bei näherer Betrachtung als facettenreich, wenn nicht schillernd. Es besteht weitgehend Einigkeit darüber, dass es sich um ein multidimensionales Konstrukt handelt, das sich teilweise nur schwer von anderen

Konstrukten abgrenzen lässt (Bormann & Strauß, 2012). Zu nennen sind Faktoren wie Offenheit, Vertrauen, Gruppenklima, Arbeitshaltung u. a. m. Angesichts von mehr als 20 Messinstrumenten, die in verschiedenen Studien zur Messung von Kohäsion zur Anwendung kamen, verwundert es kaum, dass Bednar und Kaul (1994) zu einer entsprechend kritischen Einschätzung kommen:

> We argued that the construct (or constructs) central to cohesion had not been clarified, that we could not tell in any scientifically useful way how it had been operationalized, and that induction from the body of research on cohesion was unjustifiable because of these problems. (S. 647)

Dennoch wurden inzwischen eine ganze Reihe reliabler und valider Instrumente zur Erfassung von Kohäsion entwickelt. Die Ergebnisse von Therapiestudien belegen, dass Gruppenkohäsion den Therapieerfolg sowohl direkt beeinflusst als auch den Effekt anderer therapeutischer Faktoren moderiert. Der in der Forschung am häufigsten eingesetzte Fragebogen zur Erfassung von Kohäsion ist der Gruppenklima-Fragebogen (Group Climate Questionnaire – Short Form; MacKenzie, 1983; dt. Version 1996). In diesem wird das Gruppenklima durch drei Skalen erfasst (MacKenzie, 1996, S. 174):

- *Engagement* (= positive Arbeitsatmosphäre, Beispielitem: „Die Gruppenmitglieder mochten sich und kümmerten sich umeinander"),
- *Konflikt* (Atmosphäre von Ärger und Spannung, Beispielitem: „Es gab Ärger und Spannungen zwischen den Gruppenmitgliedern") und
- *Vermeidung* (von persönlicher Verantwortung für die Gruppenarbeit, Beispielitem: „Die Gruppenmitglieder vermieden, wichtige Dinge anzusprechen, die zwischen Ihnen abliefen").

Es wird davon ausgegangen, dass die Skala *Engagement* das Konzept der Kohäsion im engeren Sinne erfasst. Anhand dieses Fragebogens lässt sich zugleich exemplarisch aufzeigen, mit welchen Problemen die Kohäsionsforschung konfrontiert ist. Denn die Kräfte, die eine Gruppe zusammenhalten, sind nicht unabhängig von den Zielen, die die Gruppe verfolgt.

Kohäsion und Ziele. Wie beschrieben, schließen sich Individuen dann zu Gruppen zusammen, wenn sie zur der Einschätzung gelangen, ihre Ziele als Gruppe besser zu erreichen, als sie es alleine könnten. Dieses sozialpsychologische Phänomen lässt sich prototypisch bei der Bildung einer neuen Partei oder einer Bürgerinitiative beobachten (auch wenn es sich hierbei meist um Großgruppen handelt, lassen sich einige Phänomene verdeutlichen, die auch für Kleingruppenprozesse typisch sind). Obgleich Faktoren wie gegenseitige Sympathie, Unterstützung und Wertschätzung wesentlich zu einem konstruktiven Klima beitragen und wahrscheinlich auch eine notwendige Bedingung für die Bildung und den Zusammenhalt einer Gruppe darstellen, so kommen doch weitere Faktoren hinzu. Auf das Parteibeispiel bezogen würde dies bedeuten, dass ein Mitglied gegebenenfalls aus seiner Partei austreten wird, falls sich die Ziele seiner Partei (wie z. B. im Parteiprogramm ausformuliert) nicht mehr mit seinen eigenen decken. Für den Verbleib in der Partei sind somit deren Ziele entscheidend und weniger das nette Beisammensein mit den anderen Parteimitgliedern.

Während nicht therapeutische Gruppen vor allem Ziele verfolgen, die spezifische Themen (z. B. Steuersenkungen bei einer Partei) und Projekte (z. B. Aufführung eines Theaterstückes bei einer Schauspielgruppe) zum Inhalt haben und sich damit auf die soziale (oder auch physikalische) Welt außerhalb der Gruppe beziehen, verfolgen Therapiegruppen Ziele, die auf die Gruppe selbst und deren Mitglieder Bezug nehmen. Mit anderen Worten: Therapeutische Gruppen beschäftigen sich vor allem mit sich selbst. Auch wenn klimatische Faktoren für Therapiegruppen hoch bedeutsam sind, so wird die Attraktivität der Gruppe abnehmen, falls die Mitglieder nicht zu der Überzeugung gelangen, von der Gruppe profitieren zu können und eine Besserung ihrer Beschwerden und/oder Symptome zu erfahren. Aus diesem Grund sollten Verfahren, die den Anspruch erheben, Kohäsion zu messen, neben atmosphärisch-klimatischen Faktoren auch solche erfassen, die sich darauf beziehen, inwiefern in der Gruppe sinnvolle Ziele verfolgt und Aufgaben bearbeitet werden, die zur Erreichung der Ziele beitragen (Burlingame et al., 2002).

Welche Ziele eine Gruppe verfolgt und welche Mittel sie hierzu verwendet, variiert jedoch in Abhängigkeit vom angewandten Therapieverfahren. Folglich stellt die Konstruktion eines Verfahrens, das Therapieschulen übergreifend den Aspekt der aufgabenbezogenen Kohäsion erfasst, eine sehr anspruchsvolle, wenn nicht gar unlösbare Aufgabe dar. Angesichts heterogener Ergebnisse in Bezug auf den Zusammenhang von Kohäsion und Therapieerfolg für unterschiedliche Arten von VT-Gruppen gelangt auch Dziewas (1980) zu der Einschätzung, wonach „die genaue inhaltliche Definition der Kohäsion sich zu ändern (scheint), wenn mit dem Wechsel der Therapieziele eine Änderung des Therapiekonzeptes einhergeht" (S. 35). Unabhängig von der Art des Therapieverfahrens bzw. der Therapieschule sollte die Messung von Kohäsion in jedem Fall nicht nur Aspekte der affektiven Bindung, sondern auch der Ziel- und Aufgabenorientierung miteinschließen. Entsprechend unterscheidet Dion (2000) zwei Dimensionen von Kohäsion: Aufgabenkohäsion und sozioemotionale Kohäsion. Letztere bezieht sich auf interpersonelle und emotionale Unterstützung bzw. das sich daraus ergebende Klima und *Gemeinschaftsgefühl*. Erstere zielt auf den Aspekt der Leistungsfähigkeit und Aufgabenorientierung ab, was in einer Art von *Teamgeist* seinen Ausdruck findet. Erfolgreiche Therapiegruppen dürften in beiden Dimensionen ein hohes Maß an Kohäsion aufweisen.

Kohäsion und Therapieerfolg. Was nun die vorliegenden empirischen Ergebnisse bezüglich des Zusammenhangs von Kohäsion und Therapieerfolg betrifft, so erweisen sich diese meist als positiv. In einem narrativen Literaturüberblick fanden Johnson et al. (2008), dass in 13 von 23 Studien die gemessene Kohäsion das Therapieergebnis vorhersagte, wohingegen sich bei 9 der verbleibenden 10 Studien kein Zusammenhang ergab. Nur in einer einzigen Studie ergab sich ein negatives Ergebnis. Auch in der von Burlingame et al. (2002) durchgeführten Metaanalyse bezüglich des Zusammenhangs von Kohäsion und Therapieerfolg ergab sich eine durchschnittliche Korrelation von r = 0.25 (Range: 0.00 bis 0.50), was für einen moderaten, jedoch robusten Effekt spricht und eine Größenordnung erreicht, wie sie sich auch in Einzeltherapiestudien finden lassen. So ergab eine aktuelle Metaanalyse, in die 190 Studien eingingen, eine aggregierte Korrelation von r = 0. 28 bezüglich des Zusammenhangs von (einzel-)therapeutischer Beziehungsqualität und Therapieerfolg (Horvath, Del Re, Flückiger, & Symonds, 2011).

In der Studie von Burlingame et al. (2002) ergaben sich bemerkenswerterweise systematische Unterschiede hinsichtlich der Größenordnung der Korrelation und dem Therapieverfahren. Am stärksten ausgeprägt war der Zusammenhang von Therapieerfolg und Kohäsion bei den Studien zur interpersonellen Therapie (0.58), am niedrigsten bei den kognitiv-behavioralen Therapiestudien (0.18), wohingegen er bei den psychodynamischen Studien dazwischen lag (0.25). Wie bereits dargelegt, könnte dies jedoch auch an den verwendeten Messinstrumenten liegen, die oft weniger gut in der Lage sind, die Dimension der Kohäsion zu messen, welche die Ziel- und Aufgabenorientierung in verhaltenstherapeutischen Gruppen zum Inhalt hat. Dass Kohäsion jedoch auch für verhaltenstherapeutische Gruppen von nicht zu unterschätzender Bedeutung ist, konnte bereits in Studien aus den 1970er Jahren gezeigt werden. So schnitten Patienten aus kohäsiven Gruppen, die an einem Assertiveness Trainings Programm (ATP, Ullrich & de Muynck, 2002) teilnahmen, besser ab als diejenigen, deren Gruppen ein geringeres Maß an Kohäsion aufwiesen (Kraus, 1976, zit. nach Dziewas, 1980). Analoge Ergebnisse berichteten Hand, Lamontagne und Marks (1974) bezüglich der verhaltenstherapeutischen Gruppenbehandlung von Agoraphobikern durch Exposition in vivo.

Weitere Moderatoreffekte bezüglich des Zusammenhangs von Kohäsion und Therapieerfolg ergaben sich auch für die folgenden Variablen: Ziele der Gruppe (Wachstums- vs. Therapiegruppe: 0.56 vs. 0.23), Alter der Gruppenteilnehmer (–0.63, je jünger die Gruppenteilnehmer, umso größer der Zusammenhang) und Gruppengröße (5 bis 9 Mitglieder: 0.35 vs. >9 Mitglieder: 0.16).

Kohäsion beeinflusst das Therapieergebnis außerdem nicht nur direkt, sondern wirkt sich auch positiv auf andere Faktoren aus, die für einen positiven Therapieverlauf essenziell sind. So konnten etwa Tschuschke und Dies (1994) zeigen, dass Patienten, die ihre Therapiegruppe als sehr kohäsiv erlebten, von unabhängigen Beobachtern als offener eingeschätzt wurden. Dieser Effekt konnte auch in anderen Studien repliziert werden. Darüber hinaus ergaben diese, dass Gruppenteilnehmer, die sich öffnen, auch mehr Feedback und Unterstützung von den anderen Gruppenmitgliedern erhielten (Burlingame et al., 2004).

Auch wenn die angeführten Ergebnisse die Bedeutung des Wirkfaktors Kohäsion eindrucksvoll bestätigen, kann sich ein Zuviel an Kohäsion auch negativ auswirken. Dies ist dann der Fall, wenn Kohäsion in einen Konformitätsdruck umschlägt, der sich entweder darin äußert, unangenehme, belastende oder konflikthafte Themen zu vermeiden und/oder wenn sie den Ausdruck von Individualität und adäquater Abgrenzung einzelner Teilnehmer einschränkt (Fiedler, 1996).

Merke:

Beim Wirkfaktor Kohäsion handelt es sich um den am häufigsten untersuchten Wirkfaktor, der substanziell mit dem Therapieerfolg korreliert ist. Dabei gibt es Variablen, die den Zusammenhang von Kohäsion und Therapieerfolg moderieren. Allerdings handelt es sich um ein facettenreiches Konstrukt, das schwer zu operationalisieren ist.

Patienten kohäsiver Gruppen bringen sich mehr in die Gruppe ein, sind offener und profitieren mehr von der Therapie als Patienten in weniger kohäsiven Gruppen. Gruppentherapeuten sollten daher gezielt darauf einwirken, in Gruppen ein hohes Maß an Kohäsion herzustellen.

Interpersonelles Lernen: Input und Output

In ihrem Überblick zu den therapeutischen Wirkfaktoren kommen Crouch, Bloch und Wanlass (1994) zu der Einschätzung, dass sich auch dessen Definition als schwierig erweist: „However, the nature of this factor remained vague und unspecified" (1994, S. 277). Gemäß den Autoren bezieht sich interpersonelles Lernen durch „Input und Output" auf unmittelbare, in der Gruppe selbst ablaufende Interaktionsprozesse (Bloch & Crouch, 1985, Yalom, 2007). Der Begriff Input bezieht sich dabei auf das Feedback, das ein Mitglied der Gruppe von den anderen Mitgliedern und/oder dem Gruppenleiter erhält (Tschuschke, McKenzie, Haaser & Janke, 1996). In der Terminologie der Kommunikationspsychologie kann sich das Feedback dabei sowohl auf die inhaltlichen Aspekte einer Nachricht (also das *„Was"*, den Inhalt der Äußerung) als auch auf den Beziehungsaspekt (das *„Wie"* der Äußerung) beziehen (Watzlawik, 2011). Das Feedback kann sich außerdem sowohl auf bewusstseinsnahe als auch bewusstseinsferne Aspekte der Kommunikation- bzw. Interaktion beziehen. Entscheidend ist, dass sich die Rückmeldungen auf die *interpersonelle Wirkung* des Verhaltens beziehen, also das, was es bei den anderen Gruppenmitgliedern an Gedanken, Gefühlen, Handlungsimpulsen und manifestem Verhalten auslöst. Dies gilt unabhängig davon, ob es sich dabei um explizite Äußerungen (z. B.: Was löst die Äußerung eines Gruppenmitgliedes wie *„die Gruppe bringt mir nichts"* bei den anderen Teilnehmern aus?) oder Verhaltensweisen mit starker interpersoneller Wirkung handelt (z. B.: Was löst es aus bei den anderen Gruppenmitgliedern aus, wenn ein Mitglied der Gruppe damit beginnt, sich mit seinem Handy zu beschäftigen?).

In dem von Yalom (2007) eingesetzten Fragebogen wird der Faktor Input u. a. durch folgende Items definiert: Nützlich war ...,

- *„... dass andere Gruppenmitglieder mir ehrlich sagen, was sie über mich denken."*
- *„... dass Gruppenmitglieder mich auf einige meiner Gewohnheiten und Marotten hinweisen, die andere Menschen stören."*

Ausschlaggebend für das Lernen durch Feedback scheinen damit zwei Punkte zu sein:

1. Dass der Empfänger valide Informationen darüber erhält, wie er auf die anderen Gruppenmitglieder wirkt bzw. was er bei diesen auslöst und
2. durch welche Verhaltensweisen diese Wirkung bedingt wird.

Funktion des Feedbacks. Das Feedback selbst kann den Erwerb neuer, adaptiver sozialer Fertigkeiten initiieren oder zumindest begünstigen, was es dem betreffenden Gruppenmitglied ermöglicht, besser in der Gruppe zurechtzukommen. Der Aufbau entsprechender sozialer Fertigkeiten lässt sich gut entlang von zwei Dimensionen des Circumplex-Modells von Kiesler (1983) beschreiben: Entweder kommt es zu einer Veränderungen in der Dominanz-Achse (der Gruppenteilnehmer beginnt sich entweder selbstbewusster und dominanter zu verhalten oder nachgiebiger) oder in der Affiliations-Achse (der Gruppenteilnehmer lässt entweder mehr Nähe zu und verhält sich freundlicher oder er verhält sich, in angemessener Form, distanzierter).

Falls es durch die interaktionsbezogenen Rückmeldungen zu solch einer (adaptiven) Verhaltensänderung kommt, entwickelt sich im Sinne eines kybernetischen Regelkreises eine positive Feedbackschleife. Der Teilnehmer, der sein Verhalten verändert hat, wird durch die anderen Gruppenmitglieder darin verstärkt, was die Änderung wiederum weiter stabilisiert. Diese Form des Lernens bezeichnet Yalom (2007) als interpersonelles Lernen durch „Output", wobei von einer engen Wechselwirkung von „Input" und „Output" auszugehen ist.

Neues Verhalten eines Gruppenmitgliedes (sein „Output") wird natürlich nicht nur durch das Feedback der anderen Gruppenteilnehmer ausgelöst, sondern kann auch spontan, durch die besondere Situation der Gruppentherapie oder in Folge von Modelllernen erfolgen. Ob die betreffende Person das für sie neue Verhalten beibehalten und gegebenenfalls ausbauen wird, hängt dabei ganz wesentlich davon ab, ob es von den anderen Teilnehmern der Gruppe und dem Leiter als solches registriert und verstärkt wird. In diesem Fall hat das Feedback (der Input) keine korrigierende, sondern eine bestätigende Funktion.

Kognitive Dissonanz durch Feedback. Es besteht Einigkeit darüber, dass interpersonelles Lernen mit zu den wichtigsten Wirkfaktoren der Gruppenpsychotherapie zählt. Dies legen sowohl entsprechende Befragungen von Gruppenteilnehmern (vgl. hierzu Tab. 4 auf S. 73) als auch die Einschätzung von Experten nahe (Bednar & Kaul, 1994; Yalom, 2007). Wodurch kommt dieser Effekt zustande? Plausibel erscheint es, davon auszugehen, dass durch das interaktionsbezogene (positive oder negative) Feedback eine ausgeprägte kognitive Dissonanz zwischen dem Selbst- und dem Fremdbild (dem Bild, dass andere von einem haben) bzw. dem vermuteten und dem tatsächlichen Fremdbild induziert wird. Untersuchungen, die sich mit der Diskrepanz zwischen Selbst- und Fremdbild beschäftigen, ergeben meist einen bemerkenswert geringen korrelativen Zusammenhang von im Mittel 0.30 und dies bei gesunden Probanden (vgl. Amelang & Bartussek, 2001)!

Man kann davon ausgehen, dass die Diskrepanz bei Personen, die unter einer psychischen Störungen leiden (z. B. einer Depression) noch größer ist, da psychische Störungen in den meisten Fällen mit einer deutlichen Reduktion der Selbstwerteinschätzung einhergehen. Es ist somit plausibel, davon auszugehen, dass die explizite Rückmeldung hinsichtlich der Wirkung der eigenen Person auf andere eine Diskrepanz von Selbstbild (und/oder vermutetem Fremdbild) und Fremdbild zutage treten lässt. Hierdurch entsteht eine kognitive Dissonanz, einhergehend mit dem Bedürfnis, diese zu reduzieren. Dies kann entweder dadurch erfolgen, dass der betreffende Gruppenteilnehmer sein Selbstbild gewissermaßen positiv adjustiert *(„Die anderen akzeptieren mich und scheinen mich zu mögen, also komme ich doch besser an, als ich dachte“)* oder aber er beginnt sein Verhalten zu verändern, damit er nicht länger Kritik und Ablehnung durch die anderen Gruppenteilnehmer erfährt *(„Anscheinend ecke ich mit meiner Art doch mehr an als ich dachte, also sollte ich mich anders verhalten, damit die anderen sehen, dass ich eigentlich ein ganz netter Kerl bin“).*

Natürlich kann die Dissonanzreduktion auch auf andere Weise erfolgen: So kann das Feedback der Gruppe relativiert oder ganz abgewehrt werden *(„Die sind nicht ehrlich“; „Die meinen es nicht so, die kennen mich doch gar nicht“; „Die reden nur Blödsinn!“).* Dieser Fall kann sowohl bei positivem als auch bei negativem Feedback eintreten. Ein solch ungünstiger Fall ist umso wahrscheinlicher, wenn die induzierte Dissonanz als überwältigend erlebt wird und deshalb eine konstruktive Dissonanzreduktion nicht mehr möglich erscheint.

Die Beispiele machen deutlich, dass der Effekt der Rückmeldungen in Abhängigkeit vom Ausmaß der erlebten Gruppenkohäsion steht und fällt. Nur wenn sich der Gruppenteilnehmer in der Gruppe wohlfühlt und sich mit ihr identifiziert, wird er das Feedback einerseits als relevant und bedeutsam erleben und sich andererseits sicher genug fühlen, um sich selbst infrage zu stellen und als Konsequenz dessen sein Erleben und Verhalten verändern.

Merke:

Der Erhalt und das Geben von Feedback stellen wichtige Wirkfaktoren in der Gruppentherapie dar. Als besonders nachhaltig erweist sich das Feedback dann, wenn es sich auf die Wirkung eines Gruppenmitgliedes auf die anderen Mitglieder bezieht und zu einer Reduktion der Diskrepanz von Selbst- und Fremdbild beiträgt.

Katharsis

Die griechische Bedeutung von Katharsis ist Reinigung, wobei sich diese auf giftige Stoffe (v. a. des Darmes) bezieht, deren Ausleitung (z. B. durch die Gabe von Abführmitteln) eine heilsame Wirkung zugesprochen wurde. In der frühen, noch stark triebtheoretisch angelegten Theoriebildung der Psychoanalyse (Freud, 1977) wurde der Begriff Katharsis in metaphorischer Bedeutung verwendet und bezog sich auf den Ausdruck bzw. Ausleben intensiver (vor allem aggressiver) Affekte und verdrängter Erinnerungen. Die damit verbundene Abfuhr der Triebenergie wurde als therapeutisch wirksam eingeschätzt.

Wie bereits bei den Erläuterungen zu den therapeutischen Faktoren erwähnt, wird das Katharsiskonzept in der gruppentherapeutischen Literatur in unterschiedlicher Weise definiert.

Begriffsklärung: Katharsis

- In einer *begrifflich engen Fassung* wird damit der (intensive) Ausdruck von bisher zurückgehaltenen Erinnerungen und Gefühlen beschrieben, der mit einem unmittelbaren Gefühl der Erleichterung verbunden ist. Obwohl es sich hierbei um ganz unterschiedliche Emotionen handeln kann (Trauer, Verzweiflung, Angst usw.), wird der Ausdruck aggressiver Affekte als besonders bedeutsam eingeschätzt.
- In einer *weiter gefassten Definition* werden neben dem eigentlichen, emotionalen Ausdruck auch das Mitteilen von unbewussten oder bisher nicht mitgeteilten persönlichen Informationen und stark emotional getöntes Feedback gegenüber anderen Gruppenteilnehmern oder dem Gruppenleiter mit eingeschlossen (Yalom, 2007).

In den bereits zitierten Untersuchungen zur Bedeutung der therapeutischen Wirkfaktoren repräsentieren folgende Items die Kategorie Katharsis am besten (Yalom, 2007):

- *„Lernen, meine Gefühle auszudrücken."*
- *„Sagen können, was mich quält, statt es für mich zu behalten."*
- *„Gegenüber einem anderen Gruppenmitglied negative und/oder positive Gefühle äußern."*

Letzteres Item wird dabei von den Studienteilnehmer als weit weniger bedeutsam eingeschätzt (Yalom, 2007, S. 119).

Für die Bewertung des Konzepts der Katharsis sind insbesondere zwei empirische Studien von Relevanz. So führte Liberman (1970) eine Studie durch, in der zwei neun Monate lang dauernde therapeutische Gruppen miteinander verglichen wurden. In der einen Gruppe wurde der Leiter darin trainiert, den ihm gegenüber geäußerten Ärger und die Enttäuschung der Teilnehmer systematisch hervorzurufen und zu verstärken. Der andere Gruppenleiter leitet seine Gruppe in klassisch analytischer Weise. Im Verlauf der Behandlung erhöhte sich in der Experimentalgruppe der Anteil von Ärger- und Feindseligkeitsäußerungen im Vergleich zur Kontrollgruppe signifikant. Anders als vorhergesagt hatte diese Zunahme jedoch keinen Effekt auf das Therapieergebnis. Auch in der bereits erwähnten Stanford Encounter Group Study (Lieberman et al., 1973) wurde der Frage nachgegangen, inwieweit der expressive bzw. kathartische Ausdruck von Emotionen den Behandlungserfolg beeinflusst. Es zeigte sich, dass der Emotionsausdruck per se keinen Effekt auf den Erfolg der Behandlung hat, wohingegen die Teilnehmer, die häufiger als andere negative Affekte ausdrückten, in den Outcome-Maßen deutlich schlechter abschnitten als es bei den anderen Teilnehmern der Fall war. Sowohl diese als auch weitere Studien (vgl. Crouch et al., 1994) belegen, dass kathartisches emotionales Erleben alleine keine positive therapeutische Veränderung bedingt. Dies ist nur dann der Fall, wenn sich an die Katharsis kognitive Verarbeitungsprozesse anschließen und die Katharsis zudem von den anderen Gruppenmitgliedern als positiv bewertet oder zumindest toleriert wird (Yalom, 2007).

Wenn man Katharsis als therapeutischen Faktor definiert, so erscheint es sinnvoll, von einer komplexeren Begriffsdefinition auszugehen, die drei unterschiedliche Komponenten einschließt:

1. das Wahrnehmen, Zulassen und Ausdrücken von Emotionen unterschiedlicher Qualität und Intensität (die bisher, soweit möglich, vermieden oder unterdrückt wurden),
2. die damit verbundene, in hohem Maße authentische Selbstöffnung und
3. die kognitive Einordnung des Erlebten.

Erst durch das Zusammenspiel aller drei Komponenten kann der therapeutische Faktor Katharsis seine Wirkung entfalten.

Merke:

Katharsis, verstanden als der intensive und authentische Ausdruck von Emotionen, ist nur dann therapeutisch effektiv, wenn dieser Ausdruck kognitiv verarbeitet und von dem betroffenen und den anderen Gruppenmitgliedern als positiv erlebt wird. Gruppentherapeuten sollten den Ausdruck von Emotionen dann fördern und verstärken, wenn es den Betroffenen und die Gruppe nicht überfordert und darauf achten, ihm einen Bedeutungsrahmen zu geben, beispielweise indem sie ihn validieren.

Sich selbst verstehen (Einsicht)

In der Arbeit von Corsini und Rosenberg (1955) geht es beim therapeutischen Faktor „sich selbst verstehen" vor allem um das rationale bzw. intellektuelle Verständnis von problemrelevanten Aspekten des eigenen Erlebens und Verhaltens. Da dieser Faktor auch in der Einzeltherapie eine bedeutsame Rolle spielt, erscheint seine Erwähnung im Zusammenhang mit den spezifischen *gruppentherapeutischen* Wirkfaktoren erklärungsbedürftig. Es wird davon ausgegangen, dass Einsicht durch das Feedback der anderen Gruppenteilnehmer (und des Gruppenleiters) stimuliert und gefördert wird, wobei sich durch die Reinszenierung multipler familiärer Interaktions- und Beziehungsmuster zugleich die Möglichkeit bietet, biografische Zusammenhänge zu erschließen (sogenannte genetische Einsicht; vgl. Yalom, 2007, S. 120).

In der Q-Sort-Studie von Yalom (2007, S. 113–116) wurde dieser Faktor durch sehr heterogene Items operationalisiert, wobei die einzelnen Items auch bezüglich ihrer Relevanz von den Studienteilnehmern als sehr unterschiedlich eingeschätzt wurden. Als am hilfreichsten von allen 60 abgefragten Items wurde das Item *„Entdecken und Akzeptieren von Teilen von mir, die mir früher unbekannt waren oder die ich früher nicht akzeptiert habe"* eingeschätzt (Rangplatz 1). Ebenfalls als hilfreich (Rangplatz 11) wurde das Item *„Herausfinden, warum ich so denke und fühle, wie ich es tue (einige Gründe für meine Probleme und deren Ursachen zu erkennen)"* eingeschätzt. Als vergleichsweise unwichtig (Rangplatz 50) wurde hingegen folgende Aussage bewertet: *„Herausfinden, dass mein heutiges Empfinden und Verhalten mit meiner Kindheit und Reifezeit zusammenhängt (dass ich so bin, wie ich bin, ist teilweise Resultat meines Lebens in der Vergangenheit)."*

Auch die Ergebnisse einer faktorenanalytischen Studie legen nahe, dass sich Einsicht in zwei Faktoren untergliedern lässt: Nämlich in den Faktor „Selbsterkenntnis" in Bezug auf das Konzept der eigenen Person und den Faktor „genetische

Einsicht“, der sich auf Einsichten in Bezug auf die eigene Entwicklungsgeschichte bezieht (vgl. Yalom, 2007). Dabei präzisiert Yalom das Item, welches sich auf das Akzeptieren von Teilen der eigenen Person bezieht, dahingehend, dass sich Gruppenteilnehmer damit meist auf positive Aspekte der eigenen Person beziehen, die sich wiederum auf interpersonelle Fertigkeiten beziehen. Analog dem Wirkfaktor Katharsis scheint demnach auch dieser Faktor aus drei Komponenten zu bestehen: (1) der Zunahme der Selbstakzeptanz, (2) dem Gewinn an Selbsterkenntnis und (3) dem Erwerb von bedingungsanalytischem Wissen. Fasst man diese unterschiedlichen Facetten von Einsicht zusammen, kann diese als eine Form des Lernens definiert werden, bei der bereits vorhandene *und* neue Information bezüglich der eigenen Person und deren Wirkung auf andere in sinnstiftender Weise miteinander verknüpft werden. Ihren Wert erhalten diese dadurch, dass sie schlüssige und plausible Erklärungen für das eigene Handeln (oft auch Nichthandeln) und die eigenen Motive liefern. Indem sie dies ermöglichen, schließen sie zugleich eine Informationslücke und befriedigen damit das Bedürfnis nach Orientierung und Kontrolle, was mit einem Zuwachs an Handlungssicherheit einhergeht (Grawe, 2004).

Was den empirischen Nachweis der Effektivität dieses Faktors über die Q-Sort-Arbeiten von Yalom und anderen Autoren hinaus angeht, so ergibt sich ein unklares Bild mit inkonsistenten Befunden (Crouch et al. 1994). In einigen Studien ergaben sich Hinweise für die Effektivität einsichtsfördernder Interventionen, in anderen nicht. Wie bereits beim Wirkfaktor Kohäsion dargelegt, erwies sich auch hier die begriffliche Unschärfe des Konzepts Einsicht als problematisch und erschwert den Vergleich und die Bewertung der vorliegenden Ergebnisse. Die Studien machen jedoch deutlich, dass zwischen den einzelnen therapeutischen Faktoren enge Wechselbeziehungen bestehen (z. B. interpersonelles Lernen und Einsicht) und sich der Wirkfaktor Einsicht wiederum, in Abhängigkeit von der angewendeten Veränderungstheorie, sehr unterschiedlich operationalisieren lässt (z. B. genetische Deutung in der psychoanalytischen und Verhaltensanalysen in der verhaltenstherapeutischen Gruppentherapie).

Merke:

Der Wirkfaktor Einsicht (sich selbst verstehen) schließt Selbstakzeptanz, Selbsterkenntnis und bedingungsanalytisches Wissen ein. Er entfaltet seine Wirkung in Kombination mit anderen Wirkfaktoren.

Existenzielle Faktoren

Die Kategorie der existenziellen Faktoren orientiert sich an der existenzialistischen und phänomenologischen Philosophie, wie sie u. a. von Edmund Husserl, Martin Heidegger und Jean-Paul Sartre ausgearbeitet wurde (Yalom, 2010b).

Sie beinhaltet „die Auseinandersetzung mit den harten existenziellen Tatsachen des Lebens: mit unserer Sterblichkeit, unserer Freiheit und unserer Verantwortung für die selbstständige Gestaltung unserer Lebenssituation“ (Yalom, 2007, S. 128). Nach Yalom geht es dabei um die großen und fundamentalen Themen unseres Menschseins: Tod, Isolation, Freiheit und Sinnlosigkeit (gemeint ist der Umstand, dass wir gemäß der existenzphilosophischen Sichtweise nur selbst in der Lage sind, unserem Leben einen Sinn zu geben).

In einer Q-Sort-Untersuchung von Therapiegruppen von Strafgefangenen, alkoholabhängigen Patienten und Psychiatriepatienten, wurde dieser Faktor im Vergleich zu den anderen therapeutischen Faktoren als außerordentlich wichtig eingeschätzt (Leszcz, Yalom & Norden, 1985).

Das Item dieser Kategorie, welches in der ursprünglichen Q-Sort-Studie als am bedeutsamsten bewertet wurde (Rangplatz 5), lautet wie folgt: *„Mir darüber klar werden, dass ich letztlich selbst dafür verantwortlich bin, wie ich lebe, auch wenn ich von anderen noch so viel Rat und Unterstützung erhalte“*. Als vergleichsweise wichtig (Rangplatz 23) wird außerdem das Item *„Mich den Grundfragen meines Lebens und meines Todes stellen und dadurch ehrlicher leben und mich weniger in Unwichtigem verstricken“* bewertet (Yalom, 2007, S. 116).

Angesichts dieser Formulierungen erscheint es plausibel, davon auszugehen, dass sich existenzielle Faktoren aus einer Kombination von Verantwortungsübernahme und Sinnfindung einerseits und radikaler Akzeptanz andererseits zusammensetzten. Das Konzept der radikalen Akzeptanz wurde von Marsha Linehan, der Begründerin der Dialektisch-Behavioralen Therapie (DBT), entwickelt (Linehan, 1993). Gemeint ist damit die Einstellung oder Haltung, all das ohne Wenn und Aber anzunehmen, was unvermeidbar und (zumindest zum gegenwärtigen Zeitpunkt) nicht zu verändern ist. Allerdings zielt das Konzept von Linehan vor allem auf die quälenden Affekt- und Spanungszustände ab, unter denen Patienten mit einer Borderline-Persönlichkeitsstörung typsicherweise leiden, und weniger auf die Akzeptanz grundlegender existenzieller Erfahrungen. Bezieht man das Konzept der radikalen Akzeptanz jedoch auf die „harten existenziellen Tatsachen des Lebens“, aus deren Anerkennung sich zwingend eine ebenso radikale Verantwortungsübernahme dem eigenen Leben gegenüber ergibt, dann dürfte dies den Kern des Wirkfaktors „existenzielle Einsicht“ darstellen.

Merke:

Existenzielle Einsicht bezieht sich auf die „harten Tatsachen“ des Lebens: unsere Endlichkeit, Isolation und Freiheit. Das Konzept weist Überschneidungen mit dem Konzept der „radikalen Akzeptanz“ von M. Linehan auf.

Universalität des Leidens

Dieser therapeutische Faktor bezieht sich auf das Gewahrwerden von Gruppenteilnehmern, dass sie mit ihren Problemen und ihrem Leiden nicht alleine sind. Dies wird beispielsweise in der Untersuchung von Yalom durch das folgende Item erfasst: *„Erkennen, dass ich nicht der einzige Mensch bin, der die Probleme hat, unter denen ich leide. Wir sitzen alle im gleichen Boot“* (Yalom, 2007, S. 113). Obgleich dieser Faktor in verschiedenen Studien als bedeutsam eingeschätzt wurde (vgl. hierzu auch Tab. 4 auf S. 73), erfuhr er in der Literatur nur wenig Beachtung. Crouch et al. (1994) führen dies u. a. darauf zurück, dass dieser Faktor eng mit anderen therapeutischen Faktoren in Zusammenhang steht, wie insbesondere Kohäsion, Unterstützung und Katharsis, die vor allem in der Anfangsphase einer Therapiegruppe von Bedeutung sein dürften. Die Feststellung, dass auch andere Gruppenteilnehmer unter ähnlichen Schwierigkeiten und Problemen leiden wie man selbst, dürfte zu Beginn einer Gruppentherapie als entlastend erlebt werden und auch den Zusammenhalt der Gruppe verstärken. Auf Dauer dürfte sich dieser positive Effekt jedoch abnutzen, da sich hieraus kaum bzw. nur in seltenen Fällen nachhaltige Veränderungsimpulse ergeben.

Auch bei diesem Wirkfaktor kann man davon ausgehen, dass er aus zwei unterschiedlichen Komponenten besteht. Zum einen schafft die Erkenntnis, dass die anderen Gruppenmitglieder ähnliche Probleme haben wie man selbst, ein hohes Maß an Nähe und Verbundenheit, was das Gemeinschaftserleben und die Gruppenkohäsion intensiviert. Diese Erfahrung ist besonders bei solchen Patienten wichtig, die isoliert leben oder sich aufgrund ihrer psychischen Störung sehr zurückgezogen haben. Zum anderen werden durch die Schilderung der anderen Gruppenteilnehmer auch soziale Vergleichsprozesse angestoßen, die dazu beitragen können, den Schweregrad der eigenen Beschwerden und Belastungen zu relativieren. Fällt dieser Vergleich hingegen negativ aus *(„Alle anderen in der Gruppe sind besser dran als ich“)*, so dürfte sich dies ungünstig auf die eigene Selbstwerteinschätzung auswirken und birgt die Gefahr, dass sich der Betroffene innerhalb der Gruppe als Außenseiter erlebt.

Merke:

Die Erkenntnis, dass andere Gruppenmitglieder ähnliche Probleme haben wie man selbst, wirkt gleichermaßen entlastend wie verbindend. Allerdings kann sich dieser Effekt im Laufe einer Gruppentherapie abnutzen, wenn sich daraus keine Veränderungsimpulse ableiten lassen (z. B. im Sinne einer gemeinsamen Problemlösung). Der Gruppentherapeut sollte deshalb darauf achten, die Feststellung der „Universalität des Leidens“ in konstruktive, lösungsorientierte Bahnen zu lenken.

Hoffnung wecken

Obgleich „Hoffnung wecken“ als ein wichtiger und Therapieschulen übergreifender Wirkfaktor begriffen wird (vgl. Frank, 1961), wurde er in Bezug auf seine Wirkung innerhalb der Gruppentherapie kaum empirisch untersucht. In der Operationalisierung der Q-Sort-Items wird er u. a. durch folgende Aussagen definiert (Yalom, 2007, S. 116):

- *„Das Miterleben der Fortschritte anderer Gruppenmitglieder hat mir Mut gemacht.“*
- *„Sehen, dass andere Probleme gelöst haben, die den meinen ähnlich waren.“*

Als therapeutischer Faktor der Gruppentherapie bezieht er sich somit primär auf die Beobachtung der Teilnehmer, dass andere Gruppenmitglieder von der Therapie profitieren und sich eine Besserung ihrer Beschwerden einstellt (Crouch et al, 1994). Fiedler (1996) weist darauf hin, dass es sich bei diesem Faktor um einen unspezifischen Wirkfaktor handelt, der nicht nur durch das Miterleben von Fortschritten bei anderen Gruppenteilnehmern, sondern auch durch deren Zuspruch, das Therapiekonzept selbst, das als überzeugend und potenziell hilfreich eingeschätzt wird, oder durch die gemeinsame Arbeit an persönlichen Zielen aktiviert werden kann.

Es erscheint demnach plausibel, davon auszugehen, dass sich die Hoffnung auf Besserung am besten dadurch erreichen lässt, dass zunächst eine positive Erwartungshaltung in Bezug auf das angewandte Therapieverfahren aufgebaut wird. Treten dann die antizipierten Veränderungen bei einigen Gruppenteilnehmern tatsächlich auf, so gewinnt das Rationale des jeweiligen Verfahrens an Überzeugungskraft und führt so zum Aufbau von Hoffnung. Fehlt jedoch die Verknüpfung einer positiven Therapieerwartung und positiv bewerteten Veränderungen, so dürfte sich hierdurch zwar die Hoffnung auf Besserung einstellen, jedoch bleibt unklar, wodurch diese bedingt wurde und ob sie überhaupt auf das Geschehen innerhalb der Gruppe zurückzuführen ist.

Merke:

Hoffnung als Wirkfaktor lässt sich am besten durch den Aufbau einer positiven Erwartungshaltung in Bezug auf das Therapierationale und Erfolge bei dessen Anwendung induzieren.

Altruismus

Obwohl sich die Teilnehmer von Therapiegruppen, zumindest rein zeitlich gesehen, überwiegend mit den Problemen der anderen Gruppenteilnehmer beschäftigen, was per se als eine Form von altruistischem Verhalten angesehen werden kann, wird dieser Faktor von den Gruppenteilnehmern in den meisten Studien als weniger hilfreich bewertet (vgl. hierzu auch Tab. 4 auf S. 73). Operationalisiert wird er u. a. durch folgende Aussagen:

- *„Einen Teil von mir zu geben.“*
- *„Mich selbst zu vergessen und darüber nachdenken, wie ich anderen helfen kann.“*
- *„Anderen zu helfen, hat meine Selbstachtung gestärkt.“*

Dass der so definierte Altruismus als therapeutisch hilfreich erlebt wird, lässt sich auf mehrere Ursachen zurückführen.

1. Andere in Form von prosozialem Verhalten zu unterstützen, geht nicht nur mit vermehrter Selbstachtung einher, sondern auch mit dem Erleben von Selbsteffizienz, die gerade bei Personen, die unter einer behandlungsbedürftigen psychischen Störung leiden, meist erheblich reduziert ist.
2. Prosoziales Verhalten geht mit dem Gefühl von Nähe gegenüber demjenigen einher, den man unterstützt, und intensiviert außerdem das Erleben, Teil einer Gemeinschaft zu sein.
3. Altruismus impliziert Selbsttranszendenz und kann damit mit der Erfahrung einhergehen, Teil von etwas „Größerem“ zu sein, das über die eigene Person hinausweist. Die Identifikation mit diesem Ideal führt wiederum meist zu einer Steigerung des Selbstwerterlebens.

Merke:

Altruismus als Wirkfaktor entfaltet seine Wirkung vor allem dann, wenn altruistisches Verhalten für den Betreffenden einen wichtigen Wert darstellt und/oder mit einer Verbesserung des Selbsteffizienzerlebens einhergeht.

Reinszenierung der Familiensituation

Dieser Faktor steht in engem Bezug mit dem von Irvin Yalom formulierten Axiom der gruppalen Situation als sozialer Mikrokosmos: „Früher oder später inszenieren sie [die Gruppenmitglieder, Anmerk. des Autors] ihre Problematik vor den Augen der anderen Gruppenmitglieder“ (Yalom, 2007, S. 57). Entsprechend der psychodynamischen Theorie lauten einige Aussagen dieser Kategorie wie folgt:

- *„An der Gruppe teilzunehmen hat mir geholfen, Schwierigkeiten zu verstehen, die ich früher mit Eltern, Geschwistern und anderen für mich wichtigen Menschen hatte.“*
- *„In der Gruppe war es im Grunde wie in einer Familie, nur akzeptierte mich diese Familie und sie war mir gegenüber verständnisvoller.“*

Gerade die Therapie in der Gruppe bietet multiple Übertragungskonstellationen an und soll daher auch die Inszenierungen von Beziehungserfahrungen ermöglichen, die in der dyadischen Situation der Einzeltherapie seltener vorkommen

(z. B. Eifersucht, Neid auf die vermeintliche Bevorzugung anderer Teilnehmer, Rivalität usw.; vgl. Mattke, 2012). Die genannten Aussagen machen deutlich, dass bei der Reinszenierung der familiären Situation zum einen die Bewusstmachung derselbigen als auch die korrigierende Erfahrung beim Wiedererleben einer solchen von Bedeutung sind. Denn anders als in der ursprünglichen Beziehungssituation können in der Gruppe (angemessene) Bedürfnisse in begrenztem Maße erfüllt werden, wohingegen sich damit zusammenhängende Befürchtungen als unbegründet erweisen (z. B. dass andere Gruppenmitglieder verständnisvoll und tröstend reagieren, wenn ein Gruppenmitglied weint und es nicht abwerten, wie es das betreffende Gruppenmitglied beispielweise bei seinem Vater erlebt hat).

Auch wenn diese Dynamik ein zentrales Charakteristikum psychodynamischer und interaktionelle arbeitender Gruppen darstellt, so können entsprechende Erfahrungen durchaus auch in verhaltenstherapeutischen Gruppen zum Tragen kommen. Dies ist besonders dann der Fall, wenn durch die Schilderung biografischer Schlüsselsituationen interpersonelle Schemata aktiviert und gruppentherapeutisch bearbeitet werden (Fiedler, 1996). Anders als in psychodynamischen Gruppen werden diese jedoch nicht primär durch die wechselseitige Inszenierung familiärer Beziehungsmuster hervorgerufen, sondern meist systematisch durch bestimmte Interventionen aktiviert, z. B. durch Rollenspiele (Fiedler, 2005) oder Vorstellungsübungen (z. B. Young, Klosko & Weishaar, 2003), deren Intention offensichtlich ist und deren Ergebnisse dann in der weiteren Gruppenarbeit bearbeitet werden. Das kann sowohl zu einem tiefergehenden bedingungsanalytischen Verständnis der eigenen Interaktionsmuster, als auch zu korrigierenden Erfahrungen führen, wenn sich die anderen Gruppenteilnehmer anders verhalten, als es bei den prägenden Bezugspersonen der Vergangenheit der Fall war. Obgleich aus psychodynamischer Sicht diesem Wirkfaktor eine herausragende Bedeutung zugesprochen wurde, schätzen auch Mitglieder tiefenpsychologischer Gruppen diesen als weit weniger hilfreich und nützlich ein, als es aus tiefenpsychologischer Sicht zu erwarten wäre (Tschuschke, 2010b; vgl. hierzu auch Tab. 4 auf S. 73).

Merke:

Die Reinszenierung der Familiensituation wird von Gruppenteilnehmern als weniger hilfreich erlebt, als es psychodynamische Therapien nahelegen. In VT-Gruppen werden interpersonelle Schemata, die solchen Reinszenierungen zugrunde liegen können, durch entsprechende Interventionen systematisch aktiviert.

Anleitung

Unter Anleitung wird zum einen das Geben von direkten Ratschlägen und zum anderen eine Form psychoedukativer Informationsvermittlung verstanden. In tiefenpsychologischen und psychoanalytischen Gruppen werden beide Formen der

Anleitung als kontraproduktiv oder sogar störend eingeschätzt (Crouch et al., 1994). In der Studie von Yalom (2007) bezüglich der Nützlichkeit bestimmter Ereignisse wurde dieser Faktor u. a. durch folgende Aussagen definiert:

- *„Der Vorschlag oder Rat des Arztes, ich sollte etwas Bestimmtes tun."*
- *„Dass Gruppenmitglieder mir gesagt haben, was ich tun soll."*

In den Studien zur Bedeutung der therapeutischen Faktoren wurde Anleitung von den Gruppenteilnehmern fast durchgängig als weniger bedeutsam eingeschätzt (vgl. hierzu auch Tab. 4 auf S. 73). Allerdings handelte es sich dabei meist um interaktionelle oder psychodynamisch angelegte Gruppentherapien. Anders als die Ergebnisse dieser Studien nahelegen, kann die Effektivität von primär psychoedukativ angelegten Therapiegruppen als empirisch gesichert gelten (Strauß & Burlingame, 2012). Ausschlaggebend dafür, ob Anleitung als hilfreich oder nicht erlebt wird, scheint neben der inhaltlichen Qualität und der didaktischen Aufbereitung vor allem der Umstand zu sein, inwieweit die Informationen bzw. Empfehlungen spezifisch und detailliert gegeben werden. Außerdem sollte sie nicht als Direktive, sondern eher als begründete Anregung dargeboten werden. Anderenfalls lösen Ratschläge oft Reaktanz aus und wirken sich deshalb ungünstig auf die Beziehung zwischen Ratgeber und Ratsuchendem aus.

Merke:

Anleitung kann insbesondere in psychoedukativ angelegten Gruppen hilfreich sein. Allerdings müssen die Empfehlungen spezifisch und detailliert erfolgen.

Identifikation (Imitationsverhalten)

Identifikation, oder genauer Imitation von beobachtetem Verhalten, stellt eine ubiquitäre Form des sozialen Lernens dar (Bandura, 1986). Es erscheint durchaus plausibel, dass diese Form des Lernens in Therapiegruppen eine größere Rolle spielt als in der Einzeltherapie, da unterschiedliche Modelle zur Verfügung stehen und die Gruppenmitglieder ausreichend Zeit haben, ihre Aufmerksamkeit auf das Verhalten des (jeweiligen) Modells zu richten. Dennoch wurde diesem Wirkfaktor im Kontext gruppentherapeutischer Forschung nur wenig Beachtung geschenkt (Crouch et al., 1994). In der Studie von Yalom (2007, S. 114) wurde die Kategorie „Identifikation" u. a. durch folgende Aussagen definiert:

- *„Zu sehen, dass auch andere Peinlichkeiten, die sie betrafen, zugaben und Risiken eingehen konnten und dass ihnen dies manchmal zugutekam, half mir, mich ebenso zu verhalten."*
- *„Ein Gruppenmitglied finden, das ich zu einem Vorbild machen konnte."*

Interessanterweise belegte die zuerst zitierte Aussage in der Untersuchung von Yalom den achten, die zweite hingegen den letzten (60.) Rangplatz! Offensichtlich wurde die Nachahmung von spezifischem Verhalten, das zu positiven Konsequenzen führt, von den Studienteilnehmern als deutlich hilfreicher bewertet als die globale Identifikation mit einem anderen Gruppenteilnehmer. Die unterschiedlichen Formen von Gruppentherapien unterscheiden sich darin, ob das Modelllernen gewissermaßen „en passant“ geschieht oder einen expliziten Bestandteil der Therapie darstellt. Dies ist typischerweise beim sozialen Kompetenztraining der Fall. Da es in diesen Gruppen um den Erwerb komplexer interpersoneller Fertigkeiten geht, spielt Beobachtungs- und Modelllernen in diesen Gruppen zurecht eine zentrale Rolle und hat sich in diesem Kontext auch als effektiv erwiesen (Hinsch & Pfingsten, 2002).

In der Literatur wird der Begriff Identifikation, Modelllernen und Imitation oftmals synonym gebraucht, obwohl damit unterschiedliche psychologische Mechanismen beschrieben werden:

- *Imitation* meint die unmittelbare Nachahmung von beobachtbaren Verhaltensweisen.
- *Identifikation* bezieht sich hingegen darauf, einer anderen Person ähnlich zu werden, was sowohl die Nachahmung bestimmter beobachtbarer Verhaltensweisen als auch die Übernahme von Einstellungen, Haltungen und vermuteten Eigenschaften beinhaltet und damit in aller Regel die Idealisierung des anderen voraussetzt. Die Identifikation in diesem Sinne findet in Gruppen häufig auch in Bezug auf den Gruppenleiter statt.
- Die Bedeutung von *Modelllernen* beinhalten Aspekte der Imitation und der Identifikation, da eher Verhaltensweisen von Personen nachgeahmt werden, die man als erfolgreich einschätzt und mit denen man sich identifiziert.

Merke:

Imitation und Identifikation beschreiben unterschiedliche Prozesse des sozialen Lernens. Imitation bezieht sich auf die Nachahmung bestimmter Verhaltensweisen, Identifikation bezieht sich darauf, einer anderen Person ähnlicher zu werden. Beiden Phänomenen kommt in Gruppentherapien eine bedeutsame Rolle zu.

Die therapeutischen Wirkfaktoren im Überblick

Die in Tabelle 4 zusammenfassend dargestellten Wirkfaktoren orientieren sich an den Ausführungen von Revenstorf (1992). Zusätzlich zu den 12 von Yalom (2007) aufgeführten Wirkfaktoren sind auch die von Grawe (1978) genannten Faktoren Offenheit, Vertrauen und kooperative Arbeitshaltung sowie Rollenspiele (Revenstorf, 1992), die speziell in verhaltenstherapeutischen Gruppen von Bedeutung sind, aufgeführt. Zusammen mit dem Wirkfaktor Kohäsion wurden die drei zuerst genannten Wirkfaktoren auch als *instrumentelle Gruppenbedingungen* bezeichnet. Der Begriff der Instrumentalität bezieht sich dabei auf den Um-

Tabelle 4: Gruppentherapeutische Wirkfaktoren

Wirkfaktor		Einschätzung der Bedeutung durch Teilnehmer*
Instrumentelle Gruppenbedingungen	Kohäsion	sehr wichtig (M=2,8; R=1–10[#])
	(Offenheit)	
	(Vertrauen)	
	(Arbeitshaltung)	
Spezifische Wirkfaktoren (mit besonderer Bedeutung für verhaltenstherapeutische Gruppen)	Feedback empfangen und annehmen	sehr wichtig (M=3; R=1–7)
	Feedback geben	wichtig (M=6; R=5–10)
	Anleitung	weniger wichtig (M=8,6; R=4–11)
	Altruismus	weniger wichtig (M=8,4; R=5–10)
	Identifikation/Modellernen	weniger wichtig (M=11,4; R=9–12)
	(Rollenspiele)	
Allgemeine Wirkfaktoren (für alle Arten von Gruppentherapie bedeutsam)	Universalität des Leidens	wichtig (M=5,2; R=1–8)
	Einsicht/sich selbst verstehen	wichtig (M=5,8; R=3–8)
	Rekapitulation der Primärfamilie	weniger wichtig (M=10,2; R=7–12)
	Katharsis	sehr wichtig (M=1,8; R=1–3)
	Einflößen von Hoffnung	weniger wichtig (M=7,8; R=4–11)
	Existenzielle Faktoren	wichtig (M=4,6; R=5–6)

Anmerkung: Wirkfaktoren nach Yalom = ohne Klammer. * = Einschätzung der Wirkfaktoren bezüglich ihrer Wichtigkeit durch Probanden bzw. Patienten aus fünf unterschiedlichen Studien mit insgesamt N = 1 012 Teilnehmern (Lieberman et al., 1973; Strauß & Burgmeier-Lohse, 1994; Rudnitzki et al., 1998; Tschuschke, 1989). Zusammenfassung der Rangplätze durch den Autor. [#] = gemittelter Rangplatz und Spanne der Rangplätze über alle fünf Studien hinweg. Die in Klammern angegebenen Wirkfaktoren wurden in den Studien nicht berücksichtigt.

stand, dass die genannten Wirkfaktoren als Voraussetzungen für eine konstruktive Bearbeitung der individuellen Probleme der Gruppenteilnehmer fungieren. Sie stellen damit eine conditio sine qua non des gruppentherapeutischen Handelns dar, ohne die eine effektive Gruppentherapie überhaupt nicht möglich ist.

Insbesondere Verhaltenstherapeuten heben hervor, dass es sich bei den instrumentellen Gruppenbedingungen zwar um notwendige, jedoch nicht um hinreichende Bedingungen handelt (Dziewas, 1980). Obgleich diese Wirkfaktoren bereits für sich genommen eine positive therapeutische Wirkung entfalten, müssen weitere Wirkfaktoren und verfahrensspezifische Techniken zum Einsatz kommen, damit eine Gruppentherapie ihre Wirkung in vollem Umfang entfalten kann.

Wie in Tabelle 4 dargestellt, wurden die Faktoren *Kohäsion, Katharsis, interpersonelles Lernen* (v. a. Feedback erhalten) und bedingt auch *Einsicht* von den Gruppenteilnehmern aller Studien als am wichtigsten bzw. hilfreichsten eingeschätzt. Allerdings handelte es sich dabei durchweg um interpersonelle oder tiefenpsychologisch orientierte Therapiegruppen, sodass es nicht weiter verwundert, dass die Wirkfaktoren Anleitung und Modelllernen, die besonders in verhaltenstherapeutischen Gruppen eine bedeutsame Rolle spielen, als vergleichsweise weniger wichtig eingeschätzt wurden. Überraschend erscheint jedoch der Umstand, dass der Wirkfaktor Rekapitulation der Primärfamilie offensichtlich als weniger wichtig bewertet wurde, was angesichts der angewandten Therapiemethoden verwundert.

Deutlich wird ebenfalls, dass die relative Bedeutung einiger Wirkfaktoren (operationalisiert über die Rangplätze), über die verschiedenen Studien hinweg erheblich variiert, wohingegen einige durchgängig als wichtig eingeschätzt werden. Dies spricht einerseits für das Konzept der instrumentellen Gruppenbedingungen (Kohäsion), die in fast allen Studien als überaus bedeutsam eingeschätzt wurde. Die von den Gruppenteilnehmern wahrgenommene Bedeutung der verbleibenden Wirkfaktoren scheint hingegen in erheblichem Ausmaß zu variieren. Entsprechende Unterschiede ließen sich auch in einer ganzen Reihe weiterer Studien nachweisen (Bednar & Kaul, 1994; Yalom, 2007). Angesichts dieser heterogegen Befundlage gelangen sowohl Bednar und Kaul (1994) als auch Yalom (2007) zu der Schlussfolgerung, dass die Bedeutung der therapeutischen Faktoren von der Art der Gruppe bzw. dem Gruppentherapieverfahren, der Gruppenteilnehmer und der Therapiephase abhängt. Wie bereits ausgeführt wurden die Kohäsion, Katharsis, interpersonelles Lernen und Einsicht vor allem in interaktionellen Gruppentherapien von den Teilnehmern als besonders hilfreich bewertet. Psychotische Patienten, die an einer kognitiv-behavioralen Gruppentherapie zur Bewältigung von akustischen Halluzinationen teilgenommen hatten, bewerteten hingegen Universalität des Leidens, Hoffnung wecken und Katharsis als am wichtigsten (Chadwik, Sambrooke, Rasch & Davies, 2000).

Allerdings werden die Wirkfaktoren – auch bei der Anwendung des gleichen Therapieverfahrens – in Abhängigkeit von den Gruppenteilnehmern in ihrer Bedeutung unterschiedlich bewertet. So fassen Crouch et al. (1994) in ihrem Literaturüberblick die Ergebnisse der in diesem Zusammenhang bedeutsamen Studien dahingehend zusammen, dass schwerer beeinträchtigte, stationär behandelte Patienten vor allem die Wirkfaktoren Kohäsion, Altruismus und Universalität des Leidens als besonders hilfreich einschätzen, wohingegen leichter beeinträchtigte Patienten, die an einer ambulanten Gruppentherapie teilgenommen hatten, vor allem Einsicht, interpersonelles Lernen und Selbstöffnung bzw. Katharsis als am hilfreichsten einschätzten. Darüber hinaus dürften sich auch die Patienten ein und derselben Gruppe darin unterscheiden, welche Wirkfaktoren sie jeweils für sich als am nützlichsten bzw. hilfreichsten erlebt haben.

Schließlich scheint auch die Therapiephase eine wichtige Rolle zu spielen, wenn es um die Frage geht, welche therapeutische Faktoren von Bedeutung sind (Yalom, 2007). So konnten etwa Kivlighan und Mullison (1988) in einer Gruppentherapiestudie zeigen, dass die Teilnehmer zu Beginn der Therapie Universalität des Leides und in einer späteren Therapiephase interpersonelles Lernen als am wichtigsten einschätzten. Andere Studien führten zu analogen Ergebnissen (Yalom, 2007).

Merke:

Die relative Bedeutung der Wirkfaktoren variiert nicht nur von der Art des Therapieverfahrens, sondern auch von der Art der behandelten Störung und der Therapiephase.

Die bisherigen Studien bezogen sich auf die Einschätzung der therapeutischen Faktoren aus Sicht der Patienten bzw. der Gruppenteilnehmer. In einigen Studien wurden außerdem die Gruppenleiter aufgefordert, eine Einschätzung vorzunehmen, welche Faktoren für ihre Gruppenteilnehmer am wichtigsten waren. In einer Studie wurden sowohl die Patienten einer Therapiegruppe als auch deren verhaltenstherapeutisch orientierten Gruppenleiter aufgefordert, die Wirkfaktoren gemäß ihrer Bedeutung bzw. Nützlichkeit in eine Rangordnung zu bringen. Die Gruppenleiter schätzten Imitationsverhalten und Verhaltensexperimente als am bedeutsamsten ein, wohingegen die Patienten Selbstverantwortung (existenzieller Faktor), sich selbst verstehen (Einsicht) und Universalität des Leidens als wichtiger einschätzten (Yalom, 2007). Diese und die Ergebnisse weitere Studien legen die Vermutung nahe, dass Therapeuten diejenigen Faktoren als am bedeutsamsten einschätzen, die gemäß ihrer Theorie als besonders wirksam konzipiert werden. Entsprechend bewerten Verhaltenstherapeuten Identifikation/Imitation, Anleitung (Psychoedukation) und Einsicht als höchst bedeutsame therapeutische Faktoren, wohingegen interaktionelle oder psychodynamische Therapeuten eher interpersonelles Lernen, Katharsis und Reinszenierung der Primärfamilie als am wichtigsten einschätzten.

Obwohl das Konzept der therapeutischen Faktoren weite Verbreitung fand, weist es eine ganze Reihe konzeptueller und methodischer Schwächen auf. Folgende Punkte werden genannt:

Konzeptuelle und methodische Schwächen des Konzeptes der therapeutischen Wirkfaktoren (Crouch et al., 1994)

1. Der durch die einzelnen Faktoren beschriebene Geltungsbereich ist sehr unterschiedlich. Während der Faktor *Altruismus* noch vergleichsweise spezifisch formuliert ist, ist der Faktor *Einsicht* deutlich allgemeiner definiert und schließt eine ganz Reihe psychologischer Phänomene mit ein.
2. Die Beschreibungen der Faktoren weisen erhebliche definitorische Unschärfen auf, was zur Folge hat, dass die Konzepte einander überlappen und nicht immer klar voneinander abzugrenzen sind. Auch wenn es sich bei den Faktoren um multidimensionale Konstrukte handelt, werden sie jedoch meist eindimensional erfasst.
3. Konzeptionell wurden die Faktoren kaum mit etablierten Theorien der Sozialpsychologie oder der klinischen Psychologie in Zusammenhang gebracht. Letztlich bleibt damit unklar, wodurch genau die therapeutischen Faktoren ihre Wirkung entfalten.
4. Als Folge der aufgeführten Punkte ist die Validität der Faktoren, trotz ihrer intuitiven Plausibilität, nur eingeschränkt gegeben.
5. Wahrscheinlich mangelt es (auch) deshalb an kontrollierten Studien, in denen die Faktoren stringent operationalisiert und systematisch variiert wurden. Wie bereits erwähnt, mangelt es jedoch auch an Korrelationsstudien, die den Zusammenhang von Therapieerfolg und den therapeutischen Faktoren zum Inhalt haben. Letztlich gründet sich die empirische Fundierung fast ausschließlich auf Studien, in denen die Gruppenteilnehmer (oder sehr viel seltener auch die Gruppenleiter) in Form von Fragebögen oder des Q-Sort-Verfahrens einschätzten, wie bedeutsam, hilfreich oder nützlich sie die einzelnen Faktoren für ihre Therapie erlebt haben.

Zusammenfassend lässt sich festhalten, dass es sich bei den therapeutischen Faktoren um ein zentrales Konzept der Gruppentherapieforschung und Praxis handelt. Trotz aller methodischen Schwächen erfassen die Faktoren eine Vielzahl von Erfahrungen, die von Mitgliedern einer Gruppentherapie in der Regel als bedeutsam, stimulierend und hilfreich erlebt werden. Die Ergebnisse der vorliegenden Studien zeigen, dass die Bedeutung der Faktoren in Abhängigkeit von dem

Therapieverfahren, den jeweiligen Gruppenteilnehmern und der Therapiephase variieren. Diese Variation wird in der Regel dadurch erfasst, dass die Teilnehmer die Faktoren entsprechend der subjektiv erlebten Bedeutung (oder Nützlichkeit) in eine Rangreihe brachten. Obgleich alle Faktoren in zumindest einigen Studien die jeweils obersten Plätze der auf diese Weise ermittelten Rangreihen einnahmen und damit als hoch bedeutsam angesehen werden können, belegte das „Quintett" (Tschuschke, 2010b) der Faktoren *Kohäsion, interpersonelles Lernen* (Input und Output), *Katharsis* und *Einsicht* in fast allen vorliegenden Studien einen hohen Rangplatz. Ganz offensichtlich scheinen diese Faktoren besonders wichtige Komponente des Gruppenerlebens zu erfassen. Leider liegen jedoch nur wenige Studien vor, die die therapeutischen Faktoren mit dem eigentlichen Therapieerfolg in Zusammenhang bringen, obwohl gerade diese Information für die therapeutische Praxis relevant wäre.

Merke:

Die Faktoren *Kohäsion, interpersonelles Lernen* (Input und Output), *Katharsis* und *Einsicht* werden in den meisten vorliegenden Studien als vergleichsweise hilfreich und bedeutsam eingeschätzt.

2.5 Der Gruppenleiter

In Abbildung 1 (vgl. S. 36) nimmt der Leiter einer Gruppe eine zentrale Position ein. Die grafische Positionierung korrespondiert mit seiner realen Bedeutung. Dies gilt ungeachtet der Tatsache, dass in der Gruppentherapie nicht nur der Therapeut selbst, sondern auch die Gruppe bzw. deren Mitglieder das Therapiegeschehen und dessen Ergebnis mit beeinflussen. „In sozialen Verbänden – und die kleine therapeutische Gruppe gehört dazu – bedarf es der Führung. Eine Gruppe, die keine Führung hat, wird sich eine Führung selbst schaffen" (Tschuschke, 2010e, S. 66). Dabei sind die Aufgaben des Gruppenleiters vielfältig und komplex. Zunächst ist er für die Zusammenstellung der Gruppe, die Entwicklung oder Auswahl eines zielführenden Behandlungskonzeptes (z. B. die Entscheidung für ein bestimmtes Behandlungsmanual und ggf. dessen Modifikation) und die Formatierung der Gruppe zuständig (offen vs. geschlossene Gruppen, Sitzungsfrequenz usw.). All diese Aufgaben sind im Vorfeld der Therapie zu leisten, was impliziert, dass bereits vor der ersten Sitzung die entscheidenden Voraussetzungen geschaffen werden, ob die Gruppe ein Erfolg wird oder nicht (Yalom, 2007).

Allerdings dürften diese vorbereitenden, konzeptuellen und organisatorischen Einflussmöglichkeiten des Gruppenleiters in der Praxis deutlich geringer ausfallen, als es die Theorie nahelegt. Insbesondere im stationären Setting sieht sich der Gruppentherapeut meist mit einer Vielzahl von Sachzwängen konfrontiert, die seinen Entscheidungsspielraum einschränken. Hierzu gehören die Knappheit personeller, räumlicher und anderer erforderlicher Ressourcen, die Verweildauer der Patienten sowie die Notwendigkeit, Patienten mit oft heterogenen Störungsbildern zu versorgen, um nur einige limitierende Faktoren zu nennen. Trotz solcher Einschränkungen verbleiben Gestaltungsräume, die der Gruppentherapeut nutzen sollte (z. B. die Vorbereitung der Patienten auf die Gruppe, die Modifikation des angewandten Verfahrens).

Natürlich wird auch der gruppentherapeutische Prozess selbst in vielfacher Weise durch den Gruppenleiter beeinflusst. In Bezug auf Abbildung 1 sind vor allem drei übergreifende Themenbereiche zu nennen:

1. Der Gruppenleiter tritt sowohl mit der Gruppe als auch den einzelnen Mitgliedern in Kontakt und im Verlauf der Behandlung bildet sich eine therapeutische Beziehung mit all ihren Schattierungen (bzw. Übertragungsphänomenen; vgl. König, 2010) aus.
2. Der Gruppenleiter setzt das Therapieverfahren in einer ganz bestimmten Weise um. In der alltäglichen klinischen Praxis kann diese Umsetzung durch ein mehr oder weniger hohes Maß an „Adherence“ gegenüber dem Verfahren gekennzeichnet sein. Gerade in nicht manualisierten verhaltenstherapeutischen Gruppen ergeben sich erhebliche Gestaltungsspielräume, die von der Persönlichkeit und dem Erfahrungshintergrund des Gruppentherapeuten abhängen dürften.
3. Die Art und Weise, wie der Gruppentherapeut die therapeutischen Faktoren aktiviert bzw. nützt und wie er mit den typischerweise auftretenden gruppendynamischen Prozessen umgeht (z. B. auftretende Konflikte, Subgruppenbildung usw.; vgl. Morran, Stockton & Teed, 1998), beeinflusst den gruppentherapeutischen Prozess.

Dabei ist von einer engen Wechselwirkung aller drei Bereiche auszugehen, sodass sich Handlungsmuster ergeben, deren Komplexität die Forschung zum Thema Leiterverhalten vor eine große Herausforderung stellt. Entsprechend gelangt Kivlighan (1997) zu folgender Einschätzung: „How much the leader-therapist should participate in the group process is still the greatest single problem facing group psychotherapists and researchers. Researchers have not provided much empirical information addressing this issue“ (S. 32). Auch Dies (1994) kommt in seiner Literaturübersicht zu dem Schluss, dass es an spezifischen Studien zu der Wirkung von Leiterverhalten mangelt, obwohl es unstrittig ist, dass der Gruppenleiter sowohl den Gruppenprozess als auch das Therapieergebnis in erheblichem Maße beeinflusst (Strauß & Burgmeier-Lohse, 1995; Martin, Garske & Davis, 2000). Im Folgenden soll eine in diesem Zusammenhang illustrative Studie ausführlicher dargestellt werden.

2.5.1 Die Encounter-Gruppenstudie von Lieberman, Yalom und Miles

In der bereits erwähnten Encounter-Gruppenstudie von Lieberman et al. (1973) wurden u. a. auch das Verhalten der Gruppenleiter und deren Auswirkungen auf das Ergebnis der Gruppe eingehend untersucht. Obwohl diese Studie vor mehr als 40 Jahren durchgeführt wurde, haben viele ihrer Ergebnisse und der sich daraus ergebenden Empfehlungen nichts an Aktualität verloren. Bis heute dürfte wohl keine gruppentherapeutische Studie mehr durchgeführt worden sein, die sich so gründlich und umfassend mit Verhalten von Gruppenleitern und dessen Effekten beschäftigt hat. Aufgrund der besonderen Bedeutung diese „Meilensteinstudie" für die Gruppentherapieforschung, soll sie an dieser Stelle ausführlicher vorgestellt werden.

Das Studiendesign: In der Studie wurden 210 Studentinnen und Studenten zufällig einer von 17 Encounter-Gruppen zugeordnet. Des Weiteren wurde eine Kontrollgruppe von 38 Studentinnen und Studenten gebildet. Die Encounter-Gruppen unterschieden sich in ihrer theoretischen Orientierung. Insgesamt wurden 10 Therapierichtungen einbezogen, u. a. Trainings-Gruppen (T-Gruppen), Gestaltgruppen, Transaktionsanalyse, eine Marathongruppe, Psychodrama, eine psychoanalytisch orientierte Gruppe und eine Gruppe, die sich ohne Leiter traf und auf Tonband aufgezeichnete Texte anhörte, die gruppentherapeutische Übungen und Anregungen zur Reflexion dieser zum Inhalt hatte. Die Gruppenmitglieder führten anschließend selbstständig die entsprechenden Übungen durch. Bei den 16 Gruppenleitern handelte es sich ohne Ausnahme um erfahrene Gruppenleiter, die aufgrund einer Peer-Befragung von diesen als besonders kompetent und erfahren eingeschätzt worden waren. Die Dauer der Gruppen war auf 30 Stunden beschränkt, wobei die Gruppenleiter die Zeiteinteilung selbstständig gemäß den Erfordernissen ihrer jeweiligen Verfahren einteilen konnten.

Messung und Auswertung: Für die Ergebnismessung wurde eine umfangreiche Fragebogenbatterie eingesetzt, die den Probanden vor Beginn der Studie, unmittelbar nach Beendigung der jeweiligen Encounter-Gruppen und sechs Monaten danach vorgelegt wurde. Zusätzlich nahmen die Gruppenleiter und die jeweiligen Gruppenmitglieder an mehreren Messzeitpunkten eine Einschätzung bezüglich möglicher Veränderungen vor. Außerdem wurden nach sechs Monaten einige Personen aus dem sozialen Umfeld der Gruppenmitglieder danach befragt, ob sie in der letzten Zeit bestimmte Veränderungen bei ihrem Bekannten bemerkt hätten und falls ja, wie sich diese äußern würden. Die Personen im Umfeld des Probanden waren vor Beginn der Gruppen von diesem angegeben worden (die Befragung erfolgte mit dem Einverständnis der Probanden). Jede Gruppensitzung wurde außerdem von zwei trainierten Beobachtern im Hinblick auf das Geschehen innerhalb der Gruppe, das Gruppenklima, die Interventionen und das

Verhalten des Gruppenleiters sowie deren Auswirkungen auf die Gruppe bzw. deren Mitglieder geratet. Innerhalb der Gruppe hatten die Beobachter den Status von nicht teilnehmenden Beobachtern. Für die Einschätzung des Leiterverhaltens wurde eine Liste mit 28 Items verwendet, die sich auf unterschiedliche Verhaltenskategorien des Gruppenleiters beziehen. Beispiele sind: „Reflektieren", „Konfrontieren", „Unterstützen", „Loben", „Ermutigen", „Stoppen", „Blockieren", „Unterbrechen". Die Interrater-Reliabilität der beiden Beobachter lag zwischen .35 und .95 und ist insgesamt als gut einzuschätzen. Zusätzlich zum Rating des Leiterverhaltens nahmen die Beobachter im Anschluss an jede Gruppensitzung noch eine globale Einschätzung vor, wie sie den Leiter erlebt hatten. Darüber hinaus wurden die Gruppenteilnehmer aufgefordert, die Gruppenleiter entsprechend einer vorgegebenen Liste mit Eigenschaftswörtern (z. B. „inspirierend", „entspannt", „dramatisch", „erfahren") einzuschätzen. Auf diese Weise sollte eine möglichst differenzierte Auswertung hinsichtlich der unterschiedlichen Arten der Gruppenleitung und deren Auswirkungen auf das Ergebnis der Gruppenteilnahme sichergestellt werden. Obgleich die interne Validität der Studie u. a. durch den Einfluss der Beobachter deutliche Mängel aufwies, erlaubte die sorgfältige Auswahl der Gruppenleiter und deren Freiheitsgrade bei der Gestaltung der Gruppen den Gewinn aufschlussreicher Erkenntnisse über die Auswirkungen des Leiterverhaltens.

Einige ausgewählte Ergebnisse: Um eine Zusammenschau der vorliegenden Befunde zu ermöglichen, wurden die Ergebnisse der unterschiedlichen Erhebungsmethoden (Verhaltensbeobachtungen, Einschätzung des globalen Eindrucks) und Datenquellen (Beobachter und Gruppenteilnehmer) miteinander korreliert (insgesamt 27 Variablen) und anschließend einer Faktorenanalyse unterzogen. Die Ergebnisse der Faktorenanalyse legte eine 4-Faktoren-Lösung nahe, wobei diese zusammen 74 % der Varianz aufklärten. Laut den Autoren repräsentieren die vier Faktoren grundlegende Funktionen (bzw. Aufgaben) des Gruppenleiters. Sie wurden als *„emotionale Stimulation"*, *„Fürsorge"*, *„Bedeutungszuweisung"* und *„exekutive Funktion"* bezeichnet (Lieberman et al., 1973, S. 233–239). Die vier Funktionen sind in Tabelle 5 beschrieben.

Für die Leitung einer Gruppe sind alle vier Funktionen von Bedeutung, sodass Unterschiede vor allem in Hinblick darauf zu erwarten sind, welche Funktionen von den Gruppenleitern wie häufig ausgeübt wurden. Diese Unterschiede wiederum müssten sich zum einen auf das Therapieverfahren, zum anderen auf die Persönlichkeit des Leiters bzw. dessen Leitungsstil zurückführen lassen. So könnte man annehmen, dass Leiter mit einer gestalttherapeutischen Orientierung häufiger Verhaltensweisen zeigen, die der Kategorie „Emotionale Stimulation" zugeordnet werden können, als es bei psychoanalytisch orientierten Gruppenleitern der Fall ist. Genau dies war jedoch nur in geringem Ausmaß der Fall! Während sich die beiden gestalttherapeutischen Gruppenleiter in ihrem Leiterverhalten tatsächlich ähnelten und dies auch in erwarteter Richtung, war dies bei den

Tabelle 5: Funktionen des Gruppenleiters

Funktion	Markiervariablen der Faktorenanalyse[1]	Beschreibung	Rolle
Emotionale Stimulation	*Intrusive Modeling* (.91) *Release Emotion by Demonstration* (.96) *Charisma* (.78)	Bringt sich selbst stark ein, wirkt beeindruckend, selbstsicher und anziehend, drückt seine Emotionen intensiv aus, fördert und fordert Emotionsausdruck.	„Energetisierer“, „Herausforderer“, charismatischer Anführer, Modell
Fürsorge	*Support* (–.63)[2] *Personal* (–.82) *Love* (–.86)	Unterstützt, ermutigt und lobt. Ist freundlich, zeigt Wärme, Akzeptanz, Wertschätzung, Echtheit und Anteilnahme.	Der liebevolle Beschützer
Bedeutungszuweisung	*Cognitizing* (–.87) *Interpreter of reality* (–.50) *Social engineer* (.77)	Bietet Konzepte für das Verständnis des Erlebten an, stellt Zusammenhänge her, erarbeitet Erklärung für emotionales Erleben und Verhalten.	Coach, der wissende Begleiter, „Sinnstifter“
Exekutive Funktion	*Command Stimulation* (–71) *Limit-Setting* (–.86) *Games* (–89)	Setzt Grenzen, stellt Regeln auf und achtet auf deren Einhaltung, gibt Anweisungen, strukturiert, unterbricht und steuert aktiv das Geschehen in der Gruppe, leitet die Gruppe zu Erkenntnissen an, u. a. durch strukturierte Übungen.	Lehrer, Manager, Pädagoge

Anmerkungen: 1 = Zitiert nach Lieberman et al. (1973, S. 235). 2 = Die Faktoren sind teilweise negativ gepolt, sodass Variablen eine negative Ladung aufweisen.

anderen Gruppenleitern entweder in geringem Umfang oder überhaupt nicht der Fall. Lieberman et al. fassen die Ergebnisse ihrer umfangreichen Analysen hinsichtlich des Zusammenhangs von Leiterverhalten und theoretischer Orientierung wie folgt zusammen: „Whatever the labels of the diverse encounter leaders, the findings are indisputable that conventional categories of leader orientation are poor predictors of leader heveavior“ (S. 242). Im Gegensatz dazu ergaben sich jedoch eindeutige Zusammenhänge zwischen dem Leiterverhalten und dem

Therapieergebnis – und zwar vollkommen unabhängig von der jeweiligen theoretischen Orientierung!

In Abhängigkeit davon, in welchem Ausmaß ein Gruppenleiter Verhaltensweisen der vier Funktionsbereiche realisierte, wurden die 16 Leiter jeweils in eine von drei Gruppen eingeteilt: solche, die das Verhalten in geringer, mittlerer oder hoher Ausprägung zeigten. Diese Einteilung wurde für alle Funktionsbereich jeweils getrennt voneinander vorgenommen. Im Anschluss daran wurde diese Einteilung mit dem Ergebnis der Gruppenteilnahme (einem gewichteten Ergebniswert) in Zusammenhang gebracht, wobei hohe Werte für ein positives Outcome sprechen. In Tabelle 6 sind die entsprechenden Ergebnisse zusammenfassend dargestellt.

Tabelle 6: Leiterverhalten und Therapieerfolg (vgl. Lieberman et al., 1973, S. 239/249)

Ausprägung in den Faktoren	Emotionale Stimulation	Fürsorge	Bedeutungszuweisung	Exekutive Funktion
Hoch	+20	+55	+65	+5
Mittel	+33	+23	+17	+61
Niedrig	–4	–12	–16	–9

Die Ergebnisse zeigen, dass ein Leiterverhalten, welches durch ein hohes Maß an Fürsorge und Bedeutungszuweisung und ein moderates Ausmaß an emotionaler Stimulation und exekutiver Funktion gekennzeichnet ist (in Tab. 6 grau unterlegt), mit den besten Outcome-Werten einhergeht. Die Ergebnisse einer Korrelationsberechnung bestätigen diese Einschätzung. So ergab sich ein nahezu linearer Zusammenhang zwischen Outcome und Fürsorge bzw. Bedeutungszuweisung (rho: .60 bzw. .70), wohingegen der Zusammenhang zwischen Outcome und emotionaler Stimulation bzw. exekutiver Funktion deutlich niedriger ausfiel (rho: .24 bzw. .20). Dies ließ sich darauf zurückführen, dass sich für die beiden Faktoren ein kurvilinearer Zusammenhang mit dem Outcome ergab: Gruppenleiter, deren Leiterverhalten entweder durch ein zu viel oder zu wenig an emotionaler Stimulation und/oder exekutiver Funktion gekennzeichnet ist, erzielten schlechtere Ergebnisse. In eine weitergehende Analyse auf der Ebene der einzelnen Gruppenleiter gingen die Autoren der Frage nach, welche Kombination mit dem maximalen Erfolg verbunden ist und welche der vier Funktionen am wichtigsten ist. Dabei gelangten sie zu der Schlussfolgerung: „It appears that two central functions, without which leaders rarely were successfull, are sufficient Caring and Meaning-Attribution“ (S. 241).

Diese Einschätzung wird auch durch eine (visuell gestützte) Clusterbildung der 27 Variablen bestätigt, die mit der Absicht durchgeführt wurde, eine Gruppenleiter-„Typologie“ zu generieren. Durch dieses Vorgehen wurden sieben Leitertypen identifiziert, die in Bezug auf ihr Outcome miteinander verglichen wurden. Hierbei erzielten die sogenannten „Providers“ mit Abstand die besten Ergebnisse (sehr gute durchschnittliche Ergebnisse, kaum schlechte Verläufe), wohingegen die sogenannten „Laissez-Faires“ und „Managers“ die schlechtesten Ergebnisse erzielten. Dabei war das Leiterverhalten der „Providers“ durch ein hohes Maß an Fürsorge und Bedeutungszuschreibung und durch ein moderates Maß an emotionaler Stimulation und exekutiver Funktion gekennzeichnet. Die „Laissez-Faires“-Leiter zeigten hingegen ein geringes Ausmaß an emotionaler Stimulation, Fürsorge und exekutiver Funktion und ein moderates Ausmaß an Bedeutungszuweisung. Die „Managers“ (von den Beobachtern auch als „Top Sergeant“ bezeichnet) wiesen hingegen extrem hohe Werte auf dem Faktor exekutiver Funktion auf, verwendeten häufig strukturierte Übungen und wiesen auf den anderen Dimensionen nur geringe Werte auf (Lieberman et al., 1973, S. 243 f.).

Schließlich ergab auch die genau Betrachtung der negativen Verläufe wichtige Hinweise darauf, welches spezifische Leiterverhalten die negativen Verläufe begünstigte: ein hohes Ausmaß an (aggressiver) emotionaler Stimulation, hohes Charisma der Leiter, Ausrichtung des Fokus auf den einzelnen Teilnehmer, hohe Unterstützung und hohe Konfrontation. Ganz offensichtlich begünstigen Leiter, die von der Gruppe als charismatisch erlebt werden (und die damit einen erheblichen Einfluss auf die Gruppe ausüben können), die in intensiven Kontakt mit einzelnen Gruppenmitglieder treten, dazu neigen, diese in emotional (aggressiver) Weise zu (über)fordern, negative Verläufe bis hin zur psychischen Dekompensation. Dies bedeutet jedoch im Umkehrschluss nicht, dass solche Leiter bei anderen Gruppenmitgliedern besondere Erfolge erzielen! Stattdessen wiesen die Gruppen entsprechender Gruppenleiter insgesamt ein schlechtes oder durchschnittliches Ergebnis auf.

Zusammengenommen lieferte die mit großem Enthusiasmus durchgeführte Studie klare Hinweise darauf, dass dem Leiterverhalten in Bezug auf das Outcome von Encounter-Gruppen eine zentrale Bedeutung zukommt und dieses Verhalten kaum mit der theoretischen Orientierung der Gruppenleiter in Zusammenhang steht. Obwohl die Studie vor mehr als 40 Jahren durchgeführt wurde, gelten ihre Ergebnisse noch immer als richtungsweisend in Bezug auf die Frage, wie therapeutischer Gruppen geleitet werden sollten. Entsprechend haben die soweit dargestellten Ergebnisse bzw. die daraus ableitbaren praktischen Empfehlungen für ein optimales Gruppenleiterverhalten Eingang in die „Leitlinien für die klinische Praxis“ der American Group Psychotherapy Association (AGPA) gefunden (AGPA, 2002; Leszcz & Kobos, 2012).

> **Merke:**
>
> Das Leiterverhalten *effektiver* Gruppentherapeuten ist durch ein hohes Maß an supportiver Fürsorge und Bedeutungszuweisung sowie durch ein moderates Maß an exekutiver Funktion (definiert als direktive Anleitung) und emotionaler Stimulation charakterisiert.

2.5.2 Wodurch ist optimales Leiterverhalten gekennzeichnet? – Die Studie von Dies

Die Frage nach dem optimalen Leiterverhalten war auch Gegenstand eines umfassenden Literaturüberblicks von Dies (1994). In diese Arbeit gingen 135 Therapiestudien ein, die sich u. a. mit dem Einfluss des Gruppenleiters auf den Verlauf und das Ergebnis von Gruppentherapien beschäftigten. In den Gruppen der verschiedenen Therapiestudien wurden Patienten mit unterschiedlichen Störungsbildern behandelt (Depressive Störungen, Persönlichkeitsstörungen, Abhängigkeitssyndrome usw.), wobei es sich meist um geschlossene (94 %), störungshomogene zusammengesetzte Gruppen handelte (79 %). Bei 63 % der Gruppen war die Dauer der Therapie auf weniger als 13 Sitzungen angelegt. In 85 % der einbezogenen Studien erwies sich die Gruppentherapie im Vergleich zu einer Kontrollgruppe als effektiver.

Um jedoch eine Aussage darüber zu treffen, inwieweit das Verhalten des Gruppenleiters das Therapieergebnis beeinflusst, analysierte Dies in einem weiteren Schritt nur diejenigen Studien, in denen zwei oder mehr (aktive) Experimentalgruppen miteinander verglichen wurden. Das war bei 78 der 135 Studien der Fall. In 27 dieser Studien wurden unterschiedliche therapeutische Methoden miteinander verglichen (z. B. kognitve vs. behaviorale Techniken), hingegen wurde das Verhalten des Gruppenleiters nicht variiert. In den verbleibenden 51 Studien wurde die Aktivität des Gruppenleiters hingegen im Sinne von „strukturiert vs. unstrukturiert“, „direktiv vs. non-direktiv“ oder „aktiv/planend vs. unspezifisch unterstützend“ systematisch variiert (vgl. Dies, 1994, S. 120). Das weniger strukturierte Leiterverhalten war in der Regel dadurch gekennzeichnet, dass der Gruppenleiter so wenig wie möglich intervenierte und damit wenig direkten Einfluss auf die Gruppe ausübte. Inhaltlich handelte es sich hierbei meist um supportive Diskussionsgruppen, psychodynamische oder interpersonelle Therapiegruppen. Die Ergebnisse der Analysen sind in Tabelle 7 wiedergegeben.

Die Ergebnisse machen deutlich, dass die Variation der Methoden (erste Spalte) nur in sieben Fällen zu unterschiedlichen Ergebnissen führte, wohingegen sich in 20 Studien keine signifikanten Unterschiede zwischen den untersuchten Verfahren ergaben. Ein ganz anderes Bild ergibt sich hingegen für die Studien, in denen unterschiedliche Formen des Leiterverhaltens untersucht wurden (zweite

Tabelle 7: Der Zusammenhang von Struktur und Ergebnis in Gruppentherapien (zit. nach Dies, 1994, S. 120, übersetzt und leicht modifiziert durch den Autor)

Ergebnis	Keine Unterschiede bezüglich Struktur (Vgl. von Methoden)	Strukturiert vs. wenig strukturiert (Vgl. des Leiterverhaltens)
Vergleichbare Ergebnisse	20	7
Unterschiedliche Ergebnisse	7	44* Strukturiert effektiver in 40 Vgl.
Summe	27	51

Anmerkung: * = Chi²: 25.9, p < .001 (Dies, 1994, S. 120).

Spalte). Hier zeigt sich, dass sich in 44 Studien Unterschiede zwischen den Gruppen nachweisen ließen, wobei in 40 (91 %) der 44 Fälle, die Gruppen bessere Ergebnisse erzielten, die von einem stärker strukturierenden/direktiveren Therapeuten geleitet wurden. Die Abweichung für die Verteilung der Ergebnisse auf die vier Felder erwies sich als hochsignifikant, was inhaltlich bedeutet, dass allein die Variation des Leiterverhaltens zwischen den Gruppen überzufällig häufig unterschiedliche Therapieergebnisse bedingte.

Merke:

Gruppentherapeuten, die ein höheres Maß an Strukturierung realisieren, sind in der Regel effektiver als weniger strukturierende Therapeuten.

2.5.3 Welche Form und welches Maß der Strukturierung ist sinnvoll?

Die bisher dargestellten Ergebnisse liefern einen klaren Beleg dafür, dass stärker strukturierende Gruppenleiter effektiver sind als weniger strukturierende. Daran anschließend stellt sich die Frage, in welcher Form diese Strukturierung erfolgen sollte. Im Folgenden sollen deshalb einige der hierzu vorliegende Befunde zusammenfassend dargestellt werden, wobei neben der zitieren Arbeit von Dies (1994) auch die Ergebnisse weitere Studien einbezogen wurden:

1. Ein hohes Maß an Strukturierung erweist sich vor allem in der initialen Phase einer Gruppenbehandlung als sinnvoll. Im weiteren Verlauf der Gruppentherapie kann der Leiter sich dann mehr zurücknehmen und den Gruppenmitgliedern mehr Initiative überlassen. Dies gilt jedoch eher für länger bestehende Gruppen. Bei kurz dauernden und inhaltlich strukturierten Gruppen (typischer-

weise manualisierte verhaltenstherapeutische Gruppen) sollte der Gruppenleiter während der gesamten Dauer der Gruppe ein hohes Maß an Strukturierung realisieren.

2. Ein direktives Leiterverhalten bedingt vor allem dann positive Effekte, wenn es von den Gruppenmitgliedern als ziel- und aufgabenorientiert wahrgenommen oder in bedeutsamen (bzw. kritischen) Gruppensituationen gezeigt wird. Mit anderen Worten: Wenn die Direktivität des Leiters entweder als zielführend oder als unterstützend erlebt wird!
3. Es gibt substanzielle Hinweise dafür, dass psychopathologische schwerer beeinträchtigte Patienten, die an einer Gruppe teilnehmen, von einem hoch strukturierten Leiterverhalten in erheblichem Maße profitieren.
4. Aktivitäten des Gruppenleiters, die es den Gruppenmitgliedern ermöglichen, sich selbst und das Geschehen innerhalb der Gruppe besser zu verstehen, sind besonders effektiv („Bedeutungszuweisung"). Dabei profitieren die Gruppenmitglieder auch von solch kognitivem Input, der ihnen dabei hilft, Zusammenhänge zwischen ihrem Verhalten innerhalb und außerhalb der Gruppe herzustellen. Am hilfreichsten sind Rückmeldungen dann, wenn sie in konsistenter (also nicht widersprüchlicher), spezifischer und eindeutiger Form gegeben werden, wobei auch Ratschläge als durchaus hilfreich erlebt werden. Direktes Feedback des Gruppenleiters wird von den Gruppenmitgliedern vor allem in der Anfangsphase einer Gruppentherapie als wertvoller eingeschätzt als das Feedback der anderen Teilnehmer, was sich dann jedoch im weiteren Verlauf der Therapie ändert. Was die Inhalte des Feedbacks betrifft, so konnten Flowers und Booraem (1990) in ihrer Studie zeigen, dass sowohl in psychodynamischen als auch in kognitiv-behavioralen Gruppen die Patienten nur dann Fortschritte machten, wenn sich das Feedback auf deren spezifische Verhaltensmuster und dessen Auswirkungen auf andere bezog, wohingegen sich keine Verbesserung ergab, wenn sich das Feedback auf die Interpretation von zugrundeliegenden Motiven oder die Entstehungsbedingungen von Verhaltensweisen bezog.
5. Yalom (2007) plädiert in seinem Buch dafür, dass der Therapeut ein „vorbildlicher Teilnehmer" (S. 157) der Gruppe sein sollte, der als Modell für erwünschtes (im Sinne von zielführendem) Verhalten innerhalb der Gruppe fungiert. Um funktionales Gruppenverhalten aufzubauen, sollte er außerdem Techniken des operanten Konditionierens anwenden, d. h. zielführendes Verhalten verstärken und unerwünschtes Verhalten blockieren (S. 157). Durch operantes Lernen und Modelllernen wird jedoch nicht nur ein funktionales Gruppenverhalten aufgebaut sondern zugleich auch sukzessive Gruppennormen etabliert, die ein konstruktives Arbeiten in der Gruppe ermöglichen. Die von Dies (1983, 1994) gesichteten (insgesamt 28) Studien bestätigen relativ klar, dass die genannten Lernprinzipien einen nachweisbar positiven Effekt auf das Verhalten der Gruppenteilnehmer haben und sich dieser teilweise auch

in deren Verhalten außerhalb Gruppe nachweisen lässt. Auch hierbei scheinen jedoch phasentypische Verläufe der Gruppenentwicklung von Bedeutung zu sein. So konnte Kivlighan (1997) in seiner Studie zeigen, dass ein instrumentell orientiertes Leiterverhalten (das darauf abzielt, durch die Anwendung operanter Techniken günstige Gruppennormen zu etablieren) zu Beginn der Gruppe und ein eher non-direktives, beziehungsorientiertes Verhalten im späteren Verlauf der Gruppe zu den besten Therapieergebnissen führte. Die umgekehrte Abfolge erwies sich als signifikant weniger effektiv.

6. Obgleich der Therapeut in seinem Verhalten als Modell fungiert, sind die Effekte bezüglich der Selbstöffnung durch den Therapeuten inkonsistent. Zwar sprechen die Ergebnisse einiger Studien dafür, dass Selbstöffnung des Therapeuten auch die Offenheit der Gruppenteilnehmer erhöht, jedoch erwiesen sich andere Interventionen (z. B. Verstärkung, strukturierte Übungen) zu diesem Zweck als effektiver. In jedem Fall scheinen selbstoffenbarende Äußerungen des Therapeuten dann am effektivsten zu sein, wenn sie sein aktuelles Erleben zum Inhalt haben oder sich auf das Rationale seiner Interventionen beziehen.
7. Eine zentrale Aufgabe eines Gruppentherapeuten besteht darin, den Zusammenhalt der Gruppe zu gewährleisten und dafür zu sorgen, dass nicht einzelne Gruppenmitglieder die Gruppe verlassen oder von den anderen Gruppenmitgliedern ausgeschlossen werden (Yalom, 2007). In einer ganzen Reihe von Studien konnte gezeigt werden, dass Gruppentherapeuten durch ihr Verhalten ganz entscheidend dazu beitragen, ein hohes Maß an Gruppenkohäsion und Engagement herzustellen sowie gruppale Konflikte zu minimieren (Kivlighan & Tarrant, 2001).

2.5.4 Drei Dimensionen des Leiterverhaltens, die ein konstruktives Gruppenklima fördern

Interaktionsstil des Gruppenleiters. In Untersuchungen, die den Zusammenhang des Leiterverhaltens und einem konstruktiven Gruppenklima thematisieren, konnten drei Dimensionen des Leiterverhaltens identifiziert werden, die das Gruppenklima beeinflussen. Zunächst einmal scheint der Interaktionsstil des Gruppenleiters von entscheidender Bedeutung zu sein. Leitern, die von den Gruppenmitgliedern als fürsorglich, unterstützend, warmherzig, engagiert und empathisch erlebt werden und denen es gelingt, eine positive therapeutische Beziehung zu den einzelnen Gruppenmitgliedern aufzubauen, tragen wesentlich dazu bei, eine konstruktives Gruppenklima herzustellen (Dies, 1993). Es zeigte sich in den entsprechenden Studien jedoch auch, dass eine positive Therapiebeziehung zwar eine notwendige, jedoch keine hinreichende Bedingung für den Therapieerfolg darstellte, vor allem, wenn schwerer gestörte Patientengruppen behandelt wurden.

Für das Erreichen therapeutischer Fortschritte ist die Beziehung der Gruppenteilnehmer untereinander bedeutsamer als diejenige zu ihrem Gruppentherapeuten. Auch wenn die Gruppe selbst eine zentrale Einflussgröße der Veränderung darstellt, bedeutet dies nicht automatisch eine Relativierung des Einflusses, den der Gruppenleiter auf das Gruppengeschehen ausübt (Dies, 1994). Allerdings ist sein Einfluss eher indirekter Natur, wofür ebenfalls die Ergebnisse einiger Studien sprechen. So gingen Kivlighan und Tarrant (2001) in ihrer methodisch sorgfältig angelegten Untersuchung der Frage nach, ob das Gruppenklima den Einfluss des Gruppenleiters auf das Therapieergebnis mediiert. An der Studie nahmen 233 Jugendliche mit Verhaltensauffälligkeiten und 41 Gruppenleiter teil. Bei der Gruppentherapie handelt es sich um ein bewährtes, manualisiertes Behandlungsprogramm, das acht Sitzungen beinhaltet. Gemessen wurden das Therapieergebnis, das Gruppenklima (durch den GHQ) und das Leiterverhalten. Die Ergebnisse einer Pfadanalyse ergaben unter anderem, dass aufgabenorientiertes Leiterverhalten (z.B. Einsicht fördern, Information vermitteln usw.) sowie supportives und Grenzen setzendes Verhalten („safe atmosphere", S. 227) einen direkten Einfluss auf die „Klimavariable" aktives Engagement ausübten, jedoch in keinem direkten Zusammenhang mit dem Therapieergebnis standen. Hingegen bestand ein direkter Einfluss zwischen aktiven Engagement und dem Therapieergebnis. Damit konnte die Hypothese der Autoren bestätigt werden: Das Leiterverhalten bedingt ein positives Gruppenklima und dieses wiederum ein positives Therapieergebnis, ein direkter Zusammenhang zwischen Leiterverhalten und Therapieergebnis ließ sich jedoch nicht nachweisen.

Instrumentelle Verhaltensweisen. Neben dem Interaktionsstil des Gruppenleiters wurde in anderen Studien der Einfluss von instrumentellen Verhaltensweisen des Gruppenleiters auf das Gruppenklima untersucht. Paradigmatisch ist in diesem Zusammenhang die Studie von Liberman (1970) zu nennen, in welcher der Einfluss von operanter Verstärkung auf die Gruppenkohäsion in einem experimentellen Design untersucht wurde. In der Studie wurden ambulante Patienten in 37 wöchentlichen Sitzungen in zwei Experimental- und einer Kontrollgruppe behandelt. In den beiden Experimentalgruppen wurden die Therapeuten darin geschult, kohäsionsfördernde Äußerungen der Patienten (z.B. Ausdruck von Interesse, Unterstützung, Sympathie, Ähnlichkeit usw.) durch Prompting (geben von verbalen Hinweisreizen) wahrscheinlicher zu machen und mittels direkter verbaler Verstärkung deren Auftretenshäufigkeit zu erhöhen. Die Kontrollgruppe wurde im gruppendynamischen Stil geleitet. Die Ergebnisse der Studien ergaben, dass die Gruppenkohäsion in den Experimentalgruppen signifikant stärker ausfiel als es in der Kontrollgruppe der Fall war und auch die Kohäsion über die gesamte Zeitdauer der Therapie hinweg in der Experimentalgruppe stärker anstieg. Dabei bestätigten die Analysen des Leiterverhaltens, dass die Therapeuten der Experimentalgruppe sich gemäß ihrer Instruktion verhielten und konsequent kohäsionsbezogene Äußerungen der Teilnehmer verstärkten. Darüber hinaus konnte ebenfalls gezeigt werden, dass die Teilnehmer der Experimentalgruppe mehr von der Therapie profitierten als dies in der Kontrollgruppe der Fall war. Auch wenn diese Studie keine Aussagen darüber ermöglicht, ob diese positiven Veränderung direkt durch das Leiterverhalten oder indirekt durch das höhere Ausmaß an Kohäsion bedingt wurden, ergaben sich Hinweise darauf, dass auch hier der Einfluss eher indirekt war: Die (therapeutisch geförderte) Zunahme der Kohäsion bedingte eine positives Therapieergebnis.

Unterbrechung von destruktivem Interaktionsverhalten. Neben der Förderung von der Gruppenkohäsion kommt dem Gruppenleiter auch die Aufgabe zu, destruktives Verhalten und konfliktträchtige Interaktionssequenzen zu unterbrechen und sie in konstruktive Bahnen zu lenken. In der bereits erwähnten Studie von Kivlighan und Tarrant (2001) sprechen die Ergebnisse der Pfadanalyse dafür, dass die durch den Therapeuten bewirkte Abnahme von interpersonellen Konflikten und Distanz schaffendem Verhalten zu einer positiven Beziehung der Teilnehmer zu ihrem Therapeuten führte. Auch Dies (1993) kommt in seiner Literaturübersicht zu der Einschätzung, dass Patienten eine erfolgreichen Gruppentherapie eher auf die Unterstützung durch die Gruppe zurückführen, wohingegen sie im Falle eines negativen Therapieverlaufs den Therapeuten dafür verantwortlich machen, sei es, weil er destruktiv-konflikthafte Interaktionen zuließ, sei es weil er sich gegenüber dem Patienten negativ verhielt. Patienten erwarten offensichtlich von ihrem Gruppentherapeuten, dass er potenziell schädliches Interaktionsverhalten blockiert und sich dabei als kompetenter Experte bezüglich des Umgangs und der Bewältigung entsprechender Verhaltensweisen erweist (Dies, 1994). In diesem Kontext ist auch die Studie von Coché, Dies und Goettelmann (1991) erwähnenswert. Diese ergab u. a., dass Patienten einer Gruppentherapie die Fähigkeit ihres Therapeuten, sie zu unterstützen und mit schwierigen Gruppensituationen umgehen zu können, als die beiden hilfreichsten Verhaltensweisen aus einer Liste von 29 Verhaltenswiesen einstuften.

Merke:

Gruppentherapeuten können und sollten aktiv daran arbeiten, ein konstruktives Gruppenklima herzustellen, das durch ein hohes Ausmaß an Kohäsion, Engagement und geringem Konfliktgehalt gekennzeichnet ist. Hierzu sollte sich der Therapeut gegenüber den Gruppenteilnehmern warmherzig und supportiv verhalten, zugleich jedoch die Gruppenkohäsion durch direkte operante Verstärkung fördern und destruktives Interaktionsverhalten in kompetenter Weise unterbinden. Allerdings scheint eher ein konstruktives Gruppenlima in direktem Zusammenhang mit dem Therapieerfolg zu stehen als das Therapeutenverhalten selbst.

2.5.5 Co-therapeutische Gruppenleitung

Obwohl die Leitung von Gruppen durch zwei Therapeuten sowohl in der klinischen Praxis als auch in der Forschung durchaus üblich ist, wurden bis heute nur wenige Studien durchgeführt, die sich mit dieser Thematik beschäftigen (Dies, 1994; Roller & Nelson, 2010). Diese wenigen Studien erbrachten meist keinen Nachweis, dass die Leitung von Gruppen durch zwei Therapeuten effektiver ist als die Leitung durch einen Therapeuten. Aufgrund der schmalen Datenlage ist eine definitive Aussage hinsichtlich möglicher Vor- oder Nachteile sowie der Effektivität von zwei Gruppenleitern nicht möglich. Entsprechend fasste Dies die Befundlage bereits 1994 wie folgt zu zusammen:

> We need more research on the topic of co-therapy. The findings imply that the presence of two leaders may indeed introduce more complexity into the treatment situation. The critical issue, however, is how well these complications are managed by the co-therapist. (S. 141)

Die möglichen Vor- und Nachteile einer Co-Leitung sind in Tabelle 8 zusammengefasst. Sie macht deutlich, dass den Chancen und Möglichkeiten, die mit einer Leitung der Gruppe durch zwei Therapeuten verbunden sind, auch Risiken und potenzielle Nachteile gegenüberstehen. Ob die Vor- oder die Nachteile überwiegen, hängt im Wesentlichen von der Aufgaben- und Rollenverteilung der beiden Leiter ab. In einer Befragung einer Zufallsstichprobe von Gruppentherapeuten in den USA zeigte sich, dass eine ausgewogene, wechselseitige Ergänzung von Fertigkeiten der beiden Leiter als die wichtigste Voraussetzung für eine erfolgreiche Zusammenarbeit eingeschätzt wurde (Roller & Nelson, 1993).

Die Rollen- und Aufgabenaufteilung dürfte zum einen von der Kompetenz und Erfahrung der beiden Leiter, deren Beziehung zueinander, ihrer Kommunikationsfähigkeit sowie der Art der Aufgabenteilung abhängen, wie sie durch das Therapieverfahren nahegelegt wird. Wenn ausgeprägte Erfahrungsunterschiede bestehen, ergibt sich eher eine „Mentor-Protegé Beziehung“ (Roller & Nelson, 2010, S. 87), die eine andere Aufgabenaufteilung erforderlich macht, als wenn zwei erfahrene Leiter zusammenarbeiten. Auch bedingen unterschiedliche Therapieverfahren unterschiedliche Arten der Co-Leitung. In psychodynamischen Gruppen muss u. a. den erweiterten Übertragungsangeboten besondere Rechnung getragen werden, in verhaltenstherapeutischen Gruppen dem Umstand, wer welche Aufgaben übernimmt. So plädiert Fiedler (1996) etwa dafür, dass in zieloffenen verhaltenstherapeutischen Gruppen ein Gruppenleiter die Arbeit mit dem ausgewählten Fokuspatienten übernimmt, der andere hingegen primär den Gruppenprozess bzw. die Gruppendynamik beobachtet und sich die beiden Leiter dann im Anschluss an die Gruppe über das Geschehen austauschen. In der nächsten Gruppensitzung können die Beobachtungen dann dazu genutzt werden, Hypothesen über die Teilnehmer und die Gruppendynamik zu generieren und in Abhängigkeit davon das weitere Vorgehen zu planen. In der Folgesitzung (oder auch im Verlauf einer Sitzung) ist dann ein Rollentausch möglich.

Tabelle 8: Vor- und Nachteile einer Gruppenleitung durch zwei Therapeuten.

Pro	Contra
Patienten fühlen sich durch die Anwesenheit von zwei Therapeuten besonders wertgeschätzt.	Erhöhter personeller und finanzieller Ressourcenverbrauch.
Den Patienten wird ein größerer Raum für die Ausbildung von Übertragungen geboten (z. B. ödipale Übertragungen).	Risiko von Rivalität, Status- und Machtkonflikten zwischen den Leitern.
Patienten profitieren von zwei Perspektiven/Meinungen.	Die Einschätzung des Gruppenprozesses und der Indikation möglicher Interventionen divergieren.
Die beiden Leiter fungieren als Modelle für adäquates Kommunikationsverhalten.	Unterschiedliche bis inkompatible Leitungsstile.
Co-Leitung kann supervisorisch genutzt werden.	Dysfunktionaler oder fehlender Austausch innerhalb (bzw. während) und nach der Gruppe.
Zwei Leiter nehmen mehr wahr als einer: Reduktion der „Informationsüberflutung", Wichtiges geht nicht verloren.	Spaltung der beiden Leiter in einen „guten" und „schlechten" Therapeuten durch die Gruppenteilnehmer.
Die Leiter können voneinander lernen.	Spaltung der Gruppe durch die Leiter, entsprechend deren Erleben, welche Teilnehmer ihnen näher stehen und welche nicht.
Die Aufgabeteilung bedingt Entlastung aufseiten der Gruppenleiter.	„Schlingerkurs" aufgrund unterschiedlicher Ziele und Vorgehensweisen, bedingt durch ein unterschiedliches Verständnis der Problematik oder unterschiedlicher Vorgehensweisen.
Eine Rollenaufteilung in Bezug auf bestimmte Aufgaben kann deren Effektivität verbessern.	Die Rollenaufteilung verwirrt die Gruppenmitglieder und trägt damit zu deren Verunsicherung bei.
Mögliche Krisensituationen im Therapieverlauf können besser bewältigt werden (z. B. wenn ein Patient aufgrund von erlebter Überforderung den Raum verlässt).	

Unter Umständen können die Beobachtungen des Co-Leiters auch im Verlauf der Gruppe thematisiert werden (beispielsweise durch einen dialogischen Austausch der beiden Leiter in Anwesenheit der Gruppen verbunden mit der Möglichkeit für die Teilnehmer, diesen anschließend selbst zu kommentieren). In Skillsgruppen der Dialektisch-Behavioralen Therapie nach Linehan (Linehan, 1993) ist es üblich, dass ein Leiter die Rolle des Lehrers übernimmt, der in stringenter Weise den „Lernstoff" vermittelt und damit Veränderung initiiert, wohingegen der Co-Leiter vor allem die Aufgabe hat, das Erleben der Teilnehmer zu validieren und damit die Seite der Akzeptanz zu stärken. Gelingt diese Aufgabenteilung, dann fungieren die beiden Leiter zugleich als ein Beziehungsmodell dafür, dass gegensätzliche Positionen nicht zwangsläufig in Widerspruch zueinander stehen müssen, sondern auch in dialektischer Weise ausbalanciert werden können.

Wie bereits erwähnt, fehlt es an Studien, die eine klare Einschätzung ermöglichen, ob der vermehrte Ressourcenaufwand durch zwei Gruppenleiter in Relation zu dessen Nutzen steht. Unabhängig davon zeigt die klinische Erfahrung jedoch, dass der Einsatz von zwei Gruppenleitern gerade für Gruppen mit psychisch schwer belasteten (oft stationär behandelten Patientengruppen) die Ressourcen der Therapeuten schont, für diese (meist) eine Entlastung darstellt und damit einem möglichen Burnout vorbeugt (Berner, 2010).

Merke:

Es liegen zu wenige Studien vor, die Aussagen darüber erlauben, wie sich die Leitung von Gruppen durch zwei Leiter auswirkt. Ein positiver Effekt ist vor allem dann zu erwarten, wenn die Aufgaben und Rollen der beiden Therapeuten geklärt sind und die Zusammenarbeit in synergistischer Weise erfolgt.

2.5.6 Sind erfahrene Gruppentherapeuten erfolgreicher als unerfahrene?

Metaanalysen, die den Einfluss von Therapeuten auf das Therapieergebnis zum Inhalt haben, belegen, dass im Mittel ca. 5 % (mit einer Schwankungsbreite von 3 % bis maximal 9 %) der Erfolgsvarianz auf den Therapeuten selbst zurückgeführt werden kann (Baldwin & Zac, 2013). In Anbetracht der Tatsache, dass der Effekte von Psychotherapie insgesamt (im Vergleich zu einer Warteliste-Kontrollgruppe) in den meisten Studien 20 % der Erfolgsvarianz ausmacht, erscheinen 5 % als durchaus substanziell.

Es ist plausibel, davon auszugehen, dass Unterschiede zwischen Gruppenleitern in Bezug auf ihre Erfahrung in Zusammenhang mit deren Effektivität stehen. Diese Frage dürfte gerade für stationäre und teilstationäre Einrichtungen zur Behandlung psychischer und psychosomatischer Erkrankungen von Bedeutung sein. Denn „es wird von vielen klinisch Tätigen beklagt, dass sie vor Abschluss irgendeiner einzel- oder gruppentherapeutischen Ausbildung in ihren Institutionen regelmäßig Gruppen leiten müssen …“ (Mattke & Strauß, 2012, S. 498).

Aktuell liegen jedoch nur eine Handvoll Studien vor, in denen der Frage nach den Auswirkungen von Erfahrungsunterschieden nachgegangen wurde (Dies 1994). In zwei dieser Studien (Thompson, Gallagehr, Nies & Epstein, 1983; Bright, Baker & Neimeyer, 1999) ließen sich keine substanziellen Unterschiede nachweisen. Allerdings erfolgte die Behandlung in beiden Fällen in Form von strukturierten, kognitiv-behavioralen Therapiemanualen und die Laien-Therapeuten wurden in der Durchführung der Manuale geschult und erhielten Supervision. In den anderen Studien wurden die Gruppen weniger strukturiert angelegt und eröffneten den Gruppenleitern somit einen gewissen Freiraum hinsichtlich ihres Vorgehens. In diesen Studien erwiesen sich die erfahrenen Gruppenleiter als erfolgreicher. Man kann deshalb mit einiger Wahrscheinlichkeit davon ausgehen, dass der Grad an gruppentherapeutischer Erfahrung einen Einfluss auf das Therapieergebnis hat, wenn die Gruppen weniger strukturiert und damit zugleich weniger standardisiert sind (Dies, 1994).

Merke:

Gruppentherapeutische Erfahrung wirkt sich vor allem bei der Leitung von weniger strukturierten Gruppen positiv auf. Durch Schulung und Supervision können auch unerfahrene Therapeuten manualisierte Gruppen erfolgreich leiten.

2.6 Patientenmerkmale

Die vierte Komponente des oben dargestellten Modells weist die Patientenmerkmale als eine weitere Einflussquelle der Therapieeffekte aus. In der Literatur (z. B. Piper, 1994) werden meist drei bis vier unterschiedliche Kategorien von Merkmalen unterschieden:

1. Die Art der Störung bzw. die formale Diagnose (nach DSM),
2. soziodemografische Merkmale und
3. stabile Persönlichkeitseigenschaften (Traits) oder variable Zustände (States).

Diese können sowohl direkt im Sinne eines Haupteffektes ihre Wirkung entfalten, häufiger jedoch indirekt in Form komplexer Wechselwirkungen zwischen den Patientenmerkmalen und den anderen Komponenten des Modells. So fand Piper (1994) in seinem Literaturüberblick, dass in 19 der 23 Studien (83 %), in denen solche Wechselwirkungen untersucht wurden, diese eine statistische Signifikanz erreichten.

2.6.1 Selektive Indikation – Welche Form der Gruppentherapie eignet sich für welche Störung?

Eng verbunden mit der Frage nach entsprechenden Effekten ist die Frage nach der Indikation: Welche Patienten profitieren von der Teilnahme an einer Gruppe und welche nicht? Ein „klinischer Konsens“ (Yalom, 2007, S. 266) scheint dahingehend zu bestehen, dass von einer Kontraindikation gegen *jede* Form der Gruppentherapie nur dann auszugehen ist, wenn eine persistierende hirnorganischen Schädigung, eine akute (oder chronifizierte) Psychose, ausgeprägt antisoziale und/oder paranoide Persönlichkeitszüge sowie eine Alkohol- oder Drogenabhängigkeit vorliegt (Yalom, 2007). Darüber hinaus lässt sich „die Frage der ‚Gruppenfähigkeit‘ von Patienten … konzeptübergreifend nicht einfach beantworten“ (Fiedler, 1996, S. 429), was wohl damit zusammenhängt, dass „fast alle Klienten (es gibt Ausnahmen) in irgendeine Gruppe passen“ (Yalom, 2007, S. 266).

Damit wird zugleich die Frage nach der selektiven Indikation aufgeworfen: Welche Form der Gruppentherapie ist für welche Störung bzw. Erkrankung oder Problemstellung die Richtige? Nach der Einschätzung von Yalom (2007), die auch von anderen Autoren geteilt wird (Eckert, 2010; Mattke & Strauß, 2012), wählen die meisten Kliniker die Patienten für eine Gruppentherapie nicht aus, „sondern treffen die Auswahl durch Ausschluss ungeeigneter Kandidaten“ (Yalom, 2007, S. 265). Leider fehlen empirische Studien, die Aussagen darüber erlauben, nach welchen Indikationskriterien Gruppentherapeuten ihre Gruppen zusammenstellen. Gerade in verhaltenstherapeutischen Kliniken, für die, „die Differenziertheit der Gruppenangebote … ein Qualitätsmerkmal“ darstellt (Zielke, 2010, S. 168), dürfte diese Einschätzung nicht zutreffen. Denn für störungs- und problemspezifische Gruppen ist laut Zielke (2010, S. 167) eine „punktgenau“ Indikationsstellung nicht nur möglich, sondern wird sogar als „nicht besonders schwierig“ eingeschätzt.

Gerade Patienten mit schweren psychischen Störungen profitieren in erheblichem Maße von störungsspezifischen Gruppen, denen gemeinsam ist, dass sie sowohl inhaltlich als auch vom Stil der Gruppenleitung auf die Problematik der Patienten hin ausgerichtet sind. Ein Beispiel hierfür sind die Therapieprogramme, die für Patienten mit schizophrenen Störungen entwickelt wurden und deren Effektivität als hinreichend dokumentiert gelten kann, wofür auch die inzwischen vorliegenden Ergebnisse von Metaanalysen sprechen (Vauth, 2012).

Auch in Bezug auf die Therapie schwerer Persönlichkeitsstörungen sind störungsspezifische manualisierte Programme in der Regel den unspezifischen gruppentherapeutischen Behandlungsverfahren überlegen (Bolm, 2012). Ein Beispiel für die Therapie der Borderline-Persönlichkeitsstörung aus der Domäne der Verhaltenstherapie stellt die Dialektisch-Beahviorale Therapie nach Linehan (Linehan, 1993) dar. Die mentalisierungsbasierte Therapie (MBT) nach Bateman und Fonagy (2006) stellt ein störungsspezifisch-psychodynamisches Behandlungsprogramm dar, das konsequent die Eigenarten und Defizite dieser Patientengruppen berücksichtigt und bezüglich seiner Inhalte und Interventionstechniken auf diese abgestimmt ist (Bolm, 2012).

Die Entwicklung der genannten Therapieformen macht deutlich, dass psychisch schwerer gestörte Patientengruppen eine für sie „maßgeschneiderte" Form der Gruppentherapie benötigen, um von dieser profitieren zu können. Entsprechend liegt für diese Patientengruppen auch keine Kontraindikation für die Teilnahme an einer Gruppentherapie vor, sehr wohl besteht jedoch die Notwendigkeit einer differenziellen Indikation. Sollte es einer Institution oder einem Therapeuten nicht möglich sein, eine solche Gruppe anzubieten (z. B. weil eine heterogene Patientenpopulation zu versorgen ist), dann sollte sich zumindest das Leiterverhalten an der Störungsdynamik orientieren und darauf geachtet werden, dass keiner negativen Gruppendynamik Vorschub geleistet wird. Als zweitbeste Lösung kann durch eine solch adaptive Indikation eine produktive Gruppenteilnahme oft dennoch ermöglicht werden (frei nach dem Motto: *Wenn ich keine passende Gruppe für Sie habe, dann mache ich die Gruppe passend für Sie!*). Eine selektive bzw. adaptive Indikationsstellung ist auch deshalb so bedeutsam, weil „schwierige" Patienten, deren Störung einen hohen Chronifizierungsgrad aufweist, die unter einer Persönlichkeitsstörung und/oder einem geringen psychosozialen Funktionsniveau leiden, ganz allgemein weniger von Psychotherapie profitieren als weniger beeinträchtigte Patienten (Piper, 1994; Yalom, 2007).

Merke:

Es gibt nur wenige Patientenmerkmale, die gegen die Teilnahme an einer Gruppentherapie sprechen. Allerdings sollte bei schwerer beeinträchtigen Patienten eine selektive Indikation für eine möglichst „maßgeschneiderte" Therapie erfolgen oder, falls diese nicht möglich ist, sollte das therapeutische Vorgehen an die Störungsdynamik adaptiert werden.

2.6.2 Einfluss von soziodemografischen und Persönlichkeitseigenschaften

Während sich die Art der Störung also in ausgeprägter Weise auf den Therapieerfolg auswirkt, ergibt sich für die Patientenmerkmale der beiden anderen Kategorien (soziodemografische und Persönlichkeitseigenschaften) ein anderes Bild. In dem erwähnten Literaturüberblick bezog Piper (1994) 83 Studien ein, die Aussagen über den potenziellen Einfluss dieser Variablen ermöglichten. Der direkte Einfluss der soziodemografischen Variablen Alter, Geschlecht, Familien- und Bildungsstand, beruflicher und sozialer Status erwies sich in den meisten Studien als nicht signifikant. Entsprechend fasst Piper seine Ergebnisse dahingehend zusammen, dass nur eine schwache Evidenz für einen direkten Einfluss dieser Variablen vorliegt. Einzig bezüglich des Alters ergaben vier Studien mit depressiven Patienten, dass ältere Patienten schlechtere Therapieergebnisse erzielten, als es bei den jüngeren der Fall war. In Hinblick auf die Zusammensetzung von Gruppen durch Männer und Frauen und deren Auswirkungen auf den Therapieerfolg ergaben sich ebenfalls unterschiedliche Ergebnisse. In einigen Studien erwiesen sich homogene Frauen- bzw. Männergruppen gegenüber gemischtgeschlechtlichen Gruppen als effektiver, in anderen Studien war das Gegenteil der Fall (Burlingame et al., 2013; Piper, 2010). Es liegt nahe, davon auszugehen, dass weitere Patientenmerkmale die Inhalte der Gruppe und deren Strukturierungsgrad den Zusammenhang der Gruppenzusammensetzung (homogen vs. heterogen in Bezug auf das Geschlecht) moderieren. Sexuell traumatisierte Frauen dürften von einer reinen Frauengruppe mehr profitieren, wohingegen ein heterogen zusammengesetztes Selbstsicherheitstraining effektiver sein dürfte als ein homogenes.

Für stabile Persönlichkeitseigenschaften wie Extraversion, emotionale Labilität, Ich-Stärke usw. ergaben sich in einigen Studien Hinweise, dass diese mit dem Therapieergebnis in Zusammenhang stehen. So konnte in einigen Studien gezeigt werden, dass Patienten, die durch ein hohes Maß an Neurotizismus gekennzeichnet sind (gemessen durch den NEO-FFI), in Gruppentherapien eher schlecht abschneiden. Umgekehrt scheinen Gruppenteilnehmer, die durch ein hohes Maß an Extraversion und Gewissenhaftigkeit gekennzeichnet sind, in erheblichem Maße von Gruppentherapie zu profitieren (Ogrodniczuk, Piper & Joyce, 2004). Einschränkend muss jedoch bemerkt werden, dass entsprechende Studien nur selten repliziert wurden und die Befundlage insgesamt zu inkonsistent ist, um eindeutige Aussagen zu ermöglichen (Piper, 1994).

Intelligenz scheint sich hingegen nicht auf das Therapieergebnis auszuwirken (Eckert, 2010; Piper, 1994).

Von stabilen Persönlichkeitsmerkmalen scheinen vor allem die (1) Psychologische Reflexionsfähigkeit („Psychological mindedness“), (2) die Qualität der Objektbeziehung und (3) der Bindungsstil mit dem Therapieergebnis in Zusammenhang zu stehen. Für alle drei Merkmale konnte gezeigt werden, dass diese sich sowohl direkt als auch indirekt auf das Therapieergebnis auswirken. So brechen Patienten, die durch eine geringe psychologische Reflexionsfähigkeit gekennzeichnet sind, Gruppentherapien häufiger ab (Piper, 1994). Was die Qualität der Objektbeziehungen betrifft, so wird diese als ein „Kontinuum von primitiven bis hin zu reifen Beziehungsmustern“ aufgefasst und stellt damit eine Operationalisierung des psychodynamischen Konzeptes der internalisierten Objektrepräsentanzen dar (Piper, 2010, S. 52). In einer Gruppentherapie zur Behandlung der pathologischen Trauerreaktion korrelierte diese Skala positiv mit dem Therapieergebnis (Piper, McCallum & Joyce, 2001), in anderen Studien wurde dieser Zusammenhang durch andere Variablen (z. B. die Art der Gruppentherapie) moderiert (Burlingame et al., 2004). In einigen, jedoch nicht allen zu diesem Thema durchgeführte Studien konnte auch ein Zusammenhang von Bindungsstil und Therapieergebnis nachgewiesen werden (zusammenfassend Strauß, 2012). Auch hier ergaben sich in einigen Studien aufschlussreiche Wechselwirkungen; z. B. profitieren unsicher vermeidend gebundene Patienten weniger von einer psychodynamischen Gruppenbehandlung, als es bei den unsicher ambivalent gebundenen Patienten der Fall war (Sachse & Strauß, 2002).

Die Ergebnisse dieser Studien machen deutlich, dass Konzepte, die sich auf den Bindungsstil bzw. die Repräsentation von Interaktionspartnern und Beziehungsmustern beziehen, am ehesten Aussagen darüber ermöglichen, welche Patienten von Gruppentherapie profitieren und gegebenenfalls auch, welche Art von Gruppentherapie ihrem Bindungsmuster entgegenkommt. Allerdings liegen bisher noch zu wenige Studien zu diesem Thema vor und in den durchgeführten Studien wurden meist psychodynamische Gruppen untersucht, sodass eine Generalisierung der Ergebnisse auf andere Gruppenkonzepte nur eingeschränkt möglich ist.

Merke:

Nur in wenigen Studien konnte ein Zusammenhang von soziodemografischen oder Persönlichkeitsmerkmalen und dem Therapieergebnis für Gruppentherapien nachgewiesen werden. Für weitere Persönlichkeitsmerkmale, wie etwa die Qualität der Objektbeziehungen, liegen zwar positive Befunde vor, jedoch beziehen sich diese vor allem auf psychodynamische Gruppentherapien und können daher nicht generalisiert werden.

Im Gegensatz zu den stabilen Persönlichkeitsmerkmalen beeinflussen variable und damit zugleich auch leichter beeinflussbare Zustandsfaktoren („States“) den Therapieverlauf und das Therapieergebnis in erheblichem Maße. In Tabelle 9 sind die in der Literatur genannten Merkmale zusammenfassend aufgeführt (Eckert, 2010; Mattke & Strauß, 2012; Piper, 1994, 2010). Gemeinsam ist den aufgeführten Merkmalen, dass sie einen erheblichen Einfluss auf das Geschehen in der Gruppe haben und (zumindest teilweise) auch therapeutisch beeinflusst werden können. Durch den Aufbau von Motivation für die Gruppentherapie und der Induktion einer positiven Erwartungshalten, der Exploration und Relativierung gruppenbezogener Ängste sowie der Informationsvermittlung können die genannten Merkmale bereits vor Beginn der Gruppentherapie systematisch beeinflusst und damit die Wahrscheinlichkeit für ein positiven Behandlungsverlauf erhöht werden (vgl. auch folgenden Abschnitt).

Tabelle 9: Variable Patientenmerkmale, die das Therapiegeschehen beeinflussen

Zustandsfaktor	Art des Einflusses
Motivation für die Gruppentherapie	Fehlende Motivation wirkt sich negativ auf das Therapieergebnis aus. Therapieabbrüche treten gehäuft auf.
Erwartungen	Eine positive Erwartung bezüglich des Nutzens von Gruppentherapie erhöht die Wahrscheinlichkeit für ein positives Therapieergebnis.
Gruppenbezogene Ängste: – Negative Vorerfahrungen mit Gruppen (z. B. in der Schule, beim Sport usw.) – Schamängste bzw. Angst, in der Gruppe bloßgestellt zu werden – Angst vor Kontrollverlust in der Gruppe – Befürchtungen vor „emotionaler Infektion“ (Eckert, 2010, S. 46) bzw. Überforderung angesichts des Leides der anderen Gruppenteilnehmer	Gruppenbezogene Ängste gehen mit verminderter Bereitschaft zur Selbstoffenbarung, dem erhöhten Risiko eines Therapieabbruchs und einem schlechteren Therapieergebnis einher.
Informationsstand in Bezug auf die Gruppentherapie	Fehlende oder falsche Informationen über die Inhalte und den Ablauf von Gruppentherapien erhöhen die Unsicherheit und das Risiko, im Verlauf der Gruppe negative Erfahrungen zu machen.

Abschließend ist hervorzuheben, dass der Indikationsstellung gerade für Gruppentherapien eine herausragende Bedeutung zukommt. Denn Therapieabbrüche treten in diesen deutlich häufiger auf, als es in Einzeltherapien der Fall ist, und werden mit 20 bis 50 % beziffert (Mattke & Strauß, 2012; Yalom, 2007). Anders als in der Einzeltherapie sind in einer Gruppentherapie immer auch die anderen Gruppenteilnehmer von dem Abbruch betroffen. Der Therapieabbruch eines Gruppenteilnehmers zieht nicht selten Abbrüche anderer Teilnehmer nach sich und führt damit (zumindest temporär) zu einer Demoralisierung der verbleibenden Gruppenteilnehmer oder kann bei diesen Schuldgefühle, verbunden mit Gefühlen der Hilflosigkeit und des Versagens, auslösen. In dieser schwierigen Situation ist der Gruppenleiter in hohem Maße gefragt und sollte darauf hinwirken, die Gruppe darin zu unterstützen, den Therapieabbruch so konstruktiv wie möglich aufzuarbeiten (zum praktischen Vorgehen vgl. Kap. 9).

Fazit:

Zusammenfassend lässt sich festhalten, dass die formale Diagnose, der Bindungsstil bzw. dessen kognitive Repräsentation und variable, zustandsabhängige Persönlichkeitsmerkmale sowohl den Therapieprozess als auch das Therapieergebnis sowohl direkt als auch indirekt in Form von komplexen Wechselwirkungen mit anderen Faktoren beeinflussen. Obgleich eine ganze Reihe von Studien zu dieser Thematik durchgeführt wurde, sind deren Ergebnisse zu widersprüchlich, als dass sich daraus eindeutige Empfehlung für die Indikationsstellung oder der Auswahl von Patienten ableiten ließen. Generelle Kontraindikation gegen Gruppentherapie gibt es nur wenige, allerdings ist bei schweren psychischen Störungen (z. B. schizophrenen Störungen) ein differenzielle Indikationsstellung (oder, falls diese nicht möglich ist, zumindest eine adaptive) erforderlich. Zustandsabhängige Merkmale wie beispielsweise die (Gruppen-) Therapiemotivation oder die Erwartungshaltung sollten vor Beginn der Behandlung geklärt und, falls erforderlich, in eine konstruktive, therapieförderliche Richtung modifiziert werden.

2.7 Struktur und Setting

Unter dieser Komponente werden Merkmale der behandelnden Institution, des Settings und der formalen Struktur einer Gruppe subsumiert. In einer systemtheoretischen Analogie definieren Burlingame et al. (2013) diese Merkmale auch als die Anatomie der Gruppe, wohingegen die oben beschriebenen Kleingruppenprozesse als Physiologie der Gruppe konzeptualisiert werden. Die „anatomischen“ Merkmale beinhalten die Gruppengröße, die Zusammensetzung der Gruppe, ihre Dauer und Frequenz, des Weiteren, ob es sich um eine offene oder geschlossene Gruppe handelt. Auch der Umstand, ob parallel zur Gruppentherapie auch eine Einzeltherapie und/oder weitere Therapien durchgeführt werden, sowie Einflüsse des Settings (stationär, teilstationär oder ambulant) werden dazugerechnet. Im Folgenden soll auf die in Tabelle 10 zusammengefasste Punkte und deren Bedeutung näher eingegangen werden.

Tabelle 10: Struktur- und Settingmerkmale einer Gruppentherapie

Gruppengröße	Klein- vs. Großgruppen
Zusammensetzung der Gruppe	Homogen vs. heterogen in Bezug auf behandlungsrelevante Merkmale
Stabilität der Gruppenzusammensetzung	Offen, halboffen oder geschlossene Gruppen
Dauer der Gruppe	Kurz- vs. Langzeitgruppen

Tabelle 10: Fortsetzung

Sitzungsfrequenz	Mehrmals pro Woche, wöchentlich oder größere Abstände
Status der Gruppentherapie	Alleinige Therapieform, Kombination mit Einzeltherapie, Gruppe als Komponente eines multimodalen Therapieprogrammes
Art der Vorbereitung auf die Gruppentherapie und das Verfahren	Unterschiedlich intensive Arten der Vorbereitung, entweder mono- oder multimodal
Umgebung/Setting	Architektonische und Ausstattungsmerkmale, Örtlichkeit, Umgebungsvariablen

2.7.1 Die Gruppengröße

In Bezug auf die Gruppengröße unterscheidet König (2012, S. 23) *Kleingruppen* (5 bis 12 Mitglieder), *Mediangruppen* (12 bis 24 Mitglieder) und *Großgruppen* (mehr als 25 Mitglieder). Diese und analoge Einteilungen gehen auf Erfahrungswerte zurück, da kaum empirische Studien vorliegen, in denen der Effekt unterschiedlicher Gruppengrößen im klinischen Setting systematisch variiert wurde. Wie bereits dargestellt, ist ein zentrales Merkmal von Kleingruppen, dass diese allen ihrer Mitglieder die Möglichkeit bietet, miteinander zu interagieren, sodass sich jeder mit jedem austauschen kann. Dies bedeutet, dass anstehende Themen durch Beiträge aller Gruppenmitglieder therapeutisch bearbeitet werden können, ohne dass hierdurch der Kommunikationsprozess zusammenbrechen würde. Dies setzt allerdings auch schon bei Kleingruppen eine entsprechende Kommunikations- bzw. Interaktionskultur voraus.

Francis, Clarkin und Morachi (1980) konnten in ihrer Studie zeigen, dass die Interaktion von Gruppenteilnehmern stationärer Therapiegruppen deutlich abnahm, wenn die Gruppengröße bei mehr als neun Patienten lag. Eine noch stärkere Abnahme zeigte sich in Gruppen mit mehr als 17 Gruppenmitgliedern. Eine Gruppengröße von 12 dürfte deshalb eine Maximalgröße darstellen, wobei diese Gruppengröße gerade psychisch schwerer gestörte Patienten überfordern dürfte. Entsprechend kommen sowohl Yalom (2007) als auch Fiedler (2005) zu der Einschätzung, dass eine Gruppengröße von sieben bis acht Patienten für eine intensive und persönliche Gruppenarbeit eine ideale bzw. sinnvolle Gruppengröße darstellt. Damit ist zugleich der Umstand angesprochen, dass Aussagen bezüglich der optimalen Gruppengröße immer auch mit den Störungsbildern der Gruppenmitglieder und der Art des Therapieverfahrens in Relation zu setzen sind. Die optimale Gruppengröße stellt demnach weniger eine absolute als eher eine relative Größe dar. So sollten psychisch schwerer gestörte Patienten eher in kleineren Gruppen behandelt werden als leichter gestörte (Fiedler, 2005). Bezüglich der Art des Therapieverfahrens können an psychoedukativ angelegten Therapiegruppen sicher auch mehr Patienten teilnehmen als an interaktionell-psychodynamischen oder zieloffenen VT-Gruppen.

Grenzen bezüglich der Mitgliederzahl existieren jedoch nicht nur nach oben, sondern auch unten. So gilt es, eine Teilnehmerzahl von weniger als vier zu vermeiden. Denn bei dieser Gruppengröße erhöht sich nicht nur der subjektiv erlebte Zwang für den Einzelnen, sich zu öffnen, sondern es mangelt meist auch an Gruppendynamik und interpersoneller Stimulation, den Faktoren also, die für die Effektivität der Gruppentherapie essenziell sind (vgl. Abb. 1, S. 36). Allerdings lassen sich solche „Kleinstgruppen“ gut dazu nutzen, störungsrelevantes Wissen in ökonomischer Weise zu vermitteln. Übersteigt die Gruppengrößen hingegen einen kritischen Wert, so nimmt die Bereitschaft zur Selbstöffnung und zur aktiven Mitarbeit ab, wohingegen soziale Ängste und Schamängste zunehmen. Da ein wechselseitiger Austausch der Gruppenmitglieder in der Großgruppe nicht mehr möglich ist, kommt es zudem zur Bildung von Subgruppen und im Extremfall zur „Lagerbildung“. Eine konstruktive Gruppentherapie ist deshalb nur noch in Form von Patientenschulungen mit Vortragscharakter, eventuell in Kombination mit didaktisch konzipierten Kleingruppenarbeiten oder in Form angeleiteter Übungen (z. B. progressive Muskelentspannung nach Jacobson oder Achtsamkeitsmeditation) möglich bzw. sinnvoll. Die Arbeit in und mit größeren Gruppen (> 15 Mitgliedern) hat daher zwangsläufig eher *pädagogischen* (im Sinne von psychoedukativ oder übend) als *psychotherapeutischen* Charakter. Dies bedeutet jedoch nicht, eine adäquate Indikationsstellung vorausgesetzt, dass solche Gruppen nicht sinnvoll oder gar ineffektiv sind (Fiedler, 2005).

Merke:

Die ideale Größe von Therapiegruppen liegt bei 7 bis 9 Teilnehmern, da dann ein optimales Maß an wechselseitiger Interaktion möglich ist. Gruppen mit deutlich mehr (> 13) oder deutlich weniger Teilnehmern (< 5) sollten hingegen eher psychoedukativ angelegt sein.

2.7.2 Die Zusammensetzung der Gruppe

Bezüglich der Zusammensetzung der Gruppe lassen sich homogene von heterogen zusammengestellten Gruppen unterschieden, wobei sich die Homogenität auf ein- oder mehrere Merkmale der Gruppenmitglieder beziehen kann. Gruppenhomogenität stellt damit ein multidimensionales Konzept dar, das die Dimensionen (1) Symptomatik, (2) Problembereiche, (3) psychisches Funktionsniveau und (4) personenspezifische und soziodemografische Merkmale einschließt (vgl. auch Tschuschke, 2010b; Yalom, 2007). Unter dem psychischen Funktionsniveau werden von psychodynamischen Autoren vor allem Konzepte subsumiert, die sich auf die Art und Weise beziehen, wie andere Personen wahrgenommen werden und welche Konsequenzen sich daraus für die Beziehungsgestaltung ergeben. Beispiele hierfür sind der bereits erwähnte Bindungsstil oder die Qualität der Objektbeziehung, die von reif bis primitiv reicht (Piper et al., 2001).

In der Literatur wird übereinstimmend davon ausgegangen, dass sich Mitglieder homogener Gruppen schnell zusammenfinden, sich gegenseitig in hohem Maße unterstützen, Konflikte eher selten auftreten und sich relativ schnell ein hohes Maß an Gruppenkohäsion einstellt, sodass sich die Gruppe zügig der Bearbeitung therapeutischer relevanter Themen zuwenden kann. Homogene Gruppen beschäftigen sich demnach weniger mit sich selbst und wenden sich stattdessen relativ schnell der therapeutischen Arbeit zu. Yalom (2007) gelangt deshalb zu folgender Einschätzung: „Angesichts unseres aktuellen Wissensstandes empfehle ich deshalb, bei der Zusammenstellung von Therapiegruppen Kohäsivität als Hauptkriterium zu benutzen“ (S. 314).

Als kritisch wird hingegen der Umstand bewertet, dass homogene Gruppen ihren Mitgliedern „keine neuen Anregungen“ (Tschuschke, 2010c, S. 151) mehr bieten, wohingegen heterogene Gruppen ihren Mitgliedern „maximale Lernmöglichkeiten“ (Yalom, 2007, S. 312) ermöglichen. Ein Konsens scheint dahingehend zu bestehen, Gruppendauer und Gruppenhomogenität aufeinander abzustimmen: Je kürzer die Gruppe, desto homogener sollte sie zusammengestellt sein (Fiedler, 2005; Tschuschke, 2010b; Yalom, 2007).

Inwieweit sich die Zusammensetzung einer Gruppe tatsächlich auf den Therapieerfolg auswirkt, war Gegenstand einer Fülle von empirischen Studien. In der Mehrzahl dieser Studien konnte gezeigt werden, dass die Zusammensetzung der Gruppe in Bezug auf die Homogenität oder Heterogenität relevanter Patientenmerkmale einen substanziellen Einfluss auf das Therapieergebnis hatte. Allerdings sind die Ergebnisse bezüglich der Richtung dieses Zusammenhangs widersprüchlich. So ergab die Metaanalyse von Ang und Hughes (2001), dass soziale Kompetenzgruppen, an denen antisoziale Jugendliche teilnahmen, dann zu besseren Resultaten führten, wenn an diesen sowohl prosoziale als auch antisoziale Jugendliche teilnahmen (heterogene Zusammensetzung). Auch in der Metaanalyse von Burlingame, Fuhriman und Mosier (2003) zeigte sich, dass gemischtgeschlechtliche Gruppen verglichen mit gleichgeschlechtlichen bessere Therapieergebnissen erzielten ($d = 0.66$ vs. 0.40; ES für den Vergleich von Therapie- zu Wartelistekontrollgruppen).

In einigen Studien konnte jedoch gezeigt werden, dass Männer eher von gemischtgeschlechtlichen Gruppen profitieren, wohingegen Frauen sich durch die Anwesenheit von Männern stärker verunsichert fühlen, sich deshalb mehr zurücknehmen und infolge dessen von der Gruppentherapie insgesamt weniger profitieren. Auch bei der Gruppentherapie spezifischer Problembereiche oder Störungsbilder (z. B. von sexuellem Missbrauch in der Kindheit oder Essstörungen) sind Frauengruppen gemischtgeschlechtlichen Gruppen vorzuziehen (vgl. Hobbs, Birtchnall, Harte & Lacey, 1989). Auch ergab die Metaanalyse von Burlingame et al. (2003), dass in Bezug auf den Problembereich, der in der Gruppentherapie bearbeitet wurde, homogene Gruppen effektiver waren als heterogene Gruppen ($d = 0.56$ vs. 0.25 ES für Vergleich von Therapie- zu Wartelistekontrollgruppen).

Die inkonsistente Befundlage lässt demnach keine eindeutigen Empfehlungen hinsichtlich der optimalen Zusammenstellung einer Therapiegruppe zu. Stattdessen legen die Ergebnisse der Literatur sowohl Empfehlungen in Richtung homogener als auch heterogener Gruppen nahe.

Die Frage, welche Dimensionen bei der Zusammenstellung einer Therapiegruppe von Bedeutung sind, lässt sich offenbar nicht unabhängig von den Zielen der potenziellen Gruppenmitglieder, dem Therapieverfahren und der Therapiedauer beantworten. Ganz allgemein ist eine homogene Zusammenstellung einer Gruppe immer dann sinnvoll, wenn eine Minimierung gruppendynamischer Prozesse gewünscht ist. In Bezug auf die Dimensionen, entlang derer die Homogenisierung erfolgen sollte, sind deshalb diejenigen auszuwählen, die diesen Zweck erfüllen. Bei der Durchführung einer störungsspezifischen VT-Gruppe wäre beispielsweise darauf zu achten, dass alle Gruppenmitglieder die gleiche Störung aufweisen, wohingegen die anderen Dimensionen (z. B. Alter oder Geschlecht) als weniger bedeutsam einzuschätzen sind. Soll hingegen eine problemorientierte Gruppe angeboten werden, beispielsweise eine Stressbewältigungsgruppe, dann wäre eine Homogenisierung bezüglich der Stressoren sinnvoll, denen die Gruppenmitglieder typischerweise ausgesetzt sind. So sind beispielsweise Lehrer ganz anderen Stressoren ausgesetzt als Polizeibeamte, weshalb sie in unterschiedlich konzipierten Stressbewältigungsgruppen behandelt werden sollten.

Im Gegensatz hierzu kann eine heterogene Zusammenstellung einer Gruppe immer dann sinnvoll sein, wenn ein höheres Maß an Gruppendynamik erwünscht ist (etwa in psychodynamische Langzeitgruppen, vgl. Tschuschke, 2010b) oder der Erwerb spezifischer Fertigkeiten oder das Erarbeiten individueller Möglichkeiten der Problembewältigung hierdurch gefördert wird (dies ist typischerweise in zieloffenen VT-Gruppen der Fall; vgl. Fiedler, 2005). Mitglieder eines Gruppentrainings sozialer Kompetenzen können möglicherweise mehr von dem Training profitieren, wenn aggressive und selbstunsichere Personen (Hinsch & Pfingsten, 2002) gleichermaßen daran teilnehmen, da hierdurch die Rollenspiele an

Lebendigkeit gewinnen und wechselseitiges Modelllernen erleichtert wird. Hiervon abgesehen sollten Gruppen, und zwar unabhängig von der Art des Therapieverfahrens, die auf weniger als 10 bis 12 Sitzungen hin angelegt sind, generell in Hinblick auf die Merkmale *Symptomatik, Problembereich* und *Funktionsniveau* möglichst homogen zusammengestellt sein.

Personenspezifische (z. B. dominant vs. submissiv) oder soziodemografische Merkmale (z. B. das Geschlecht) spielen für die Zusammenstellung der Gruppen hingegen nur in Ausnahmefällen eine Rolle (z. B. bei der Therapie von sexuellem Missbrauch in der Kindheit; vgl. Knott, 2006). In begründeten Fällen kann auch eine heterogen Zusammenstellung der Gruppe von Nutzen sein und zwar immer dann, wenn die Unterschiede zwischen den Gruppenmitgliedern den Therapieprozess günstig beeinflussen (z. B. bezüglich der Neigung zur Intellektualisierung versus Emotionalität oder verbaler Aktivität versus Passivität (Mattke & Strauß, 2012).

Obgleich die geplante Zusammenstellung einer Therapiegruppe eine wünschenswerte Maßnahme zur Verbesserung der Effektivität von Gruppentherapie darstellt, dürfte jedoch weder der sich entwickelnde gruppendynamische Prozess noch das Therapieergebnis ausschließlich durch die Zusammenstellung der Gruppe determiniert sein. Viele andere Einflussfaktoren kommen hinzu und bedingen einander (Yalom, 2007). Auch dürfte in den meisten Fällen des therapeutischen Alltags eine systematische Zusammenstellung von Therapiegruppen nur schwer zu realisieren sein. Der in stationären und teilstationären Bereichen bestehende Druck, Patienten möglichst schnell (auch) eine Gruppentherapie anzubieten und organisatorische Schwierigkeiten (z. B. unterschiedliche Aufenthaltsdauern der Patienten, heterogene Störungsbilder usw.) erlauben meist weder eine selektive (Auswahl von Patienten für eine bestimmte Art von Gruppe) noch eine differenzielle Indikation (Zuteilung von Patienten zu spezifischen, auf sie zugeschnittene Gruppen). Stattdessen gilt es, das gruppentherapeutische Handeln im Sinne einer adaptiven Indikation auf die Gruppe abzustimmen, die man vorfindet.

Merke:

Homogen zusammengestellte Therapiegruppen sind häufig, jedoch nicht immer effektiver als heterogene Gruppen. Homogenität minimiert gruppendynamische Prozesse, Heterogenität eröffnet hingegen mehr Lernmöglichkeiten (z. B. durch Modelllernen) und kann dazu beitragen, markante Patientenmerkmale auszubalancieren (z. B. Intellektualisierung vs. Emotionalität).

2.7.3 Die Stabilität der Gruppenzusammensetzung

In Bezug auf die Zusammenstellung einer Therapiegruppe gilt es auch zu berücksichtigen, wie stabil diese ist. Generell scheinen vor allem im ambulanten Setting die Abbruchraten von gruppentherapeutisch behandelten Patienten höher zu sein, als es bei den einzeltherapeutisch behandelten der Fall ist (Yalom, 2007). Für eine Therapiegruppe stellt die Aufnahme neuer bzw. der Austausch von Gruppenmitgliedern meist eine Belastung dar, die sich negativ auf die Qualität der instrumentellen Gruppenbedingungen auswirkt. Dieser Effekt fällt umso stärker aus, je kleiner die Gruppe ist und das Ausscheiden von Gruppenmitgliedern das Resultat eines Konfliktes oder anderer dysfunktionaler Prozesse innerhalb der Gruppe darstellt. In solch einem Fall kann der Therapieabbruch eines Gruppenmitgliedes eine Modellwirkung entfalten, die in letzter Konsequenz das Fortbestehen der Gruppe insgesamt infrage stellt. Allerdings kann sich das Gruppenklima auch verbessern, wenn Mitglieder die Gruppe verlassen, die durch ihr (z. B. aggressiv-feindseliges) Verhalten die Arbeit der Gruppe behindert haben.

Im Hinblick auf ihre Stabilität der Zusammensetzung von Gruppen werden in der Literatur drei unterschiedliche Formate beschrieben: geschlossene, halboffene und offene Gruppen (Tschuschke, 2010c, 2010d):

- *Geschlossene* Gruppen sind dadurch charakterisiert, dass alle Gruppenmitglieder die Gruppe sowohl gemeinsam beginnen als auch (idealerweise) gemeinsam beenden. Scheiden Patienten aus der Gruppe aus, so werden keine neuen aufgenommen.
- Im Verlauf *halboffener* Gruppen (Slow-open-Gruppen) scheiden hingegen immer wieder einige Gruppenmitglieder aus, die durch neue Mitglieder ersetzet werden. Auf diese Weise entsteht sozusagen eine nie endende Gruppe. In der ambulanten Versorgung und in vielen stationären Einrichtungen wird dieses Gruppenformat bevorzugt angeboten, da es den Vorteil bietet, die vorhandenen therapeutischen Ressourcen optimal zu nutzen: die vorhandenen Gruppenplätze sind immer besetzt und die Wartezeiten auf ein Gruppentherapie werde auf ein Minimum reduziert (vgl. Fiedler, 2005; Tschuschke, 2010c; Yalom, 2007).
- In *offenen* Gruppen können Patienten in jeder Sitzung entscheiden, ob sie an der Gruppe teilnehmen wollen oder nicht. Dies bedeutet im Extremfall, dass sich in jeder Sitzung eine andere Gruppenkonstellation und eine andere Gruppengröße ergeben können, was eine ungünstige Soziodynamik zur Folge hat. Aus diesem Grund ist eine intensive gruppentherapeutische Arbeit in solchen Gruppen weder möglich noch erwünscht. Offene Gruppen stellen ein niederschwelliges therapeutisches Angebot für psychisch schwer beeinträchtigte Patienten dar, die von einem konstant-verlässlichen Versorgungsangebot profitieren, das sie jedoch weder durch eine intensive therapeutische Arbeit, noch durch eine verbindliche Teilnahmeverpflichtung überfordert.

In der Literatur wird meist die Ansicht vertreten, dass geschlossene Gruppen ein effektiveres therapeutisches Arbeiten ermöglichen und deshalb das bevorzugte Format der Gruppentherapie sein sollten. Diese gilt umso mehr, je kürzer die Gruppe dauert (Mattke & Schreiber-Willnow, 2004; Tschuschke, 2010c). Die

Durchführung halboffener Gruppen wird deshalb vor allem als ein Kompromiss angesichts ökonomischer (frei werdende Gruppenplätze werden nicht „verschenkt“) und organisatorischer Zwänge (rasche Teilnahme an einer Gruppe) einerseits und therapeutischer Qualität andererseits angesehen (Yalom, 2007). Hingegen wird selten die Auffassung vertreten, dass in dem Wechsel von Gruppenmitgliedern auch Möglichkeiten und Chancen liegen, die sich therapeutisch nutzen lassen. Leider wurden bisher kaum empirische Studien durchgeführt, die sich mit dem direkten Vergleich der beiden Gruppenformate beschäftigen (Mattke & Schreiber-Willnow, 2002). In einer der wenigen hierzu vorliegenden Studien wurden unter anderem N = 45 Patienten einer psychosomatischen Klinik entweder in einer geschlossenen oder einer halboffenen analytischen Gruppe behandelt (Mattke & Schreiber-Willnow, 2002). Die Gruppengröße lag in der geschlossenen Gruppe bei acht Teilnehmern, in der halboffenen Gruppe variiert die Größe leicht. Es fanden drei wöchentliche Gruppensitzungen über einen Zeitraum von 78,4 (geschlossene Gruppe) bzw. 96,2 (halboffene Gruppe) Tagen statt, was bedeutet, dass die Gruppenmitglieder in beiden Gruppen an mindestens 33 Sitzungen teilnahmen. Die statistischen Auswertung ergab weder einen Unterschied der beiden Gruppen in Bezug auf den Therapieerfolg, noch auf die erhobenen Wirkfaktoren Kohäsion, interpersonelles Lernen und Einsicht. Allerdings war die Behandlungsdauer der Patienten in den halboffenen Gruppen länger, was jedoch auch dadurch begründet war, dass die Gesamtbehandlungsdauer in der geschlossenen Gruppe vorab festgelegt worden war. Auch Eichhorn (1988, zit. nach Tschuschke, 2010c) konnte in seiner Studie keinen Unterschied in Hinblick auf die Effektivität zwischen halboffenen und geschlossenen Gruppen nachweisen.

Auch wenn die vorliegenden Studien methodische Schwächen aufweisen (kleine Fallzahlen, Beschränkung der Dauer bei der geschlossenen nicht aber bei der halboffenen Gruppe) und sie in ihrer Generalisierbarkeit eingeschränkt sind (stationär behandelte Patienten, die an einem multimodalen Therapieprogramm teilnahmen), können sie dennoch als ein Beleg dafür gelten, dass halboffene Gruppen nicht per se weniger effektiv sind als geschlossene.

Merke:

Eine ausreichende Therapiedauer vorausgesetzt, sind halboffene Therapiegruppen nicht per se weniger effektiv als geschlossene Therapiegruppen. In zieloffenen VT-Gruppen sollten die Mitglieder einer Gruppe jedoch über mindestens drei bis fünf Sitzungen hinweg in konstanter Besetzung miteinander arbeiten können und es sollten nicht mehr als 20 % der Gruppenmitglieder auf einmal ausgetauscht werden.

Die in diesem Zusammenhang entscheidende Frage lautet: Welche Entwicklungen und Prozesse werden durch die Aufnahme neuer Gruppenmitglieder in halboffenen Gruppen gestört und welche gefördert? Die Beantwortung dieser Frage hängt wiederum von der Art des Therapieverfahrens ab:

- In *tiefenpsychologischen* oder *interaktionell angelegten* Gruppen dürfte sich der Wechsel von Gruppenmitgliedern anders auswirken, als es in verhaltenstherapeutischen Gruppen der Fall ist. In den zuerst genannten ist davon auszugehen, dass das entfaltende Übertragungsgeschehen durch den Wechsel der Gruppenmitglieder ungünstig beeinflusst wird. So ist davon auszugehen, dass bestimmte Themen (oder Konflikte), die mit Autonomie und Ablösung bzw. Trennung und Abschied zu tun haben, einen überproportionalen Raum einnehmen oder der Widerstand gegen die Ausbildung einer Übertagung intensiviert wird.
- In *verhaltenstherapeutischen* dürfte sich der Wechsel von Mitgliedern immer dann besonders negativ auswirken, wenn psychoedukative Inhalte aufeinander aufbauen und somit die didaktische Struktur durch den Mitgliederwechsel nicht mehr aufrechterhalten werden kann. Der Austausch von Mitgliedern dürfte zudem häufig mit einer Verunsicherungen einhergehen, die sich hemmend auf die Gruppenarbeit auswirken kann. Umgekehrt ist jedoch auch zu erwarten, dass die neuen Gruppenmitglieder von den „alten Hasen“ lernen, von diesen für die Gruppenarbeit motiviert werden, während diese sich in ihren erworbenen Kompetenzen bestätigt sehen und insgesamt mehr Verantwortung für das Gruppengeschehen übernehmen. Patienten, die am Anfang ihrer Therapie stehen, können zudem als Referenz für die Patienten dienen, die sich bereits länger in Therapie befinden, da sie eine Evaluation der eigenen therapeutischen Fortschritte ermöglichen.
- In *störungs- oder problemorientierten verhaltenstherapeutischen* Gruppen wäre in jedem Fall darauf zu achten, dass die Teilnahme an der Gruppe für die neuen Gruppenmitglieder keine Kenntnisse und Fertigkeiten voraussetzt, die eine Mitarbeit erschweren oder sogar unmöglich machen. Bei der Teilnahme an einer zieloffenen Gruppe, deren Inhalte in Abhängigkeit von den Anliegen der Gruppenmitglieder von Sitzung zu Sitzung variieren, wäre hingegen drauf zu achten, dass die neuen Gruppenmitglieder ausreichend über den Ablauf der Gruppe (vor)informiert werden und wissen, was von ihnen erwartet wird. Der Gruppenleiter sollte außerdem strukturierte Aufgaben einsetzen, um die Aufnahme der neuen Gruppenmitglieder zu erleichtern. Der Wechsel von Gruppenmitgliedern sollte zudem nicht zu rasch aufeinander folgen und nicht zu viele Patienten betreffen. Die Erfahrungen der klinischen Praxis sprechen dafür, dass die Mitglieder zieloffener Gruppen mindestens fünf Sitzungen lang ohne Wechsel zusammenarbeiten können sollten und bei einer Gruppengröße von acht bis zehn Mitgliedern nicht mehr als zwei Mitglieder auf einmal durch neue ausgetauscht werden sollten. Sind diese Bedingungen erfüllt, dann ist auch in halboffenen Gruppen ein effektives therapeutisches Arbeiten möglich.

2.7.4 Die Dauer der Gruppe und die Sitzungsfrequenz

Anders als es für die Einzeltherapie der Fall ist (vgl. Lambert, 2013) liegen für die Gruppentherapie keine eindeutigen Angaben hinsichtlich der erforderlichen Therapiedosis vor. Burlingame et al. (2013) kommen in ihrem Literaturüberblick zu der Einschätzung, dass in den meisten Studien Kurzzeittherapien mit 10 bis 20 Sitzungen durchgeführt wurden, in denen diagnostisch homogen zusammengestellte Gruppen im geschlossenen Format behandelt wurden. Die Therapie orientierte sich dabei meist an Manualen, die in standardisierter Weise dargeboten wurden. Fiedler (2005) weist darauf hin, dass dieses Vorgehen sich an den Erfordernissen der Therapieforschung orientiert, in der Alltagspraxis jedoch eine Abweichung der Therapiedauer sinnvoll und notwendig sein kann, etwa indem ausführlicher auf die Inhalte des Manuals eigegangen wird. „Es spricht überhaupt nichts dagegen, Manualtherapien flexibel zu verwenden. Entsprechend können sich in der klinischen Praxis längere Behandlungszeiten ergeben als die in der Forschung üblichen 10 bis 15 Sitzungen“ (Fiedler, 1996, S. 436).

Anzahl an Sitzungen. Laut Fiedler (1996, S. 437) findet sich in der Literatur „so etwas wie eine goldene Regel“, wonach 25 Gruppensitzungen eine angemessene Therapiedosis darstellen, wodurch sich nachhaltige therapeutische Effekte erzielen lassen. Auch Yalom kommt in Bezug auf Kurzzeittherapien zu einer positiven Einschätzung: „Wenn Kurzzeittherapien notwendig sind, können wir sie selbstbewusst leiten. Wir wissen, dass wir den Klienten im Kurzzeitformat viel bieten können“ (Yalom, 2007, S. 328). Mit 25 Sitzungen ist zugleich eine Obergrenze dessen benannt, was man (noch) unter gruppentherapeutischer Kurzeitbehandlung versteht (Tschuschke, 2010b). Dabei wird der ökonomisch begründet Druck in Richtung möglichst kurzer Therapien vor allem von psychodynamisch orientierten Autoren als kritisch eingeschätzt (z. B. Tschuschke, 2010b). Unabhängig von der theoretischen Orientierung wird in der Literatur jedoch unisono die Auffassung vertreten, wonach bei schweren und chronifizierten psychischen Störungen, insbesondere auch beim Vorliegen einer Persönlichkeitsstörung, eine deutlich längere Therapiedauer bzw. Sitzungsanzahl erforderlich ist, um klinische bedeutsame und stabile therapeutische Veränderungen zu erreichen (Burlingame et al., 2013; Fiedler, 2005; Tschuschke, 2010c; Yalom, 2007). Genannt werden in diesem Zusammenhang Sitzungszahlen von 50 bis 60 Sitzungen, die über einen Zeitraum von ein bis zwei Jahren hinweg durchgeführt werden.

Anzumerken ist, dass sich diese Angaben auf Situationen beziehen, in denen die Gruppentherapie entweder die alleinige oder zumindest die zentrale Therapieform darstellt. Gruppentherapien im stationären oder teilstationären Setting werden meist als Komponente eines multimodalen Therapieprogramms angeboten.

In diesem Fall können auch Gruppen, die nur sechs bis zehn Sitzungen umfassen, substanziell zum Therapieerfolg beitragen. In der eigenen klinischen Praxis haben sich jedoch Gruppen, die weniger als sechs Sitzungen umfassen, nicht bewährt. Steht nur ein solch kurzer Zeitraum zur Verfügung, stellen didaktisch gut aufbereitete Vorträge, verbunden mit der Möglichkeit zur Diskussion, die bessere Alternative dar.

Frequenz der Sitzungen. Hinsichtlich der Frequenz der Sitzungen variieren die Angaben in der Literatur zwischen einer bis hin zu fünf wöchentlichen Sitzungen. Im stationären und teilstationären Setting werden meist zwei bis drei Sitzungen pro Woche angeboten, in der ambulanten Versorgung hingegen eine Sitzung pro Woche (Fiedler, 2005; Yalom, 2007). Eine Sitzungszahl von weniger als einmal wöchentlich wird als ungünstig eingeschätzt, da in diesem Fall die Kontinuität der Gruppenarbeit nicht mehr gegeben ist und somit eine intensive Bearbeitung therapeutisch bedeutsamer Themen kaum mehr möglich ist.

Die Dauer der einzelnen Sitzungen liegt meist bei 90 bis 100, mindestens jedoch bei 50 Minuten (Burlingame, Kircher & Taylor, 1994). Längere Sitzungszeiten überfordern in der Regel sowohl die Gruppenmitglieder als auch den Gruppenleiter. Diese Taktung wird zudem durch das Vergütungssystem der Krankenkassen und der Rentenversicherung nahegelegt, deren Vergütungsstrukturen entsprechende Sitzungszeiten (50, 90 oder 100 Minuten) vorgeben.

Im Rahmen der Encounter-Gruppenbewegung wurden in den 1960er und 1970er Jahren hingegen auch extrem langandauernde Gruppentherapien durchgeführt. Durch die Länge der Sitzungen und der dabei unvermeidbar auftretende Müdigkeit und Überforderung sollte die Regression der Teilnehmer gefördert und damit deren Widerstand gegen die Therapie durchbrochen werden. Diese sogenannten Marathongruppen mit bis zu 30 Stunden Dauer haben sich jedoch entweder als schädlich oder zumindest als ineffektiv erweisen. In jedem Fall konnten sie keine nachhaltigen Veränderungen bei ihren Teilnehmern initiieren. Im Rahmen der psychotherapeutischen Versorgung werden sie heute deshalb nicht mehr angeboten (Yalom, 2007).

Allerdings gibt es Störungsbilder oder Gruppenformate, bei denen längere, zum Beispiel ganztägige Sitzungen, durchaus sinnvoll sein können. Dies ist beispielsweise dann der Fall, wenn bei der Behandlung von Patienten mit Angststörungen prolongierte In-vivo-Expositionen durchgeführt werden, die im Rahmen von Exkursionen außerhalb der Behandlungseinrichtung stattfinden, oder wenn Angehörigenseminare aus organisatorischen Gründen nur an einem Wochenende angeboten werden können. Von den Vorgaben der Kostenträger einmal abgesehen, gilt es letztlich, die Länge der Gruppensitzungen immer in Relation zur Zielsetzung der Gruppe und der Störungsbilder ihrer Mitglieder zu setzen, sodass die Festlegung allgemeingültiger Regeln nicht sinnvoll erscheint (Fiedler, 2005).

Merke:

Bereits in 10 bis 20 gruppentherapeutischen Sitzungen lassen sich nachhaltige Therapieeffekte erzielen. Dies gilt in erster Linie für homogene Gruppen, die manualorientiert durchgeführt werden. Die Behandlung komplexerer Störungsbilder erfordert hingegen deutlich mehr Sitzungen (mindestens 50 bis 60).

2.7.5 Status der Gruppentherapie

Wie in Kapitel 1 bereits dargelegt, konnte die Wirksamkeit von Gruppentherapie als alleiniges Behandlungsverfahren in einer großen Zahl von Therapiestudien dokumentiert werden. Allerdings ist ebenfalls unstrittig, dass Patienten die einzeltherapeutische Behandlung gegenüber der gruppentherapeutischen bevorzugen. Würde man sie vor die Wahl stellen, so würden sich wohl die meisten für die Einzeltherapie entscheiden (vgl. Yalom, 2007). Die im Folgenden zitierte Anfrage eines Patienten im Vorfeld seiner stationären Behandlung bringt diese Präferenz in prägnanter Weise zum Ausdruck: *„Meine Frage wäre jetzt mehr oder weniger, ob man an ihrer Klinik auch an Gruppentherapien teilnehmen muss, bzw. ob es auch eine Klinik gibt, in der das nicht vorgeschrieben ist?“*

Neben den organisatorischen Schwierigkeiten bei der Zusammenstellung einer Therapiegruppe im ambulanten Bereich mag diese Präferenz mit ein Grund dafür sein, dass in der ambulanten Versorgung in der BRD Gruppentherapie vergleichsweise selten angeboten wird. Was die Organisation einer Gruppe betrifft, so geht Yalom (2007, S. 330) davon aus, dass ein Gruppenleiter 20 bis 25 Stunden in die Zusammenstellung einer Gruppe investieren muss. Es verwundert deshalb kaum, dass eine Studie der Deutschen Psychotherapeutenvereinigung ergab, dass nur 7,7 % aller befragten Psychotherapeuten gruppentherapeutische Behandlungen anbieten, obwohl immerhin 24,2 % abrechnungsberechtigt waren (Walendzik, Rabe-Menssen, Lux et al., 2011). Hingegen werden in fast allen stationären und teilstationären Einrichtungen in der BRD Gruppentherapien angeboten, wobei meist unterschiedliche Formen von Gruppentherapie parallel durchgeführt werden (Strauß, 2010; Zielke, 2010). Fuhriman und Burlingame (1994) kommen in ihrem Literaturüberblick zu der Einschätzung, wonach die Kombination von Einzel- und Gruppentherapie effektiver ist, als wenn eine der beiden Therapieformen alleine durchgeführt wird. Allerdings fehlen Studien, die Aussagen darüber erlauben, welche Art der Kombination die größten Effekte bedingt.

Die bereits vorgestellten Metaanalysen von Burlingame et al. (2003) und Kösters et al. (2006) konnten zudem belegen, dass spezifische Gruppenangebote, die zusätzlich zu einem stationären Basisprogramm angeboten wurden, in signifikanter Weise die Wirksamkeit der Behandlung steigerten. Interessant ist in diesem Zusammenhang auch die oben beschriebene Studie von Mattke und Schreiber-

Willnow (2002). In dieser Studie waren nämlich nicht nur zwei Therapieformate miteinander verglichen worden (geschlossene versus halboffene dargebotene analytische Gruppentherapie) sondern noch eine weitere Therapiegruppe. In dieser erhielten die Patienten, wie in den anderen Gruppen auch, analytische Einzeltherapie sowie in Gruppen durchgeführte konzentrative Bewegungstherapie, Kunst- oder Musiktherapie. Im Gegensatz zu den anderen beiden Gruppen erhielt diese Gruppe jedoch keine analytische Gruppentherapie. Auf die Dauer ihres Klinikaufenthaltes bezogen erhielt diese Behandlungsgruppe somit mindestens 30 Sitzungen weniger analytische Gruppentherapie. Trotz dieses Umstandes ergaben sich keine Unterschiede in den Therapieergebnissen der drei Gruppen. Auch ließ sich keinerlei Trend in den Outcome-Daten erkennen, der darauf hinweisen würde, dass die Patienten der (primär) spezialtherapeutisch behandelten Gruppe weniger gut von der Therapie profitiert haben oder zu Beginn der Behandlung weniger beeinträchtigt waren. Aufgrund der kleinen Gruppengröße (N = 55 Patienten insgesamt) lassen sich die Ergebnisse sicher nicht generalisieren. Dennoch legen sie die Vermutung nahe, dass sich bei der parallelen Durchführung mehrerer Gruppen ein Deckeneffekt einstellt und deshalb zusätzliche Therapieangebote keinen zusätzlichen Nutzen mehr bringen. Dies scheint umso mehr der Fall zu sein, wenn es sich um transdiagnostische und thematisch offene Gruppen handelt. Zumindest legen die Metaanalysen von Burlingame et al. (2003) und Kösters et al. (2006) diese Vermutung nahe. Denn bei den untersuchten Gruppen, die zusätzlich zur Standardtherapie angeboten wurden, handelte es sich fast ausnahmslos um störungsspezifische, manualisierte Therapieangebote, die offensichtlich eher das Potenzial besitzen, zusätzliche therapeutische Effekte zu erzielen.

Trotz der in fast allen psychiatrischen und psychosomatischen Kliniken üblichen Praxis, ein multimodales Therapieprogramm anzubieten, liegen bis heute kaum Studien vor, die Aussagen darüber erlauben, welche Einzel- und Gruppentherapien in welcher Dosis und Kombination für welche Störung angeboten werden sollten, um eine gleichermaßen effektive wie ökonomische Therapie zu gewährleisten.

Merke:

Obgleich Gruppentherapie in stationären Einrichtungen meist nur eine Komponente eines multimodalen Therapieprogrammes ist, fehlt es an Studien, die Aussagen darüber erlauben, welche Kombination gleichermaßen effizient und effektiv ist.

2.7.6 Art der Vorbereitung auf die Gruppentherapie und das Verfahren

In der gruppentherapeutischen Literatur wird der Vorbereitung auf die Gruppentherapie ein hoher Stellenwert beigemessen und der Nutzen einer solchen hervorgehoben (Bednar & Kaul, 1994; Fiedler, 2005; Yalom, 2007). Inhaltlich soll im Rahmen einer solchen Vorbereitung vor allem auf folgende Punkte eingegangen werden:

- dass es sich bei der Gruppentherapie um ein erwiesenermaßen effektives Therapieverfahren handelt;
- welche Erwartungen und Befürchtungen der Patienten in Bezug auf die Gruppentherapie hat;
- worin das Ziel der Gruppenarbeit besteht und wie es erreicht werden soll;
- wie die Gruppe strukturiert ist und wie lange sie dauert;
- welche Verhaltensweisen angemessen sind, um eine konstruktive Mitarbeit in der Gruppe zu ermöglichen;
- mit welchen Schwierigkeiten gerade zu Beginn der Gruppenarbeit zu rechnen ist;
- dass Schweigepflicht bezüglich der besprochenen Inhalte besteht und
- wie die Gruppenteilnehmer mit Begegnungen und Kontakten außerhalb der Gruppe umgehen sollen.

In den Studien zur Überprüfung der Effektivität von vorbereitenden Maßnahmen kamen unterschiedliche Methoden oder Kombinationen dieser zum Einsatz. Untersucht wurden mündliche Unterweisung, schriftliches Informationsmaterial, audiovisuelle Aufzeichnungen, in denen eine Gruppentherapiesitzung nachgestellt worden war, und/oder die Teilnahme an einer probatorischen Gruppensitzung. In einigen Studien konnte gezeigt werden, dass die erlebnisnahen Methoden der Vorbereitung (also Probegruppen) einer ausschließlich mündlichen Unterweisung oder der Ausgabe von schriftlichem Informationsmaterial überlegen war.

Was die Dauer der Vorbereitung angeht, so wurden in den meisten Studien lediglich eine, meist einzeltherapeutische Sitzung durchgeführt, die, in einigen Fällen, auch kürzer als 50 Minuten dauerte. Da sich in vielen Studien positive Effekte der Gruppenvorbereitung nachweisen ließen (z. B. Bednar & Kaul, 1994), verwundert es kaum, dass der Nutzen der genannten Vorbereitungsmaßnahmen als hoch eingeschätzt wurde. Allerdings legt eine genaue Sichtung der Literatur unter verstärkter Berücksichtigung der methodisch anspruchsvolleren Arbeiten ein anderes Bild nahe (Ogrodniczuk, 2010). So kamen Piper und Perrault (1989, S. 27) in ihrem Literaturüberblick zu folgender Einschätzung: „Taken as a whole, the research evidence for the benefits of PTG [Pretherapy Preparation for Group Members] is not particularly impressive."

Zusammenfassend lässt sich festhalten, dass es gute Evidenzen dafür gibt, dass eine geeignete Form der Gruppenvorbereitung die Teilnahme an der Gruppentherapie begünstigt und die Abbruchraten verringert. So berichten Piper und Perrault (1989, S. 25) von 8 % Therapieabbrüchen in Gruppen mit Vorbereitung, denen 26 % Abbrüche in denen ohne Vorbereitung gegenüberstehen. Die Evidenzen, wonach eine Gruppenvorbereitung sich positiv auf den therapeutischen Prozess auswirkt, sind hingegen inkonsistent und scheinen vor allem in der initialen Phase der Gruppentherapie von Bedeutung zu sein. Hingegen spricht wenig dafür, dass die Gruppenvorbereitung einen Einfluss auf das Therapieergebnis hat. Der Grund dafür dürfte darin liegen, dass es sich bei den Vorbereitungsmaßnahmen meist um kurz dauernde Interventionen handelte, deren Bedeutung durch den Einfluss von weitaus mächtigeren gruppentherapeutischen Einflussfaktoren sehr schnell relativiert wird. Trotz dieser ernüchternden Befundlage dürfte in der therapeutischen Praxis einiges für die Durchführung geeigneter Vorbereitungsmaßnahmen sprechen, zumal sich in der Literatur auch keine Hinweise für das Vorliegen negativer oder gar schädlicher Effekte von solchen finden lassen. Stattdessen dürften diese in jedem Fall dazu beitragen, die Compliance für die Gruppenarbeit zu erhöhen, die Wahrscheinlichkeit eines Therapieabbruchs zu verringern und dazu beitragen, günstige interpersonelle Prozesse zu Beginn der Gruppentherapie zu initiieren.

Merke:

Durch geeignete Maßnahmen zur Vorbereitung auf die Gruppentherapie lässt sich die Wahrscheinlichkeit eines Therapieabbruchs reduzieren und die Compliance für eine konstruktive Arbeit in der Gruppe erhöhen.

2.7.7 Umgebung und Setting

Bezüglich eines möglichen Einflusses des Settings auf die Therapie finden sich in der gruppentherapeutischen Literatur praktisch keine Angaben. Dies gilt auch für die optimale Größe und Ausstattungsmerkmale von Gruppenräumen. Dabei ist durchaus plausibel davon auszugehen, dass solche Variablen einen gewissen Einfluss auf den Gruppenprozess ausüben. Yalom (2007, S. 316) geht davon aus, dass „Gruppensitzungen … in jedem Raum durchgeführt werden können, in dem Ungestörtheit und Schutz vor Ablenkung garantiert sind." Das bedeutet, dass ein ausreichender Schallschutz besteht und Personen, die sich außerhalb des Gruppenraumes befinden, nicht hören können, was innerhalb des Raumes besprochen wird. Nach Möglichkeit sollte der Raum in einer hellen und dezenten Farbe gehalten sowie ausreichend und gleichmäßig ausgeleuchtet sein. Er sollte gut belüftet werden können, wobei eine angenehme und konstante Raumtemperatur gewährleistet sein sollte.

Was die Form und die Größe des Gruppenraumes angeht, so sollte dieser am besten annähernd quadratisch sein. Pro Teilnehmer (einschließlich dem Gruppenleiter) sollte mit einem Raumbedarf von etwa 4 qm gerechnet werden, wobei der Raum auch bei kleineren Gruppengrößen nach Möglichkeit nicht kleiner als

28 bis 30 qm sein sollte. Denn gerade bei der Durchführung verhaltenstherapeutischer Gruppen kommen nicht selten Rollenspiele und Skulpturtechniken zum Einsatz, die einen erhöhten Raumbedarf erfordern.

Für die Durchführung verhaltenstherapeutischer Gruppen sollten der Raum außerdem mit einem Flipchartständer und weiteren Halterungen ausgestattet sein, um bei Bedarf auch mehrere Flipcharts nebeneinander aufhängen zu können. In psychoedukativen Gruppen sollte außerdem ein Overhead-Projektor oder Beamer zur Verfügung stehen, um ausgewählte Folien zeigen zu können. Die Gruppenmitglieder und der bzw. die Gruppenleiter sollten einen Kreis bilden; überzählige Stühle sollten aus dem Kreis herausgenommen werden, um keine Lücken entstehen zu lassen. Stühle ohne Armlehnen sind dabei zu bevorzugen, da diese zu größerer Aktivität einladen und gerade in einer kreisförmigen Anordnung zu einer offeneren Atmosphäre beitragen, als es bei Stühlen mit Armlehnen der Fall ist. Optimal wäre zudem ein kleiner, abschließbarer Schrank oder ein Sideboard, in dem Material gelagert werden kann, das in Gruppentherapien typischerweise benötig wird (z. B. Flipchartrollen, Karteikarten, Bälle für bestimmte Übungen usw.).

Der soweit beschriebene Gruppenraum bietet ideale Voraussetzungen für die Gruppenarbeit, vor allem wenn er auch noch naturnah gelegen ist, sodass die Möglichkeit besteht, bestimmte Interventionen außerhalb des Raumes durchzuführen (vgl. hierzu Kap. 6.2). und die Gruppenmitgliedern nach einer emotional intensiven Gruppensitzung noch einen Spaziergang machen können, bevor sie in ihren Alltag zurückkehren. Je stärker das reale Setting von dem beschriebenen Ideal abweicht, umso mehr wird die Gruppenarbeit davon tangiert, bis hin zu einer deutlichen Beeinträchtigung der Gruppenarbeit. Es kann deshalb auch notwendig werden, dass der Therapeut die durch das Setting ausgelösten Schwierigkeiten und Missstimmungen thematisieren muss, um gemeinsam mit der Gruppe Möglichkeiten zu erarbeiten, mit diesen möglichst konstruktiv umzugehen (falls sich die räumlichen Negativmerkmale nicht beseitigen lassen).

Fazit:

Zusammenfassend lässt sich festhalten, dass eine ganze Reihe von Variablen, welche die Struktur und das Setting von Gruppentherapien betreffen, deren Verlauf und Ergebnis beeinflussen. Hierzu gehören die Größe der Gruppe, deren Zusammensetzung, Stabilität Dauer und Sitzungsfrequenz, der Status der Gruppentherapie im Behandlungskontext sowie die Vorbereitung auf die Gruppe und architektonische bzw. Umgebungsmerkmale

- Bezüglich der Gruppengröße scheinen sechs bis neun Gruppenmitglieder optimal zu sein. Gruppen mit mehr als 12 bis 15 Teilnehmer legen ein eher psychoedukativ oder übungsorientiertes Gruppenkonzept nahe.
- Was die Zusammensetzung von Gruppen angeht, sind homogene Gruppen in der Regel effektiver als heterogene Gruppen. Dabei bezieht sich die Homogenität vor

allem auf die Symptomatik, die zentralen Problembereiche und das psychosoziale Funktionsniveau. In Bezug auf andere Merkmale, wie zum Beispiel die emotionale Ausdrucksfähigkeit oder Aktivität, kann eine gemischte Zusammensetzung einer Gruppe von Vorteil sein.

- Geschlossene Gruppen sind einfacher zu leiten und ermöglichen in der Regel ein intensiveres therapeutisches Arbeiten. Allerdings liegen auch Studien vor, in denen gezeigt wurde, dass halboffene Gruppen bei vergleichbarer Sitzungszahl ebenso effektiv sein können wie geschlossene Gruppen. Wird eine Gruppe in einem halboffenen Format durchgeführt, dann sollte der Wechsel der Gruppenmitglieder nicht zu häufig erfolgen, da diese für eine Gruppe immer auch ein Stressor darstellt, dessen Bewältigung zeitliche und emotionale Ressourcen bindet, sodass die eigentliche therapeutische Arbeit darunter leidet.
- Was die Dauer von Gruppen betrifft, so liegen ausreichend Studien vor, die belegen, dass Kurzzeittherapien von bis zu 25 Sitzungen in der Lage sind, klinisch bedeutsame und stabile Veränderung zu erzielen. Was die Dauer der Sitzungen betrifft, sind 90 bis 100 Minuten anzustreben, die mindestens einmal wöchentlich (falls erforderlich auch häufiger) stattfinden sollten. Die Durchführung von mehrtägigen Marathongruppen hat sich empirisch hingegen nicht bewährt.
- Gruppentherapien können sowohl alleine als auch in Kombination mit anderen therapeutischen Angeboten (z. B. Einzeltherapie, Kunst- und Sporttherapie usw.) durchgeführt werden.
- Es hat sich als sinnvoll erwiesen, Patienten vor dem Beginn einer Gruppentherapie ausreichend über diese zu informieren, um sie auf diese Weise auf die Gruppe vorzubereiten. In Studien konnte gezeigt werden, dass eine adäquate Vorbereitung dazu beiträgt, die Wahrscheinlichkeit von Therapieabbrüchen zu reduzieren und die Compliance für die Gruppenarbeit zu erhöhen.
- Bezüglich der Räumlichkeiten, in denen Gruppentherapien angeboten werden, und deren Ausstattung wurden einige Empfehlungen gegeben, wobei es an empirischen Studien fehlt, die Aussagen darüber erlauben, inwieweit entsprechende Einflussfaktoren den Therapieverlauf und das Therapieergebnis beeinflussen.

3 Gruppentherapeutische Verfahren

3.1 Merkmale unterschiedlicher Gruppentherapieverfahren

In der Literatur findet man eine Vielzahl von gruppentherapeutischen Verfahren und entsprechend unterschiedliche Ansätze, diese zu ordnen. Einer dieser Ansätze orientiert sich an deren historischen Entwicklung, beginnend mit Joseph Pratt, der als erster Praktiker der Gruppentherapie bereits 1905 Tuberkulosepatienten in Gruppen behandelte (vgl. Burlingame & Baldwin, 2012).

Die Klassifikation von Lieberman (1977) orientiert sich hingegen an den jeweils unterschiedlichen Personenkreisen, die an den Gruppen teilnehmen. So unterscheidet er

1. Selbsthilfegruppen,
2. Problem- und störungsspezifische Aufklärungsgruppen sowie Gesprächskreise für Betroffene,
3. Selbsterfahrungs- und Wachstumsgruppen und
4. Psychotherapiegruppen.

Mit Ausnahme der Selbsthilfegruppen werden alle anderen von einem Gruppenleiter geleitet, der, zumindest was Psychotherapiegruppen angeht, über eine ausreichende Qualifikation verfügt (bzw. verfügen sollte).

Auf die unterschiedlichen Arten von Psychotherapiegruppen soll im Folgenden näher eingegangen werden. Für diese Gruppen liegt es nahe, sie den unterschiedlichen Therapieverfahren zuzuordnen. Gemäß dem Wissenschaftlichen Beirat Psychotherapie (2010) können folgende Psychotherapieverfahren als wissenschaftlich fundiert gelten und werden damit auch als Vertiefungsgebiet für die Ausbildung (u. a.) zum Psychologischen Psychotherapeuten empfohlen (Strauß & Mattke, 2012b):

- die Verhaltenstherapie,
- die psychodynamische Psychotherapie,
- die systemische Therapie,
- die Gesprächspsychotherapie.

Weitere Therapieverfahren wie das Psychodrama (Burmeister, 2010), die Gestalttherapie (Schultheß, 2010) und die Interpersonale Gruppenpsychotherapie, wie sie von Yalom und seinen Mitarbeitern entwickelt wurde (Leszcz & Malat, 2010), sind ebenfalls zu nennen, jedoch haben diese Verfahren hinsichtlich ihrer Effektivität bisher (noch) nicht den Grad an empirischer Absicherung erreicht, wie dies bei den anderen Verfahren der Fall ist. Jedes der genannten Therapieverfahren beinhaltet eine umfassende Theorie bezüglich der Entstehung und Aufrechterhaltung psychischer und psychosomatischer Störungen sowie deren Behandlung (Strauß & Mattke, 2012b). Damit verbunden sind auch unterschiedliche Menschenbilder, die quasi axiomatisch das Fundament der jeweiligen Theorien bilden (Fiedler, 2005). Mit Ausnahme der systemischen Theorie wurden die Verfahren zunächst für die Therapie im Einzel- bzw. Zwei-Personen-Setting entwickelt und erst im zweiten Schritt auf das gruppentherapeutische Format übertragen.

Merke:

Die meisten Gruppenpsychotherapieverfahren haben sich aus der Anwendung einzeltherapeutischer Methoden im Gruppenformat entwickelt.

Exkurs: Das therapeutische Unbehagen gegenüber der Gruppentherapie

Es ist plausibel, davon auszugehen, dass sowohl die Psychologie als akademisches Fach als auch die Psychotherapie in Form der Psychoanalyse, die gegen Ende des 19. Jahrhunderts durch Sigmund Freud begründet wurde, die zunehmenden Individualisierungstendenzen der Gesellschaft widerspiegeln. Diese werden wiederum als ein wesentliches Charakteristikum der Moderne angesehen. Vor dem Hintergrund einer individualistischen Perspektive, einer „Gesellschaft der Individuen" (Elias, 1991) erscheint es konsequent, die Entstehung und die Therapie psychischer Störungen in der Person selbst zu verorten und deshalb eine Therapieform zu entwickeln, die es den in Behandlung befindenden Personen ermöglicht, ihrer Individualität optimalen Ausdruck zu verleihen. Dies ist in der dyadischen Interaktion in sehr viel höherem Maße möglich als in der gruppalen. Der Therapeut nimmt sich zurück und gibt so seinem Patienten nicht nur die Möglichkeit, sich mit seinen Beschwerden und störungsbezogenen Anliegen einzubringen, sondern auch, sich in seiner Individualität und damit seiner Einzigartigkeit zu zeigen. Durch die Zurückhaltung des Therapeuten macht Einzelpsychotherapie Individualität damit vermittel-, erleb- und aushaltbar.

Ganz anders stellt sich die Situation hingegen in Gruppen dar. Der Raum für den Ausdruck der eigenen Individualität ist hier deutlich begrenzt. Wer zu sehr auf den Ausdruck oder sogar die Durchsetzung eigener Ansichten und Wünsche insistiert, findet sich schnell in einer Außenseiterrolle wieder. Wie im vorangehenden Kapitel ausgeführt, schließen sich Individuen dann zu einer Gruppe zusammen, wenn sie davon ausgehen, ihre Ziele hierdurch eher zu erreichen, als ihnen dies alleine möglich wäre. In Bezug auf die Gruppentherapie gelingt dies jedoch nur, wenn sich der Einzelne zurücknimmt und es den Gruppenmitgliedern gelingt, ihr Handeln wechselseitig aufeinander abzustimmen. In einer extremen Form zeigt sich diese Dynamik in militärischen oder analogen Organisationsformen, in denen die Individualität der Gruppenmitglieder schon in Bezug auf das äußere Erscheinungsbild (u. a. durch das Tragen einer Uniform, dem Haarschnitt usw.) auf ein Minimum reduziert wird. Unterschiede zwischen den Angehörigen entsprechender Organisationen werden nur insofern zugelassen, als diese dem Funktionieren der Organisation dienen, wie es beispielweise bei Rangabzeichen auf Uniformen der Fall ist, in denen die hierarchische Struktur der betreffenden Organisation ihren Ausdruck findet.

Damit eine Gruppe funktionsfähig wird, müssen Normen definiert werden, die für alle Gruppenmitglieder gleichermaßen gelten. Des Weiteren müssen die Gruppenmitglieder bestimmte Rollen übernehmen, die, vor allem wenn es sich um gruppendynamische Rollen handelt (wie Führer, Mitläufer usw.), durch typisierte Verhaltenserwartungen gekennzeichnet sind (vgl. Kap. 2). Dabei erfüllen Rollen in Gruppen eine Doppelfunktion: Zum einen tragen sie dazu bei, dass die Gruppe funktioniert und die zur Zielerreichung erforderlichen Aufgaben erledigt werden, zum anderen ermöglichen sie es den einzelnen Gruppenmitgliedern, ihre Individualität in die Gruppe ein- bzw. „unterzubringen." Entsprechend geht diese Rollenübernahme immer auch mit einer Anpassungsleistung einher, die umso aversiver erlebt wird, je weniger die Rolle in der Gruppe als zur eigenen Person passend wahrgenommen wird. Mitglied einer Gruppe zu sein, stellt damit immer eine Gratwanderung zwischen dem Erleben und dem Ausdruck *individueller* Wünsche und Bedürfnisse einerseits und sozialer Anpassung andererseits dar. Möglicherweise wurzelt das grundlegende „Unbehagen" gegenüber der Gruppentherapie sowohl aufseiten der Patienten als auch auf Seite ihrer Therapeuten in genau diesem Umstand. Denn das zentrale „Projekt" der Psychotherapie war (und ist) es, psychische Störungen durch die Stärkung der eigenen Individualität (im weitesten Sinne verstanden) zu behandeln, wohingegen die Teilnahme an einer Gruppentherapie durch den gegebenen sozialen Anpassungsdruck genau dieses „Projekt" infrage zu stellen scheint. Die ausgeführten Überlegungen machen deutlich, dass eine wichtige Rolle des Gruppenleiters in therapeutischen Gruppen immer auch darin besteht, die Gruppenmitglieder dabei zu unterstützen, eine für sie stimmige Balance zwischen dem Ausdruck der eigenen Individualität (in welcher Form auch immer sich diese in der Gruppe zeigt) und sozialer Anpassung zu finden. Die Aufgabe des Gruppenleiters erschöpft sich jedoch nicht allein darin, sondern es obliegt ihm ebenfalls, die Bedingungen, unter denen die oben aufgeführten Therapieverfahren ihre Wirkung entfalten können, (auch) im Gruppensetting zu realisieren und dabei gleichzeitig die gruppentherapeutischen Wirkfaktoren zu aktivieren (vgl. hierzu Abb. 1, S. 36). Um dies zu gewährleisten, konzipieren die genannten Therapieverfahren die Gruppe, deren Inhalte und den Gruppenprozess in jeweils spezifischer Weise und geben damit zugleich auch eine ganz bestimmte Art und Weise der Gruppenleitung vor.

In Tabelle 11 sind die Merkmale der genannten Verfahren zusammenfassend dargestellt (vgl. Biermann-Ratjen & Eckert, 2012; Fiedler, 2005; Hesse, 2010; Herr, Schmidt & Schweitzer, 2012; Kämmerer, 2012; Mattke, 2012, König, 2010; Strauß & Mattke, 2012b; Zielke, 2010). Ausführlich soll hierbei nur auf die psychodynamische und die verhaltenstherapeutische Gruppentherapie eingegangen werden.

Tabelle 11: Gruppentherapeutisch relevante Merkmale der Therapieverfahren

Merkmale	Psychodynamische Therapie	Verhaltenstherapie	Gesprächspsychotherapie	Systemische Therapie
Rolle des Gruppenleiters	zurückhaltend, wohlwollender Experte, der Einsichten ermöglicht	Coach, Lehrer, „Veränderungs-Assistent[1]"	unbedingte positive Wertschätzung vermittelnder Begleiter	teilnehmender Beobachter, lösungsorientierter Coach
Stil des Leiters	non-direktiv, wenig supportiv, prozess-orientiert, Prinzip „Minimal-strukturierung[2]"	direktiv, supportiv, strukturierend, transparent	non-direktiv, supportiv, prozess-orientiert	direktiv, prozess-orientiert, stimulierend
Funktion und Konzept der Gruppensituation	Gruppe als „sozialer Mikrokosmos[3]", Beziehungsmatrix, Ort wechselseitiger Übertragungen	Schutzraum für soziales Lernen, interaktionelles Lern- und Übungsfeld	Gruppe als Ort offener, direkter und authentischer Begegnung, wechselseitige Vermittlung bedingungsfreier positiver Beachtung	Gruppe als selbstregulierendes System und als Ort der Ressourcen-aktivierung
Techniken	Klarifikation, Konfrontation, Deutung und Durcharbeiten	verhaltenstherapeutische Standardmethoden, falls in der Gruppe anwendbar	Verbalisierung und Exploration emotionaler Erlebnishalte	zirkuläres Fragen, Hypothesen generieren, Skulpturarbeit, „Reflecting Team"

Anmerkung: [1] Kanfer, Reinecker und Schmelzer (2012); [2] Mattke (2012); [3] Yalom (2007).

In der psychodynamischen Gruppentherapie verhält sich der Gruppenleiter eher passiv, sodass hierdurch die Erwartungen der Gruppenteilnehmer frustriert werden, was u. a. meist das Auftreten von Konflikten zur Folge hat. Hierdurch soll der eigentliche gruppendynamische Prozess in Gang gesetzt werden, der dazu führen soll, dass sich die Gruppe zunehmend selbst strukturiert. „Die besondere, minimal strukturierende Therapeutenhaltung und ein dadurch entstehendes mild ängstigendes und konfliktuöses Gruppenklima sind zwei wesentliche Kriterien, die die Praexologie der psychodynamischen Gruppenverfahren beispielsweise von der verhaltenstherapeutischen Gruppenpsychotherapie unterscheiden" (Mattke, 2012, S 143).

Die sich hierdurch entwickelnden Übertragungs- und Widerstandsphänomene werden dann, durch die auch in der Einzeltherapie angewandten Techniken der Klarifikation, Konfrontation und Deutung be- bzw. durchgearbeitet und zwar unter Beteiligung der Gruppenmitglieder. Gemäß diesem Modell wird die Gruppe als „sozialer Mikrokosmos" (Yalom, 2007, S. 57) konzeptualisiert, in dem sich unweigerlich die Beziehungserfahrungen und Beziehungsmuster der Gruppenmitglieder entfalten, die dann, unterstützt durch den Gruppenleiter, bearbeitet werden können.

In verhaltenstherapeutischen Gruppen kommt dem Gruppentherapeuten eher die Rolle eines Coaches zu, der aktiv, engagiert und unterstützend den therapeutischen Prozess lenkt und strukturiert. Die Gruppe bildet dabei einen Art „Schutzraum" in dem soziales Lernen in vielfältiger Form stattfinden kann. Bildhaft formuliert kommt dabei der Gruppenkohäsion die Funktionen eines Sicherheitsnetzes zu, das den „Hochseilartisten" die Sicherheit vermittelt, ihre risikoreichen Kunststücke am Trapez vorführen zu können, darauf vertrauend, dass sie im Fall eines Misslingens und dem damit unvermeidlich verbundenen Absturz, sicher aufgefangen werden. Da verhaltenstherapeutische Gruppen in der Regel weniger Sitzungen umfassen als es etwa bei psychodynamischen Therapiegruppen der Fall ist, erfordert die Etablierung von Gruppenkohäsion eine aktive und zielgerichtete Beeinflussung der gruppendynamischen Prozesse. Das Auftreten von Konflikten wird nach Möglichkeit vermieden, hingegen wird die möglichst zügige Entwicklung eines kohäsiven Gruppenklimas maximal gefördert. Dabei, wie auch bei der Bearbeitung der Themen, die von den Gruppenteilnehmern eingebracht werden, können sämtliche verhaltenstherapeutische Methoden zur Anwendung kommen, die sich für den Einsatz in der Gruppentherapie unmittelbar anbieten (z. B. Rollenspiele) oder für die eine Adaptation an das Gruppensetting möglich ist (z. B. kognitive Umstrukturierung).

3.2 Zwei unterschiedliche „Therapiewelten"

Fiedler (1996, 2005) ordnet die beiden aufgeführten Therapieverfahren zwei unterschiedlichen „(Therapie-)Welten" (Fiedler, 1996, S. 454) zu. Es handelt sich hierbei zum einen um „konflikt-, beziehungs-, und interaktionsorientierte Psychotherapiegruppen“, worunter er die psychodynamischen, die interpersonellen (nach Yalom) und die gesprächspsychotherapeutischen Gruppen subsumiert. Zum anderen handelt es sich um „störungs-, methoden- und einzelfallorientierte Psychotherapiegruppen“, worunter er verhaltenstherapeutische, psychodramatische und gestalttherapeutische Gruppen subsumiert (Fiedler, 1996, S. 15). In überzeugender Weise argumentiert er, dass trotz einiger Überschneidungen und Gemeinsamkeiten die Vorgehensweisen beider Ansätze in letzter Konsequenz inkompatibel seien. Die beiden „Welten“ unterscheiden sich in Bezug auf die Struktur der Interaktion, welche Aufgabe und Funktion dem Interaktionsprozess zukommt und welche Aspekte der verbalen und non-und paraverbalen Kommunikation fokussiert und thematisiert werden. Im Folgenden sollen die zentralen Merkmale der beiden „Therapiewelten“ ausführlicher dargestellt werden.

3.2.1 „Initiiere den Prozess und mache ihn zum Thema“ – Konflikt-, beziehungs- und interaktionsorientierte Psychotherapiegruppen

Durch das zurückhaltende Verhalten des Gruppenleiters etabliert sich in diesen Therapiegruppen eine Interaktionsstruktur (gemeint ist der therapeutische intendierte typische Interaktionsprozess), wie sie in Abbildung 3 in stark vereinfachter Weise wiedergegeben ist. Alle Gruppenmitglieder interagieren miteinander, sodass sich eine netzförmige Gesprächsstruktur ausbildet. Der Gruppenleiter be-

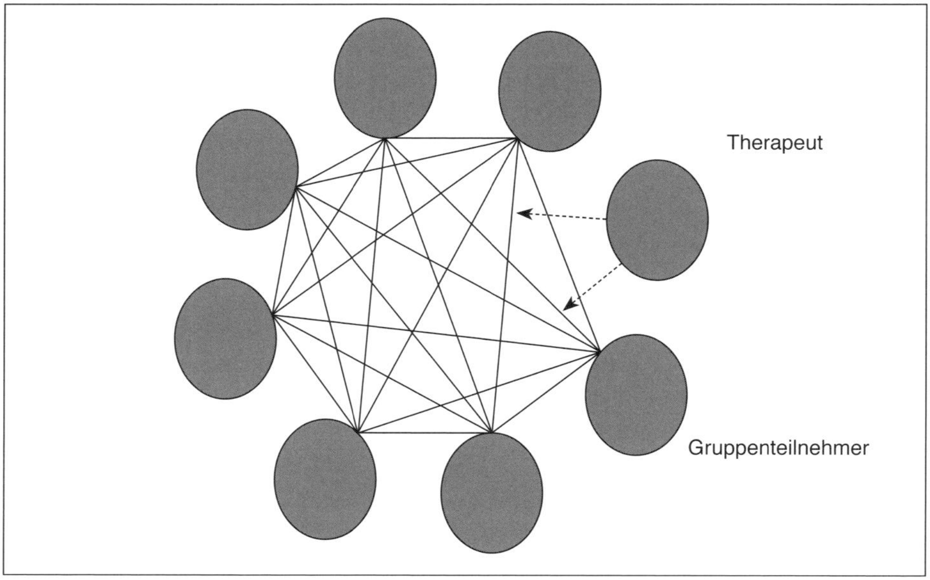

Abbildung 3: Interaktionsstruktur psychodynamischer Gruppen

teiligt sich seltener an der Interaktion (in der Abbildung angedeutet durch die unterbrochene Linie), als es die Gruppenmitglieder tun und umgekehrt wird er von diesen auch eher seltener direkt angesprochen. Dies geschieht eher in Form indirekter Beziehungsanspielungen (Finke, 1999). So könnte ein Gruppenmitglied sich beispielweise darüber beklagen, dass in der Gruppe oft durcheinander geredet wird, weil niemand da sei, der das Gespräch moderieren würde. Der Interaktion der Gruppenmitglieder untereinander sowie deren Reflexion kommt damit eine zentrale Bedeutung zu. Da sich der Gruppenleiter zurücknimmt und dem Geschehen in der Gruppe Raum gibt, entwickeln sich gruppen- und psychodynamische Prozesse (vgl. Kap. 2), die zu gegebener Zeit therapeutisch bearbeitet werden. Der therapeutische Prozess findet damit *in* und *durch* die Gruppe statt.

Der Interaktion der Gruppenmitglieder kommt damit die Funktion zu, die Aktualisierung habitueller Erlebens-, Verhaltens- und Interaktionsmuster zu ermöglichen, was im Begriff der Gruppe als *sozialer Mikrokosmos* konzeptualisiert wurde. Die Entwicklung dieses sozialen Mikrokosmos in der Gruppe beschreibt Yalom (2007, S. 57) wie folgt:

> Wenn man den Klienten genug Zeit lässt, fangen sie alle irgendwann an, sie selbst zu sein. Sie interagieren dann mit den übrigen Gruppenmitgliedern so wie mit den Menschen in ihrer gewohnten Umgebung; sie lassen in der Gruppe das interpersonelle Universum entstehen, in dem sie ständig leben. Klienten zeigen in einer Therapiegruppe im Laufe der Zeit unwillkürlich und unvermeidbar ihr fehlangepasstes interpersonales Verhalten. Früher oder später inszenieren sie ihre Problematik vor den Augen der anderen Gruppenmitglieder.

Entscheidend ist, dass den Gruppenmitgliedern ihr dysfunktionales Verhalten und dessen Wirkung auf andere zurückgemeldet wird, sodass diese es langfristig zugunsten eines adaptiveren Verhaltens modifizieren können.

Da die Gruppenmitglieder so interagieren, wie sie es gewohntermaßen tun, besteht bei ihnen in der Regel kein Problembewusstsein darüber, dass es sich hierbei, zumindest teilweise, um ein dysfunktionales bzw. „fehlangepasstes" Verhalten handeln könnte. Soll ihnen dies bewusst gemacht werden, so gelingt dies nur, wenn sich die Rückmeldungen von den Inhalten der Beiträge lösen und stattdessen darauf Bezug nehmen, was die Beiträge bei den anderen Gruppenmitgliedern auslösen und welche Folgen die Äußerungen für die Beziehung zwischen dem Sprecher und den Zuhörern haben. Mit anderen Worten: Der therapeutische Ansatzpunkt ist weniger die *Kommunikation,* sondern vielmehr deren *Meta-Kommunikation*, es geht um das *„Wie"* und nicht um das *„Was"* einer Mitteilung.

Yalom (2007) spricht in diesem Zusammenhang von Prozessorientierung:

> Einem prozessorientierten Therapeuten geht es nicht in erster Linie um den verbalen Inhalt der Äußerung eines Klienten, sondern um das „Wie" und das „Warum" dieser Äußerung, besonders insoweit, als das Wie und Warum Aspekte der Beziehung des Klienten zu anderen Menschen beleuchten. Der Therapeut konzentriert sich also auf die metakommu-

> nikativen Aspekte der Mitteilung und fragt sich, warum der Klient unter dem Aspekt der Beziehung eine bestimmte Äußerung zu einem bestimmten Zeitpunkt auf bestimmte Art und Weise gegenüber einer bestimmten Person macht. (S. 176)

In der Terminologie des Kommunikationsmodells von Schultz von Thun (2010) greift der Therapeut (oder greifen auch die anderen Gruppenmitglieder) damit v. a. den Apell- und Beziehungsaspekt einer Nachricht auf. Der Therapeut und die Gruppenmitglieder können dabei sinngemäß auf folgende Punkte eingehen:

- „Wie erlebe ich gerade unsere Beziehung?“,
- „Fühle ich mich dir nahe oder fern, überlegen- oder unterlegen, wert- oder geringeschätzt?“ und
- „Was löst deine Mitteilung bei mir aus?“,
- „Zu was möchtest du mich bringen?“,
- „Wie geht es mir mit dem, wozu du mich bringen willst?“

Durch ein entsprechendes Feedback wird das Gruppenmitglied dazu angeregt, sein Interaktionsverhalten zu reflektieren und sich dessen Wirkungen auf andere bewusst zu machen. In Abhängigkeit von der theoretischen Orientierung des Therapieverfahrens wird die Reflexion und der sich anschließende Prozess der Selbstexploration in unterschiedliche Richtungen gelenkt und gemäß den Konzepten der jeweiligen Theorie interpretiert.

In diesem Zusammenhang sind die Ergebnisse einer vergleichenden Therapiestudie aufschlussreich. In dieser Studie wurden die Therapieergebnisse von psychoanalytisch und gesprächspsychotherapeutisch behandelten Patienten, die im stationären Setting gruppentherapeutisch behandelt wurden, miteinander verglichen (Eckert & Biermann-Ratjen, 1985). Die Ergebnisse belegen, dass die Patienten von beiden Gruppenformaten gleichermaßen gut profitierten und sich keine Unterschiede hinsichtlich ihrer Effektivität nachwiesen ließen. Hingegen ergaben sich deutliche Unterschiede bezüglich des Bezugsrahmens, aus dem heraus die Patienten nach der Therapie ihre Umwelt wahrnahmen: „Der Bezugsrahmen der psychoanalytisch behandelten Patienten war offenbar maßgeblich bestimmt von der inneren und äußeren Autonomie, die die Patienten bei sich wahrnahmen; der Bezugsrahmen der klientenzentriert behandelten Patienten hingegen von ihrer Kontakt- und Beziehungsfähigkeit“ (Eckert & Biermann-Ratjen, 2010, S. 295). Ein Fallbeispiel aus dem Beitrag von Mattke (2012, S. 142) zur psychodynamischen Gruppenpsychotherapie soll das beschriebene Vorgehen in seiner praktischen Umsetzung illustrieren.

Beispiel:

In diesem Fallbeispiel beschreibt Mattke (2012) den Fall eines ärztlichen Gruppentherapeuten, der, entgegen seiner üblichen Haltung als Gruppentherapeut, den Mitgliedern seiner Gruppe keine Medikamente zu verschreiben, bei einem seiner Patienten eine Ausnahme machte. Dabei handelte es sich um das Rezept für eine Dauermedikation, die von dem behandelten Psychiater festgelegt worden war. Bei dem besagten Patienten handelte es sich um einen Arzt, der als Unfallchirurg tätig war und innerhalb der Gruppe ein hohes Ansehen genoss. Er gab kompetente Rückmeldungen und traute sich, auch „heiße" Themen anzusprechen. Auch seine Schilderungen bezüglich seiner beruflichen Tätigkeit stießen auf großes Interesse. Nachdem die (außerordentliche) Verschreibung in der Gruppe bekannt wurde, geriet der therapeutische Prozess (vermeintlich) ins Stocken. Es kam stattdessen zu Diskussionen darüber, ob die Praxis, keine Medikamente zu verschreiben, überhaupt sinnvoll wäre und immer wieder traten andere Gruppenmitglieder mit der Bitte an den Therapeuten heran, auch für sie ein Rezept auszustellen. Nachdem diese Thematik über mehrere Sitzungen hinweg immer wieder in unergiebiger Weise angesprochen wurde, teilte der Therapeut der Gruppe folgende hypothetische Deutung mit: Dass nämlich mit der Bitte nach Verschreibung von Medikamenten die Hoffnung verbunden sein könnte, beruflich und auch in der Gruppe ebenso erfolgreich zu werden wie der Mitpatient. Diese Interpretation löste ein nachdenkliches Schweigen aus und brachte dann aber in den Folgesitzungen den Therapieprozess wieder in Gang.

Zusammenfassend kann man festhalten, dass in der interaktionsorientierten „Gruppenwelt" der sich spontan entwickelnden Interaktion der Gruppenmitglieder (u. a.) die Funktion zukommt, in erlebnisnaher Weise Prozesse zu generieren, die dann markiert (z. B. das hartnäckige Bitten um Medikamentenverschreibung im Fallbeispiel) und therapeutisch bearbeitet werden können (z. B. in Form einer Deutung). Simplifizierend formuliert lautet das Motto dieser Art von Gruppentherapie wie folgt: *Initiiere den Prozess und mache ihn zum Thema.*

3.2.2 „Gib dem Thema einen Rahmen und dem Prozess ein Richtung" – Störungs-, methoden- und einzelfallorientierte Gruppen

Die Gruppenverfahren, die hierunter subsumiert werden, orientieren ihr Vorgehen vor allem an den psychischen Störungen, Kompetenzdefiziten und psychosozialen Problembereichen, aufgrund derer sich Patienten in psychotherapeutische Behandlung begeben. Sie weisen damit eine ausgeprägte, personenzentrierte „Auftragsorientierung" auf, was zwangsläufig eine Einzelfallorientierung zur Folge hat. Denn wenn ein Gruppentherapeut beispielsweise die Schilderung depressiver Beschwerden und das damit verbundene Anliegen nach Stimmungsverbesserung ernst nimmt, dann wird er diese Thematik in den Mittelpunkt seines gruppentherapeutischen Handelns stellen. Hieraus resultiert eine Interaktionsstrukturierung, die deutlich von derjenigen interaktionsorientierter Gruppen abweicht.

Wie der Abbildung 4 zu entnehmen ist, steht im Verlauf einer Gruppensitzung ein Patient für einen längeren Zeitraum im Zentrum des Geschehens. Die Interventionen des Therapeuten und die Beiträge der anderen Gruppenmitglieder richten sich an den Fokuspatienten, der auf diese Weise die maximale Unterstützung der Gruppe und des Therapeuten erhält. In der Terminologie des Psychodramas wird das Gruppenmitglied, das sich in dieser Rolle befindet, als Protagonist bezeichnet, in der Gestalttherapie wird diese Position, die jeweils von einem Gruppenmitglied eingenommen wird, das zu intensiver therapeutischer Arbeit bereit ist, als „heißer Stuhl" bezeichnet. Die Therapie erfolgt demnach „*in* und *mit* der Gruppe" (Fiedler, 1996, 2005) und weniger *durch* die Gruppe, wie es bei den interaktionsorientierten Formaten der Fall ist. Im Laufe des Gruppenprozesses sollte jedes Gruppenmitglied ausreichend Gelegenheit erhalten, selbst zum „Protagonisten" des Gruppengeschehens zu werden, indem er seine problemrelevanten Anliegen einbringt.

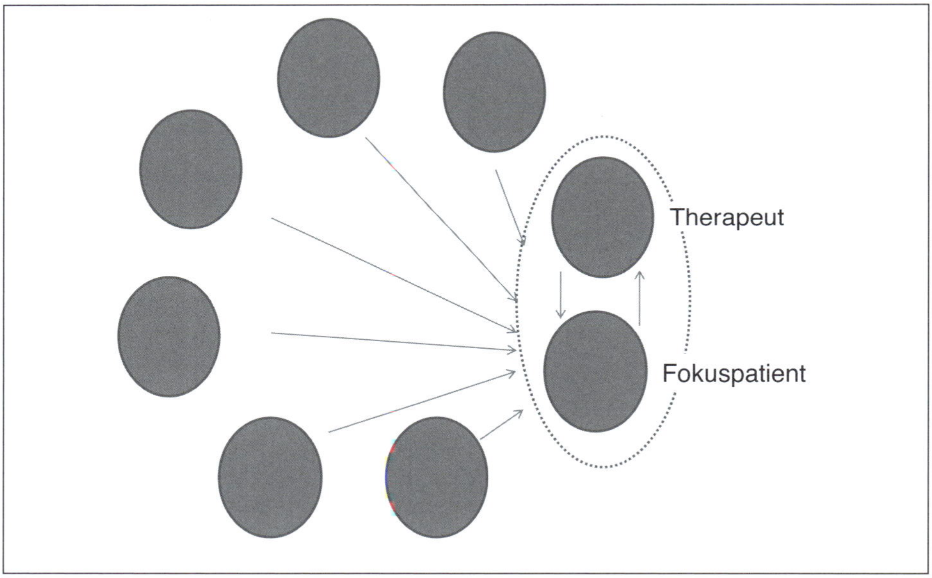

Abbildung 4: Interaktionsstruktur zieloffener VT-Gruppen

Ein solches Vorgehen setzt jedoch ein aktives und strukturierend-lenkendes Leiterverhalten voraus, das durch ein hohes Maß an Transparenz und Lösungsorientierung charakterisiert ist. Es erfordert zudem den Einsatz bewährter, zielführender und gruppentauglicher Methoden, die es ermöglichen, in angemessener Form auf die vorgebrachten Beschwerden und Probleme einzugehen. Dies bedeutet, dass nicht der sich spontan entfaltende Interaktionsprozess mit seinem unbewussten oder impliziten Bedeutungsgehalt den Ansatzpunkt einer Intervention bildet, sondern der Einsatz indizierter Methoden. Die Methode hat zugleich eine zentrierende Wirkung, da die Aufmerksamkeit des Fokuspatienten und die der anderen Gruppenmitglieder auf bestimmte Aspekte des vorgebrachten Anliegens gelenkt werden und auf diese Weise deren konstruktive Mitarbeit gefördert wird. Dabei gilt es, möglichst viele Gruppenmitglieder mit einzubeziehen. Ein typisches Beispiel hierfür ist das therapeutische Rollenspiel, eine Technik, die aus dem Psychodrama stammt (Burmeister, 2010) und später von der Verhaltenstherapie in abgewandelter Form übernommen wurde (Fiedler, 1996). An einem Rollenspiel können in der Regel mehrere Gruppenmitglieder aktiv teilnehmen, während andere spezifische Beobachtungsaufträge erhalten (z. B. speziell auf die Mimik und Gestik zu achten). Nach dem Rollenspiel werden alle Gruppenmitglieder dazu angehalten, Feedback zu geben, entweder aus ihrer Rolle heraus, falls sie an dem Rollenspiel teilgenommen haben, oder aus der Beobachtungsperspektive, falls sie nicht an dem Rollenspiel teilgenommen haben.

Wie das Beispiel zeigt, erfüllt der Einsatz einer bestimmten Technik (oder Methode) damit eine Doppelfunktion: Zum einen ermöglicht sie bei korrekter Indikationsstellung eine optimale Bearbeitung des Problems, das der Fokuspatient in die Gruppe einbringt (z. B. die Durchführung eines Rollenspiels bei Defiziten im Bereich der sozialen Kompetenz), zum anderen steuert sie die Mitarbeit der Gruppenmitglieder, indem sie den Rahmen für eine konstruktive Form der Mitarbeit definiert. Hierdurch treten gruppen- und psychodynamische Prozesse in den Hintergrund oder werden umgekehrt in systematischer Weise intensiviert, falls dies zielführend erscheint. So kann es zielführend sein, Methoden einzusetzen, die dazu beitragen, die Kohäsion innerhalb der Gruppe zu verstärken oder auch schwelende Konflikte transparent und damit bearbeitbar zu machen (vgl. hierzu Kap. 9).

In dieser „Gruppenwelt“ erfüllt die Gruppe die Funktion eines sicheren Ortes, eines Schutzraumes für soziales Lernen, in dem sich die Gruppenmitglieder aufgehoben, verstanden, unterstützt und akzeptiert fühlen. Sie bietet außerdem ein weites Übungsfeld für die Entwicklung und Erprobung sozial-kommunikativer Fertigkeiten. In Bezug auf das bereits erwähnte Kommunikationsmodell von Schultz von Thun liegt der Schwerpunkt auf der Inhalts- und Selbstoffenbarungsebene und weniger auf der Beziehungs- und Appellebene. Es geht also einerseits darum, *worüber* der Sprecher die Gruppe informiert (Inhaltsebene) und andererseits um die Frage, *was* der Sprecher mit dieser Mitteilung von sich preisgibt und offenbart. Der Therapeut und die Gruppenmitglieder können dabei sinngemäß auf folgende Punkte eingehen:

- „Kannst du uns mehr von dem erzählen, was dich beschäftigt?“,
- „Erläutere uns diesen Punkt oder Aspekt deines Anliegens (deiner Schilderung, deines Problems) genauer, damit wir ihn noch besser verstehen können!“,

- „Was hat das für dich bedeutet?“,
- „Was hast du dabei gedacht, gefühlt, empfunden?“

Die meisten der eingesetzten Methoden zielen somit zunächst darauf ab, den Fokuspatienten bei der Darstellung, Explikation und Exploration seines Anliegens zu unterstützen und daran anschließend (neue) Möglichkeiten der Problemlösung zu erarbeiten. Diese können darauf abzielen, die Selbstregulationsfertigkeiten des Patienten zu verbessern (Kanfer et al., 2012) und/oder ihn im Erwerb sozial-kommunikativer Fertigkeiten zu unterstützen.

Um das beschriebene Vorgehen in seiner praktischen Umsetzung zu verdeutlichen, soll nochmals auf das im vorigen Abschnitt dargestellte Fallbeispiel eingegangen werden. Hierzu soll fiktiv davon ausgegangen werden, dass sich der beschriebene Vorfall (die Medikamentenverschreibung außer der Reihe) in einer zieloffen angelegten, ebenfalls ambulant durchgeführten, verhaltenstherapeutischen Gruppe ereignet hat. Dabei gilt zu berücksichtigen, dass diese Gruppen deutlich weniger Sitzungen umfassen (etwa 25 oder 45 Sitzungen), sodass dem Therapeuten weniger Zeit zur Verfügung steht, die sich entwickelnde ungünstige Gruppendynamik aufzulösen, als es in ambulanten psychodynamischen Therapiegruppen der Fall ist, die im Regelfall deutlich mehr Sitzungen umfassen.

Hypothetisches Beispiel:

Im vorliegenden Fall ist davon auszugehen, dass der Gruppenleiter (nach der Ausnahmeverschreibung) bemerkt, dass sich in der Gruppe etwas „zusammenbraut“ bzw. sich eine konflikthafte Spannung entwickelt. Relativ zeitnah, nachdem er diese Spannung bemerkt, deren Ursache ihm wahrscheinlich nicht klar ist, wird er die Gruppe mit seiner Beobachtung konfrontieren und sie um Rückmeldung bitten, wie die Gruppenmitglieder die Atmosphäre in der Gruppe erleben, inwieweit sie sein Erleben teilen und, falls dies der Fall ist, worauf sie diese Spannung zurückführen. Im Verlauf der anschließenden Rückmeldungsrunde werden wahrscheinlich mehrere Gruppenmitglieder rückmelden, dass sie darüber verärgert oder zumindest irritiert und verwundert sind, dass der Therapeut abweichend von seiner sonstigen Praxis einem Gruppenmitglied ein Rezept für seine Medikamente ausstellt. Nachdem der Therapeut nun weiß, wodurch die Spannung ausgelöst wurde, könnte er im Sinne einer dosierten Selbstöffnung Verständnis dafür äußern, dass dies bei einigen Gruppenmitgliedern Irritationen und Ärger ausgelöst hat. Er könnte dann möglicherweise zugeben, dass er mit dieser Ausnahme einen Fehler gemacht hat und sich dafür entschuldigen (ohne sich dafür zu rechtfertigen).

In jedem Fall würde er die Gruppe jedoch auch um ein weiteres Feedback bitten, was die Gruppenmitglieder ihm vorwerfen bzw. was genau sie an seinem Verhalten verärgert hat. Er würde im Sinne einer positivierenden „Bedeutungszuweisung“ (vgl. Kap. 2.5.1) darauf hinweisen, dass diese Episode, gerade weil sie Ärger (oder andere Emotionen) hervorgerufen hat, auch eine hervorragende Möglichkeit eröffnet, wichtigen eigenen Themen auf die Spur zu kommen. Er würde argumentieren, dass uns Emotionen immer auch darüber informieren, welche für uns wichtigen Wünsche und Bedürfnisse in einer bestimmten Situation gerade erfüllt, bedroht oder frustriert werden. Die anschließende Runde würde dann möglicherwiese zu dem Ergebnis führen, dass die Episode für einige Gruppenmitglieder weniger bedeutsam ist, als dies für andere der Fall ist und diese es deshalb vorziehen würden, weiter an den Themen zu arbeiten, die sie beschäftigen. Einige Gruppenmitglieder würden möglicherweise einen Zusammenhang zwischen dem Vorfall in der Gruppe und ihrer eigenen Lerngeschichte oder analogen Erfahrungen aus ihrem Alltag herstellen. So würde sich vielleicht ein Gruppenmitglied an Situationen aus seiner Kindheit erinnern, in denen sein älterer Bruder ihm gegenüber bevorzugt wurde und er sich zurückgesetzt fühlte. Einem anderen würde bewusst, dass er von dem Therapeuten enttäuscht ist, da sich dieser in seiner Wahrnehmung ähnlich inkonsequent und damit schwach verhalten habe, wie er es von seinem Vater her kennt. Im Sinne eines am Einzelfall orientierten Vorgehens würde der Therapeut jedem Gruppenmitglied Gelegenheit geben, für sich zumindest eine Idee davon zu entwickeln, welche Bedeutung diese Episode für ihn hat bzw. welche Wünsche und Bedürfnisse durch die Rezeptierung frustriert wurden. Ganz wichtig ist es natürlich auch, den Patienten einzubeziehen und um Rückmeldung zu bitten, der das Rezept erhielt (im Beispiel der Unfallchirurg). Falls einige Gruppenmitglieder auch auf ihn ärgerlich wären, wäre dieser Konflikt zu klären. Dabei sollte dieser Klärung die höchste Priorität eingeräumt werden, da der schwelende Konflikt ansonsten den weiteren Verlauf der Gruppenarbeit hemmen würde. Alternativ oder in einem Folgeschritt könnte er die Gruppenmitglieder dazu anregen, sich intensiver mit den individuellen Themen zu beschäftigen, die durch die Rezeptierung bei ihnen angestoßen wurde.

Das soweit beschriebene (hypothetische) Vorgehen verdeutlicht einige wesentliche Merkmale verhaltenstherapeutischer Arbeit mit zieloffenen Gruppen (Fiedler, 2005; Sipos & Schweiger, 2013). Die Interventionen des Therapeuten zeichnen sich durch ein hohes Maß an Transparenz und Strukturierung aus. Er spricht seinen eignen Anteil an der Entstehung der Konfliktsituation offen an und äußert Verständnis für die Reaktion einiger Gruppenmitglieder. Damit begegnet er ihnen auf Augenhöhe und präsentiert sich als ein greifbares Gegenüber. In seinem Verhalten ist er damit zugleich ein Modell für einen funktionalen Umgang mit Fehlern. Sein Vorgehen ist außerdem darauf ausgerichtet, herauszuarbeiten, welche ideosynkratische Bedeutung das Vorkommnis für jedes einzelne Gruppemitglied hat und ob es Gruppenmitglieder gibt, die sich damit intensiver auseinandersetzen möchten. Hierdurch gelingt es ihm, ein Problem *der Gruppe* in ein Problem *der Gruppenmitglieder* zu transformieren, womit er dem Prinzip einer am Einzelfall orientierten Gruppenarbeit folgt. Im Folgenden wird er unter Einbezug der Gruppenmitglieder festlegen, welche Themen in welcher Reihenfolge bearbeitet werden, wobei den Themen mit der höchsten „emotionalen Ladung" oder Konfliktpotenzial die höchste Priorität eingeräumt wird.

Zusammenfassend kann man festhalten, dass sich das therapeutische Vorgehen in der einzelfallorientierten „Gruppenwelt" an den von den Gruppenmitgliedern geschilderten Beschwerden und Problemen orientiert und diese dann mittels geeigneter Methoden einer (möglichst erlebnisnahen) therapeutischen Bearbeitung unterzogen werden. Um dies zu ermöglichen, gilt es den Interaktionsprozess der Gruppenmitglieder analog der durchzuführenden Methode zu strukturieren. Die Interaktion wird damit gewissermaßen in den Dienst der jeweiligen Methode gestellt. Simplifizierend formuliert folgen einzelfallorientierte Gruppen dem Motto: *Gib dem Thema einen Rahmen und dem Prozess eine Richtung.* Mit *Thema* ist hier das symptom- oder problembezogene Anliegen des Patienten gemeint, der Begriff *Rahmen* steht für die Methode, die den weiteren Verlauf bzw. den Prozess der gruppentherapeutischen Arbeit in entscheidender Weise beeinflusst.

Merke:

Die Situation in der Gruppentherapie kann als ein *sozialer Mikrokosmos* (psychodynamische Therapieansätze) oder als ein *Schutzraum für soziales Lernen* (Verhaltenstherapie) konzeptualisiert werden:

- Ein sozialer Mikrokosmus wird durch eine netzförmige Kommunikationsstruktur und ein eher passives Leiterverhalten gefördert.
- Ein Schutzraum für soziales Lernen wird hingegen durch eine auf ein Gruppenmitglied fokussierte Kommunikationsstruktur und ein supportiv-lenkendes Leiterverhalten gefördert.

3.2.3 Interaktions- vs. einzelfallorientierte Therapieverfahren – konträr oder kompatibel?

In den nachfolgenden Kapiteln wird bezüglich der einzelfallorientierten Therapieverfahren ausschließlich auf die unterschiedlichen verhaltenstherapeutischen Gruppenkonzepte eingegangen. Die Frage, inwieweit sich die beiden dargestellten gruppentherapeutischen Zugänge miteinander kombinieren lassen, löst ist in gruppentherapeutischen Fortbildungen regelmäßig kontroverse und bisweilen hitzig geführte Diskussionen aus. Die Einschätzung von Fiedler (1996, 2005), dass es sich um konträre Vorgehens- und Verfahrensweisen handelt, die sich nicht integrieren lassen, wird oft als Provokation erlebt, die nicht selten mit dem Vorurteil verbunden ist, dass verhaltenstherapeutische Gruppen „oberflächlicher" und „emotional weniger intensiv" seien und zudem eine „Konfliktvermeidung" der Gruppenmitglieder begünstigen würde. Im Gegensatz hierzu werden psychodynamisch orientierte Gruppen mit der Bewusstmachung „tieferer Einsichten" und „intensiven interpersonellen Begegnungen" in Verbindung gebracht, die aufgrund ihrer hohen Dynamik die Konfliktfähigkeit und Autonomie der Teilnehmer fördern.

Wie in Kapitel 1 ausgeführt, ließen sich zwischen den genannten Therapieverfahren bisher keine Unterschiede in Hinblick auf deren Effektivität nachweisen. Fiedler (1996) vermutet, dass entsprechende Einschätzungen vor allem auf zwei „Mythen" zurückzuführen sind:

1. Begünstigt durch die Encountergruppen-Bewegung der 1960er und 1970er Jahre (vgl. Yalom, 2007) wurden der Intensivierung, Fokussierung und Bearbeitung intensiver und oft auch konflikthafter Gruppenprozesse hohe „Selbstheilungskräfte" zugeschreiben (Fiedler, 1996, S. 455).
2. Das Konzept der Gruppe als sozialer Mikrokosmus weist gruppendynamischen Prozessen eine zentrale Bedeutung zu. Dem Zyklus aus interpersoneller Spannung, Konflikt und korrigierender emotionaler Erfahrung kommt dabei eine zentrale Bedeutung zu (Yalom, 2007).

Nach Fiedler (1996) handelt es sich in beiden Fällen um einen Mythos, weil der Glaube bzw. die Überzeugung für die Richtigkeit dieser Thesen in signifikanter Diskrepanz zu den hierzu vorliegenden empirischen Ergebnissen steht. Dies gilt umso mehr, wenn in verhaltenstherapeutischen Gruppen ein für psychodynamische Gruppen typisches Vorgehen realisiert wird, in der Hoffnung hierdurch Konflikte innerhalb der Gruppe besonders effektiv bearbeiten zu können, zumal der sich hierbei anbietende theoretische Bezugsrahmen (mit Konzepten wie Regression, Abwehr, Widerstand usw.), sich nur eingeschränkt auf die Verhaltenstherapie übertragen lässt. Wörtlich äußert sich Fiedler in diesem Zusammenhang wie folgt: „Ich bin entschieden der Ansicht, dass es günstig ist, in Verhaltenstherapiegruppen auf intendiert (!) eingesetzte gruppendynamisch-orientierte Therapiephasen, die der Lösung interaktionell negativ besetzter Konflikte in der Gruppe dienen sollen, zu verzichten!" (Fiedler, 1996, S. 457).

Diese Aussage macht zugleich deutlich, dass Fiedler die unterschiedliche „Interaktionsstruktur" (einschließlich des damit assoziierten Leiterverhaltens) bzw. Kommunikationsprozesse als das entscheidende Differenzierungsmerkmal der beiden „Therapiewelten" einschätzt und weniger die therapeutischen zu bearbeitenden Inhalte. Denn angesichts der hohen Flexibilität verhaltenstherapeutischer Methoden, kann man sich durchaus vorstellen, dass Anliegen, die Patienten typischerweise in psychodynamischen Gruppen einbringen, wie beispielsweise Träume, auch in Verhaltenstherapiegruppen bearbeitet werden könnten (falls dies zielführend erscheint). Dies wäre beispielsweise dann der Fall, wenn ein traumatisierter Patient von wiederkehrenden Alpträumen berichtet und als Ziel der Gruppenarbeit deren Bewältigung thematisiert.

Wenn die unterschiedliche Interaktionsstruktur und die daraus resultierende Dynamik ein zentrales Unterscheidungsmerkmal der beiden Verfahren darstellt, dann erscheint deren Integration nur in Form einer phasenweisen Sequenzierung von verhaltenstherapeutischer und gruppendynamisch-interaktioneller Gruppenarbeit möglich. Dieser Wechsel ist jedoch aus mehreren Gründen als problematisch und für den weiteren Therapieverlauf als potenziell destruktiv einzuschätzen.

Aus der Perspektive der Gruppenmitglieder geht solch ein Wechsel nämlich am offensichtlichsten mit einer Veränderung des Leiterverhaltens einher, der von einem aktiv-strukturierenden in einen passiven, der Gruppe Raum gebenden Stil (oder vice versa) umschaltet. Da die Gruppe darauf jedoch nicht vorbereitet ist und sich ohnehin während eines Gruppenkonfliktes in einer schwierigen Situation befindet, löst ein solches Umschalten in der Regel Irritation, Verunsicherung und/oder eine Zunahme der Konfliktspannung aus. Die berechtigte Erwartung der Gruppenmitglieder bezüglich eines konstant-verlässlichen Leiterverhaltens (ob nun aktiv oder passiv) wird enttäuscht, was sich umso so destruktiver auswirkt, je weniger dieser Wechsel transparent gemacht und begründet wird. Doch gerade beim Wechsel vom verhaltenstherapeutischen in einen gruppendynamischen Leiterstil verbietet sich ein zu hohes Maß an Transparenz! Auch dürften die Gruppenmitglieder in diesem Fall die gewohnte Ziel- und Lösungsorientierung vermissen, was eine zusätzliche Irritation zur Folge hat. Umgekehrt fällt die Rückkehr vom gruppendynamischen in den verhaltenstherapeutischen Arbeitsmodus schwer, weil die Bereitschaft der Gruppenmitglieder zu Selbstöffnung sinkt, falls die Konflikte nicht in ausreichendem Maße bearbeitet und aufgelöst wurden, ein Ziel, das oft genug, zumindest in der Wahrnehmung einiger Gruppenteilnehmer, nicht hinreichend erreicht wird. Als Folge dessen kommt es zu schleppenden, schwierigen und für alle Beteiligten unbefriedigende Therapieverläufe.

Allerdings kommt es in diesem Zusammenhang leicht zu Missverständnissen und zwar in dem Sinne, dass in verhaltenstherapeutischen Gruppen Gruppendynamik keinen Platz hätte. Dies ist natürlich nicht der Fall! Denn *jede* Gruppenbildung stellt einen dynamischen Prozess dar, dem, wie in Kapitel 2 dargestellt, eine sozialpsychologisch beschreibbare Gesetzmäßigkeit zugrunde liegt. Im Gegensatz zu interaktionell arbeitenden Gruppentherapeuten lenken Verhaltenstherapeuten jedoch *aktiv* gruppendynamische Prozesse, um auf diese Weise günstige Ausgangsbedingungen für die Gruppenarbeit zu schaffen und im weiteren Therapieverlauf konstruktive gruppendynamische Prozesse zu maximieren und destruktive zu minimieren. Hierzu gehört auch, die in Kapitel 2 beschriebenen Wirkfaktoren gezielt zu aktivieren und zu intensivieren. Dazu können strukturierte Aufgaben (beispielsweise Interaktionsspiele zum Kennenlernen) ebenso dienen, wie die verbale Verstärkung erwünschten Verhaltens und das Modellverhalten des Gruppenleiters (Krumboltz & Potter, 1980; Sipos & Schweiger, 2013; Yalom, 2007).

Des Weiteren sind auch in Verhaltenstherapiegruppen Konflikte unvermeidbar. Dies gilt vor allem für heterogene Gruppen, in denen Patienten mit interaktionellen Schwierigkeiten oder Persönlichkeitsstörungen behandelt werden (Fiedler, 1996, 2005). Allerdings handelt es sich hierbei um *unvermeidbare,* und nicht, wie es in psychodynamischen Gruppender Fall ist, um *therapeutisch intendierte* Konflikte (Fiedler, 1996, 2005; Mattke, 2012). In diesem Zusammenhang weist Fiedler (1996, 2005) drauf hin, dass viele Konflikte, die in Verhaltenstherapiegruppen entstehen, auf Therapeutenfehler zurückzuführen sind und daraus resultieren, dass der Gruppenleiter das Gruppengeschehen zu wenig strukturiert bzw. lenkt. Kommt es dennoch zum Auftreten von (quasi unvermeidbaren) Konflikten, so sollten diese vom Gruppenleiter in jedem Fall zeitnah und aktiv angegangen werden. Dies gilt in erster Linie für zieloffene Gruppen, da diese aufgrund ihres Konzeptes eher Raum für Konflikte bieten. Dennoch sollte vorab unbedingt geklärt werden, ob eine solche Konfliktklärung überhaupt sinnvoll und erwünscht ist und inwieweit eine realistische Chance besteht, den Konflikt erfolgreich zu lösen.

Sinnvoll ist eine solche Konfliktklärung dann, wenn die Gruppe noch lange genug bestehen bleibt, damit sich der potenzielle Nutzen einer solchen, meist mit aversiven Gefühlen einhergehenden Therapiesequenz und der damit verbundene „Aufwand“ lohnt. Scheiden etwa die an dem Konflikt beteiligten Gruppenmitglieder in Kürze der Gruppe aus, so wird meist keine Bereitschaft mehr bestehen, sich mit diesem zu beschäftigen. Auch sollte bei allen an dem Konflikt beteiligten Personen die Bereitschaft vorliegen, in und mit der Gruppe an einer Konfliktlösung zu arbeiten und dabei zugleich auch neue Möglichkeiten der Konfliktbewältigung zu lernen. Idealerweise sollte der Konflikt außerdem etwas mit den Interaktionsproblemen der Beteiligten zu tun haben, derentwegen sie sich in psychotherapeutische Behandlung begeben haben. In diesem Fall würde das Modell der Gruppe als sozialer Mikrokosmos das Geschehen in der Gruppe adäquat konzeptualisieren und damit zugleich eine Bearbeitung des Interaktionsproblems innerhalb der Gruppe indizieren. Nur wenn diese Voraussetzungen erfüllt sind, erscheint eine Konfliktbearbeitung sinnvoll. Aufseiten des Therapeuten wäre hierbei in jedem Fall auf ein hohes Maß an Strukturierung, Transparenz und Zielorientierung sowie auf die konsequent Beibehaltung der Einzelfallorientierung zu achten (vgl. das Beispiel des Unfallchirurgen auf S. 128).

Abschließend lässt sich somit festhalten, dass es sich bei den interaktions- bzw. einzelfallorientierten Therapieverfahren um konträre „Therapiewelten“ handelt, die sich nicht miteinander verbinden lassen. Diese Aussage bezieht sich jedoch auf die unterschiedliche Art des Leiterverhaltens und der daraus resultierenden Interaktionsstruktur. In einer durchschnittlichen Therapiegruppe dürften sich die beschriebenen Vorgehensweisen weder sinnvoll mischen, noch sequenziell aneinanderreihen lassen. Beides wirkt sich erwiesenermaßen ungünstig oder sogar destruktiv auf den Therapieprozess aus. Die „Inkompatibilitätsthese" bezieht sich jedoch nicht auf die zu bearbeitenden Inhalte! Auch in verhaltenstherapeutischen Gruppen können und sollen *(unvermeidbare)* Konflikte konstruktiv bearbeitet werden, jedoch entsprechend einem verhaltenstherapeutischen Vorgehen, sowohl was die angewandte Methode als auch was den Stil des Leiters angeht.

3.3 Verhaltenstherapeutische Gruppen

In der Literatur werden relativ übereinstimmend zwei Kategorien verhaltenstherapeutischer Gruppen unterschieden: standardisierte und zieloffene Gruppen (Fiedler, 2005; Kämmerer, 2012; Sipos & Schweiger, 2013; Zielke, 2010). In Tabelle 12 sind die Merkmale der beiden Gruppenformate zusammenfassend dargestellt. In standardisierten verhaltenstherapeutischen Gruppen sind sowohl die Ziele der Behandlung als auch die Inhalte und Methoden, diese zu vermitteln, festgelegt. Die Zuweisung der Patienten kann deshalb aufgrund von selektiven oder differenziellen Indikationsentscheidungen vorgenommen werden, da die Wirksamkeit der jeweiligen Gruppentherapie für spezifische Störungen oder Problembereiche nachgewiesen wurde. Die Anzahl der Sitzungen liegt meist zwischen 6 und 12 Sitzungen und die Interaktionsstruktur orientiert sich in hohem Maße an der von Lehrer und Schülern. Dies entspricht der Logik dieses Gruppenformates, die darauf ausgerichtet ist, in möglichst effizienter Weise störungs- oder problembezogenes Wissen sowie spezifische Fertigkeiten oder Bewältigungsmöglichkeiten zu vermitteln. Inzwischen liegen eine Vielzahl von manualisierten und empirisch evaluierten Behandlungsprogrammen für die Therapie psychischer und psychosomatischer Störungen oder auch somatischer Erkrankungen wie beispielsweise für Diabetes mellitus oder Krebserkrankungen vor (Fiedler, 1996, 2005; vgl. auch Kap. 1).

3.3.1 Störungsspezifische und problemorientierte Gruppen

Inhaltlich setzen sich diese Art von Gruppen in der Regel aus mindestens drei Komponenten zusammen, die in zeitlicher Sukzession thematisiert werden: (1) Patientenschulung, (2) verhaltenstherapeutische Behandlung und (3) Transfersicherung (Fiedler, 2005, S. 13).

Im Rahmen der *Patientenschulung* werden den Teilnehmern der jeweiligen Gruppe Informationen über die wichtigsten Aspekte des jeweiligen Störungs- oder Erkran-

Tabelle 12: Unterscheidungsmerkmale verhaltenstherapeutischer Gruppen

Standardisierte Gruppen	Zieloffene Gruppen
– Die Ziele, Inhalte, Methoden und der Ablauf der Sitzungen werden a priori festgelegt.	– Die Ziele werden im Verlauf der Sitzungen für die einzelnen Gruppenmitglieder erarbeitet. Die eingesetzten Methoden orientieren sich an den individuellen Zielen.
– Die Zuweisung der Patienten erfolgt aufgrund einer selektiven oder differenziellen Indikationsentscheidung.	– Es erfolgt eine adaptive Indikation, die sich an den Anliegen der Gruppenteilnehmer und/oder der Gruppendynamik orientiert.
– Das Vorgehen ist hoch strukturiert und manualisiert.	– Das Vorgehen ist lediglich im Sinne einer Grobstruktur festgelegt.
– Die Effektivität ist (meistens) empirisch nachgewiesen.	– Die Effektivität muss immer wieder aufs Neue nachgewiesen werden.
– Meist eher kurze Therapiedauer: 6 bis 12 Sitzungen.	– Meist längere Therapiedauer: > 12 Sitzungen.
– Eher geschlossene Gruppen.	– Eher offene Gruppen.
– Es besteht eine Homogenität der Gruppenteilnehmer in Bezug auf ihre Störung oder Problematik.	– Typischerweise handelt es sich um transdiagnostische Gruppen.
– Zeitlich und konzeptuell bleibt wenig Spielraum für die Bearbeitung individueller Anliegen oder komorbider Störungen.	– Das Einbringen individuelle Anliegen unter Berücksichtigung komorbider Störungen ist erwünscht.
– Das Therapiekonzept enthält didaktisch-pädagogische Elemente (z. B. Informationsvermittlung, Kleingruppenarbeit, Hausaufgaben usw.).	– Das Therapiekonzept enthält wenige didaktisch-pädagogische Elemente.
– Der Therapeut präsentiert sich eher als Trainer oder Lehrer.	– Der Therapeut präsentiert sich als Moderator, Veränderungsassistent oder Coach.

kungsbildes vermittelt. Diese umfassen Basiswissen über das Störungsbild u. a. bezüglich der Epidemiologie und dem Verlauf, bedingungsanalytisches Wissen hinsichtlich der prädisponierenden, auslösenden und aufrechterhaltenden Bedingungen sowie zur Therapie der jeweiligen Störung oder zur Krankheitsbewältigung. In Abhängigkeit vom Setting und der Dauer der Gruppe erfolgt die Informationsvermittlung entweder frontal im Vortragsstil und/oder in Dialogform im Sinne des geleiteten Entdeckens. Ergänzend hierzu kommt außerdem meist zusätzlich schriftliches Informationsmaterial zum Einsatz.

Als besonders effektiv hat sich in diesem Zusammenhang außerdem die Anwendung von erlebnisnahen Verhaltensexperimenten oder Übungen erwiesen.

Beispiel:

So kann man beispielweise die Rolle der Aufmerksamkeitslenkung bei der Schmerzwahrnehmung dadurch veranschaulichen, dass man die Patienten einer Therapiegruppe zur Bewältigung chronischer Schmerzen darum bittet, mit geschlossenen Augen in eine Tüte zu greifen, in der sich kleinere Gegenstände mit ganz unterschiedlicher haptischer Qualität befinden, und einen Gegenstand herauszunehmen den sie dann durch Ab- bzw. Ertasten identifizieren sollen (z. B. ein kleines Spielzeugauto, eine Kastanie usw.). Unabhängig davon, ob diese Identifikation gelingt oder nicht, werden die meisten Gruppenmitglieder im Anschluss an das Experiment darüber berichten, dass sie ihre Schmerzen während dem Ertasten der Gegenstände entweder überhaupt nicht mehr oder weit weniger intensiv wahrgenommen haben. Auf diese Weise kann in einprägsamer Weise die Bedeutung von Aufmerksamkeitsprozessen bei der Schmerzwahrnehmung demonstriert werden.

In dieser Phase der Therapie hat der Therapeut eher die Rolle eines Lehrers bzw. Dozenten inne und die Gruppe fungiert als eine Art von Auditorium (Revenstorf, 1992). Der Abschluss dieser Therapiephase wird durch die Herleitung eines Therapierationales markiert, das sich an den jeweils aktuellen Erkenntnissen der klinischen Psychologie, der biologischen Psychologie und/oder der Medizin orientiert. In den meisten Fällen handelt es sich hierbei um Methoden und Techniken, die zunächst für die Einzeltherapie entwickelt und evaluiert wurden (vgl. Kap. 2). Beispiele hierfür sind die Durchführungen von In-vivo-Expositionen bei Angst- oder Zwangsstörungen, das videogestützte Training sozialer Kompetenzen zum Erwerb sozialer Fertigkeiten oder das Erlernen von Stressbewältigungsfertigkeiten bei psychosomatischen Störungen. Die Planung, Durchführung und Auswertung der hierfür erforderlichen Maßnahmen stellt sowohl inhaltlich als auch bezüglich des Zeitaufwandes den zentralen Teil der Behandlung dar. Dem Gruppenleiter kommt in dieser Phase der Therapie am ehesten die Rolle eines Trainers und Begleiters zu, während die Gruppe als Unterstützung vermittelndes Lern- und Übungsfeld fungiert.

Ein Beispiel für ein problemorientiertes verhaltenstherapeutisches Gruppenkonzept ist das von Hinsch und Pfingsten (2002) ausgearbeitete Gruppentraining sozialer Kompetenzen. Das Training umfasst sieben zwei- bis dreistündige

Sitzungen und sollte von zwei Therapeuten (die im Manual als Trainer bezeichnet werden) geleitet werden. Zunächst wird eine Definition sozialer Kompetenz erarbeitet, wobei dieses durch ein selbstsicheres Auftreten bzw. Verhalten operationalisiert (z. B. Blickkontakt halten, bestimmt und nachdrücklich, jedoch nicht zu laut sprechen usw.) und von unsicherem oder aggressiven abgegrenzt wird. Ein besonderer Wert wird auch auf die Bedeutung von funktionalen im Gegensatz zu dysfunktionalen Selbstverbalisationen in sozialen Situationen gelegt. Um die Bedeutung dieser zu vermitteln, werden den Gruppenteilnehmern u. a. Videoausschnitte ohne Ton gezeigt, wobei sich die in der Szene gezeigte Darstellerin einmal sozial kompetent und einmal unsicher verhält. Die Teilnehmer werden anschließend aufgefordert, zu erschließen, welche Kognitionen der Darstellerin in den gezeigten Filmausschnitten jeweils durch den Kopf gehen.

Neben der reaktionsbezogenen Unterscheidung von selbstsicherem, unsicherem und aggressiven Verhalten wird außerdem eine situationsbezogene Unterscheidung eingeführt: sogenannte Typ R-Situationen (für Rechte durchsetzen), Typ B-Situationen (für Beziehungen) und Typ S-Situationen (für Sympathie werben). Soziale Kompetenz bzw. selbstsicheres Verhalten äußert sich in allen drei Situationen auf jeweils unterschiedliche Art und Weise:

- In den Typ R-Situationen geht es darum, in entschiedener Weise seine Rechte durchzusetzen, die durch soziale Normen, Konventionen oder, idealtypisch, in Form gesetzlicher Regelungen definiert sind. Ein „Klassiker" aus der Kategorie der Typ R-Situationen stellt die Situation in einem Zug dar, in der man einen Mitreisenden dazu anhält, den Sitzplatz zu räumen, den man selbst reserviert hat.
- In Typ B-Situationen geht es um das Verhalten in symmetrischen Beziehungen, d. h. beide haben die gleichen Rechte, jedoch unterschiedliche Meinungen, Wünsche und Bedürfnisse. Die Rechte sind hier „persönlicher" Natur und beziehen sich auf das eigene Erleben. Entsprechend ist soziale Kompetenz in diesen Situationen einerseits dadurch charakterisiert, dass man seine Ansichten, Gefühle und Bedürfnisse in adäquater Weise kommuniziert und sich andererseits aktiv darum bemüht, den anderen in seinem Erleben zu verstehen. Oft geht es in solchen Situationen darum, einen Kompromiss auszuhandeln oder, falls sich die unterschiedlichen Einschätzungen und daraus resultierenden Wünsche als unvereinbar erweisen, dies zu akzeptieren und die für die Situation passenden Konsequenzen zu ziehen. Typ B-Situationen beziehen sich in der Regel auf Interaktionen mit Partnern, Familienangehörigen, Freunden oder Kollegen. Ein alltägliches Beispiel ist die Entscheidungsfindung eines Paares, das ins Kino gehen will, wobei beide unterschiedliche Filme favorisieren. Dieses Beispiel verdeutlicht zugleich, dass gerade bei den Typ B-Situationen soziale Kompetenz dadurch gekennzeichnet ist, dass die kurz- und langfristigen Konsequenzen in einer günstigen Relation stehen müssen. Denn

falls es einem der beiden Partner gelingt, sich in solch einer Situation durchzusetzen, ohne dabei die Wünsche seines Gegenübers in irgendeiner Form zu berücksichtigen, dann wird sich dies auf Dauer negativ auf die Beziehungsqualität des Paares auswirken.

- *Typ S-Situationen* sind entweder dadurch gekennzeichnet, dass eine Person um die Sympathie einer anderen Person wirbt (z. B. wenn er diese kennenlernen möchte) oder dass jemand etwas beansprucht, auf das er kein Anrecht hat. Ein Beispiel für solche eine Situation wäre die Warteschlange an einer Supermarktkasse, wobei einer der Kunden gerne vorgelassen werden möchte, da er in Eile ist und die bereits wartenden Kunden darum bittet, ihn vorzulassen.

In Hinblick auf die drei Situationstypen zeichnet sich soziale Kompetenz dadurch aus, dass man die Situationstypen im Alltag diskriminieren kann und über die kognitiven, emotionalen und behavioralen Fertigkeiten verfügt, das jeweils zielführende Verhalten zu realisieren. Im Verlauf des Trainings werden diese in Form von Rollenspielen eingeübt. Hierbei werden vorgegebene Beispielsituationen aus allen drei Kategorien von Situationen verwendet. In den meisten Fällen erfolgt hierzu zunächst eine Modellvorgabe durch den Trainer, die den Teilnehmern als Orientierung dient. Anschließend führen die Teilnehmer die Rollenspiele durch, wobei meist der Trainer als Rollenspielpartner fungiert, da hierdurch der Schwierigkeitsgrad der Übung besser gesteuert und damit eine Unter- oder Überforderung des jeweiligen Teilnehmers vermieden werden kann. Die Rollenspiele werden auf Video aufgenommen und anschließend gemeinsam mit den anderen Gruppenteilnehmern angeschaut. Funktionales Verhalten wird markiert und verstärkt (wobei stets der Selbstverstärkung der Vorzug gegeben wird), dysfunktionales Verhalten wird ebenfalls benannt und es werden konstruktive Veränderungsvorschläge erarbeitet, die dann in einem erneuten Rollenspiel erprobt werden. Die Durchführung mehrerer Rollenspiele ist deshalb die Regel. Ergänzt wird das Training durch schriftliche Hausaufgaben (z. B. zur Diskrimination der Situationstypen) und der Durchführung von Verhaltensübungen in Alltagssituationen. Auf diese Weise soll der Transfer des Gelernten gesichert werden.

Das Gruppentraining sozialer Kompetenzen stellt damit ein gutes Beispiel für ein weitgehend standardisiertes Therapie- bzw. Trainingsprogramm dar, das in stringenter und effizienter Weise den Auf- und Ausbau sozialer Fertigkeiten ermöglicht. Dabei konnte seine Effektivität in einigen Studien empirisch abgesichert werden (Hinsch & Pfingsten, 2002).

Hinsichtlich der Indikation störungsspezifischer Verhaltenstherapiegruppen konstatiert Fiedler (2005, S. 142), dass diese „heute die Methode der Wahl [sind], wenn sich Patienten von ihrem Störungsbild her möglichst homogen zu Gruppen zusammenstellen lassen und wenn zugleich – das ist die Voraussetzung – für ein bestimmtes Störungsbild ein ausgearbeitetes Gruppenkonzept vorliegt.“ Die kontinuierliche Evaluation der unterschiedlichen Therapieelemente in der Schön Klinik Roseneck bestätigt diese Einschätzung. Im Rahmen dieser Evaluation werden die Patienten gegen Ende ihres stationären Aufenthaltes dazu aufgefordert u. a. im Schulnotenformat anzugeben, welche Therapieelemente sie als am hilfreichsten erlebt haben. Die Ergebnisse zeigen regelhaft, dass die störungsspezifischen und problemorientierten Gruppenangebote mit als am hilfreichsten erlebt werden. Dieser Effekt zeigt sich umso deutlicher, je spezifischer das Gruppenangebot ausgerichtet ist (wie es z. B. bei einer Gruppe für Patientinnen nach sexuellem Missbrauch der Fall ist).

Trotz aller Argumente, die für störungsspezifische Gruppen sprechen, erschweren oft rein praktische Gründe die Zusammenstellung solcher Gruppen. Dies gilt für das ambulante Setting ebenso wie für das stationäre, und zwar umso mehr, wenn es sich hierbei um weniger häufige Störungsbilder (wie etwa Zwangsstörungen) handelt. Obgleich „die Differenziertheit der Gruppenangebote … ein Qualitätsmerkmal verhaltenstherapeutischer Kliniken ist“ (Zielke, 2010, S. 168) können auch diese nur dann störungshomogene Gruppen zusammenstellen, wenn die betreffende Klinik entweder über eine ausreichende Bettenzahl verfügt oder aber sich auf die Behandlung bestimmter Störungsbilder spezialisiert hat.

Des Weiteren gilt es zu bedenken, dass, zumindest in der BRD, die meisten Psychotherapiepatienten unzufrieden damit wären, wenn sich ihre Behandlung ausschließlich auf die Teilnahme an einer störungsspezifischen Gruppentherapie beschränken würde (vgl. Kap. 1). Entsprechend werden störungsspezifische und problemorientiere Gruppentherapien im stationären Setting als Bausteine eines multimodal angelegten Behandlungskonzeptes angeboten. Wie im ersten Kapitel ausgeführt, können solche Angebote die Effektivität der Gesamtbehandlung substanziell steigern und gehen nicht einfach im „therapeutischen Grundrauschen“ einer stationären Behandlung unter. Dies dürfte umso mehr der Fall sein, wenn die teilnehmenden Patienten

1. in extremem Maße durch ihre Symptomatik belastet sind (z. B. durch die Durchführung täglich mehrstündiger Zwangsrituale),
2. die Symptomatik von Nichtbetroffenen nur schwer oder sogar gar nicht nachvollzogen werden kann (z. B. beim Vorliegen einer Anorexia Nervosa oder psychotischen Störungen) oder
3. die damit zusammenhängenden Probleme und Beschwerden sehr schambesetzt sind, sodass eine Selbstöffnung im Kreis von ebenfalls Betroffenen leichter oder sogar überhaupt erst möglich wird (z. B. bei sexueller Traumatisierung).

Auch ist es sehr viel einfacher, Patienten von der Sinnhaftigkeit und den Vorteilen einer Gruppentherapie im Gegensatz zur Einzeltherapie zu überzeugen, wenn es sich hierbei um eine Gruppe handelt, die ganz speziell auf ihr Störungsbild hin zugeschnitten ist.

Im ambulanten Bereich ist das in der Verhaltenstherapie favorisierte Modell die Kombination von Einzel- und Gruppenpsychotherapie. Bis 2013 war dieses Modell auch von den Krankenkassen so vorgegeben, zumindest wenn die Kosten der Behandlung von dieser übernommen werden sollten (Keil-Kuri, 2010). Seit 2013 ist es jedoch auch Verhaltenstherapeuten gestattet, ihre Therapie ausschließlich in der Gruppe durchzuführen. Dennoch dürfte auch weiterhin die Kombination von Einzel-und Gruppenpsychotherapie das favorisierte Modell bleiben, da es, bisher zumindest, in Bezug auf die Patientenrekrutierung, Antragsstellung und die Zusammenstellung der Gruppe das praktikablere Modell darstellte. In diesem Fall sind es vor allem zwei Aspekte, die bei der Indikationsstellung für eine Kombinationstherapie von Bedeutung sind. Zum einen der Aspekt, dass sich das Gruppensetting für die Therapie sozial-kommunikativer Defizite bzw. dem Erwerb sozialer Kompetenz am besten eignet. Zum anderen bieten hochstrukturierte Gruppentherapien die beste Gelegenheit, in komprimierter, stringenter und ökonomischer Weise spezifische Fertigkeiten, wie z. B. Fertigkeiten der Emotionsregulation oder der Stress und Schmerzbewältigung, zu vermitteln. Der Nachteil solcher Gruppenformate – gemeint ist die fehlende Möglichkeit, auf den Einzelfall und den damit verbundenen individuellen Problemlagen einzugehen – erweist sich in diesem Fall als Vorteil, da er eine konsequente themenbezogene Wissens- und Fertigkeitenvermittlung erleichtert. Wenn dies erwünscht ist, sollte das entsprechende Gruppenkonzept in einer frühen Therapiephase oder aber begleitend zur Einzeltherapie durchgeführt werden. Auf diese Weise können die erworbenen Kenntnisse und Fertigkeiten in der Einzeltherapie vertieft, ausgebaut und individualisiert sowie deren Transfer in den Alltag gesichert werden.

Bei den meisten psychischen Störungen spielen Defizite im Bereich sozial-kommunikativer Fertigkeiten sowohl als auslösende als auch als aufrechterhaltende Bedingungen eine wichtige Rolle. Diese lassen sich im Gruppensetting sehr viel besser behandeln, als dies in der Einzeltherapie möglich ist (Grawe et al., 1994). Aus diesem Grund erscheint es sinnvoll, im Anschluss an eine längere einzeltherapeutische Therapiephase mit den Patienten eine Form des sozialen Kompetenztrainings in der Gruppe durchzuführen. Auf diese Weise können diese ihre in der Einzeltherapie gewonnenen Einsichten in praxisnaher Weise auf der Verhaltensebene umsetzen bzw. erproben.

Merke:

Störungsspezifische und problemorientierte Gruppen haben sich als hoch ökonomisch und effektiv erwiesen. Aufgrund ihrer Standardisierung und beschränkten Sitzungszahl können komorbide Störungen und individuelle Problemlagen jedoch nicht berücksichtigt werden, sodass sie als solitäre Therapieform oft nicht ausreichen.

3.3.2 Multimodulare VT-Gruppen

Eine weitere Variante verhaltenstherapeutischer Gruppen stellen die sogenannten multimodularen Gruppenkonzepte dar (Fiedler, 1996, 2005). Sie integrieren sowohl Merkmale standardisierter, störungsspezifischer und problemorientierter Gruppen als auch zieloffener Gruppen. Sie unterscheiden sich von den störungsspezifischen und problemorientierten Gruppen in Hinblick auf die Komplexität der angestrebten Ziele und der zu ihrer Erreichung erforderlichen Therapiebausteine. So integrieren multimodulare Gruppen heterogene verhaltenstherapeutische Inhalte und Methoden, die unterschiedliche Störungs- und Problembereiche thematisieren. Aus diesem Grund umfassen solche Programme auch mehr Therapiesitzungen als es bei den störungsspezifischen der Fall ist. Idealerweise sollte ein solches Konzept sämtliche Therapiebausteine beinhalten, die für eine erfolgreiche Behandlung der entsprechenden Störung erforderlich sind. Ein Beispiel für ein solches verhaltenstherapeutisches Breitbandprogramm ist das von Sank und Shaffer (1984) entwickelte multimodulare verhaltenstherapeutische Gruppenkonzept. Es umfasst 14 Sitzungen und eine Booster-Session. Die zu vermittelnden Inhalte setzen sich aus insgesamt vier Modulen zusammen, die wiederum zwei bis vier Sitzungen umfassen. Es handelt sich hierbei um folgende Module:

- Entspannung (zwei Sitzungen),
- Kognitionstraining (vier Sitzungen),
- soziales Kompetenztraining (vier Sitzungen) und
- Problemlösetraining (zwei Sitzungen).
- Eine Zwischenevaluation, eine Abschlusssitzung und eine Booster-Session runden das Programm ab.

Das Beispiel illustriert, dass sich die therapeutischen Inhalte auf unterschiedliche Problembereiche beziehen und deshalb notwendigerweise komplexer aufgebaut sein müssen, als es bei den störungsspezifischen Therapieprogrammen der Fall ist. Zugleich eröffnet das Programm den teilnehmenden Patienten auch die Möglichkeit, individuelle Themen einzubringen und diese analog der vorgegebenen Methoden zu bearbeiten. Damit nähern sich multimodulare Therapieprogramme den zieloffenen Gruppen an, unterschieden sich jedoch von diesen durch ein höheres Maß an sowohl methodischer als auch zeitlicher Strukturierung. Wie auch in störungsspezifischen Gruppen werden außerdem gruppendynamische Prozesse praktisch nicht berücksichtigt, da diese einer stringenten Durchführung des Programms zuwider laufen würden.

Erfahrungsgemäß werden multimodulare Therapieprogramme aus Patientensicht immer dann als hilfreich bewertet, wenn sie folgenden Anforderungen genügen: Die vermittelten Inhalte müssen sich

1. an den Beschwerden und Problembereichen der teilnehmenden Patienten orientieren,

2. sollten sowohl inhaltlich als auch didaktisch in angemessener Form aufbereitet und vermittelt werden, wobei
3. darauf zu achten ist, dass für die Bearbeitung der einzelnen Module eine ausreichende Sitzungszahl zur Verfügung steht.

In Abhängigkeit davon, welche Module ein solches Therapieprogramm beinhaltet, können die Gruppen homogen in Bezug auf die Störung und/oder den Problembereich oder auch transdiagnostisch zusammengestellt sein. Multimodulare Gruppen lassen sich am sinnvollsten im ambulanten Setting durchführen, da hier längere Therapiedauern üblich sind und die Inhalt deshalb in didaktisch sinnvoller Weise aufeinander aufbauen können. Nach Möglichkeit sollte es sich um eine geschlossene Gruppe handeln.

Eine Indikation für die multimodulare Gruppentherapie ist idealerweise bei solchen Störungsbildern gegeben, deren Behandlung sich weniger an einer eng umschriebenen Symptomatik, als vielmehr an deren auslösenden und aufrechterhaltenden Bedingungen orientiert. Ein Beispiel hierfür wären depressive Störungen, Somatisierungsstörungen oder Abhängigkeitssyndrome. Eine adäquate gruppentherapeutische Behandlung erfordert ein komplex zusammengestelltes Therapieprogramm, das die unterschiedlichen Facetten der genannten Störungsbilder berücksichtigt. Relevante Themenbereiche wären Informationsvermittlung bezüglich des Störungsbildes, Selbstwertaufbau, Verbesserung der sozialen Kompetenz und der Emotionsregulation, Förderung der Entspannungsfähigkeit und/oder Achtsamkeit sowie die Klärung von Lebenszielen und Werten.

Im stationären Setting werden die Module eines solchen komplexen Therapieprogramms in der Regel simultan, d. h. zeitlich komprimiert (mit zwei oder mehr wöchentlichen Sitzungen) und meist in unterschiedlich zusammengesetzten Gruppen, die wiederum von unterschiedlichen Therapeuten geleitet werden, durchgeführt. Insofern kann jede stationäre psychotherapeutische Behandlung als eine multimodular angelegte aufgefasst werden (Fiedler, 2005; Zielke, 2010), wobei sich hierbei die Module auf unterschiedliche Gruppen, Settings und Berufsgruppen (z. B. Körperpsychotherapeuten, Pflegekräfte usw.) verteilen.

Auch wenn multimodular angelegte Therapiekonzepte im Vergleich zu den störungsspezifischen durch ein höheres Maß an Flexibilität und inhaltlicher Vielseitigkeit charakterisiert sind, so weisen sie doch einige Nachteile auf: Durch die Standardisierung des Programms ist die Möglichkeit, individuelle Beschwerden und Problemlagen zu fokussieren, erheblich eingeschränkt. Inhalte und Ziele werden a priori festgelegt und orientieren sich damit nicht an den aktuellen Anliegen der Gruppemitglieder, des Weiteren sind die Möglichkeiten einer konstruktiven Nutzung gruppendynamischer Prozesse nur in Ansätzen möglich.

3.3.3 Zieloffene VT-Gruppen

Zieloffene Verhaltenstherapiegruppen haben hingegen genau hier ihre Stärken. Sie ermöglichen es, in intensiver Weise auf die individuellen Anliegen der einzelnen Gruppenmitglieder einzugehen, verbunden mit der Möglichkeit, auch gruppendynamische Prozesse systematisch einzubeziehen und zu nutzen. Zieloffene Verhaltenstherapiegruppen sind durch folgende Merkmale gekennzeichnet (vgl. auch Fiedler, 1996, 2005):

Kennzeichen zieloffener Verhaltenstherapiegruppen

- *Zieloffenheit:* Die in der Gruppe bearbeiteten Themenbereiche und die daraus ableitbaren Ziele sind nicht im Vornhinein durch ein Konzept festgelegt sondern werden im Verlauf der Gruppensitzungen erarbeitet.
- *Einzelfallorientierung:* In jeder Sitzung werden Patienten ausgewählt, die ihr Anliegen zum Thema der Sitzung machen. Diese Anliegen werden dann, angeleitet durch den Therapeuten, *in* und *mit* der Gruppe in systematischer Weise bearbeitet. Das hierbei realisierte Vorgehen orientiert sich am Konzept des Problemlöseparadigmas.
- *Adaptive Indikation:* Die Auswahl der angewandten Techniken bzw. Methoden orientiert sich an der jeweiligen spezifischen Problemstellung *und* der aktuellen Gruppendynamik.
- *Einbeziehung gruppendynamischer Prozesse:* Falls indiziert bzw. erforderlich, werden Interaktionsprozesse der Gruppenteilnehmer thematisiert und in zielführender Weise therapeutisch bearbeitet. Auch werden erwünschte gruppendynamische Prozesse systematisch induziert, verstärkt und rückgemeldet.
- *(Halb-)Offene Gruppen:* Bei den zieloffenen Gruppen handelt es sich meist um halboffene Gruppen, was den Vorteil bietet, die Wartezeiten zu verkürzen. Auf der anderen Seite bedroht die Fluktuation den Zusammenhalt Gruppe und kann sich deshalb negativ auf die Gruppendynamik auswirken. Dies gilt umso mehr, je häufiger die Gruppenmitglieder wechseln. Aus diesem Grunde sollten die Mitglieder einer solchen Gruppe im Durschnitt mindestens 15 bis 20 Sitzungen an dieser teilnehmen können.
- *Ein-Sitzungs-Konzept:* Der Umstand, dass es sich meist um (halb-)offene Gruppen handelt, ermöglicht eine inhaltlich und thematisch zusammenhängende Arbeit, die sich über mehrere Sitzungen hinweg erstreckt, nur in Ausnahmefällen. Da potenziell in jeder Sitzung neue Gruppenmitglieder hinzukommen und andere die Gruppe verlassen, sollte jede Sitzung so gestaltet werden, dass sie für sich stehen kann. Dies impliziert, dass die in der Sitzung bearbeiteten Anliegen in therapeutisch sinnvoller Weise abgeschlossen werden sollten. Das Ein-Sitzungs-Konzept wird jedoch nicht nur

durch das (halb-)offene Gruppenkonzept nahegelegt, sondern auch durch den Umstand, dass die Gruppenmitglieder dazu ermutigt werden, bevorzugt solche Anliegen einzubringen, die emotional aufgeladen sind und deshalb keinen Aufschub dulden. Bleibt dafür kein Raum, weil Themen der letzten Sitzung bearbeitet werden müssen, die nicht abgeschlossen werden konnten, so steht dies im Widerspruch zu den Erwartungen der Gruppemitglieder und wirkt sich zudem meist hemmend auf den Gruppenprozess aus.

Transdiagnostisch angelegte zieloffene Verhaltenstherapiegruppen sind im stationären Setting weit verbreitet, da ein Einstieg in der Gruppe für die Patienten ohne Wartezeiten möglich ist. Auch bietet diese Form der Gruppentherapie für die Teilnehmer die Möglichkeit, ihre Probleme direkt zu thematisieren und Unterstützung durch die Gruppe zu erfahren. Wie bereits ausgeführt, wirkt sich die Teilnahme an einer Gruppentherapie außerdem auch positiv auf das Stationsklima aus.

Fiedler (2005) unterscheidet zwei Arten zieloffener Verhaltenstherapiegruppen:
- Die einen sind zieloffen, jedoch in ihrer Methodik festgelegt,
- die anderen sind sowohl zieloffen als auch methodisch offen.

In die erste Kategorie fallen die Selbstmanagement und die Problemlösegruppen. Im Fall der Problemlösegruppe werden die Anliegen der Patienten konsequent entsprechend dem Problemlöseparadigma bearbeitet. Hierbei wird zunächst das Problem spezifiziert und anschaulich beschrieben, in einem weiteren Schritt werden dann mögliche Ziele identifiziert und Lösungsmöglichkeiten generiert. Dann wird eine der Lösungsmöglichkeiten ausgewählt und die zur Umsetzung erforderlichen Maßnahmen besprochen oder die hierzu notwendigen Fertigkeiten, soweit möglich, vermittelt. Entscheidend ist dabei der hohe Explizierungsgrad des Vorgehens. Der Vorteil dieser Art zieloffener Gruppentherapie liegt in der hohen Transparenz und Vorhersagbarkeit des Vorgehens, was den Gruppenmitgliedern ein Gefühl der Sicherheit und Kontrolle vermittelt. Ein Nachteil dieser Gruppenverfahren besteht in der mangelnden methodischen Flexibilität, was ein adaptives Vorgehen erschwert. Auch besteht die Gefahr, dass die Gruppenmitglieder im Laufe der Zeit eher solche Themen einbringen, von denen sie glauben, dass diese durch die angewandte Methode gut zu bearbeiten sind, andere hingegen gar nicht mehr ansprechen.

Bei der zweiten Kategorie zieloffener Verhaltenstherapiegruppen sind die angewendeten Methoden nicht festgelegt, sondern variieren in Abhängigkeit von den Anliegen, die von den Patienten in die Gruppe eingebracht werden. Ziel ist hierbei, eine möglichst optimale Passung von Anliegen einerseits und der eingesetzten Methode andererseits zu erreichen. Dabei kommen auch Techniken anderer

Therapieschulen, insbesondere des Psychodramas, der Gestalttherapie und der Familientherapie zum Einsatz.

Im Sinne einer differenziellen Indikation sind die Verfahren der ersten Kategorie für Patienten geeignet, die durch ein hohes Maß an Symptombelastung und ein niedriges psychosoziales Funktionsniveau gekennzeichnet sind und deshalb mehr von einer höher strukturierten Therapie profitieren.

Die Indikation für die zieloffene Gruppenverhaltenstherapie der zweiten Kategorie ist vor allem dann gegeben, wenn bei den teilnehmenden Patienten folgende Merkmale vorliegen (vgl. Fiedler, 2005):

- Eine Persönlichkeitsstörung oder -akzentuierung diagnostiziert werden kann.
- Eine komplexe und anhaltende Störung des Beziehungsverhaltens gegeben ist.
- Der Patient in einer chronischen psychosozialen Konfliktsituation lebt.
- Die Bewältigung eines (oder mehrerer) kritischen Lebensereignisses im Vordergrund steht.
- Fragen der Sinnfindung, Werteklärung oder der Lebensperspektiven eine erhebliche Rolle bei der Entstehung und Aufrechterhaltung der Störung spielen.
- Eine komplexe Symptomatik mit mehrfacher Komorbidität vorliegt.
- Die Gruppe für die Patienten eine Ergänzung für ein primär störungsspezifisch angelegtes Therapieprogramm darstellt. Damit ergibt sich für die Patienten die Möglichkeit, ihre individuellen Anliegen, die in den anderen Gruppen nicht bearbeitet werden können, in der zieloffenen Gruppe einzubringen.

Obgleich zieloffene Gruppen viele Vorteile bieten, sind einige Einschränkungen zu bedenken, die bei der Konzeption und Durchführung dieser Art von Gruppen zu beachten sind. So setzen sie eine hohe fachliche und interaktionelle Kompetenz des Gruppenleiters voraus und erfordern in der Regel mehr Sitzungen als störungsspezifische Gruppen, um vergleichbare Resultate zu erzielen. Aufgrund des Ein-Sitzungs-Konzepts ist es nicht möglich, komplexere Fertigkeiten und/ oder störungsbezogene Bewältigungsmöglichkeiten zu vermitteln, deren Erwerb ein didaktisch systematisiertes und über mehrere Sitzungen hinweg angelegtes Therapieprogramm erfordern. Auch sind Patienten, die in ausgeprägter Weise auf ihre Störung eingeengt und durch diese in ihren sozial-kommunikativen und kognitiven Fähigkeiten beeinträchtigt sind, überfordert.

Merke:

Zieloffene Gruppen ermöglichen ein individualisiertes Vorgehen und sind durch ein hohes Maß an thematischer und methodischer Flexibilität gekennzeichnet. Sie erfordern jedoch eine höhere Sitzungszahl als störungsspezifische Gruppen, um vergleichbare Effekte zu erzielen. Ihre Leitung setzt jedoch ein relativ hohes Maß an therapeutischer Kompetenz voraus. Psychisch schwer beeinträchtigte Patienten sind außerdem mit dieser Art von Gruppentherapie oft überfordert.

3.4 Lernen in Gruppen

So unterschiedlich die verschiedenen Arten von Therapiegruppen in Hinblick auf ihre theoretischen Annahmen und ihre praktische Durchführung sein mögen, so haben sie eine Gemeinsamkeit. Durch die Teilnahme an der Gruppe sollen ihre Mitglieder Erfahrungen machen, die dazu beitragen, Neues zu lernen. Eine erfolgreiche Psychotherapie zeichnet sich dadurch aus, dass der behandelte Patient etwas Neues gelernt hat, wodurch auch immer dieses Neulernen bedingt wurde (Grawe, 2004). Auch in Gruppentherapien müssen deshalb möglichst optimale Lernbedingungen geschaffen werden. Die zentrale Aufgabe des Gruppenleiters besteht deshalb darin, für ein möglichst optimales Lernklima zu sorgen.

Wodurch ist ein solches Klima gekennzeichnet? Wie die bisherigen Kapitel deutlich gemacht haben, erweist sich die Beantwortung dieser Frage als ein komplexes Unterfangen. Allerdings kann man sie auch auf einfache Weise beantworten, wenn man sich hierzu den Zusammenhang von Leistung und Aktivierung vor Augen führt. Gemäß dem erstmals von Yerkes und Dodson (1908) formulierten Modell besteht ein systematischer Zusammenhang zwischen der psychophysischen Aktivierung einerseits und der erbrachten Leistung andererseits. Dieser Zusammenhang lässt sich in Form einer umgekehrten U-Funktion veranschaulichen. Die Kernaussage des Modells besteht darin, dass für jede Aufgabe ein bestimmter Aktvierungsgrad existiert, der eine maximale Leistung ermöglicht. Nimmt die Aktivierung entweder zu (Überregung) oder ab (Ermüdung) führt dies zu einer Abnahme der Leistungsgüte, die umso stärker ausfällt, je weiter sich der Aktivierungsgrad von dem für die Aufgabenerledigung erforderlichen optimalen Aktivierungsgrad entfernt. Die besten Leistungen werden demnach bei mittlerer Aktivierung erbracht. Auch wenn das Gesetz von Yerkes und Dodson die Zusammenhänge stark simplifiziert und sich auch nicht direkt auf das Lernen komplexer, kognitiv-emotionaler Inhalte bezieht, so erscheint seine Anwendung auf die unterschiedlichen gruppentherapeutischen Verfahren, dennoch von heuristischem Wert.

So sind in Abbildung 5 drei Kurven eingetragen, die den Zusammenhang von Lernen (Ordinate) und Aktvierung (Abszisse) in unterschiedlichen Arten von Therapiegruppen darstellen sollen. Lernen meint hier die Aufnahme, Verarbeitung und Speicherung von neuer Information, die für den jeweiligen Patienten von Bedeutung sind. Aktivierung wird hier als ein Oberbegriff aufgefasst, die sich in Form von erlebter Konfliktspannung, Nervosität, Anspannung, Verunsicherung oder Angst vor dem, was in der Gruppe geschieht, äußern kann.

In der Abbildung 5 sind drei Kurven (umgekehrte U-Funktionen) zu sehen, die sich jeweils auf unterschiedliche Formen von Gruppentherapie beziehen.

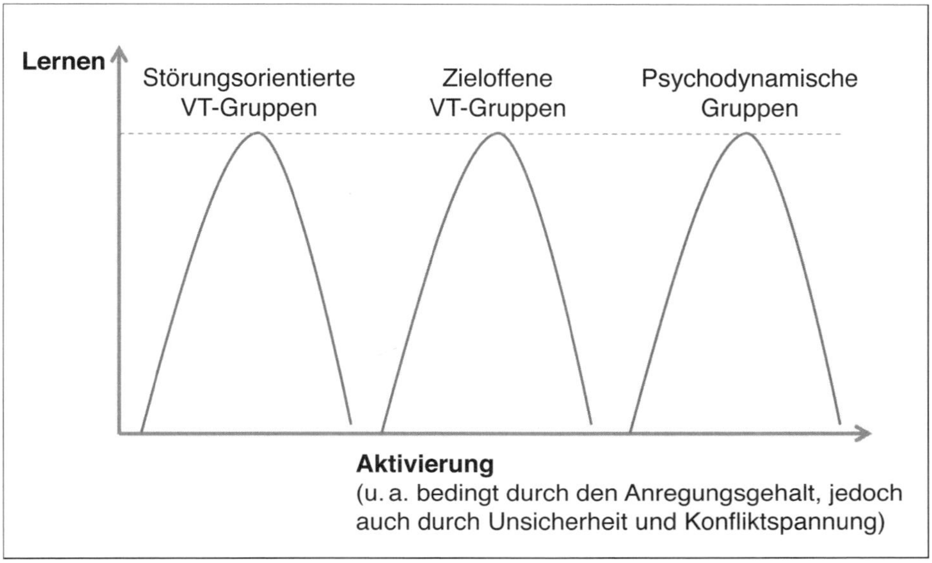

Abbildung 5: Der Zusammenhang von Lernen und Aktivierung für unterschiedliche Gruppentherapiekonzepte

Die linke Kurve bezieht sich auf *störungsspezifische und problemorientierte verhaltenstherapeutische Gruppen*. Ein optimales Lernen in diesen Gruppen setzt voraus, dass sich die Teilnehmer auf die zu vermittelnden Inhalte konzentrieren können und dabei nicht durch gruppendynamische Prozesse abgelenkt werden. Treten diese in den Vordergrund, so wirken sie sich in aller Regel störend und hemmend auf den Ablauf der Gruppe aus.

Beispiel:

Ein Beispiel hierfür wäre ein Gruppenmitglied, das ausgeprägt narzisstische Persönlichkeitszüge aufweist, sich deshalb in der Gruppe viel Raum nimmt, immer wieder den Kursleiter und das Konzept infrage stellt oder den anderen Gruppenteilnehmern zu verstehen gibt, dass die Inhalte nicht neu und deshalb auch nicht hilfreich sind. Gelingt es dem Gruppenleiter nicht, das beschriebene Gruppenmitglied in wertschätzender Weise zu begrenzen, dann wird die Vermittlung der Lerninhalte zunehmend darunter leiden. In der Gruppe wird ein zunehmend konflikthaftes Klima entstehen, dessen Bearbeitung im Rahmen des (in der Regel manualisierten) Therapieprogramms kaum sinnvoll möglich ist. Denn zum einen ist der zeitliche Rahmen begrenzt, zum anderen sind die meisten Gruppenmitglieder mit der Erwartung in die Gruppe gekommen, etwas über den Umgang bzw. die Bewältigung ihrer Beschwerden oder Problematik zu erfahren.

Aus diesem Grund sollte das Ausmaß an Aktivierung, analog der oben genannten Definition, in diesen Gruppen in geringem Maße vorliegen, um ein möglichst hohes Maß an Inhaltsorientierung sicherzustellen. Bei der Konzeption von Therapieprogrammen ist deshalb auch darauf zu achten, eine konfliktfördernde Themenbearbeitung nach Möglichkeit zu vermeiden. Des Weiteren sollte auch der Leiter durch ein direktives und klar strukturiertes Vorgehen dafür Sorge tragen, dass Konflikte oder „Störungen" so wenig Raum wie möglich bekommen. Treten solche auf, sollte er sie in ebenso wertschätzender wie klarer Art und Weise begrenzen.

Ganz anders bei den *psychodynamischen oder interaktionell orientierten Gruppen*. Durch das bereits beschriebene Prinzip der therapeutischen Minimalstrukturierung soll eine entsprechende Aktivierung induziert werden, um so den therapeutischen Prozess in Gang zu setzen. In diesen Gruppen haben die Patienten eine ganz andere Erwartungshaltung. Sie wissen nicht genau, was in der Gruppe auf sie zukommen und in welche Richtung sich der Gruppenprozess entwickeln wird. Im günstigsten Fall kann jedoch genau diese Ungewissheit eine Neugier und Interesse am Gruppengeschehen hervorrufen, welche die motivationale Basis bildet, sich auf das therapeutische Geschehen einzulassen. Ein Zuviel an Konfliktspannung und Verunsicherung führt jedoch dazu, dass das Neulernen erschwert wird. Das gilt auch dann, wenn in der Gruppe die Spannung zu sehr abnimmt und schwierige Themen vermieden werden, um die Harmonie der Gruppe nicht zu gefährden. Dies geschieht in der Regel dadurch, dass sich implizite, unausgesprochene Normen ausbilden (z. B. „In unserer Gruppe wird niemand infrage gestellt", „Kritik ist hier unerwünscht" usw.). Hier liegt die Aufgabe des Gruppenleiters somit darin, die Gruppe soweit zu strukturieren, dass eine „Überaktivierung" vermieden wird und zugleich sollte er immer wieder Impulse setzen, die dazu beitragen, dass latente Konflikte, Spannungen und Ängste soweit spürbar werden, dass sie von der Gruppen nicht übergangen bzw. vermieden werden können.

Zieloffene verhaltenstherapeutische Gruppen nehmen in diesem Kontinuum eine Mittelstellung ein. Da die Gruppenmitglieder aufgefordert werden, individuelle Themen und Anliegen in die Gruppe einzubringen, impliziert dies, dass auch schwierige, potenziell konflikthafte oder unangenehme Themen eingebracht werden. Außerdem steht weder das Thema selbst, noch die Methode, die für seine Bearbeitung zur Anwendung kommt, vor der Sitzung fest, sondern wird erst in deren Verlauf durch den Leiter und die Gruppe erarbeitet. Die damit verbundene Ungewissheit und das mit bestimmten Themen verbundenen Konfliktpotenzial gehen entsprechend mit einer erhöhten Aktivierung einher. Durch das Konzept der zieloffenen Gruppe ist diese nicht nur unvermeidbar, sondern auch erwünscht. Denn die zielführende Bearbeitung der Themen erfordert meist ein höheres Maß an Gruppendynamik als es in störungsspezifischen Gruppen der Fall ist.

Beispiel:

Beispielsweise wurde in einer zieloffenen Gruppe von einem männlichen Gruppenmitglied das Anliegen eingebracht, dass er sich vor die Entscheidung gestellt sieht, sich entweder von seiner Ehefrau oder seiner Geliebten trennen zu müssen. Er selbst würde gerne die Beziehung zu beiden Frauen aufrechterhalten, wozu seine Ehefrau nun endgültig nicht mehr bereit sei. In der Gruppe befanden sich drei weibliche Patientinnen, die von ihren Partnern entweder verlassen oder auf eine andere Art und Weise enttäuscht worden waren. Wie zu erwarten entwickelte sich rasch eine intensive Gruppendynamik, die sich darin äußerte, dass der Fokuspatient für die erwähnten weiblichen Gruppenmitglieder zur Projektionsfläche ihres Ärgers und ihrer Enttäuschung wurde, wohingegen einige männliche Gruppenmitglieder durchaus Verständnis für die Problematik des Fokuspatienten erkennen ließen. Gelingt es dem Gruppenleiter hier nicht, den Gruppenprozess in eine konstruktive Richtung zu lenken, kann es im weiteren Verlauf der Gruppe zu destruktiven Entwicklungen kommen. In dem genannten Fall brach der Fokuspatient tatsächlich seine stationäre Behandlung wenige Tage nach der beschriebenen Gruppensitzung vorzeitig ab.

In zieloffenen Verhaltenstherapiegruppen ist der Leiter deshalb in hohem Maße gefordert und sollte über ein breites Repertoire an Methoden verfügen, die es ihm ermöglichen, in solch einer konflikthaften Situation adäquat zu intervenieren. Wie bereits ausgeführt, sollte er auf jeden Fall nicht passiv abwarten, in welche Richtung sich der Gruppenprozess entwickelt und wie die Gruppe den Konflikt löst, da diese, anders als in interaktionellen Gruppen, in keiner Weise darauf vorbereitet ist, sich ohne Unterstützung des Gruppenleiters mit schwierigen Themen zu beschäftigen, sodass sie sich vom Gruppenleiter im Stich gelassen fühlen würde, wenn dieser sich, abweichend von seinem sonstigen Verhalten, plötzlich passiv verhält. Besteht in der Gruppe hingegen eine zu starke Tendenz, schwierige und potenziell konflikthafte Themen zu vermeiden, um das harmonische Miteinander nicht zu stören, dann verhindert dies ein Neulernen und die Gruppe entwickelt sich stattdessen zunehmend zu einem „Kaffeekränzchen“. Auch hier ist der Gruppentherapeut gefordert, Impulse zu setzen, Momente der Spannung und der konstruktiven Verunsicherung zu induzieren, um den Gruppenprozess bzw. das Einbringen von Anliegen durch die Gruppenmitglieder wieder in Gang zu bringen.

Merke:

Jedes Gruppenformat erfordert ein unterschiedliches Maß an Aktivierung, um Neulernen zu ermöglichen. Dabei kommt dem Gruppenleiter die Aufgabe zu, durch die didaktische Konzeption der vermittelten Inhalte (bei störungsspezifischen und problemorientierten Gruppen), dem Einsatz zielführender Methoden (bei zieloffenen Gruppen) oder durch die Interpretation bzw. Deutung der sich entwickelnden Gruppenprozesse ein möglichst optimales Aktivierungsniveau zu realisieren

4 Die Durchführung zieloffener Gruppen

4.1 Anliegenbezogene verhaltenstherapeutische Gruppentherapie (AVG)

Im vorangegangenen Kapitel wurden die Merkmale und Indikationskriterien zieloffener verhaltenstherapeutischer Gruppen dargestellt, wobei insbesondere auf das von Fiedler (2005) als verhaltensanalytische Gruppentherapie (VAG) bezeichnete Therapieformat eingegangen wurde. Dass von Sipos und Schweiger (2013) als transdiagnostische Gruppentherapie bezeichnete Therapiekonzept deckt sich bezüglich der Kernmerkmale (u. a. Zielorientierung, Ein-Sitzungs-Konzept, Arbeit mit einem als Protagonisten bezeichneten Fokuspatienten usw.) mit dem der VAG, weist jedoch Unterschiede in Hinblick auf den Ablauf und dem therapeutischen Vorgehen auf. In diesem Zusammenhang soll auf das ausführliche Transskript mehrerer Gruppensitzung verwiesen werden, das eine gute Vorstellung hinsichtlich des Ablaufs typischer Therapiesitzungen ermöglicht (Sipos & Schweiger, 2013, S. 74–119).

Obgleich das hier vorgestellte Gruppentherapiekonzept sich sowohl an den dem der verhaltensanalytischen Gruppentherapie als auch an dem der transdiagnostischen Gruppe anlehnt, soll das Konzept als *anliegenbezogene verhaltenstherapeutische Gruppentherapie* (AVG) bezeichnet werden, womit dem „Alleinstellungsmerkmale" dieser Art von Gruppentherapie Rechnung getragen werden soll. Denn anders als in störungsspezifischen oder problemorientierten Gruppen wird in dieser Art von Gruppentherapie weder ein bestimmtes Störungsbild noch ein spezifischer Problembereich thematisiert, sondern es werden die *individuellen Anliegen* der Gruppenmitglieder bearbeitet. Sowohl der Prozess der Zielfindung und Zielklärung als auch die Anwendung einer bestimmten Methode, die eine Zielerreichung ermöglichen soll, orientiert sich an den Anliegen der Gruppenmitglieder.

Wie im vorangegangenen Kapitel ausgeführt, richtet sich das Vorgehen des Gruppenleiters danach aus, dem Anliegen des Fokuspatienten einen Rahmen und damit dem (gruppen-)therapeutischen Prozess eine Richtung zu geben. Dieses zentrale Merkmal kommt weder in dem Begriff der verhaltensanalytischen Gruppentherapie (VAG), noch in dem der transdiagnostischen Gruppe zum Ausdruck. Auch wenn diese Art von Gruppen aus pragmatischen Gründen häufig transdiagnostisch zusammengesetzt sind, so können auch in störungshomogen zusammengesetzten Gruppen vergleichbare Ergebnisse erzielt werden. Auch sind problemorientiere Gruppen ebenfalls oft transdiagnostisch zusammengesetzt (z. B. beim sozialen Kompetenztraining), was den Begriff als zu wenig trennscharf erscheinen lässt, wenn es darum gehen soll, das beschrieben Konzept zieloffener Gruppen begrifflich zu fassen. Das gilt auch für den Begriff der VAG, da in kaum einer verhaltenstherapeutischen Gruppe *keine* Verhaltensanalysen durchgeführt werden. Der Einwand mangelnder Trennschärfe lässt sich auch gegen den Begriff des „Anliegens“ vorbringen, da Patienten immer auch Anliegen haben, zumindest in Form von Beschwerden oder Symptomen, die überhaupt erst eine Behandlungsbedürftigkeit entstehen lassen. Dennoch sind in störungsspezifischen und problemorientierten Gruppen die potenziellen Anliegen der Patienten analog der Störung oder Problematik a priori festgelegt und das Therapieprogramm darauf abgestimmt. Davon abweichende Themen können in dieser Art Gruppen nicht oder nur in Ansätzen berücksichtigt werden.

Ganz anders in den beschriebenen zieloffenen Gruppen: Hier wird den individuellen Anliegen der Gruppenmitglieder ein maximaler Raum eingeräumt. Definiert man deshalb die AVG als das verhaltenstherapeutische Gruppentherapieverfahren, in dem das Einbringen individueller und damit inhaltlich meist heterogener Themen konzeptionell eingefordert wird und deren Bearbeitung dann den weiteren Sitzungsverlauf bestimmt, so erscheint die Begriffswahl konsequent. Durch den Verweis auf den Anliegenbezug wird das Konzept außerdem von den störungsspezifischen und problemorientierten Therapieformaten abgegrenzt, was die begrifflich-konzeptuelle Trias einer *störungsspezifischen, problemorientierten* und *anliegenbezogenen* Gruppentherapie plausibel erscheinen lässt.

Begriffsklärung: Anliegenbezogene verhaltenstherapeutische Gruppentherapie (AVG)

Verhaltenstherapeutisches Gruppentherapieverfahren, in dem das Einbringen individueller und damit inhaltlich meist heterogener Themen konzeptionell eingefordert wird und deren Bearbeitung dann den weiteren Sitzungsverlauf bestimmt.

Auf die konkrete Durchführung der AVG soll im Folgenden ausführlich eingegangen werden. Hierzu werden zunächst die Inhalte und die Struktur sowie der Ablauf der Therapiesitzungen beschrieben. In den sich daran anschließenden Kapiteln werden dann die für die Durchführung einer AVG erforderlichen Kenntnisse und Fertigkeiten des Gruppenleiters dargestellt. Hierzu gehört auch die Durchführung spezieller Methoden, die sich für den Einsatz im Gruppensetting eignen (z. B. die Durchführung von Rollenspielen, Skulpturen usw.).

4.2 Struktur und Ablauf der AVG

Die AVG wird meist im stationären Setting als offene Gruppe durchgeführt und ist transdiagnostisch angelegt. Es ist jedoch ebenso möglich, die Gruppe im geschlossenen Format und als störungshomogen zusammengestellte Gruppe durchzuführen. Eine AVG kann auch im ambulanten Setting durchgeführt werden. In jedem Fall sollten die Gruppemitglieder jedoch mindestens 12- bis 15-mal (bei jeweils 100-minütigen Sitzungen) an der Gruppe teilnehmen können, da sonst die Zeit nicht ausreicht, um die instrumentellen Gruppenbedingen nach Grawe (1978; vgl. Kap. 2.4.2) zu etablieren. Gelingt dies nicht, werden es die Teilnehmer meist vermeiden, die für sie bedeutsamen Anliegen in die Gruppe einzubringen. Auch deutlich höhere Stundenkontingente von bis zu 60 oder 80 Sitzungen sind möglich und können in produktiver Weise genutzt werden.

Merke:

Die AVG erscheint v. a. dann indiziert, wenn eine komplexe und anhaltende Störung des Beziehungsverhaltens gegeben ist, die Bewältigung eines (oder mehrerer) kritischer Lebensereignisses im Vordergrund steht, Fragen der Sinnfindung, Werteklärung oder der Lebensperspektiven eine erhebliche Rolle bei der Entstehung und Aufrechterhaltung der Störung spielen und/oder eine komplexe Symptomatik mit mehrfacher Komorbidität vorliegt.

Ein für die Effektivität der AVG entscheidender Faktor ist das psychosoziale Funktionsniveau der Gruppenmitglieder. Im DSM-IV-TR (APA, 1994) ist dies durch die Skala zur *Globalen Erfassung des Funktionsniveaus (GAF)* operationalisiert. Die Skala reicht von 1 bis 100. Während Werte von 1 bis 10 u. a. auf die ständige Gefahr hinweisen, dass der Betroffene sich oder andere schwer verletzt oder ein ernsthafter Suizidversuch mit eindeutiger Todesabsicht stattfand, sollen Werte von 91 bis 100 dann vergeben werden, wenn eine hervorragende Leistungsfähigkeit in vielen Bereichen gegeben ist, keine Symptome vorliegen und die Schwierigkeiten im Leben des Betroffenen nie außer Kontrolle geraten. Die Erfahrung zeigt, dass Patienten dann am meisten von der Teilnahme an der AVG profitieren, wenn ihr GAF-Wert bei >45 liegt. Dies bedeutet, dass bei den Betroffenen mäßig ausgeprägte Symptome und/oder mäßig ausgeprägte Schwierigkeiten der sozialen, beruflichen oder schulischen Leistungsfähigkeit vorliegen. Patienten, deren GAF-Werte <50 liegen, können hingegen meist von der Teilnahme an störungsspezifischen und problemorientierten Gruppen mehr profitieren, da die Belastungen und Einschränkung durch die bestehende Symptomatik und deren Bewältigung im Vordergrund steht. Im DSM-5 (APA, 2013) wurde diese Skala durch das WHO Disability Assessment Schedule (WHODAS-Skala) ersetzt. Bezüglich der Indikationsstellung für die AVG hat sich jedoch die GAF bewährt, sodass sie bis auf weiteres noch zu diesem Zweck eingesetzt werden sollte.

In Bezug auf die Inhalte und den Ablauf können in der AVG vier Arten von Gruppensitzung unterschieden werden (vgl. Tab. 13). Hierbei handelt es sich um
1. vorbereitende,
2. anliegenbezogene,
3. konflikt- und krisenorientierte sowie
4. Abschlusssitzungen.

Tabelle 13 Die vier Sitzungstypen der anliegenbezogenen verhaltenstherapeutischen Gruppentherapie

Sitzungstyp	Funktion und Inhalte
Vorbereitende Sitzungen	– Schaffen günstiger Ausgansbedingungen – Vorstellen und Kennenlernen der Gruppenmitglieder – Einführung oder Erarbeiten der Gruppenregeln – Erarbeiten einer konstruktiven, gruppenspezifischen Art und Weise der Kommunikation/Interaktion
Anliegenbezogene Sitzungen	– Sukzessive Bearbeitung therapeutisch relevanter Themen (Anliegen) der Gruppenmitglieder – Intensivieren einer offenen und vertrauensvollen Zusammenarbeit
Konflikt- und krisenbezogene Sitzungen	– Bearbeitung von therapeutisch nicht vermeidbaren, interpersonellen Konflikten und auftretenden Krisen – Wiederherstellen der instrumentellen Gruppenbedingungen – Erwerb von Fertigkeiten der Konfliktbewältigung
Abschlusssitzungen	– Bilanzierung der Gruppenarbeit und der erreichten Ziele – Verabschiedung von den anderen Gruppenmitgliedern und dem Therapeuten – Ggf. wechselseitiges Feedback

4.2.1 Vorbereitende Sitzungen

Vorbereitende Sitzungen erfüllen die Funktion, sowohl die einzelnen Gruppenmitglieder als auch die Gruppe als Ganzes auf die eigentliche therapeutische Arbeit, die in den anliegenbezogenen Sitzungen durchgeführt wird, vorzubereiten. In der Terminologie von Kanfer et al. (2012) gesprochen geht es in diesen Sitzungen im Wesentlichen darum, „günstige Ausgangsbedingungen" zu schaffen und ein kohäsives, vertrauensvolles und von gegenseitiger Wertschätzung und Offenheit geprägtes Gruppenklima zu schaffen. Hierzu ist es notwendig, dass sich die Gruppenmitglieder gegenseitig kennenlernen und sich über ihre Beschwerden und Erwartungen an die Gruppentherapie austauschen.

In einem weiteren Schritt sollten sie durch den Gruppentherapeuten dazu angeleitet werden, eine Vorstellung davon zu entwickeln, welche Art der Kommunikation einen konstruktiven Therapieverlauf ermöglicht, wozu die Erarbeitung oder Besprechung der Gruppenregeln ebenso gehört wie das Einüben von konstruktiven Feedback. In dieser Phase der Gruppe ist der Einsatz von strukturierten Aktivitäten in Form von Aufgaben, Übungen und Interaktionsspielen sinnvoll. Idealerweise wurden die teilnehmenden Patienten zudem in einzeltherapeutischen Sitzungen über die Art der Gruppentherapie, deren Ablauf, Wirkmechanismen und mögliche Risiken informiert.

Im Anschluss daran erfolgt der Übergang zur anliegenbezogenen Gruppenarbeit, wozu ebenfalls spezielle Übungen eingesetzt werden können. Erfahrungsgemäß dauert es in geschlossenen Gruppen (in denen alle Gruppenmitglieder gleichzeitig beginnen) meist vier bis sechs Sitzungen (à 100 Minuten) bis sich ein Gruppenklima entwickelt hat, das eine vertiefende Arbeit an individuellen Themen ermöglicht.

In offenen Gruppen sind hingegen meist nur einige Gruppenmitglieder neu in der Gruppe, sodass die Gefahr besteht, dass sich die Gruppe in die Lager der „Alten“ und der „Neuen“ spaltet. Die Aufgabe des Gruppenleiters besteht deshalb darin, alles dafür zu tun, dass die neuen Gruppenmitglieder in die Gruppe integriert und eine solche Lagerbildung vermieden wird. Dies gelingt umso eher, je besser die neuen Gruppenmitglieder durch den Leiter auf die Gruppe vorbereitet wurden und wissen, was sie erwartet bzw. was von ihnen erwartet wird. Je mehr sich die neuen Gruppenmitglieder an die Normen der Gruppe anpassen, umso eher werden sie von dieser akzeptiert. Gerade bei Patienten mit einem akzentuierten Persönlichkeitsstil oder gar einer Persönlichkeitsstörung kann es hier leicht zu Konflikten kommen, da sich diese entweder nicht an die Normen der Gruppe anpassen wollen (was beispielsweise bei narzisstischen Persönlichkeiten häufig der Fall ist) oder es nicht können (z. B. bei selbstunsicheren Persönlichkeiten). Auch wenn es den neuen Patienten gelingt, sich in die Gruppe zu integrieren, so dauert es meist ebenfalls vier bis sechs Sitzungen, bevor sie bereit sind, sich aktiv mit ihren Themen in die Gruppe einzubringen und sich damit in den Mittelpunkt der Gruppe zu stellen.

4.2.2 Anliegenbezogene Sitzungen

Diese Sitzungen bilden den Kern oder das „Herzstück“ der AVG, da in diesen ein wesentlicher Teil der therapeutischen Arbeit stattfindet. Letztlich dienen die anderen Sitzungsarten primär dazu, solche Gruppensitzungen zu ermöglichen. Dies bedeutet jedoch nicht, dass die anderen Arten von Sitzungen unwichtig oder ineffektiv wären, jedoch stellen sie vor allem ein Mittel zum Zweck dar, der im Wesentlichen darin besteht, ein anliegenbezogenes Arbeiten zu ermöglichen.

Der Ablauf dieser Sitzungen gestaltet sich vom Ablauf her immer ähnlich (vgl. hierzu auch Fiedler, 2005; Sipos & Schweiger, 2013). Zu Beginn der Sitzung wird eine kurze Runde durchgeführt, die vor allem dazu dienen soll, potenzielle Themen einzelner Gruppenmitglieder zu sammeln, die diese in die Gruppe einbringen möchten (auf die Inhalte und die Durchführung dieser Runde wird ausführlich in Kap. 5.2.3 eingegangen). Falls mehrere Gruppenmitglieder ein Anliegen einbringen möchten, gilt es zunächst festzulegen, wessen Anliegen vorrangig bearbeitet werden sollen. In Abhängigkeit von der Komplexität der Anliegen können ein bis zwei Anliegen pro Sitzung bearbeitet werden.

Im weiteren Verlauf der Sitzungen erfolgt dann deren gruppentherapeutische Bearbeitung, wobei im Sinne einer adaptiven Indikation solche Methoden zur Anwendung kommen, die eine möglichst optimale ziel- und lösungsorientierte Bearbeitung gewährleisten. Hierbei kann es sich beispielsweise um ein Rollenspiel, eine ausführliche Feedbackrunde oder eine Form der Skulpturarbeit handeln. Inhaltlich sollten Themen bevorzugt werden, die für die Betroffenen und deren Therapie hoch bedeutsam und affektiv aufgeladen sind. Ein Beispiel hierfür wurde in der Einleitung beschrieben: der Patient (Herr B.), der über seine Beziehung zu seinem drogenabhängigen Sohn sprechen möchte, zu dem er nach mehreren Zwischenfällen den Kontakt abgebrochen hat (vgl. S. 13 f.).

Arbeitet die Gruppe produktiv, so werden in diesen Sitzungen oft existenziell bedeutsame Themen eingebracht, deren Schilderung nicht selten auch mit Schuld- oder Schamgefühlen einhergeht, was vor allem dann der Fall ist, wenn die Schilderung das „große Geheimnis“ eines Patienten betreffen. Hierunter versteht Yalom (2007, S. 164) Themen, über die der Betroffene zunächst nicht sprechen will, die ihn jedoch in hohen Maße belasten und deren Bearbeitung für die Therapie von essenzieller Bedeutung ist.

Nach erfolgter Bearbeitung der Thematik sollte, wann immer möglich, ein Transfer des Erarbeiteten für Situationen außerhalb der Therapie erfolgen. Hierzu gehört gegebenenfalls auch die Vereinbarung von Hausaufgaben und/oder die verbindliche Festlegung konkreter Maßnahmen, die zu einer Lösung des anstehenden Problems beitragen. Die Gruppensitzung endet dann mit einer Abschlussrunde, im Rahmen derer jedes Gruppenmitglied nochmals kurz die Gelegenheit erhält, dazu Stellung zu nehmen, was er für sich aus der Sitzung mitnimmt.

4.2.3 Konflikt- und krisenorientierte Sitzungen

Im Verlauf der AVG kann es immer wieder zum Auftreten von Konflikten und Krisen kommen, die, anders als in interaktionellen bzw. psychodynamischen Gruppen, jedoch nicht intendiert sind, sondern eher den Charakter von „Störungen“ haben. Als solche stehen sie der Durchführung von anliegenbezogenen Sitzungen im Wege. Konflikte und Krisen gehen mit gruppendynamischen Prozessen einher, die eine konstruktive Gruppenarbeit an anderen Themen als denen, die mit dem Konflikt oder der Krise zu tun haben, entweder nicht möglich oder nicht sinnvoll erscheinen lassen. Die Bearbeitung solcher „Störungen“ hat deshalb analog der themenzentrierten Interaktion (Cohn, 2013) Vorrang vor allen anderen Themen. Die Erfahrung zeigt jedoch auch, dass sich viele Konflikte oder Krisen durch eine adäquate Form der Gruppenleitung vermeiden lassen (vgl. auch Fiedler 2005).

Man kann in diesem Zusammenhang deshalb auch von vermeidbaren und unvermeidbaren Konflikten sprechen, wobei wohl 80 % aller Konflikte, die in der AVG entstehen, als potenziell vermeidbar einzuschätzen sind. Vermeidbare Konflikte oder Krisen entstehen immer dann, wenn ein Gruppenleiter nicht die mit seiner Rolle verbundenen Aufgaben erfüllt. Dies ist zum Beispiel dann der Fall, wenn er sich in einer schwierigen Gruppensituation plötzlich zurücknimmt und hierdurch die Gruppe verunsichert und überfordert. Oder wenn er eine entwertende oder aggressive Art der Kommunikation nicht konsequent sanktioniert und unterbindet. Unvermeidbare Konflikte und Krisen sind solche, die auch dann auftreten, wenn der Gruppenleiter ein maximal therapieförderndes Verhalten realisiert.

Beispiel:

Ein Beispiel hierfür wäre ein narzisstischer Patient, der habituell zu einem entwertenden Kommunikationsstil neigt und gleichzeitig kritische Rückmeldungen nicht annehmen kann. Äußert sich der Patient abwertend, so sollte ihn der Therapeut drauf aufmerksam machen. Tut er dies nicht, wird er früher oder später den Unmut der verbleibenden Gruppenmitglieder auf sich ziehen, die sich von ihm nicht geschützt fühlen. Meldet er jedoch dem narzisstischen Gruppenmitglied sein Verhalten zurück, wird dieser wiederum entweder den Gruppenleiter angreifen und kritisieren oder aber in eine passiv-aggressive Verweigerungshaltung verfallen, die über kurz oder lang die Atmosphäre in der Gruppe beeinträchtigt. In solch einer Situation ist ein Konflikt nicht nur unvermeidbar, sondern bietet dem narzisstischen Patienten die Gelegenheit, an einem für ihn zentralen Thema zu arbeiten (nämlich sein abwertender Kommunikationsstil und sein dysfunktionaler Umgang mit Kritik).

Letztlich besteht die Kunst des verhaltenstherapeutischen Gruppenleiters in solchen Situationen darin, den betreffenden Patienten dazu zu motivieren, die Wirkung und Konsequenzen seines Interaktionsverhalten auf andere zu *seinem* Thema zu machen und es gemeinsam mit der Gruppe zu bearbeiten.

Unvermeidbar sind auch bestimmte Krisen innerhalb des Therapieverlaufs. So kommt es immer wieder vor, dass Patienten ihre Gruppentherapie abbrechen, öfter auch ohne diesen Abbruch im Vorfeld anzukündigen oder zu begründen. Für die verbleibenden Gruppenmitglieder hat ein solcher Abbruch nicht selten eine demoralisierende Wirkung und stellt sowohl die Gruppe selbst als auch die Gruppentherapie als Ganzes infrage. Therapieabbrüche stellen deshalb (fast) immer eine krisenhafte Situation dar, bei deren Bewältigung die Gruppe die Unterstützung des Gruppenleiters braucht (gelegentlich braucht auch dieser seinerseits wiederum Unterstützung in Form von Supervision oder Intervision). Die erfolgreiche Bewältigung einer solchen Krise kann sich dann jedoch auch positiv auf den weiteren Therapieverlauf auswirken und das Vertrauen der Patienten in *ihre* Gruppe festigen.

In Gruppen auftretende Konflikte und Krisen stellen für den Gruppenleiter meist eine erhebliche Herausforderung dar, zumal keine bewährten Handlungsroutinen bezüglich des Umgangs mit diesen zur Verfügung stehen. Misslingt die Bewältigung der anstehenden Krise oder des Konflikts, dann ist eine konstruktive Gruppenarbeit oft für längere Zeit nicht mehr möglich. In Kapitel 9 wird deshalb ausführlich auf den Umgang mit solchen schwierigen Gruppensituationen eingegangen.

4.2.4 Abschlusssitzungen

Die Durchführung von Abschlusssitzungen erfüllt mehrere Funktionen. Sie soll die Gruppenmitglieder darin unterstützen, ihre Therapie auf eine für sie stimmige Art und Weise abzuschließen und sich sowohl von den anderen Gruppenmitgliedern als auch von der Gruppe als Ganzes zu verabschieden. Die Gestaltung solcher Sitzungen sollte sich bezüglich des Ablaufs und der emotionalen Intensität an der Dauer der therapeutischen Gruppenarbeit und dem Format der Gruppe – offen oder geschlossen – orientieren.

Geschlossene Gruppen. Bei geschlossenen Gruppen, deren Mitglieder über eine längere Zeit hinweg miteinander gearbeitet haben, sollten zwei bis drei Sitzungen für die Abschlussphase reserviert werden. Hierbei sollten zunächst die eher sachlichen Themen, die sich auf die Bilanz der Gruppenarbeit, der Transfersicherung und den Umgang mit möglichen Rückfällen besprochen werden. Als günstig hat sich der Einsatz spezieller Aufgaben erweisen, welche die Bearbeitung der relevanten Themen inhaltlich und zeitlich strukturieren. Dabei sollten die Gruppenmitglieder auch Gelegenheit erhalten, ihre Gefühle in Hinblick auf das Ende der Gruppentherapie zu äußern. Allerdings sollte erst in der (oder den) letzten Sitzung(en) der Schwerpunkt auf die emotionalen Aspekte des Abschieds gelegt werden. Dabei sollten alle Gruppenmitglieder ausreichend Gelegenheit erhalten, ihre Gefühle angesichts des Abschieds von den anderen Gruppenmitgliedern und dem Ende der Gruppentherapie zum Ausdruck zu bringen. Auch hier ist es sinnvoll, strukturierte Aufgaben einzusetzen.

Ob, und wenn ja in welcher Form, die Gruppenmitglieder auch noch über das Ende der Therapie hinaus weiterhin in Kontakt miteinander bleiben, entscheiden diese selbst. In den meisten Fällen divergieren deren Bedürfnisse: Einige würden gerne noch in der einen oder anderen Weise in Kontakt bleiben, andere eher nicht. An dieser Stelle kann deshalb eine Empfehlung des Gruppenleiters hilfreich sein. So sollte er die Gruppenmitglieder dazu anregen, für einen Zeitraum von sechs oder acht Wochen hinweg nicht mehr in Kontakt miteinander zu treten. Im Anschluss an diese „Karenzzeit" sollten sich die Gruppenmitglieder dann, beispielsweise per E-Mail, darüber austauschen, ob und in welcher Form weitere Treffen gewünscht sind und wer sich daran beteiligen möchte. Hierdurch kann zum einen verhindert werden, dass die Gruppenmitglieder, die noch unter dem unmittelbaren Einfluss eines möglicherweise hoch emotionalen Abschlusses der Gruppe stehen, weitere Treffen vereinbaren, die dann jedoch entweder nicht zustande kommen oder an denen einige Gruppenmitglieder trotz gegenteiliger Absichtsbekundungen nicht teilnehmen. Zum anderen kann durch diese Pause der Tendenz entgegengewirkt werden, das Ende der Gruppenarbeit nicht wahrhaben bzw. verleugnen zu wollen und die Arbeit ohne den Therapeuten fortzusetzen, um sich auf diese Weise auch weiterhin die Unterstützung der Gruppe zu sichern. Die Vereinbarung einer „Karenzzeit" bietet hingegen jedem Gruppenmitglied die Gelegenheit, das Ende der Gruppenarbeit zu realisieren und zu bewältigen. Sollten die Gruppenmitglieder (oder einige von ihnen) sich nach dem vereinbarten Zeitraum dazu entschließen, auch weiterhin miteinander in Kontakt zu bleiben, so bietet der zeitliche Abstand die Chance eines erneuten Zusammentreffens unter anderen, *nicht therapeutischen* Vorzeichen.

Offene Gruppen. In offenen Gruppen ist die Situation eine andere. Hier scheiden zu einem bestimmten Zeitpunkt immer nur einige Gruppenmitglieder aus der Gruppe aus, während die anderen in der Gruppe verbleiben. Eine allzu ausführliche Gestaltung der anstehenden Verabschiedungen würde daher an den Bedürfnissen der in der Gruppe verbleibenden Mitglieder vorbeigehen und zudem die anliegenbezogene Gruppenarbeit hemmen. Auf eine Verabschiedung komplett zu verzichten, wäre jedoch ebenso unangemessen. Für den Gruppenleiter bedeutet dies, dass er eine Balance finden muss zwischen einem Zuviel und einem Zuwenig an Verabschiedung. Auch hier ist es ratsam, der Gruppe strukturierte Aufgaben anzubieten, etwa in Form von Abschiedsritualen, die in der letzten Gruppensitzung durchgeführt werden (einige dieser Übungen werden in Kap. 8.4 vorgestellt). In der Regel sollten solche Verabschiedungen pro Patient nicht mehr als 10 bis 15 Minuten in Anspruch nehmen, damit in der Gruppensitzung noch weitere Themen bearbeitet werden können. Das Konzept der offenen Gruppen sieht den wiederkehrenden Wechsel von Gruppenmitgliedern vor, weshalb ein funktionaler Umgang damit den Status einer (expliziten) Gruppennorm erhalten sollte, die den Gruppemitgliedern als Orientierung dienen kann. Hierzu gehört eine offene und Akzeptanz vermittelnde Aufnahme neuer Gruppenmitglieder ebenso dazu, wie die respektvolle Verabschiedung ausscheidender Gruppenmitglieder, verbunden mit der Erwartung, dass die Gruppenarbeit trotz des Wechsels so kontinuierlich wie möglich fortgesetzt wird.

Zeiteinteilung. Bei der Durchführung einer AVG stellt sich die Frage, wie viel der zur Verfügung stehenden Therapiezeit auf die jeweiligen Sitzungstypen entfallen sollte. Anzustreben ist in jedem Fall, soviel Zeit wie möglich mit anliegenbezogenen Gruppensitzungen zu verbringen. Allerdings bedarf es den vorbereitenden Sitzungen, des Weiteren sollte der adäquaten Be- und Aufarbeitung anstehender Krisen und Konflikte ausreichend Zeit eingeräumt werden. Die Relation, wie viel Therapiezeit auf die jeweiligen Sitzungstypen entfällt, kann jedoch nicht unabhängig vom Format der Gruppe definiert werden. Sie ist zum einen von der Anzahl der geplanten Sitzungen bzw. der Dauer der gruppentherapeutischen Behandlung abhängig, zum anderen vom Umstand, ob es sich um eine offene oder geschlossene Gruppe handelt.

In Abbildung 6 sind die Prozentangaben der jeweiligen Sitzungstypen angegeben. Die Prozentangaben wurden gewählt, da die real dafür aufgewendete Therapiezeit davon abhängt, wie viele Sitzungen die Gruppe umfasst (bei geschlossenen Gruppen) bzw. wie viele Sitzungen ein Gruppenmitglied durchschnittlich an der Gruppe teilnehmen kann (bei offenen Gruppen). Insbesondere die vorbereitenden Sitzungen laufen für die Betroffenen bei offenen Gruppen oft eher implizit als explizit ab. In vielen Fällen wird nach einer kurzen Einführungs- und Vorstellungsrunde der neuen Gruppenmitglieder das Thema eines der „älteren" Gruppenmitglieder bearbeitet. Die neuen Mitglieder werden hingegen durch Beobachtungs- und Modelllernen sowie durch einige, auf den Ablauf der Gruppe bezogene kommentierende Anmerkungen des Gruppenleiters sukzessive mit der gruppentherapeutischen Arbeit vertraut gemacht.

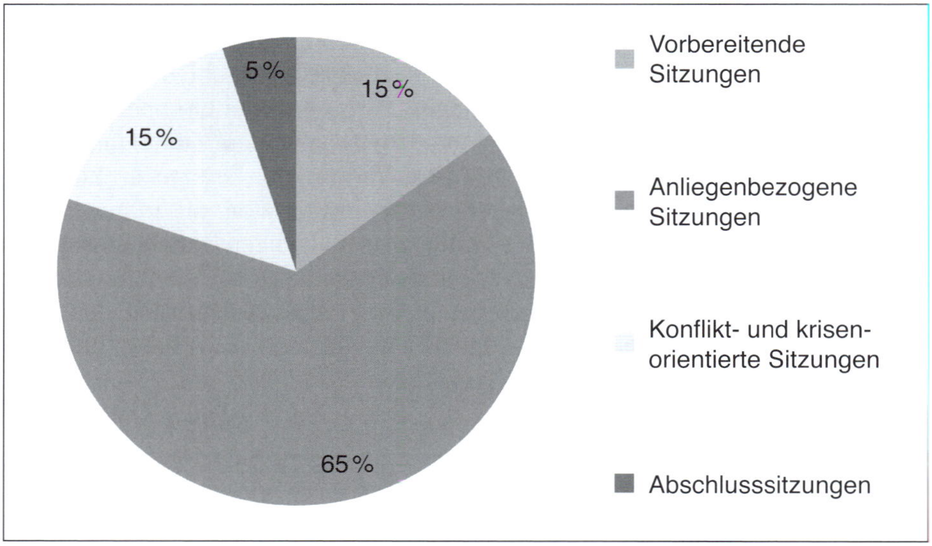

Abbildung 6: Zeitanteil der Sitzungstypen in der AVG

Die Darstellung der Sitzungen dürfte deutlich gemacht haben, dass die Durchführung der AVG hohe Anforderungen an den Gruppenleiter stellt. Um ein solche Gruppe erfolgreich leiten zu können, bedarf es neben theoretischem Wissen über Gruppen auch einer Vielzahl praktischer Fertigkeiten, die den Umgang mit gruppendynamischen Prozessen ebenso beinhalten, wie die Anwendung zielführender verhaltenstherapeutischer und gegebenenfalls auch von Methoden anderer Therapierichtungen. Im Folgenden sollen diese Fertigkeiten ausführlicher dargestellt werden.

Merke:

Die anliegenbezogenen Sitzungen sind das Kernelement der AVG. Entsprechend sollte ein möglichst hoher Anteil von Gruppensitzungen der Bearbeitung therapeutisch relevanter Anliegen gewidmet werden. Die wesentliche Funktion der anderen Sitzungstypen besteht darin, ein anliegenbezogenes Arbeiten zu ermöglichen.

4.3 Die Wissens- und Fertigkeitenpyramide des Gruppentherapeuten

Die für die erfolgreiche Leitung einer AVG notwendigen Fertigkeiten eines Gruppenleiters sind in Abbildung 7 in Form eines pyramidenförmigen Gebäudes zusammenfassend dargestellt. Die Pyramide umfasst vier Ebenen (oder „Stockwerke"). Durch das Bild der Pyramide sollen bildlich zwei Dinge zum Ausdruck gebracht werden:

1. dass eine Ebene auf der anderen aufbaut und somit deren Fundament bildet und
2. dass die Statik des Gebäudes davon abhängt, dass die unteren Ebenen breiter angelegt sind als die jeweils darüber liegende Ebene und dieser damit ihre Stabilität verleihen.

Um ein komplexes, schwieriges Anliegen eines Gruppenmitgliedes in der Gruppe erfolgreich bearbeiten zu können, müssen eine ganze Reihe von Voraussetzung erfüllt sein:

- Der Patient sollte eine Vorstellung davon haben, was ihn im Verlauf der Gruppensitzung erwartet,
- des Weiteren sollte er sich in der Gruppe sicher fühlen.
- Innerhalb der Gruppe sollten die instrumentellen Gruppenbedingungen gegeben sein und
- die Gruppenmitglieder sollten in konstruktiver Weise miteinander in Kontakt treten, was insbesondere auch die adäquate Mitteilung kritischer Rückmeldungen einschließt.

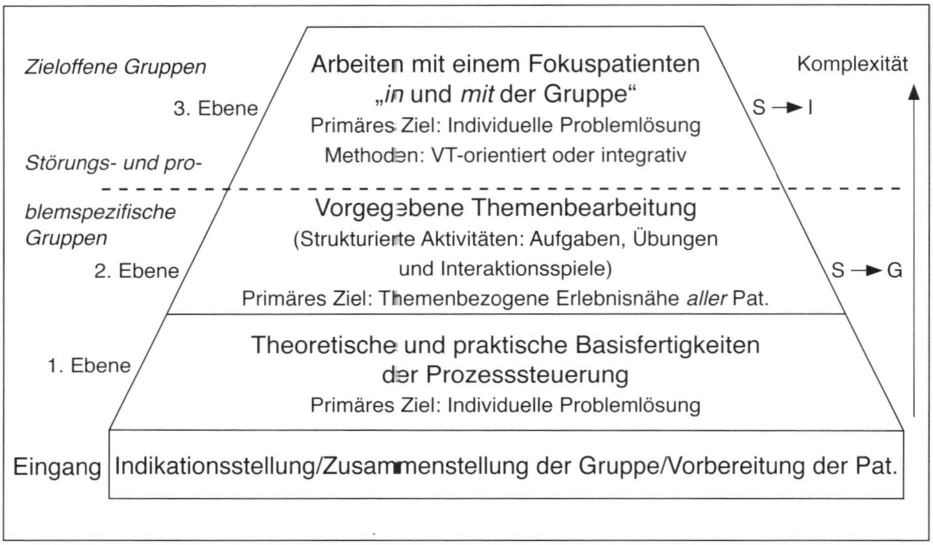

Abbildung 7: Die Wissens- und Fertigkeitenpyramide des Gruppentherapeuten

- Darüber hinaus sollte der Gruppenleiter die Methode, die er bei der Bearbeitung eines Anliegens anwendet, beherrschen und
- die dabei auftretenden gruppendynamischen Prozesse einordnen und systematisch beeinflussen können.

Erst wenn diese Voraussetzungen gegeben sind, ist eine effektive therapeutische Arbeit möglich.

4.3.1 Der Eingangsbereich: Indikation, Zusammenstellung und Vorbereitung der Gruppe

Die Kenntnisse und Fertigkeiten des Gruppentherapeuten im „Erdgeschoss“ beziehen sich ohne Ausnahme auf seine Aktivitäten *vor* Beginn der Gruppentherapie. Denn ob eine Gruppentherapie einen erfolgreichen Verlauf nimmt, entscheidet sich bereits vor deren Beginn! Fehlindikationen, eine ungünstige Zusammenstellung der Gruppe und eine mangelhafte Vorbereitung der Gruppenmitglieder auf die Gruppe können dazu beitragen, dass es zu destruktiv verlaufenden Konflikten und/oder Therapieabbrüchen kommt, die im ungünstigsten Fall den Zerfall der Gruppe zur Folge haben.

Gruppentherapeuten sollten deshalb über ausreichende Kenntnisse verfügen, wann ein AVG indiziert ist und wann nicht (die Frage der Kontraindikation). Außerdem sollten sie in der Lage sein, die Zusammenstellung ihrer Gruppe möglichst optimal zu gestalten, die zukünftigen Gruppenmitglieder adäquat auf die Gruppe vorzubereiten und sie für die Gruppenarbeit zu motivieren. Im übertragenen Sinne definieren diese Aktivitäten zugleich den Eingangsbereich der Gruppentherapie. Hier wird entschieden, ob bei einem Patienten im Falle einer Teilnahme an einer AVG eine hinreichende Erfolgswahrscheinlichkeit besteht. Ist dies nicht der Fall oder lässt sich keine entsprechende Gruppe zusammenstellen, dann sollte von der Durchführung einer AVG abgesehen werden und stattdessen ein anderes Gruppenformat gewählt werden.

Diese Gefahr ungünstiger oder sogar destruktiver Therapieverläufe ist in der ambulanten Versorgung und im Falle von Gruppentherapie als alleiniges Behandlungsverfahren sicher größer als im stationären Bereich, wo die AVG nur eine Komponente eines multimodalen Behandlungsprogrammes darstellt. Hierdurch wird die Erwartungshaltung der an der AVG teilnehmenden Patienten relativiert. Da im stationären Setting meist weder die Möglichkeit einer selektiven Indikationsstellung noch einer systemischen Zusammenstellung der Gruppen gegeben ist, sollte besondere Sorgfalt auf die Vorbereitungsmaßnahmen gelegt werden (vgl. Yalom, 2007). Diese werden ausführlich in Kapitel 5 beschrieben.

4.3.2 Die erste Ebene: Theoretische und praktische Fertigkeiten der Prozesssteuerung

Die Grundlage einer konstruktiven Gruppenarbeit liegt in der Art und Weise wie die Gruppenmitglieder miteinander interagieren. Wie auch in der Einzeltherapie weicht die Kommunikation innerhalb der Gruppentherapie deutlich von der Alltagskommunikation ab. Sie ist u. a. durch ein höheres Maß an Selbstöffnung, Direktheit, Emotionalität und gegenseitigem Feedback gekennzeichnet. Immer wieder ergeben sich zudem Situationen, in denen sich ein Gruppenmitglied kritisiert und infrage gestellt sieht. Die hierdurch unvermeidbar auftretende Spannung muss deshalb durch ein wertschätzendes und von Wohlwollen geprägtes Gruppenklima ausbalanciert werden. Die Hauptaufgabe des Gruppentherapeuten besteht auf dieser Ebene deshalb darin, die Bedingungen für einen konstruktiven Umgang der Gruppenmitglieder miteinander herzustellen und zu erhalten. Hierzu ist es erforderlich, die Gruppenmitglieder zu konstruktiven Gesprächsbeiträgen anzuregen, diese zu verstärken und destruktive als solche zu markieren und zu reduzieren. Sowohl das Theoriewissen (z. B. bezüglich gruppendynamischer Prozesse) als auch die praktischen Fertigkeiten (z. B. destruktive Gesprächsbeiträge in adäquater Form eingrenzen zu können) die hierzu beitragen, sind deshalb auf dieser Ebene einzuordnen.

Dabei handelt es sich durchweg um Interventionen des Gruppentherapeuten, die er häufig und in jeder Sitzung realisiert. So wird er in jeder Sitzung eine (gruppen-)diagnostische Einschätzung dahingehend vornehmen, in welcher Phase sich die Gruppe befindet und inwieweit die instrumentellen Gruppenbedingungen gegeben sind (vgl. Kap. 2.4.1). Auch wird er von Beginn an konstruktive Gesprächsbeiträge verstärken, irrelevante löschen und destruktive eingrenzen. Dabei wird er sich zugleich darum bemühen, in seinem Gesprächsverhalten Modell zu sein, an dem sich die Mitglieder der Gruppe orientieren können. Da solche Interventionen häufig sind (vor allem in der Anfangsphase der AVG) prägen sie in hohem Maße den Stil des Gruppenleiters.

Die beschriebenen Interventionen erfüllen häufig eine exekutive Funktion im Sinne der Leiter-Taxonomie von Lieberman et al. (1973, vgl. Kap. 2.5.1), sodass die Gefahr besteht, dass der Gruppenleiter von den Gruppenmitgliedern als restriktiv oder sogar einschüchternd erlebt wird, was entweder ein submissives oder reaktantes Verhalten zur Folge haben kann. Um dem entgegenzusteuern, sollte der Gruppenleiter sein Handeln im Sinne einer Bedeutungszuweisung begründen und, wann immer möglich, auf eine supportive Art und Weise intervenieren. Das für die erste Ebene charakteristische Therapeutenverhalten schafft die Voraussetzungen für die Arbeit auf den beiden anderen Ebenen. Als solches ist es als hoch bedeutsam einzuschätzen, obwohl es für einen potenziellen Beobachter selten spektakulär oder beeindruckend erscheinen würde.

4.3.3 Die zweite Ebene: Vorgegebene Themenbearbeitung

Das Ziel der zweiten Ebene besteht darin, die Beschäftigung der Gruppenmitglieder mit bestimmten Inhalten oder Themen zu ermöglichen. Wann immer möglich, soll dies in einer erlebnisnahen Weise geschehene. Anstatt Vorträge zu halten oder Diskussionen zu initiieren, sollte der Gruppenleiter durch den gezielten Einsatz von strukturierten Aktivitäten wie Aufgaben, Übungen oder Interaktionsspielen die Gruppenmitglieder zur Beschäftigung mit spezifischen Themen anregen. In der gruppentherapeutischen Literatur wird meist nicht zwischen Aufgaben, Übungen und Interaktionsspielen unterschieden (vgl. u. a. Vopel, 2012), obwohl eine solche Unterscheidung sinnvoll ist:

- *Der Einsatz von Aufgaben.* Im Verlauf von strukturierten Aufgaben beschäftigen sich die Gruppenmitglieder alleine oder in Kleingruppen mit bestimmten vorgegebenen Themen. Geschieht dies im Rahmen einer Kleingruppe, so steht dabei, anders als es bei den Interaktionsspielen der Fall ist, nicht der Interaktionsprozess und das hierdurch induzierte Erleben, sondern das inhaltliche Ergebnis der Gruppenarbeit im Zentrum. Ein Beispiel hierfür wäre die Aufgabe, dass die Mitglieder einer AVG sich in Kleingruppen darüber austauschen, wo und wie sie in fünf Jahren leben möchten. Alternativ könnte man diese Aufgabe auch in Form einer Fantasiereise durchführen, in der sich die Gruppenmitglieder ihr Leben in fünf Jahren möglichst konkret vorstellen, um anschließend in der Gruppe darüber zu berichten (Kanfer et al, 2012).

- *Übungen in der Gruppe.* Bei Übungen geht es hingegen darum, spezifische Fertigkeiten einzuüben. Typischerweise geschieht dies durch Anleitung, Modellvorgabe und die wiederholte Durchführung der zu vermittelnde Fertigkeit. Das Einüben von Fertigkeiten hat damit einen trainingsartigen Charakter. In der AVG nehmen solche Übungen nur einen kleinen Teil der Therapiezeit in Anspruch. Sinnvoll ist z. B. die Durchführung von Übungen zum Erwerb von Feedback-Fertigkeiten. So kann es insbesondere in geschlossenen Gruppen sinnvoll sein, ein oder zwei Gruppensitzungen auf die Vermittlung von konstruktiven Feedbackfertigkeiten zu verwenden. Darüber hinaus bietet jede Gruppensitzung den Gruppenmitgliedern die Gelegenheit, sozial kompetentes Verhalten zu erwerben und durch wiederholte Anwendung einzuüben. Anders als bei den Übungen zur sozialen Kompetenz geschieht dies jedoch spontan und auf unstrukturierte Weise.
- *Der Einsatz von Interaktionsspielen.* Der Begriff des Interaktionsspiels bezieht sich hingegen auf angeleitete Aufgaben, in denen die *Interaktion* der Gruppenmitglieder untereinander und die hierdurch ausgelösten *Erfahrungen* im Mittelpunkt stehen. Entscheidend ist hierbei, dass die Gruppenmitglieder dazu angeleitet werden, in spielerisch experimentierender Weise miteinander in Kontakt zu treten. Durch die Art der Aufgabenstellung sollen Erfahrungen ermöglicht werden, die vor allem auf der Prozess- oder Beziehungsebene angesiedelt sind.

Beispiel für ein Interaktionsspiel: Konzentrische Kreise

Bei den konzentrischen Kreisen handelt es sich um ein Kennenlernspiel, bei dem die Gruppe in einen Innen- und einen Außenkreis aufgeteilt wird, sodass sich jeweils zwei Gruppenmitglieder gegenüberstehen. Jede Dyade erhält dann die Aufgabe, sich zwei bis drei Minuten lang über ein vorgegebenes Thema auszutauschen, z. B. wohin man gerne in Urlaub fahren möchte oder was man mit 100.000 Euro anfangen würde, die man im Lotto gewonnen hat. Nach jeder Frage bewegt sich dann der äußere Teilnehmerkreis weiter, sodass sich bei jeder Frage eine neue Dyade bildet. In diesem Spiel wird die Ausgangssituation einer Cocktailparty oder eines Speed-Datings simuliert und eröffnet den Gruppenmitgliedern somit die Möglichkeit, einander kennenzulernen, ohne dabei durch problematische Inhalte belastet zu werden.

Beispiel für ein Interaktionsspiel: Aufgabe gemeinsam lösen

Ein anderes Interaktionsspiel besteht darin, dass die Mitglieder einer Gruppe gemeinsam eine Aufgabe lösen sollen, beispielsweise mit einer Rolle von Flipcharts und einer Tube Klebstoff einen möglichst hohen Turm zu bauen. Dabei ist es auch möglich, die Gruppe hierzu in zwei Untergruppen aufzuteilen, um anschließend die Türme zu vergleichen. In diesem Spiel lässt sich gut beobachten, wer im Verlauf des Baus welche Rolle übernimmt, welche Gruppendynamik dabei entsteht und welche Phasen der Problemlösung die Gruppe dabei durchläuft. Die Beobachtungen des Gruppenleiters und die Erfahrungen der Gruppenmitglieder im Verlauf des Spiels werden dann im Anschluss an die Gruppenarbeit besprochen und in einen theoretischen Rahmen integriert.

Im Rahmen der vorgegebenen Themenbearbeitung sollen alle Gruppenmitglieder ähnliche Erfahrungen machen. Die strukturierte Aktivität fungiert als Stimulus, der bei allen Gruppenmitgliedern möglichst ähnliche Reaktionen auslösen soll. Diese bilden dann die Grundlage für den gemeinsamen Austausch des Erlebten oder, falls dies nicht intendiert ist (wie etwa bei den konzentrischen Kreisen), dass die Gruppenmitglieder gemäß dem Aufforderungscharakter des Interaktionsspiels auf eine bestimmte Art und Weise miteinander in Kontakt treten.

Die Konzepte manualisierter, störungsspezifischer und problemorientierter Gruppen basieren im Wesentlichen auf vorgegebener Themenbearbeitung. Auf diese Weise können die Inhalte in didaktisch sinnvoller und zugleich erlebnisnaher Weise vermittelt werden, wobei die Wahrscheinlichkeit für das Auftreten dysfunktionaler gruppendynamischer Prozesse minimiert wird. Ein Beispiel für solch ein Konzept stellt das in Kapitel 3 beschriebene Gruppentraining sozialer Kompetenzen dar. Wie in Abbildung 7 dargestellt, gibt es bei störungsspezifischen und problemorientierten Gruppen keine dritte Ebene. Das Einbringen eigener Themen und Anliegen, die über das Konzept des jeweiligen Manuals hinausgehen, ist nicht vorgesehen. Ganz anders in der AVG. Hier werden die Gruppenmitglieder ermutigt, ihre individuellen Anliegen in die Gruppe einzubringen. Strukturierten Aktivitäten werden deshalb nur sparsam eingesetzt und dienen im Wesentlichen dazu, die anliegenbezogene Arbeit auf der dritten Ebene vorzubereiten oder, falls es zum Auftreten von Krisen- oder Konflikten kommt, diese wieder zu ermöglichen.

Für Leiter einer AVG bedeute dies, dass sie Aufgaben, Übungen und Interaktionsspiele, die diesen Zweck erfüllen, kennen und ihre Anleitung beherrschen sollten. Dazu gehört auch, deren Anwendungsbereich, ihre Wirkung und potenzielle Risiken, einschätzen zu können. Auf die Indikation und den Einsatz solcher Spiele im Rahmen der AVG wird ausführlich in Kapitel 6 eingegangen.

4.3.4 Die dritte Ebene: Arbeit mit einem Fokuspatienten

In den meisten Therapiesitzungen einer AVG werden die individuellen Anliegen von ein oder zwei Patienten ausgewählt und bearbeitet. Sie stehen damit im Fokus der Sitzung, d. h. die Aufmerksamkeit der gesamten Gruppe und des Therapeuten richten sich primär auf diese(n) Patienten und seine Thematik. Dabei wird das Ziel verfolgt, eine individuelle Lösung für seine Problematik zu finden bzw. zu erarbeiten. Im Psychodrama wird der Gruppenteilnehmer, der mit seiner Thematik im Mittelpunkt des Geschehens steht, als Protagonist bezeichnet (Moreno, 1997). Dieser Begriff hat auch in der verhaltenstherapeutischen Literatur Verbreitung gefunden (Fiedler, 2005; Sipos & Schweiger, 2013). In den weiteren Ausführungen soll das im Mittelpunkt stehende Gruppenmitglied hingegen als *Fokuspatient* bezeichnet werden, um die Unterscheidung zum Psychodrama kenntlich zu machen (Fiedler verwendet in seinem Buch beide Begriffe synonym).

Im Sinne einer adaptiven Indikation besteht die Aufgabe des Gruppenleiters darin, gemeinsam und in Absprache mit dem Fokuspatienten (ggf. auch der Gruppe) eine Intervention auszuwählen, die sich zum einen für die Bearbeitung des Anliegens eignet und zum anderen auch von der Gruppe realisiert werden kann. Hierbei orientiert sich der Gruppenleiter an dem Motto der verhaltenstherapeutischen Gruppenarbeit: *Gib dem Thema einen Rahmen und dem Prozess eine Richtung* (vgl. Kap. 3.2.2). Um dies zu verdeutlichen, soll auf das Fallbeispiel aus der Einleitung eingegangen werden: Herr B., der Patienten, der den Kontakt zu seinem drogenabhängigen Sohn abgebrochen hat.

Fallbeispiel: Herr B.

Für die Bearbeitung seines Anliegens, kann ihm der Gruppenleiter unterschiedliche Interventionen vorschlagen:

1. Eine Feedbackrunde, im Rahmen derer jedes Gruppenmitglied Herrn B. rückmeldet, wie es ihm an seiner Stelle gehen würde.
2. Ein diagnostisches Rollenspiel, in dem der Patient eine typische Interaktion zwischen ihm und seinem Sohn darstellt, wobei die anderen Gruppenmitglieder ihm dann ihre Eindrücke angesichts der vorgespielten Szene rückmelden.
3. Eine Form der Aufstellungs- oder Skulpturarbeit, im Rahmen derer alle Familienmitglieder aufgestellt werden und anschließend lösungsorientierte Veränderungen vorgenommen werden.
4. Eine Kognitionsanalyse, innerhalb derer möglichst viele automatische Gedanken von Herrn B. identifiziert und notiert werden. Im Anschluss daran werden dann ein oder zwei übergreifende Einstellungen (oder Kernannahmen) abgeleitet, die dann in der Gruppe disputiert werden.

Welche der genannten Intervention der Therapeut vorschlägt, hängt wiederum davon ab, mit welchem Ziel Herr B. sein Anliegen in die Gruppe einbringt. Dies gilt es zunächst zu explizieren und festzulegen. Jede der genannten Interventionen „rahmt“ die Thematik auf eine andere Art und Weise ein und lenkt damit zugleich den Prozess in eine andere Richtung. Die Feedbackrunde dürfte wahrscheinlich dazu führen, dass Herr B. von den anderen

Gruppenteilnehmern Anteilnahme und Verständnis erfährt sowie in seinem Erleben validiert wird. Die Durchführung des Rollenspiels dürfte möglicherweise eher kritische Rückmeldungen nach sich ziehen, da Herr B. als dominant und teilweise rigide wahrgenommen wird. Diese Verhaltensweisen sind seinen Mitpatienten auch aus Situationen außerhalb der Gruppetherapie bekannt, sodass einige Gruppenmitglieder die Gelegenheit nützen, ihm dies zurück zu melden. Die Aufstellungsarbeit lenkt die Aufmerksamkeit hingegen auf eine systemische Ebene, eröffnet damit neue Perspektiven und relativiert den Einfluss von Herrn B. in Bezug auf die Drogenproblematik seines Sohnes. Im Verlauf der Aufstellung und deren Auswertung werden seitens der Gruppe wahrscheinlich sowohl kritische als auch anteilnehmende Rückmeldungen gegeben. In der Kognitionsanalyse werden typische depressive Denkmuster und irrational Annahmen des Patienten thematisiert, bei deren Umstrukturierung Herr B. die Unterstützung der Gruppe erhält. Dabei wird die Rolle von Herrn B. in Bezug auf die Drogenabhängigkeit seines Sohnes nur am Rande angesprochen.

Jede Intervention führt zu einem anderen Ergebnis und geht mit mehr oder weniger intensiven gruppendynamischen Prozessen einher. Im besten Fall sollte diese dazu beitragen, sowohl Herrn B. bei der Bewältigung seiner Problematik zu unterstützen, als auch möglichst viele gruppentherapeutische Wirkfaktoren zu aktivieren, sodass die Kohäsion der Gruppe weiter zunimmt und auch andere Gruppenmitglieder von der Sitzung profitieren.

Um auf der dritten Ebene der AVG effektiv intervenieren zu können, sollte ein Gruppentherapeut über ein breites Repertoire verhaltenstherapeutischer Methoden verfügen, die sich für den Einsatz in der Gruppentherapie eignen. Da auch Techniken des Psychodramas, der Gestalttherapie und der systemischen Therapie oft zielführend eingesetzt werden können, ist es von Vorteil, wenn sich verhaltenstherapeutische Gruppentherapeuten entsprechende Kenntnisse aneignen. Die klinische Erfahrung zeigt, dass solch ein pragmatischer Eklektizismus die Effektivität der AVG erhöhen kann, die Lebendigkeit der Gruppe steigert und von den meisten Gruppenmitgliedern auch positiv aufgenommen wird.

Merke:

Die Wissens- und Fertigkeitenpyramide des Gruppentherapeuten definiert vier unterschiedliche Kompetenzbereiche, die durch ein zunehmendes Maß an Komplexität gekennzeichnet sind. Sie verdeutlicht außerdem, welche Voraussetzungen für die erfolgreiche Durchführung von störungsspezifischen und problemorientierten Gruppen sowie der AVG erfüllt sein müssen.

5 Schaffen günstiger Ausgangsbedingungen

5.1 Der „Eingangsbereich“

In den folgenden Kapiteln sollen vor allem die praktischen Fertigkeiten, die für die Leitung einer AVG erforderlich sind, ausführlich dargestellt werden. „Ob Patienten, die einer Gruppentherapie zugewiesen werden, von der Behandlung profitieren werden, hängt in einem großen Ausmaß von ihrer sorgfältigen Auswahl und Vorbereitung ab“ (Salvendy, 1993, S. 72).

Wie bereits ausgeführt, sollten bei der Durchführung einer AVG folgenden Rahmenbedingungen gegeben sein: Es sollten eine (im ambulanten Setting) bis maximal drei wöchentliche (im stationären Setting) Sitzungen mit einer Sitzungsdauer von 90 bis 100 Minuten angeboten werden. Die (ideale) Gruppengröße sollte bei 7 bis maximal 10 Gruppenmitgliedern liegen (die Vorgaben der Krankenkassen im ambulanten Bereich sehen eine maximale Gruppengröße von 8 Patienten vor). Die Gruppe kann als geschlossene oder als halboffene Gruppe durchgeführt werden, jedoch sollten die Gruppenmitglieder in halboffenen Gruppen mindestens 12- bis 15-mal an der Gruppe teilnehmen können, bevor sie diese wieder verlassen. Auch bei geschlossenen Gruppen sollte diese Sitzungszahl nicht unterschritten werden, wobei die Durchführung von 25 oder ggf. auch deutlich mehr Sitzungen (45 oder 60) durchaus wünschenswert erscheint. Die AVG kann als Komponente eines multimodalen Behandlungsprogrammes ebenso angeboten werden wie als solitäres Behandlungsangebot.

Die Durchführung vorbereitender und fakultativer einzeltherapeutischer Sitzungen dürfte dazu beitragen, die Effektivität der Gruppentherapie zu erhöhen und die Wahrscheinlichkeit von Therapieabbrüchen zu reduzieren. In der ambulanten Praxis kann es deshalb sinnvoll sein, jedem Patienten ein Kontingent von ca. 5 bis maximal 7 einzeltherapeutischen Sitzungen einzuräumen, die bei Bedarf durchgeführt werden können (z. B. bei der Nachbesprechung schwieriger Sitzungen oder in Krisensituationen). Auch ist es möglich, zunächst eine eher störungsbezogene Einzeltherapie und bei eintretender Besserung daran anschließend eine AVG durchzuführen (z. B. in der Relation 25 bis 30 Einzelsitzungen und 15 bis 30 Gruppensitzungen).

5.1.1 Indikationsstellung

Im Sinne einer selektiven Indikationsstellung ist die Teilnahme an eine AVG, wie bereits erwähnt, immer dann sinnvoll, wenn eines oder mehrere der folgenden Merkmale bei einem Patienten vorliegen:

- eine Persönlichkeitsstörung oder -akzentuierung sowie hinreichendes Problembewusstsein und Veränderungsmotivation bezüglich der maladaptiven Verhaltensmuster,
- eine komplexe und anhaltende Störung des Beziehungsverhaltens,
- der Patient in einer chronischen psychosozialen Konfliktsituation lebt,
- die Bewältigung eines (oder mehrerer) kritischer Lebensereignisse im Vordergrund steht,
- Fragen der Sinnfindung, Werteklärung oder der Lebensperspektiven eine erhebliche Rolle bei der Entstehung und Aufrechterhaltung der Störung spielen,
- eine komplexe Symptomatik mit mehrfacher Komorbidität vorliegt,
- die Gruppe zusätzlich zu einem primär störungsspezifisch angelegten Therapieprogramm angeboten wird, sodass die Patienten die Möglichkeit haben, ihre individuellen Anliegen in der AVG zu bearbeiten.

Bezüglich einer möglichen Kontraindikation äußert sich Yalom (2007) wie folgt: „Der wichtigste Leitsatz lautet: Klienten scheitern in einer Gruppentherapie, wenn sie nicht in der Lage sind, sich an der primären Aufgabe zu beteiligen, ganz gleich, ob sie es aus logistischen, intellektuellen, psychologischen oder interpersonellen Gründen nicht können“ (S. 266). Auf die AVG angewendet bedeutet dies, dass die teilnehmenden Patienten in der Lage sein sollten, relevante persönliche Anliegen in die Gruppe einzubringen, bereit sind, sich auf die vorgeschlagenen Interventionen einzulassen und sich mit dem Feedback der Gruppe auseinanderzusetzen, auch wenn sie sich hierdurch in ihren gewohnten Erlebens- und Verhaltensmustern infrage gestellt sehen. Auch sollten sie in der Lage sein, sich für längere Therapiesequenzen zurückzunehmen, um anderen Gruppenmitgliedern den Raum zu geben, sich mit ihren Anliegen einzubringen. Dies impliziert auch eine ausreichende Aufmerksamkeitsspanne und Konzentrationsfähigkeit, Impulskontrolle und die Fähigkeit zur Emotionsregulation. Je weniger diese Merkmale vorliegen, umso schwieriger wird sich die Durchführung einer AVG gestalten und umso weniger werden die Patienten von der Teilnahme profitieren.

Kriterien, die gegen die Teilnahme an einer AVG sprechen

- Hirnorganische Störungen oder Syndrome (z. B. beginnende Demenz).
- Das Vorliegen eines Abhängigkeitssyndroms (z. B. Alkoholabhängigkeit).
- Psychotisches Erleben oder das Vorliegen einer psychotischen Störung (z. B. Manische Episode, im Rahmen einer Bipolar affektiven Störung).
- Das Vorliegen einer schweren Persönlichkeitsstörung (z. B. paranoide, dissoziale, narzisstische oder emotional instabile Persönlichkeitsstörung) bei fehlendem Störungsbewusstsein, mangender Impulskontrolle und Emotionsregulationsdefiziten.
- Hoher Schwergerad einer psychischen Störung, die mit ausgeprägter Funktionsbeeinträchtigung (z. B. fehlender Konzentrationsfähigkeit und Energie-

mangel im Rahmen einer schweren depressiven Episode) und/oder einer ausgeprägten Einengung auf die Symptomatik (z. B. bei einer Anorexia Nervosa) einhergeht.
- Das Globale Funktionsniveau (GAF) des Patienten liegt bei unter 45 bis 50 Punkten.
- Ausgeprägtes interpersonelles Misstrauen und Feindseligkeit.
- Keine Motivation für die Teilnahme an einer Gruppentherapie.
- Jüngeres Lebensalter (ca. < 14 Jahre).

Während das Vorliegen einer irreversiblen hirnorganischen Störung eine dauerhafte Kontraindikation darstellt, handelt es sich bei den anderen Kriterien um Gegebenheiten, die sich im Laufe der Zeit verändern können. Patienten werden älter, die Symptomatik remittiert, spontan oder durch therapeutische Maßnahmen, Patienten mit Persönlichkeitsstörungen entwickeln ein Störungsbewusstsein und eignen sich Fertigkeiten der Emotionsregulation und Impulskontrolle an, sodass sie die Voraussetzungen für die Teilnahme an der AVG erfüllen. Im Sinne einer phasen- oder stadiengerechten Therapie würden die betroffenen Patienten somit zunächst eine für sie besser geeignete, störungsspezifische Therapie erhalten und erst im Anschluss daran an einer AVG teilnehmen.

5.1.2 Zusammenstellung der Gruppe

In der stationären Therapie bietet sich meist nicht die Möglichkeit, Gruppen gezielt zusammenzustellen. Die Notwendigkeit, eine rasche Versorgung der Patienten zu gewährleisten, erlaubt eine solche Zusammenstellung meist nicht. In der ambulanten Praxis ist dies anders. Um die Wahrscheinlichkeit von Therapieabbrüchen gering zu halten und die Gruppenmitglieder von Beginn an für die Gruppenarbeit zu motivieren, ist eine möglichst günstige Zusammenstellung der Gruppe ebenso erforderlich wie eine sorgfältige Indikationsstellung. Wie ausgeführt sind homogene Gruppen meist effektiver als heterogene. Allerdings gilt diese nicht für alle relevanten Merkmale gleichermaßen. In Tabelle 14 sind einige zentrale Kriterien zusammengefasst, die bei der Zusammenstellung einer Gruppe berücksichtigt werden sollten (vgl. auch Burlingame et al., 2002).

Jede Lebensphase bzw. jedes Lebensalter geht mit spezifischen Entwicklungsaufgaben (z. B. Ablösung vom Elternhaus), Lebensthemen (z. B. Arbeitsplatzwechsel), Erfahrungen (z. B. körperliche Einschränkungen im höheren Lebensalter) und Interessen (z. B. Berufswahl) einher. Diese werden wiederum durch historische und damit immer auch generationstypische Erfahrungen beeinflusst und moduliert (z. B.: „die Wende" 1989/90). Patienten ähnlichen Alters beschäftigen sich deshalb meist mit ähnlichen Themen (z. B. Berufswahl, Erziehung der Kinder, „empty nest" usw.), die sie auch in die Gruppe einbringen. Hierdurch

Tabelle 14: Merkmale, die bei der Zusammenstellung einer AVG zu berücksichtigen sind

Eher homogen	Eher heterogen
Alter	Geschlecht
Globales Funktionsniveau	Art der Störung
Intelligenz und Bildung	Extraversion (vs. Introversion)
Bereitschaft, Hilfe anzunehmen; Offenheit für Gruppentherapie	Rationalität (vs. Emotionalität)

verstärkt sich zum einen das Interesse der Gruppenmitglieder an dem, was in der Gruppe geschieht, zum anderen trägt dies zur Entwicklung eines kohäsiven Klimas bei. Von diesen Überlegungen ausgehend empfiehlt sich bei der Zusammenstellung einer AVG die Bildung folgender Altersgruppen: 18 bis 25 Jahre, 25 bis 45 Jahre, 45 Jahre und älter oder, falls Patienten mit einem deutliche höheren Lebensalter an der Gruppe teilnehmen, auch ca. 55 Jahre und älter.

In Bezug auf das psychosoziale Funktionsniveau sollte dies *für alle* Gruppenmitglieder bei einem DSM-IV-GAF-Score von über 50 liegen, um eine Überforderung der Patienten zu vermeiden.

Was eine Homogenisierung der Gruppe in Hinblick auf Intelligenz und Bildung angeht, so erleichtert dies die Arbeit in der Gruppe. Denn die klinische Erfahrung zeigt, dass sich Patienten ohne akademischen bzw. gymnasialen Hintergrund durch die Anwesenheit von Akademikern oft verunsichert fühlen und Hemmungen haben, sich einzubringen. Auch wenn eine diesbezügliche Heterogenität auch Chancen und Vorteile bietet, so kommen diese erst bei einer längeren Therapiedauer zum Tragen.

Die Bereitschaft, Hilfe anzunehmen, steht in engem Zusammenhang mit der Offenheit und der Bereitschaft, sich auf die Gruppentherapie einzulassen. Es ist sicher von Vorteil, Patienten, die sich diesbezüglich ähnlich sind, in einer Gruppe zu behandeln. Dies gilt auch dann, wenn die Bereitschaft hierzu geringer ausgeprägt ist, da diese Problematik dann im Verlauf der Gruppe bearbeitet werden kann. Unterscheiden sich jedoch die Gruppenmitglieder in ihrer Bereitschaft, Hilfe anzunehmen und sich auf die Gruppe einzulassen, dann resultieren hieraus Konflikte, deren Bearbeitung die Kohäsionsbildung verzögert und Zeit beansprucht, die dann für die Bearbeitung der Anliegen fehlt.

Eine ausbalancierte Zusammenstellung der Gruppe, ist hingegen für die anderen in Tabelle 14 aufgeführten Merkmale zu empfehlen. Bezüglich des Geschlechts belegen Studien, dass in der Regel Männer eher von gemischtgeschlechtlichen Gruppen profitieren, als dies bei Frauen der Fall ist. Allerdings gilt dies nicht für alle Arten von Gruppen (vgl. Kap. 1). In der AVG ist eine gemischtgeschlechtlich zusammengesetzte Gruppe definitiv von Vorteil. Dabei sollte entweder auf eine annähernde Gleichverteilung geachtet werden. Nehmen mehr weibliche Patientinnen an der Gruppe teil, so zeigt die Erfahrung, dass dies bis zu einem Geschlechterverhältnis von ca. 2,5 zu 1 (Frauen : Männer) tolerierbar ist. Verschiebt sich die Relation in die eine oder andere Richtung, so erhalten die betroffenen (weiblichen oder männlichen) Gruppenmitglieder einen Sonderstatus, was sich meist eher ungünstig auf die Gruppendynamik auswirkt.

Eine transdiagnostische Zusammensetzung der Gruppe erscheint ebenfalls sinnvoll, da sonst die Gefahr besteht, dass störungsbezogene Themen inhaltlich dominieren, wohingegen andere relevante Themen zu kurz kommen. Allerdings sollte darauf geachtet werden, dass mindestens zwei der Gruppenmitglieder die gleiche oder eine ähnliche Störung aufweisen, um so zu vermeiden, dass ein Gruppenmitglied einen Sonderstatus erhält und ggf. zum Außenseiter wird.

Die Ausbalancierung der Gruppenmitglieder bezüglich der Persönlichkeitsmerkmale Extraversion vs. Introversion sowie Rationalität vs. Emotionalität erweist sich meist als sinnvoll. Verhalten sich die Gruppenmitglieder so, wie sie es sonst auch tun, dann resultiert hieraus meist ganz spontan ein lebendiger Gruppenprozess. Emotionale Expressivität und Kontaktbereitschaft einerseits und reflexive Zurückhaltung anderseits ergänzen sich, wechselseitiges Modellernen wird möglich.

Schließlich sollte in der ambulanten Praxis darauf geachtet werden, dass sich die potenziellen Gruppenmitglieder nicht aus anderen privaten oder beruflichen Kontexten her kennen oder miteinander verwandt sind (z. B. Mitgliedschaft im gleichen Verein, Tätigkeit im gleichen Kleinbetrieb usw.). Die Wahrscheinlichkeit, dass solche Kontakte bestehen, ist in städtischen Ballungszentren wohl eher gering, in ländlichen Regionen dürfte sie jedoch deutlich höher ausfallen. Ergeben sich im Rahmen der Vorgespräche Hinweise darauf, dass sich die Gruppentherapiekandidaten aus einem anderen Kontext kennen, dann sollten die beiden Patienten nicht an der gleichen Gruppe teilnehmen. Dies gilt auch dann, wenn Gruppenmitglieder bei der ersten Gruppensitzung feststellen, dass sie sich kennen. In diesem Fall sollte geklärt werden, ob ein Verbleib in der Gruppe für die Betroffenen dennoch möglich erscheint. Falls nicht, sollte der Therapeut zusammen mit den betroffenen Gruppenmitgliedern eine Lösung erarbeiten, die für alle Beteiligten akzeptabel erscheint. Ungünstig wäre es hingegen, die Lösung dieser Problematik der ganzen Gruppe zu überlassen, da dies möglichweise eine ungünstige Gruppendynamik zur Folge hätte, deren Bearbeitung die Gruppe in einem so frühen Stadium der Gruppenentwicklung überfordern würde.

In der Praxis ist es wahrscheinlich nur selten möglich, bei der Zusammenstellung einer AVG sämtliche der genannten Kriterien zu berücksichtigen. Die Kriterien liefern deshalb eher Hinweise darauf, welche Merkmale bei der Zusammenstellung einer Gruppe sinnvollerweise berücksichtigt werden können. Gelingt es dem Therapeuten jedoch, diese Kriterien (oder einige von ihnen) bei der Zusammenstellung der Gruppe zu berücksichtigen, dann wird sich in der Gruppe bereits nach kurzer Zeit ein hohes Ausmaß an Kohäsion einstellen, die wiederum eine intensive therapeutische Arbeit, einschließlich der konstruktiven Bearbeitung von Spannungen und Konflikten, ermöglicht.

Merke:

Eine adäquate Indikationsstellung und die gezielte Zusammenstellung einer Gruppe erleichtern den Beginn der Therapie und erhöht die Wahrscheinlichkeit für einen günstigen Therapieverlauf.

5.1.3 Vorbereitung der Patienten auf die Gruppe

Potenzielle Gruppentherapieteilnehmer sollten in jedem Fall auf diese vorbereitet werden! Auch wenn sich in den hierzu vorliegenden Studien kein Zusammenhang zwischen der Vorbereitung auf eine Gruppentherapie und dem Therapieergebnis nachweisen ließ, trägt eine adäquate Vorbereitung zur Verbesserung der Therapiemotivation bei, verringert Erwartungsängste, erleichtert den Patienten den Einstieg in die Gruppe und reduziert damit die Wahrscheinlichkeit von Therapieabbrüchen (Ogrodniczuk, 2010).

Eine adäquate Vorbereitung umfasst zunächst einmal die Informationserhebung, wie sie auch für die Durchführung einer Einzeltherapie erforderlich ist: Exploration der Beschwerden und Diagnosestellung, Anamneseerhebung, Erarbeitung eines plausiblen Störungsmodells sowie die Vereinbarung von Therapiezielen. Ergibt sich hieraus die Indikation für eine AVG, dann sollte sich der behandelnde Therapeut eine, in besonderen Fällen auch mehrere Sitzungen Zeit für die Vorbereitung auf die Gruppentherapie nehmen. Hierbei sollte er zunächst einmal die wissenschaftlich überprüfte Effektivität gruppentherapeutischer Verfahren hervorheben und dem Patienten vermitteln, dass es sich hierbei nicht um eine Verlegenheitslösung, sondern um ein Verfahren handelt, das der Einzeltherapie ebenbürtig ist (vgl. Kap. 1). Er sollte ebenfalls verdeutlichen, warum die Teilnahme an einer Gruppentherapie für den Patienten mit besonderen Vorteilen verbunden ist. Das weitere Gespräch ist dann in jedem Fall interaktiv zu gestalten, um dem Patienten ausreichend Gelegenheit zu geben, Fragen zu stellen und mögliche Bedenken vorzubringen. Hierbei sollte er auf die im folgenden Kasten aufgeführten Punkte eingehen:

Vorgespräch zur Gruppentherapie – Informationsvermittlung

- Klärung der Erwartungen und Befürchtungen in Bezug auf die Gruppentherapie.
- Information über das Gruppenformat der AVG (Anzahl, Frequenz und Dauer der Sitzungen, Anzahl der Teilnehmer, geplante/voraussichtliche Zusammensetzung der Gruppe).
- Ablauf einer typischen Gruppensitzung und überblicksartige Erläuterung hinsichtlich der eingesetzten Methoden.
- Notwendigkeit der aktiven, engagierten Mitarbeit und der sukzessiven Selbstöffnung hervorheben.
- Verdeutlichung der besonderen Rolle von wechselseitigem Feedback innerhalb der Gruppentherapie.
- Benennen der Gruppenregeln, deren Einhaltung die Voraussetzung für eine konstruktive Gruppenarbeit darstellen (hierbei wird insbesondere die Verschwiegenheit hervorgehoben).
- Die Rolle und Aufgaben des Gruppenleiters erläutern.
- Regelung der Kontaktgestaltung zu anderen Gruppenmitgliedern außerhalb der Therapie besprechen.
- Regelungen bei Abwesenheit, Krankheit und Urlaub.
- Hervorheben der Bereitschaft, nach Möglichkeit die Therapie abzuschließen bzw. einen definierten Zeitraum, an dieser teilzunehmen und eine vorzeitige Beendigung bzw. einen Therapieabbruch in der Gruppe anzukündigen und zu besprechen.
- Formale Aspekte der Kostenübernahme ansprechen, Fälligkeit eines Ausfallhonorars bei Abwesenheit und Regelungen bei Urlauben.
- Erläuterungen und Abschluss eines Therapievertrages.

Die relevanten Informationen zum Gruppenformat, der typische Ablauf einer Sitzung und die Gruppenregeln sollten dem Patienten auch in schriftlicher Form ausgehändigt werden. Ebenso der Therapievertrag, in dem die wesentlichen Voraussetzungen und Regelungen für eine Teilnahme an der Gruppentherapie festgehalten sind, zu deren Einhaltung sich der Patient bereit erklärt. Beides sollte sich der Patient bis zur nächsten Sitzung sorgfältig durchlesen und den unterschriebenen Vertrag zur nächsten Sitzung mitbringen. Hierbei kann es sich nochmals um eine einzeltherapeutische oder bereits schon um die erste gruppentherapeutische Sitzung handeln. Alternativ oder auch zusätzlich kann eine Tonband- oder Videoaufzeichnung der Einzelsitzung angefertigt werden, die der Patient sich zu Hause ansehen soll. Einschließlich der Diagnosestellung und der Anamneseerhebung, sind damit fünf bis sieben vorbereitende einzeltherapeutische Sitzungen zu veranschlagen.

Eine besondere Bedeutung kommt dem Thema der Verschwiegenheit zu. Die Mitglieder einer Therapiegruppe werden sich nur dann öffnen, wenn sie die Gewissheit haben, dass alles, was sie von sich preisgeben, nicht nach außen getragen wird. Auch wenn die Verpflichtung zur Verschwiegenheit unmittelbar einleuchtet, fällt es Gruppenmitgliedern dennoch schwer, diese konsequent einzuhalten. Dies gilt vor allem für die Anliegen, welche die Teilnehmer selbst in die Gruppe einbringen. Aus diesem Grund kann es sinnvoll sein, mit den Gruppenmitgliedern zu vereinbaren, dass sie über all das, was sie selbst betrifft, mit (vertrauenswürdigen) Personen außerhalb der Gruppe sprechen können, wobei sie auch in diesem Fall streng darauf achten sollten, die Anonymität der anderen Gruppenmitglieder zu wahren.

Kontakte zwischen Gruppenmitgliedern außerhalb der Gruppensitzungen sollten im ambulanten Setting vermieden werden. Dies betrifft nicht nur das Eingehen einer intimen Beziehung (Pairing), sondern auch intensivere Kontakte zwischen zwei oder mehreren Mitgliedern. Dem potenziellen Gruppenmitglied sollten die möglichen Nachteile solcher Paar- oder Subgruppenbildung dargelegt werden (vgl. Kap. 2.7). Der Gruppentherapiekandidat sollte auch darauf hingewiesen werden, dass diese Vereinbarung nach Abschluss der Therapie und einer angemessenen „Karenzzeit" endet. Die Bereitschaft, sich an ein solches „Abstinenzgebot" zu halten, sollte ebenfalls Bestandteil des Therapiekontraktes sein.

Dies gilt ebenfalls für die Regelungen, die den Umgang mit Abwesenheiten und dem Beendigung der Therapie betreffen. Der Regelung bezüglich der Abwesenheit von Gruppenmitgliedern und einem möglichen Therapieabbruch muss im Rahmen einer Gruppentherapie deutlich mehr Aufmerksamkeit gewidmet werden als in der Einzeltherapie, da diese nicht nur den Therapeuten, sondern auch die Gruppe betrifft. Entsprechend sollten Gruppentherapiekandidaten sich durch das Abschließen des Behandlungsvertrages dazu verpflichten, regelmäßig an der Gruppe teilzunehmen, pünktlich zu erscheinen und nur dann zu fehlen, wenn es hierfür triftige Gründe gibt (Krankheit, berufliche Verpflichtungen oder Urlaub). Wann immer möglich, sollte das Fernbleiben rechtzeitig angekündigt und begründet werden. Kann das Fernbleiben nicht antizipiert werden, dann ist der Gruppenleiter vorab darüber zu informieren. Die Vereinbarung eines Ausfallhonorars kann zusätzlich sinnvoll sein.

Was die vorzeitige Beendigung der Gruppentherapie oder einen Therapieabbruch betrifft, so ist es nicht nur unrealistisch, sondern auch unethisch, potenziellen Gruppenmitglieder dazu zu verpflichten, die Therapie in jedem Fall abzuschließen. Im Gegenteil: Es sollte fester Bestandteil des Kontraktes sein, dass die teilnehmenden Patienten die Therapie jederzeit beenden können! Allerdings sollten sie darauf hingewiesen werden, dass dies sowohl für sie selbst als auch für die

Gruppe ein Belastung darstellt und deshalb, wann immer möglich, vermieden werden sollte. Potenzielle Gruppenmitglieder sollten sich deshalb dazu bereit erklären, ihre Absicht, die Therapie vorzeitig zu beenden bzw. abzubrechen, in der Gruppe anzusprechen und zu begründen. Sollte der Entschluss, die Therapie abzubrechen, sich als nicht mehr revidierbar erweisen, dann sollte der Patient dies der Gruppe in seiner letzten Gruppensitzung persönlich mitteilen, die Gründe für seine Entscheidung offenlegen und sich auch von der Gruppe verabschieden (und selbst von dieser verabschiedet werden). Bei Bedarf kann es sinnvoll, diese Sitzung in einer Einzeltherapie vorzubereiten, auch um mögliche Behandlungsalternativen, sofern erforderlich, zu besprechen.

Die Voraussetzungen für eine Teilnahme an der Therapiegruppe sollten außerdem schriftlich in Form eines Behandlungsvertrages festgehalten werden. Eine solche Vereinbarung sollte von allen potenziellen Gruppenmitgliedern unterschrieben werden. Im Behandlungsvertrag sollten folgende Punkte bzw. Regelungen Berücksichtigung finden:

Zu berücksichtigende Punkte im Behandlungsvertrag

- Erklärung zur Verschwiegenheit bezüglich dessen, was man von den anderen Gruppenmitgliedern erfährt. Auch sollten andere nicht darüber in Kenntnis gesetzt werden, wer an der Therapiegruppe teilnimmt.
- Selbstverpflichtung zur aktiven Mitarbeit (soweit dies im Rahmen der Störung möglich ist).
- Erklärung, für einen definierten Zeitraum an der Gruppentherapie teilzunehmen.
- Verpflichtung, während der Teilnahme an der Gruppe und ggf. einen definierten Zeitraum danach keine Kontakte zu anderen Gruppenmitgliedern außerhalb der Gruppensitzungen aufzunehmen.
- Umgang mit Fehlzeiten und Abwesenheiten, ggf. einschließlich der Festlegung eines Ausfallhonorars.
- Vereinbarungen, die den Umgang mit einem vorzeitigen Ende der Therapie oder einem Therapieabbruch regeln.

Das hier beschriebene Vorgehen bezieht sich auf das ambulante Setting. Auch wenn eine solche ausführliche Vorbereitung zeitintensiv ist, lohnt sich der Aufwand, da die Wahrscheinlichkeit steigt, dass die Gruppenmitglieder ihre Therapie abschließen. Auch im stationären Setting ist eine angemessene Vorbereitung sinnvoll, wobei diese kürzer ausfallen kann, da die Gruppenmitglieder in der Regel auch einzeltherapeutisch behandelt werden und somit ungünstige Entwicklungen, die sich in der Gruppentherapie ereignen, zeitnah angesprochen und bearbeitet werden können.

Merke:

Patienten, die für die Teilnahme an einer Gruppentherapie vorgesehen sind, sollten in einzeltherapeutischen Gesprächen ausführlich auf diese vorbereitet werden. Gerade im ambulanten Setting sollte zudem eine Therapievereinbarung getroffen werden, die u. a. die Verpflichtung zur Verschwiegenheit enthält sowie das Verhalten im Fall einer vorzeitigen Beendigung der Therapie regelt. Eine adäquate Vorbereitung kann erheblich dazu beitragen, Therapieabbrüche zu verhindern und eine konstruktive Mitarbeit in der Gruppe von Beginn an zu fördern.

5.2 Die erste Ebene: Theoretische und praktische Fertigkeiten der Prozesssteuerung

Wie bereits ausgeführt, geht es auf dieser Ebene um all jene Fertigkeiten des Gruppenleiters, die dazu beitragen eine konstruktive Kommunikation innerhalb der Gruppe zu ermöglichen, die sich in charakteristischer Weise von der Alltagskommunikation unterscheidet. Manchmal kann es deshalb sinnvoll sein, diese Unterscheide gemeinsam mit den Gruppenmitgliedern zu erarbeiten, was zu einer Verbesserung der Compliance beiträgt. Bezüglich der konkreten Umsetzung handelt es sich hierbei um eine strukturierte Aufgabe, die im nächsten Kapitel beschrieben wird.

Die für die Etablierung konstruktiver Kommunikations- bzw. Interaktionsprozesse erforderlichen Fertigkeiten lassen sich fünf Bereichen zuordnen, die zusammen genommen die gruppentherapeutischen Kernkompetenzen der ersten Ebene definieren.

1. *Wissen um die Gruppendynamik und gruppentherapeutische Wirkfaktoren.* Ein Gruppenleiter sollte über ausreichende theoretische Kenntnisse bezüglich gruppendynamischer und sozialpsychologischer Prozesse in Kleingruppen, der Bedeutung gruppentherapeutischer Wirkfaktoren sowie deren praktischer Anwendung verfügen (die theoretischen Grundlagen wurden im 2. Kapitel dargestellt).
2. *Die Anwendung von Gruppenregeln.* Regeln, die den Umgang der Gruppenmitglieder miteinander sowie deren therapieförderliches Verhalten in der Gruppe zum Inhalt haben, gehören zum festen Bestandteil jeder Gruppentherapie. Ein Gruppentherapeut sollte die wichtigsten dieser Regeln kennen und bei Bedarf auch in flexibler Weise neue Regeln einführen können, wenn diese dazu beitragen, den Gruppenprozess in eine konstruktive Richtung zu lenken.
3. *Durchführung der Orientierungs- und der Abschlussrunde sowie eines Blitzlichtes.* Jede AVG beginnt mit einer Orientierungsrunde, deren Funktion vor allem darin besteht, mögliche Anliegen der Gruppenteilnehmer zu sammeln,

die dann im weiteren Verlauf der Sitzung bearbeitet werden. Am Ende jeder Sitzung wird außerdem eine Abschlussrunde durchgeführt, im Rahmen derer jedes Gruppenmitglied die Gelegenheit erhält mitzuteilen, wie er die Sitzung erlebt hat und was er für sich aus der Gruppe „mitnehmen" kann. Diese beiden Runden geben jeder Sitzung einen Rahmen und bedürfen einer kompetenten Anleitung, damit sie ihre Funktion erfüllen. In der Praxis werden solche Runden häufig auch als „Blitzlicht" bezeichnet. Diese Verwendung des Begriffs ist jedoch irreführend, da er sich auf eine knappe Rückmeldung der Gruppenteilnehmer bezieht, die sich inhaltlich meist auf das aktuelle Erleben und Befinden der gruppalen Situation bezieht.

4. *Arten von Gruppenfeedback kennen und anleiten können.* Unterschiedliche Arten von Feedback spielen wohl in jeder Gruppe, so auch in der AVG, eine zentrale Rolle. Wenn ein Gruppenmitglied eine bestimmte Thematik in die Gruppe einbringt, dann wird ihm die Gruppe im Verlauf der Themenbearbeitung ihre Eindrücke, Einschätzungen, Gefühle usw. rückmelden. Dies können sie auf unterschiedliche Art und Weise und zu unterschiedlichen Zeitpunkten tun. Daraus folgt für den Gruppentherapeuten, dass er die unterschiedlichen Arten von Gruppenfeedback und deren Indikation kennen sollte. Auch sollte er einschätzen können, wann im Verlauf einer Sitzung ein Gruppenfeedback hilfreich ist und seine größte Wirkung entfaltet.
5. *Angemessene und konstruktive Gesprächsbeiträge fördern, inadäquate oder destruktive unterbinden können.* Jeder Beitrag (ob verbal oder nonverbal) eines Gruppenmitgliedes kann entweder als eher angemessen, zielführend, unterstützend und damit konstruktiv oder eher als unpassend, abwertend, verwirrend, verletzend und damit destruktiv eingeschätzt werden. Eine wesentliche Aufgabe eines Gruppenleiters besteht demnach darin, konstruktive Beiträge zu evozieren, sie als solche zu erkennen und differenziell verstärken zu können. Umgekehrt sollte er destruktive Beiträge als solche markieren und sie in angemessener Weise unterbinden können.

Wie bereits ausgeführt, handelt es sich bei den genannten Punkten um Kenntnisse und Fertigkeiten eines Gruppentherapeuten, die dieser häufig einsetzt und die die Voraussetzung schaffen, auf den anderen Ebenen der Gruppenpyramide zu arbeiten.

5.2.1 Wissen um die Gruppendynamik und gruppentherapeutische Wirkfaktoren

In therapeutischen Gruppen kommt eine Vielzahl gruppendynamischer Prozesse zum Tragen. In verhaltenstherapeutischen Gruppen spielen diese jedoch eher eine untergeordnete Rolle, solange sie sich nicht störend bemerkbar machen oder gezielt aktiviert werden, um bestimmte erwünschte Effekte zu erzielen (beispielsweise um durch den Einsatz geeigneter Interaktionsspiele die Gruppenkohäsion zu verbessern). Therapeuten, die eine AVG leiten, sollten deshalb einerseits über diagnostische Kompetenz verfügen, gruppendynamische Prozesse einschätzen zu können, und andererseits über Fertigkeiten, diese zu beeinflussen.

Es handelt sich hierbei um folgende, im Kapitel 2 bereits beschriebene gruppendynamische Phänomene:

- die Entwicklungsphasen einer Gruppe,
- Normen und Rollen,
- therapeutische Wirkfaktoren,
- der Umgang mit Konflikten.

5.2.1.1 Die Entwicklungsphasen einer Gruppe

Auch wenn die empirische Bestätigung von Modellen der Gruppenentwicklung als unbefriedigend einzuschätzen ist (vgl. Kap. 2.4.1), erweisen sich in der Praxis vor allem das Modell der „Teamuhr" von Tuckmann (1965) und das „Wellenmodell" (vgl. König & Schattenhofer, 2011) als hilfreich, um die Phänomene, die charakteristischer Weise bei der Entwicklung einer Gruppe auftreten, verstehen und einordnen zu können. In einer AVG, die in einem geschlossen Format durchgeführt wird, erweist sich meist das Modell von Tuckmann als hilfreich, um das Gruppengeschehen zu beschreiben. In halboffenen Gruppen, die durch ein ständiges Kommen und Gehen von Gruppenmitgliedern charakterisiert sind, bildet hingegen ein Wellenmodell den Entwicklungsprozess der Gruppe besser ab.

Im Folgenden sollen die Entwicklungsphasen nach Tuckmann und die damit verbundenen Aufgaben des Gruppenleiters in Bezug auf die AVG beschrieben werden. Eine ausführliche und gut lesbare Darstellung findet der Leser bei Stahl (2002). Aufgrund des aktiv strukturierenden Leiterverhaltens durchlaufen die Mitglieder einer AVG diese Phasen jedoch in deutlich abgeschwächter und modifizierter Form.

5.2.1.1.1 Forming: Die Gründungsphase – die Gruppe findet sich

In dieser initialen Phase findet die Gruppenbildung statt. Charakteristisch für diese Phase ist eine mit Nervosität verbundene Ungewissheit der Gruppenmitglieder in Hinblick darauf, was auf sie zukommt und wie sie in die Gruppe hineinfinden. Bei geschlossenen Gruppen gilt dies für alle Gruppenmitglieder gleichermaßen, bei halboffenen vor allem für die neuen Mitglieder. Die Aufgabe der Gruppe besteht deshalb darin, eine „Sicherheit spendende Struktur" aufzubauen, durch die sich die Gruppe „nach außen abgrenzen und nach innen finden kann" (Stahl, 2002, S. 67). In Abhängigkeit davon, wie „freiwillig" ein Gruppenmitglied an der AVG teilnimmt (z. B. eher skeptisch, falls sie obligater Bestandteil eines multimodalen Behandlungsprogrammes ist), werden bei den Gruppenmitglieder eher Wünsche nach Nähe und Zugehörigkeit verbunden mit der Angst vor Ablehnung und Zurückweisung oder aber der Wunsch nach Abgrenzung und Distanzierung aktualisiert. Nicht selten besteht auch eine diesbezügliche Ambivalenz.

Das hierdurch resultierende Klima innerhalb der Gruppe ist deshalb meist durch eine gewisse Skepsis, Vorsicht, Gehemmt- oder „Steifheit" und Zurückhaltung geprägt. Typischerweise bemühen sich die Gruppenmitglieder in dieser Phase darum, einen guten Eindruck zu machen und verhalten sich deshalb meist wenig authentisch: sie präsentieren sich *eindrucks*- und nicht *ausdrucks*orientiert (Stahl, 2002).

Im Sinne des Eisbergmodells der Gruppendynamik (König & Schattenhofer, 2011) handelt es sich hierbei um ein soziodynamisches Phänomen, das regelhaft in einer sich bildenden Gruppe zu beobachten ist. Hiervon abweichendes Verhalten ist auf individuelle Faktoren zurückzuführen. So neigen Patienten mit Persönlichkeitsstörungen dazu, die für sie charakteristischen Verhaltensmuster zu zeigen. So wird ein narzisstischer Patient darum bemüht sein, seinen besonderen Status hervorzuheben und dabei die Gruppe und/oder deren Leiter abwerten. Ein histrionischer Patient wird dazu neigen, seine Problematik in dramatischer Weise zu schildern, um sich hierdurch die Aufmerksamkeit möglichst aller Gruppenmitglieder (und die des Leiters) zu sichern.

Worin besteht nun das Ergebnis dieser Phase?
- Im Verlauf dieser Phase sollte sich in der Gruppe eine gewisses Maß an Gruppenkohäsion (v. a. Wir-Gefühl) und gegenseitigem Vertrauen entwickelt haben. Die anfängliche Unsicherheit und Nervosität ist einem erwartungsvollen Interesse an dem Geschehen in der Gruppe gewichen.
- Die Gruppenmitglieder haben einander kennengelernt. Das Wissen, das sie voneinander haben, bezieht sich auf die Bereiche, die für die weitere therapeutische Zusammenarbeit von Bedeutung sind (hierzu gehören Informationen bezüglich soziodemografischer Merkmale, der aktuellen Lebenssituation, der Beschwerden und Probleme, derentwegen sich die oder der Betreffende in Therapie begeben hat, sowie über welche Ressourcen er verfügt bzw. welche Interessen und Hobbys er hat).
- Die Gruppenmitglieder haben eine Vorstellung davon entwickelt, wie der Therapeut die Gruppe leitet und wie eine Gruppensitzung abläuft.
- Idealerweise hat sich bei den teilnehmenden Patienten außerdem eine positive Erwartungshaltung aufgebaut, verbunden mit der Hoffnung, dass die Teilnahme an der Gruppentherapie ihnen bei der Bewältigung ihrer Beschwerden und Probleme helfen wird.
- Die Bereitschaft zur Selbstöffnung hat deutlich zugenommen.

Die Aufgabe des Gruppenleiters besteht in dieser Phase darin, die Gruppenmitglieder maximal darin zu unterstützen, sich als Gruppe zu finden und die mit dieser Phase verbundenen Aufgaben zeitökonomisch und erfolgreich zu bewältigen. Um dies zu erreichen, sollte er

1. die Gruppenteilnehmer in angemessener Form auf die Gruppe vorbereiten und der Gruppe im Verlauf der Sitzungen ausreichend Information zur Verfügung stellen,
2. die im Rahmen der vorbereitenden Sitzungen zielführenden strukturierten Aktivitäten (Aufgaben, Übungen und Interaktionsspiele) systematisch einsetzen und
3. angemessenes Interaktionsverhalten verstärken und unangemessenes behutsam, aber konsequent unterbinden.

5.2.1.1.2 Storming: Die Streitphase – Konflikte brechen auf

Wenn sich die Gruppenmitglieder in der Gruppe sicher und ihr zugehörig fühlen, was eine Anpassungsleistung in der Forming-Phase erforderlich gemacht hatte, treten nun die Unterscheide der Gruppenmitglieder zutage. Nachdem sich das neu geschaffene Gruppensystem nach außen hin abgegrenzt hat, kommt es nun zur Differenzierung innerhalb des Systems. Subsysteme entstehen, was mit vermehrten Spannungen und Konflikten einhergeht. Während in der initialen Phase vor allem Angst und Unsicherheit dominierten, kommt es jetzt zu vermehrtem Auftreten von Gereiztheit und Ärger. Auf der Inhaltsebene kommt es zum Auftreten von Zielkonflikte und kontroversen Einschätzungen auf welche Weise mögliche Ziele erreicht werden können.

Im Verlauf dieser Phase werden die individuellen Unterschiede der Gruppenmitglieder somit zunehmend deutlich, da die eigenen Ansichten und Positionen offensiver als bisher artikuliert werden. Die Gruppenmitglieder verhalten sich deutlich authentischer, wodurch sie von den anderen zugleich auch als „kantiger" erlebt werden. Die wesentliche mit dieser Phase verbundenen evolutionäre Aufgabe der Gruppe besteht darin, eine solche Differenzierung zu ermöglichen, ohne dass die Gruppe auseinanderbricht oder aber die offenbar werdenden Konflikte zum beherrschenden Thema werden, ohne dabei zu konstruktiven Lösung zu gelangen. Ein gelungenes Ergebnis dieser Phase besteht stattdessen darin, dass sich die Gruppenmitglieder in ihre Unterschiedlichkeit gegenseitig akzeptieren und das darin liegende kreative und stimulierende Potenzial erkennen.

Während die Forming-Phase einer AVG über drei bis fünf Sitzungen (à 100 Minuten) andauert, verläuft die Storming-Phase meist kürzer und erstreckt sich auf ein und bis drei Sitzungen.

Die Aufgabe des Gruppenleiters besteht zunächst einmal darin, die in dieser Phase auftretenden Konflikte als Ausdruck eines „Stormings" zu erkennen und entsprechend auf sie zu reagieren. In jedem Fall sollte er auch in dieser Phase sein direktiv-strukturierendes Leiterverhalten konsequent fortführen und sich nicht durch die auftretende Spannungen und Konflikte einschüchtern lassen. Auch sollte er nicht der Versuchung unterliegen, durch therapeutische Zurückhaltung oder gar Abstinenz in einen psychodynamischen Therapiemodus zu wechseln, um den Konflikten auf diese Weise Raum zu geben. Wie ausgeführt, resultieren die Konflikte in dieser Phase aus den Umstand, dass sich die Gruppenteilnehmer weniger angepasst und gruppenkonform verhalten und durch die offensivere Artikulation eigener Anliegen und Bedürfnisse vor allem ihrer Individualität Ausdruck verleihen möchten. Der Gruppentherapeut sollte deshalb darauf achten, dass dies einerseits in klarer und eindeutiger, andererseits zugleich in wertschätzender Weise erfolgt. In jedem Fall gilt es, den Ausdruck der eigenen Individualität und den darin liegenden Non-Konformismus zu markieren und als solchen zu bestätigen, ohne deshalb zwingend auf den Inhalt einzugehen. Folgende Formulierung wäre beispielsweise hierzu geeignet:

„Ich habe den Eindruck, dass Sie Ihre Sicht der Dinge gerade sehr klar vertreten und dabei auf den Punkt bringen, um was es Ihnen geht. Das ist Ihre Sicht der Dinge und indem Sie der Gruppe das so offen mitteilen, zeigen Sie etwas von sich. Dazu gehört Mut, zumal Sie ja auch noch nicht wissen können, wie Ihre Einschätzung von den anderen aufgenommen wird! Was meinen die anderen zu dem Punkt. Ich bin gespannt darauf, was die anderen dazu sagen."

Zugleich sollte er immer wieder auch in positivierender Weise darauf hinweisen, dass gerade in der Unterschiedlichkeit der Meinungen und Bedürfnisse eine große Chance für die Gruppe liegt. Dabei kann es durchaus auch die Atmosphäre innerhalb der Gruppe einbeziehen. Er könnte sein Erleben beispielweise wie folgt wiedergeben:

„Es sind jetzt ganz unterschiedliche Rückmeldungen und Einschätzungen zu der Thematik vorgenommen worden. Wo Dinge unterschiedlich gesehen werden, kommt es immer auch zu Spannungen – also gerade ein wenig Gewitterstimmung hier in der Gruppe! Das ist ein gutes Zeichen! Das heißt, dass Sie sich engagieren, in Kontakt kommen und sich aneinander reiben. Das spricht für Sie und dafür, dass Sie zu einer guten und dynamischen Gruppe voller Energie und Engagement zusammenwachsen. O. K. Lassen Sie uns wieder zum Thema zurückkommen." *Oder:* „O. K. Was meinen Sie? Wie schätzen Sie es ein, dass wir gerade fast so viele Meinungen wie Gruppenteilnehmer im Raum haben?"

Im Sinne der Terminologie von Lieberman et al. (1973) sollte der Gruppentherapeut in dieser Therapiephase insbesondere seine exekutive Funktion wahrnehmen, wenn sich die Kommunikation in eine destruktive Richtung entwickelt. Im Fall eines konstruktiven Austauschs sollte er hingegen seine bedeutungszuweisende Funktion wahrnehmen und den Gruppenmitgliedern auf diese Weise verdeutlichen, dass es in dieser Phase der Gruppenentwicklung wichtig ist, sich authentischer zu verhalten, auch wenn dies zeitweise zu vermehrten Spannungen führt. Manchmal kann es deshalb auch sinnvoll sein, den Gruppenmitgliedern entweder im Anschluss an eine dynamisch verlaufende Gruppensitzung oder zu Beginn der Folgesitzung das Modell der Teamuhr in einfacher Form zu erläutern und dabei vor allem auf die Bedeutung und den Wert der Storming-Phase einzugehen. Diese Psychoedukation impliziert zugleich eine Art von Reframing, da die zumindest partiell aversive Qualität dieser Therapiephase, eine positive Bedeutung zugschreiben wird (vereinfacht ausgedrückt: „Reibung erzeugt Wärme").

In der Regel ist es jedoch nicht erforderlich, die auftretenden Konflikte dieser Therapiephase ausführlich zu bearbeiten. Denn, wie ausgeführt, sind diese meist Ausdruck einer authentischeren und weniger angepassten Art und Weise, sich in die Gruppe einzubringen. Entsprechend lassen sie an Intensität nach, sobald die Gruppenteilnehmer zu der Einschätzung gelangen, dass sie in ihrer Individualität gesehen und anerkannt werden und die Existenz der Gruppe hierdurch nicht gefährdet wird.

Die beschriebenen und vergleichbare Interventionen erfüllen zugleich auch eine normative Funktion, da sie den Gruppenmitgliedern deutlich machen, dass es für den Therapieverlauf vorteilhaft ist, wenn Gruppenmitglieder ihre Meinung offen äußern, auch wenn diese nicht von den anderen Gruppenmitgliedern geteilt wird. Implizit setzt der Therapeut durch seine Interventionen Normen und trägt damit dazu bei, die Gruppe in die nächste Entwicklungsphase zu führen.

5.2.1.1.3 Norming: Die Vertragsphase – vom Konflikt zur Kooperation

Eine erfolgreiche Bewältigung der Konflikte, die in der Storming-Phase aufbrechen, wird durch das Aushandeln konsensfähiger Vereinbarungen möglich. Dabei beziehen sich die getroffenen Vereinbarungen sowohl auf die Art und Weise, wie die Zusammenarbeit erfolgen soll (z. B.: „Für jedes Treffen soll ein Protokoll angefertigt werden.") als auch die Ziele und Vorhaben, die angegangen werden sollen. Die Ergebnisse dieser Entwicklungsphase können mehr oder weniger explizit ausformuliert und fixiert werden. So ist die Satzung eines eingetragenen Vereines ein Beispiel für eine sehr elaborierte Ausarbeitung einer solchen Kontraktphase.

Anders als es bei den beiden bereits dargestellten Phasen der Fall ist, kommt dieser Vertragsphase in einer Gruppentherapie eine eher marginale Rolle zu. Dies hängt damit zusammen, dass den Gruppenmitgliedern der Ablauf der Therapiesitzungen bekannt ist und auch das Ziele der Gruppentherapie klar definiert ist: Möglichkeiten zur Bewältigung der Probleme zu erarbeiten, die den psychischen

Störungen der Patienten zugrunde liegen, um hierdurch eine Reduktion der Beschwerden zu erreichen. In der AVG findet die Norming-Phase ihre Entsprechung am ehesten in der Einführung bzw. der Erarbeitung von Gruppenregeln.

Merke:

Gruppenregeln definieren in normativer Weise spezifische Verhaltensweisen, die eine konstruktive Gruppenarbeit gewährleisten sollen.

Die Einhaltung der „Schweigepflicht" oder präziser formuliert der Verschwiegenheit bezüglich all dessen, was in der Gruppe besprochen wurde, gegenüber Personen, die nicht Mitglied der Gruppe sind, stellt eine solche Gruppenregel dar.

Die Aufgabe des Gruppentherapeuten besteht darin, die Gruppenregeln in adäquater Weise einzuführen und für deren Einhaltung zu sorgen. Wie bereits ausgeführt, ist es hierzu sinnvoll, die potenziellen Gruppenmitglieder in einer vorbereitenden einzeltherapeutischen Sitzung über die Gruppenregeln und deren Sinnhaftigkeit zu informieren. Das weitere Vorgehen hängt dann davon ab, ob die AVG in halboffenen oder im geschlossenen Format durchgeführt wird. In einer halboffenen Gruppe sollte ein neues Gruppenmitglied die Regeln bereits kennen und sie sollten ihm in schriftlicher Form vorliegen. Als Teil des „Aufnahmerituals" sollten die Regeln außerdem von den anderen Gruppenmitgliedern nochmals kurz benannt und erläutert werden. Durch die Wiederholung prägen sich die Regeln ein, außerdem wird ihre Bedeutung dadurch betont. Dies könnte, nachdem sich der neue Patient in der Gruppe vorgestellt und von der Gruppe willkommen geheißen wurde, wie folgt aussehen:

„Herr Meyer, ich habe die Gruppenregeln ja bereits in der Einzeltherapie mit Ihnen besprochen. Dennoch würde ich Ihren Einstieg in die Gruppe gerne dazu nützen, diese Regeln nochmal kurz zusammenzufassen. Deshalb möchte ich die anderen Gruppenmitglieder darum bitten, die Gruppenregeln zu benennen und sie auch kurz zu erläutern. Wer macht den Anfang?"

In geschlossenen Gruppen kann es hingegen sinnvoll sein, die Gruppenanwärter in den vorbereitenden Einzelsitzungen lediglich über die Notwendigkeit bzw. Verpflichtung zur Verschwiegenheit und die Regelung hinsichtlich der Kontaktgestaltung der Gruppenmitglieder außerhalb der Gruppetherapie zu informieren. Für die Erarbeitung weiterer Gruppenregeln sollte dann eine der vorbereitenden Gruppensitzung (z. B. die dritte oder vierte Sitzung) genützt werden. Zu diesem Zweck kann die im nächsten Kapitel beschrieben Aufgabe „Erarbeitung von Gruppenregeln" verwendet werden. Die Erarbeitung der Regeln erfüllt damit eine Doppelfunktion. Zum einen wird hierdurch die Vertragsphase simuliert und die von der Gruppe selbst erarbeiteten Regeln werden meist ernster genommen, als wenn diese nur vorgegeben werden. Zum anderen fördert die gemeinsame Lösung der gestellten Aufgabe die Wirkfaktoren Gruppenkohäsion und Offenheit.

Obgleich die Vertragsphase im Phasenmodell von Tuckman als Durchgangsstadium konzeptualisiert ist, können sich während des gesamten Bestehens einer Gruppe immer wieder Situationen ergeben, in denen es sinnvoll ist, neue Vereinbarungen zu treffen, wenn diese dazu beitragen, den Gruppenprozess zu fördern.

Beispiel:

Beispielsweise wurden in der einführenden Runde einer AVG mit essgestörten Patienten, die unmittelbar im Anschluss an das Mittagessen stattfand, von den meisten Gruppenmitgliedern angemerkt, dass sie sich in Folge der Nahrungsaufnahme als belastet erleben (in Form von Verdauungsproblemen, Übelkeit, schlechtem Gewissen usw.). Im Verlauf dieser Runde und mit zunehmender Zahl entsprechender Rückmeldungen, breitet sich in der Gruppe eine dysphorische Atmosphäre aus. Dabei bestand in den meisten Fällen nicht das Bedürfnis, die Schwierigkeiten mit dem Essen und den damit verbundenen Konsequenzen in der Gruppe zum Thema zu machen. Offenbar hatte sich im Verlauf der Gruppe die implizite Norm herausgebildet, die durch das Mittagessen ausgelösten Missempfindungen zu einem festen Bestandteil der Orientierungsrunde zu machen. Schließlich meldete der Therapeut den Gruppenmitgliedern diese Beobachtung zurück und fragte die Gruppenmitglieder, wie sie selbst diese Art von Rückmeldungen einschätzen würden. Dabei zeigte sich, dass die meisten Gruppenmitglieder diese Rückmeldungen als „nervig" und wenig konstruktiv erlebten. Angeregt durch den Therapeuten, diskutieren die Gruppenmitglieder deshalb darüber, wie man zukünftig mit den essensbezogenen Rückmeldungen umgehen solle. Man einigte sich schließlich darauf, solche Rückmeldungen zu unterlassen, außer wenn ein Gruppenmitglied die Beschwerden im Sinne eines Anliegens in die Gruppe einzubringen beabsichtigt. Diese Vereinbarung wurde dann in Form einer neuen, zusätzlichen Gruppenregel wie folgt zusammengefasst: *„Wir sprechen in der Orientierungsrunde nur dann über Probleme mit dem Essen, wenn wir das zum Gruppenthema machen wollen."* In den Folgesitzungen bemühten sich die Gruppenmitglieder darum, sich an die neue Regel zu halten, wodurch sich die Stimmung in den Gruppensitzungen deutlich verbesserte.

5.2.1.1.4 Performing: Die Arbeitsphase – die Erfüllung der Aufgaben steht im Vordergrund

Eine erfolgreiche Bewältigung der Entwicklungsaufgaben der vorangegangenen Phasen vorausgesetzt, kann davon ausgegangen werden, dass die „Arbeitsfähigkeit" einer Gruppe nun hergestellt ist. Die Kräfte der Gruppe werden in weit geringerem Maße, als es bisher der Fall war, durch den Prozess der Gruppenbildung gebunden, sondern stehen jetzt für die von der Gruppe zu erfüllenden Aufgaben zur Verfügung. In dieser Phase erreicht die Leistungsfähigkeit und Effektivität eines Teams ihr Maximum. Therapiegruppen entfalten in dieser Phase ihre größte Wirksamkeit und werden von den Gruppenmitgliedern als am hilfreichsten erlebt. Die Gruppenmitglieder erlangen zunehmend Klarheit darüber, was ihnen die Gruppe geben kann und was sie der Gruppe geben können. Bezogen auf die AVG ist diese Phase dadurch gekennzeichnet, dass die Gruppenmitglieder ihre Anliegen in die Gruppe einbringen, die dann in und mit der Gruppe therapeutisch bearbeitet werden. Diese Art von Sitzungen ist auf der dritten Ebene des Wissens- und Fertigkeitenpyramide Gruppentherapeuten angesiedelt und seine Aufgabe besteht darin, die Gruppe möglichst lange auf dieser Ebene bzw. in der Arbeitsphase zu halten.

Dies gelingt in geschlossenen Gruppen sehr viel einfacher als in halboffenen, die durch den beständigen Wechsel von Gruppenmitgliedern nur selten „zur Ruhe kommen", da deren Gruppenmitglieder simultan die verschiedenen Phasen durchlaufen und die Gruppenmitglieder in Abhängigkeit davon, in welcher Phase sie sich gerade befinden, für unterschiedliche Aufgaben motiviert sind. Patienten, die neu in der Gruppe sind, sind damit beschäftigt, sich in die Gruppe einzufinden und die anderen Gruppenmitglieder kennenzulernen. Sie bemühen sich darum, eine Vorstellung davon zu bekommen, wie genau eine Gruppensitzung abläuft, welches Verhalten angemessen ist und welches nicht bzw. welche „Spielregeln" in der Gruppe gelten. Sobald sie sich in der Gruppe sicherer fühlen, werden sie ihre Position offensiver vertreten und sich weniger angepasst verhalten, als es zu Beginn der Gruppe der Fall war. In Abhängigkeit von der Persönlichkeit und/oder der Störungsbildes kann sich Positionierung sowohl in dominantem Verhalten als auch in zurückgezogenem und passivem Verhalten ausdrücken. Patienten, die bereits länger an der Gruppe teilnehmen und sich in der Arbeitsphase befinden, drängen hingegen darauf, ihre Themen in die Gruppe einzubringen und erleben die Aufnahme und Integration neuer Mitglieder als Verzögerung. Patienten, die in einer der nächsten Sitzungen aus der Gruppe ausscheiden werden, sind hingegen mit ihrem Abschied, der häufig auch das Ende ihrer Therapie markiert, beschäftigt. Manche Patienten neigen dazu, in dieser Phase alles daran zu setzen, um von der Gruppe noch besonders viel zu bekommen (in Form von Zuwendung, Aufmerksamkeit und Therapiezeit), während andere sich innerlich aus der Gruppe herausziehen, ihr Engagement zurücknehmen und so ihren Abschied vorwegnehmen.

Angesichts dieser Heterogenität phasenspezifischer Motive ergibt sich für den Leiter halboffener Gruppen ein komplexes Aufgabenfeld. Zunächst einmal sollte er dafür sorgen, dass die Patienten, die an einer AVG teilnehmen, nicht zu häufig wechseln. Patienten, die neu in die Gruppe kommen, sollten vorab über den

Ablauf der Gruppe und die Gruppenregeln informiert werden. Kommen in einer Sitzung nur ein oder zwei neue Mitglieder hinzu, so hat es sich als ausreichend erwiesen, wenn sich die neuen Gruppenmitglieder kurz vorstellen und mitteilen, weswegen sie sich in Therapie befinden. Ggf. erhalten die anderen Gruppenmitglieder anschließend die Gelegenheit, den neuen Mitgliedern einige Fragen zu stellen. Diese Fragerunde sollte jedoch zeitlich begrenzt werden und die Fragen sollten sich ausschließlich auf eine Klärung bzw. ein besseres Verständnis dessen beziehen, worüber der Patient *von sich aus* berichtet hat! In jedem Fall sollte der Therapeut darauf achten, dass die Fragen Interesse und Aufgeschlossenheit signalisieren und nicht eine inquisitorische Färbung annehmen. In Tabelle 15 sind einige Beispiele für solche Fragen aufgeführt.

Tabelle 15: Beispiel für Fragen von Gruppenmitglieder an ein neues Gruppenmitglied

Beispiele angemessener Fragen	Beispiele unangemessener Fragen
– „Du hast berichtet, dass du Lehrer bist. Welche Fächer unterrichtest du?“ – „Leben alle deine Kinder noch zu Hause oder ist die Älteste schon ausgezogen?“ – „Du pendelst jeden Tag drei Stunden, um zu deiner Arbeit und wieder zurückzukommen. Wird dir das nicht zu viel?“	– „Du hast von Problemen mit deinem Mann berichtet. Hast du ihn schon mal betrogen?“ – „Du hast erzählt, dass dich dein Beruf extrem stresst. Willst du in Rente gehen?“ – „Trinkst du manchmal auch zu viel, um mit deinen Depressionen fertigzuwerden?“

Die Vorstellung und Befragung eines Patienten sollte in jedem Fall vor der Orientierungsrunde erfolgen und nicht länger als ca. fünf Minuten Zeit in Anspruch nehmen. Die Vorstellung der anderen Gruppenmitglieder ist im stationären Setting meist nicht erforderlich, da die Patienten auch außerhalb der Gruppe ausreichend Gelegenheit haben, sich kennenzulernen. Auch sind neue Patienten meist damit überfordert, wenn sie sich in kurzer Zeit sieben bis zehn neue Namen merken sollen, zumal sie sich unter Druck gesetzt fühlen, die Namen aller anderen Gruppenmitglieder nun kennen zu müssen, was zu einer Verunsicherung in der weiteren Kontaktgestaltung führen kann. Nachdem sich der oder die neuen Patienten vorgestellt haben und befragt wurden, sollten die Gruppenregeln nochmals kurz benannt und erläutert werden und zwar durch die „alten“ Gruppenmitglieder. Auf diese Weise wird einerseits die Aktivität und die Verantwortungsübernahme der Gruppe gefördert („Es ist *Ihre* Gruppe!“), andererseits werden die Gruppenregeln nochmals wiederholt, was dazu beiträgt, dass diese allen Gruppenmitgliedern präsent bleiben.

Anders stellt sich die Situation im ambulanten Setting dar, wo Patienten normalerweise über einen deutlich längeren Zeitraum hinweg an einer AVG teilnehmen (6 bis 18 Monate bei 25 bis 60 wöchentlichen Sitzungen). Der Wechsel von Gruppenmitgliedern findet entsprechend sehr viel seltener, etwa alle sechs bis acht Wochen statt. Im stationären Setting kommt es hingegen in jeder oder fast jeder Woche zu einem Wechsel. Im ambulanten Setting sollte daher sowohl die Vorstellung des neuen Patienten als auch dessen Befragung durch die Gruppe mehr Zeit in Anspruch nehmen (etwa 15 bis 20 Minuten) und im Anschluss daran sollte auch eine ausführliche Vorstellung der anderen Gruppenteilnehmer erfolgen, wobei auch das neue Gruppenmitglied die Gelegenheit erhalten sollte, Fragen zu stellen. Die Vorstellungsrunde sollte jedoch gleichzeitig auch dafür genutzt werden, den Gruppenmitgliedern Gelegenheit zu bieten, über ihre Erfahrungen mit der Gruppentherapie zu berichten und eine kurze Zwischenbilanz zu ziehen, wo sie gerade in ihrer Therapie stehen. Erfolgt der Wechsel des Gruppenmitgliedes geplant, dann kann der Therapeut den verbleibenden Gruppenmitgliedern die Vorbereitung dieser Reflexion auch als Hausaufgabe aufgeben, z. B. in folgender Form:

„Nächste Woche wird dann ein neuer Patient den Platz von Herrn Müller einnehmen. Wie immer werden wir deshalb auch wieder eine kurze Vorstellungsrunde machen. Außerdem sollen Sie auch Gelegenheit erhalten, kurz zu berichten, welche Erfahrungen Sie mit Ihrer Gruppentherapie bisher gemacht haben und wo Sie in der Therapie stehen. Was haben Sie bereits erreicht und woran möchten Sie noch arbeiten? Bitte machen Sie sich doch bis zum nächsten Mal ein paar Gedanken zu den genannten Fragen. Meiner Erfahrung nach ist eine solche Standortbestimmung immer sehr bereichernd: sowohl für Ihre Therapie als auch für die Gruppe und natürlich auch für mich.“ *(Die Fragen können auch auf dem Flipchart notiert werden oder besser noch als Arbeitsblatt ausgegeben werden.)*

In Abhängigkeit von der Dichte bzw. dem Gehalt der Rückmeldungen können diese, zusammen mit der Vorstellung des neuen Gruppenmitgliedes, eine ganze Gruppensitzung in Anspruch nehmen. Wann immer möglich bzw. planbar, sollte nicht nur ein, sondern besser zwei neue Gruppenmitglieder in die Gruppe aufgenommen werden. Hierdurch wird die Sonderrolle der neuen Gruppenmitglieder relativiert und die Gruppe kann über einen längeren Zeitraum hinweg ungestört in der Arbeitsphase gehalten werden.

Müssen hingegen mehr als zwei (maximal drei) neue Mitglieder in die Gruppe aufgenommen werden, sollten zielführende Interaktionsspiele und strukturierte Aufgaben zum Einsatz kommen, die ein gegenseitiges Kennenlernen und daran anschließend die Generierung potenzieller Anliegen ermöglichen (vgl. Kap. 6.3.2).

In jedem Fall stellt die intensive Bearbeitung individueller Anliegen, in die die ganze Gruppe einbezogen wird, das effektivste Mittel dar, um neue Gruppenmitglieder in die Gruppe zu integrieren. Wenn neue Gruppenmitglieder Zeuge einer ebenso intensiven wie konstruktiven Gruppenarbeit werden und diese dazu beiträgt, den Fokuspatient bei der Lösung seiner Probleme zu unterstützen, dann wird ihn dies am ehesten vom Wert bzw. Nutzen der Gruppentherapie überzeugen. Vereinfacht ausgedrückt: Erfolgreiche Gruppen, die ihre Ziele erreichen, sind für ihre Mitglieder attraktiv! Insbesondere neue Mitglieder, die gerne zu dieser Gruppe dazugehören möchten, werden sich entsprechend aktiv einbringen, um ihre Zugehörigkeit zu der Gruppe zu sichern; auch weil sie davon ausgehen, dass die Gruppe sie auch dabei unterstützen wird, ihre Ziele zu erreichen.

Der Gruppentherapeut sollte deshalb dafür Sorge tragen, dass auch unmittelbar nach dem Ausscheiden von alten Gruppenmitgliedern die in der Gruppe verbleibenden Patienten weiterhin ihre Themen in die Gruppe einbringen, ungeachtet der Tatsache, dass sich die Gruppe durch Aufnahme der neuen Patienten verändert hat. Hierzu kann es sinnvoll sein, bereits in der Gruppensitzung vor Aufnahme der neuen Patienten (oder gegebenenfalls auch in der begleitenden Einzeltherapie, falls eine solche zusätzlich durchgeführt wird) Anliegen/Themen festzulegen, die dann bearbeitet werden können. Das hat zur Folge, dass direkt nach der Vorstellung und Einführung des bzw. der neuen Patienten eine kurze Orientierungsrunde erfolgen kann, an die sich dann die Bearbeitung eines bereits definierten Themas anschließt.

5.2.1.1.5 Adjourning: Die Abschiedsphase – die Trennung von der Gruppe steht an

In der letzten Phase einer Gruppentherapie geht es darum, von ihr Abschied zu nehmen. Die Dauer dieser Phase lässt sich schwer quantifizieren und hängt davon ab, wie lange die Gruppe zusammen gearbeitet hat. In der AVG kann man davon ausgehen, dass für die Gruppe (bei geschlossenen Format) oder das jeweilige Gruppenmitglied (bei halboffenen Gruppen), das Thema Abschied in den letzten zwei bis fünf Gruppensitzungen zunehmende Bedeutung erlangt. Im den meisten Fällen geht mit der Beendigung der Gruppentherapie auch das Ende der Psychotherapie selbst einher. Die Betroffenen sind damit in doppelter Weise auf sich selbst zurückgeworfen.

In der Terminologie psychodynamischer Konzepte gesprochen, werden hierdurch Konflikte im Zusammenhang mit Autonomie und Abhängigkeit sowie Autarkie und Versorgung aktualisiert, sodass der Abschied von der Gruppe verbunden mit dem Abschluss der Therapie für manche, wenn auch nicht für alle Patienten, eine erhebliche Belastung darstellt. Dies gilt umso mehr, je länger ein Patient an der Gruppentherapie teilgenommen hat und je mehr Unterstützung er durch die

Gruppe und den Gruppenleiter erfahren hat. Ist die Gruppe für ihn außerdem eine Art von Ersatzfamilie oder Peergroup geworden, bei gleichzeitigem Fehlen eines tragfähigen sozialen Netzes, dann wird das Ausscheiden aus der Gruppe bzw. deren Auflösung noch schwieriger.

Die Konfrontation mit dem Ende der Gruppe führt zur Aktivierung unterschiedlicher Reaktionsmuster bzw. Vermeidungsstrategien. Manche Patienten reagieren mit einem Art „Freezing", d. h. sie ziehen sich innerlich und auch nach außen hin sichtbar aus der Gruppe zurück. Sie engagieren sich weniger, wirken zurückgenommen und manchmal auch distanziert bis unnahbar. Durch ihr Verhalten vermitteln sie Gruppe folgende Botschaft: *„Ich brauche nichts mehr von euch und ihr bekommt auch nichts mehr von mir – es ist vorbei."* Typischerweise stehen sie Abschiedsritualen skeptisch gegenüber und wollen die Gruppe am liebsten einfach so verlassen *(„Ich hasse Abschiede!")*.

Andere Patienten formulieren die durch den anstehenden Abschied ausgelösten Emotionen in eindringlicher und bisweilen auch dramatischer Art und Weise. Sie wünschen sich nicht selten entweder eine Verlängerung der Therapie oder ein Fortbestehen der Gruppe in einem anderen (privaten) Kontext. Mehr oder weniger explizit vermitteln sie der Gruppe folgende Botschaft: *„Ihr brauche euch, weil ihr mir nah und wichtig seid und ich weiß noch nicht, wie ich es ohne euch schaffen soll!"* Der Abschied wird meist nicht vermieden und verläuft in der Regel sehr emotional *(„Ihr werdet mir alle fehlen!")*. Patienten mit einer Borderline-Persönlichkeitsstörung oder Zügen einer solchen neigen hingegen dazu, gegen Ende der Therapie Konflikte zu provozieren, sich offen oder unterschwellig aggressiv zu verhalten, um auf diese Weise die Gruppe von sich wegzustoßen oder diese dazu zu bringen, sie selbst wegzustoßen (bzw. zu verstoßen). Durch ihr Verhalten vermitteln sie der Gruppe in etwa folgende Botschaft: *„Ich bin so wütend auf euch, weil ihr mich im Stich lasst, obwohl ich euch brauche – aber eigentlich habe ich sowieso genug von euch und bin froh, wenn das hier endlich vorbei ist."*

Ein vergleichsweiser funktionaler Umgang mit dem Ende der Gruppenarbeit ist wohl darin zu sehen, wenn Patienten das anstehende Ende der Gruppe bzw. ihr Ausscheiden aus dieser aktiv ansprechen und die hierdurch ausgelösten Gefühle offen und direkt ausdrücken. Zugleich wird die Endlichkeit der Gruppenarbeit (und der Therapie) akzeptiert und das in der Gruppentherapie Erarbeitete gewürdigt. In den Äußerungen des Patienten drückt sich eine ausgewogene Bilanzierung des Erreichten aus (es erfolgt somit weder eine Idealisierung noch eine Entwertung der Gruppenarbeit) und es werden Möglichkeiten angesprochen, wie die erzielten Veränderungen im Alltag umgesetzt werden können.

Die Aufgabe des Gruppentherapeuten in dieser Phase besteht zum einen darin, sensibel zu für die Art und Weise sein, wie die einzelnen Gruppenmitglieder auf den anstehenden Abschied reagieren und zum anderen die Gruppenmitglieder darin zu unterstützen, die mit dieser Phase verbundenen Aufgaben zu bewältigen. Diese bestehen einerseits in einer eher sachlichen Bilanzierung und der Transfersicherung des Erreichten, andererseits in der emotionalen Verarbeitung des Abschiedes bzw. des Endes der Gruppentherapie.

In geschlossenen Gruppen ist es sinnvoll, die eher sachliche Bilanzierung und den eigentlichen Abschied auf mindestens zwei Sitzungen zu verteilen, wobei in diesen Sitzungen strukturierte Aufgaben und Interaktionsspiele zur Anwendung kommen sollten. Da es sich hierbei um ein „Gruppenthema“ handelt und die Intervention damit auf alle Mitglieder der Gruppe gleichermaßen einwirkt, sind sie auf der zweiten Ebene der Wissens- und Fertigkeitenpyramide verortet und werden im Folgekapitel ausführlich beschrieben.

Der Therapeut sollte außerdem im Verlauf der Gruppentherapie immer wieder deren zeitliche Begrenztheit ansprechen und darauf achten, dass einzelne Patienten die für sie bedeutsamen Anliegen und Themen rechtzeitig ansprechen und deren Bearbeitung nicht zu lange aufschieben. Folgende Äußerung in einer der mittleren Sitzung nach der Durchführung der Abschlussrunde illustriert ein solches Vorgehen:

„Es freut mich, dass Sie heute auch wieder so intensiv mitgearbeitet haben und die Sitzung damit auch mal wieder deutlich macht, was mit dieser Gruppe möglich ist. Ich bin gespannt auf die weiteren Sitzungen. Insgesamt haben wir ja noch 15 Sitzungen. Das bedeutet, wir haben noch Zeit, aber sie ist begrenzt. Manche Patienten neigen dazu, aus ganz verschiedenen Gründen wichtige Themen lange Zeit nicht in die Gruppe einzubringen, was dann dazu führen kann, dass es in den letzten Sitzungen auf einmal eng wird und für die Besprechung wichtiger Anliegen kaum mehr Zeit übrig ist. Das wäre sehr schade! Jeder sollte deshalb in der nächsten Sitzung ein oder auch zwei Themen benennen, die er hier gerne noch einbringen würde.“

In halboffenen Gruppen ist es hingegen meist sinnvoller, einzelne Gruppenmitglieder dazu anzuregen, sich rechtzeitig in die Gruppe einzubringen, wozu auch die (oft) parallel stattfindende Einzeltherapie genutzt werden kann. Der Therapeut sollte außerdem auch auf die eher subtilen oder impliziten Signale von Gruppenmitgliedern achten, die darauf hindeuten, dass der anstehende Abschluss der Therapie bzw. das Ausscheiden aus der Gruppe es in besonderem Maße belasten. Einige der in diesem Zusammenhang typischen Reaktionsmuster wurden oben beschrieben. Vermutet der Therapeut, dass den beschriebenen Verhaltensweisen (z. B. sich aus der Gruppe zurückziehen) Schwierigkeiten mit dem Abschied aus der Gruppe zugrunde liegen, dann sollte er eine passende Gelegenheit suchen, um dem Patienten seine Vermutung/Hypothese zurückzumelden. Damit kann er den anderen Gruppenmitgliedern zugleich signalisieren, dass es „normal" (im Sinne von häufig) ist, dass das Ausscheiden aus der Gruppe als eine Belastung erlebt wird, auch wenn diese Belastung nicht immer als solche erkannt wird. Folgende Rückmeldung im Anschluss an die Orientierungsrunde wäre hierzu geeignet:

„Herr Meier, ich würde Ihnen gerne einen Eindruck rückmelden, der sich auf einige Ihrer Gesprächsbeiträge bezieht. Viel wichtiger ist mir dabei noch, Ihnen meine Hypothese (oder Vermutung) dazu mitzuteilen. Ist das o. k.? Kurz gesagt habe ich Sie in der letzten Sitzung und auch in der Orientierungsrunde als zurückgenommen und nachdenklich wahrgenommen, so als wären Sie gar nicht mehr richtig hier bei uns. Kann es sein, dass dies mit dem Umstand zu tun hat, dass Ihre Therapie bald zu Ende geht und Sie damit auch aus der Gruppe ausscheiden?"

Falls der Patient die Vermutung des Therapeuten bestätigt, sollte er ihn ermutigen, seine Schwierigkeiten oder Befürchtungen im Umgang mit dem Ausscheiden aus der Gruppe als Thema einzubringen. Hierdurch wird eine ausführliche Bearbeitung der Problematik möglich und die anderen Gruppenmitglieder erhalten die Gelegenheit, sich damit zu beschäftigen, was das Ausscheiden aus der Gruppe und die Beendigung der Therapie für sie bedeutet und welche biografischen Bezüge hierdurch gegebenenfalls aktualisiert werden.

Während in geschlossenen Gruppen alle Gruppenmitglieder vom Abschied aus und dem Ende der Gruppe betroffen sind, betrifft dies in halboffenen Gruppen immer nur einige, niemals jedoch alle Gruppenmitglieder. Analog der Einführung neuer Gruppenmitglieder sollte deshalb auch der Verabschiedung von Gruppenmitgliedern nicht zu viel Zeit gewidmet werden. Ansonsten würde sich die Gruppenarbeit in halboffenen Gruppen mit eher kurzer Therapiedauer in einer permanenten Abfolge von Aufnahmen und Verabschiedungen erschöpfen. Dennoch sollte das Ausscheiden von Gruppenmitgliedern gewürdigt werden und einen angemessen Rahmen erhalten. Die ist auch deshalb sinnvoll, weil die Verabschiedungen von Gruppenmitgliedern immer auch die Möglichkeit bietet, systematisch einige gruppentherapeutische Wirkfaktoren zu aktivieren (z. B. die Gruppenkohäsion) und den ausscheidenden Gruppenmitgliedern zugleich Wertschätzung zu vermitteln. Die Erfahrung zeigt, dass die Verabschiedung eines Gruppenmitgliedes nicht mehr als 10 bis maximal 15 Minuten der Gruppenzeit in Anspruch nehmen sollte. Auch hierbei kommen spezielle Aufgaben zur Anwendung, die in Kapitel 8.4 näher beschrieben werden, da es sich hierbei um Interventionen handelt, die sich jeweils auf ein Gruppenmitglied beziehen und damit auf der 3. Ebene der Fertigkeitenpyramide angesiedelt sind.

Merke:

Die Kenntnis darüber, welche Phasen eine Gruppe im Verlauf ihres Bestehens durchläuft, erleichtert es dem Therapeuten, das Verhalten der Gruppenmitglieder richtig einzuordnen. Auch kann er hierdurch Interventionen realisieren, die die Gruppe darin unterstützen, die Aufgaben der einzelnen Phasen erfolgreich zu bewältigen.

5.2.1.2 Der Umgang mit Normen und Rollen in Gruppen

5.2.1.2.1 Normen in Gruppen

Wie in Kapitel 2.4 ausgeführt, definieren Normen Standards, denen das Verhalten einer Gruppe und derer Mitglieder zu genügen hat und die damit entscheidend zum Funktionieren von Gruppen beitragen. Normen bilden sich vor allem in der Anfangsphase einer Gruppe heraus und sind, einmal entstanden, schwer zu verändern. Diese Normen können in expliziter oder auch impliziter (unausgesprochener) Weise vorliegen. Explizite Normen werden meist in Form von Regelungen oder Vereinbarungen festgelegt, die entweder von den Gruppenmitgliedern selbst ausgehandelt wurden oder aber der Gruppe von außen vorgegeben wurden. Als Normen internalisiert werden diese jedoch erst dann, wenn sie über einen längeren Zeitraum hinweg befolgt werden und ihre Einhaltung mit Vorteilen verbunden ist.

Implizite Normen entwickeln sich hingegen häufig spontan aufgrund repetitiver Verhaltensweisen von Gruppenmitgliedern (oder dem Gruppenleiter), wenn diese dazu beitragen, das Funktionieren der Gruppe, in einem umfassenden Sinne verstanden, zu verbessern. Dies bedeutet, dass Normen manchmal dysfunktional oder störend erscheinen, sich jedoch bei genauerem Hinsehen als durchaus funktional erweisen.

Beispiel:

So kann man sich eine halboffene Therapiegruppe vorstellen, deren Sitzungen um 16.00 Uhr beginnen. Allerdings kommen sowohl der Gruppenleiter als auch einige Gruppenmitglieder regelmäßig einige Minuten später, sodass meist erst gegen 16.10 Uhr mit der Gruppenarbeit begonnen wird. Gelegentlich äußern einzelne Gruppenmitglieder ihre Unzufriedenheit bezüglich des verspäteten Beginns, im Allgemeinen wird dieser Umstand jedoch toleriert oder sogar positiv bewertet. In der Gruppe hat sich offensichtlich eine Norm entwickelt, die besagt, dass die Therapie mit einer Verspätung von 10 Minuten Verspätung beginnt *(„Wir fangen um 16.10 mit der Therapie an!)*. Obwohl diese Norm auf der organisatorischen Ebene störend wirkt und auch einige Gruppenmitglieder regelmäßig ihr Unbehagen über den verspäteten Beginn äußern, kommt der Norm in Bezug auf die Gruppendynamik dennoch eine positive Funktion zu: Sie sorgt dafür, dass latente Konflikte zwischen der Fraktion der pünktlichen Gruppenmitglieder und der Fraktion der unpünktlichen (zu der auch der Gruppenleiter gehört) nicht aufbrechen, da der um 10 Minuten verspätete Beginn einen (unausgesprochenen) Kompromiss zwischen den Positionen der beiden Fraktionen repräsentiert.

Nehmen wir nun einmal an, dass es zu einem Wechsel der Gruppenleitung kommt. Bei dem neuen Gruppenleiter handelt es sich um einen Therapeuten, der großen Wert auf Pünktlichkeit legt und den Umstand eines verspäteten Beginns als ein Ausdruck von Widerstand der Gruppe gegenüber der Therapie interpretiert. Wie sollte er mit dieser Situation umgehen?

Worin bestehen die Aufgaben des Gruppenleiters in Hinblick auf die Normen, die sich in einer Gruppe ausbilden bzw. sich bereits ausgebildet haben? Zunächst einmal ist er derjenige, der in seiner Leitungsfunktion entscheidend zur Ausbildung von Normen beiträgt. In diesem Zusammenhang sind die Gruppenregeln zu nennen, für deren Etablierung er verantwortlich ist. Er sollte dafür Sorge tragen, dass diese in überzeugender und einprägsamer Weise eingeführt werden und konsequent auf ihre Einhaltung achten. Hierdurch trägt er wesentlich dazu bei, dass sie im Verlauf der Therapie zu Normen werden, die nicht nur befolgt, sondern auch verinnerlicht werden. In seinem Verhalten sollte er außerdem Modell sein, wodurch er nicht nur zur Nachahmung, sondern auch zur Definition von Normen beiträgt. Des Weiteren sollte er in der Lage sein, die in einer Therapiegruppe existierenden impliziten Normen zu identifizieren und adäquat auf diese zu reagieren. Funktionale Normen sollte er explizieren und bekräftigen, dysfunktionale gilt es hingegen zu problematisieren und zu modifizieren.

Eine Norm lässt sich meist anhand ihrer Auswirkungen auf das Verhalten der Gruppenmitglieder identifizieren. Immer dann, wenn die überwiegende Mehrzahl der Gruppenmitglieder ein ähnliches oder zumindest funktional äquivalentes Verhalten zeigt und zwar in verschiedenen Situationen und über mehrere Gruppensitzungen hinweg, liegt diesem wahrscheinlich eine Gruppennorm zugrunde. Ein Beispiel hierfür ist die oben beschriebene Gruppe von essgestörten Patientinnen die sich in der Orientierungsrunde stets eindringlich über die durch das Mittagessen ausgelösten Missempfindungen äußerten. Diesem Verhalten liegt wahrscheinlich folgende Norm zugrunde: *„Der Umstand, dass wir zu einer festgelegten Zeit essen müssen, was wir vorgesetzt bekommen, stellt für uns eine extreme Belastung dar. Es ist deshalb wichtig, zu zeigen, wie sehr uns das Essen belastet!“*

Normen, die sich in Gruppen ausgebildet haben, können für den Gruppenprozess relevant oder irrelevant sein. Falls Letzteres zutrifft, sollten sie nicht thematisiert werden. Handelt es sich hingegen um relevante Normen, so können sich diese entweder förderlich oder nachteilig auf die Gruppendynamik auswirken. Im ersten Fall *kann* der Therapeut diese ansprechen, im letzteren *muss* er es! In beiden Fällen sollte er der Gruppe sowohl das beobachtete Verhalten als auch seine Hypothese bezüglich der diesem Verhalten zugrunde liegenden Norm mitteilen. Im Falle einer funktionalen Norm könnte ein Gruppentherapeut der Gruppe gegen Ende einer Sitzung, im Verlauf derer er eine funktionale Norm der Gruppe identifiziert hatte Folgendes rückmelden:

„Ich möchte Ihnen gerne eine Beobachtung bzw. Überlegung aus dieser Sitzung rückmelden, die nichts mit dem Thema der Sitzung zu tun hat, mir aber dennoch wichtig erscheint. Mir ist aufgefallen, dass Sie sich fast immer gegenseitig haben ausreden lassen, obwohl Sie alle sehr engagiert waren und sich einbringen wollten. Für mich spricht das für einen achtsamen und respektvollen Umgang miteinander, der vielleicht sogar eine Art von Gruppennorm widerspiegelt, die lauten könnte: ‚Wie gehen achtsam miteinander um und geben jedem den Raum, den er braucht und zwar dann, wann er ihn braucht.'"

Er kann diese Beobachtung bzw. Interpretation ohne weiteren Kommentar so stehen lassen und die Sitzung beenden. Hierdurch regt er die Gruppenmitglieder an, sich darüber Gedanken zu machen. Oder er kann die Gruppe dazu auffordern, ihre Einschätzung bezüglich seiner Beobachtung mitzuteilen:

„Mich interessiert, wie Sie darüber denken. Gibt es in der Gruppe eine Art unausgesprochene Vereinbarung, also eine Art Norm, die in diese Richtung geht? Was meinen Sie?"

Zur Verdeutlichung seiner Interpretation/Hypothese kann er seine vermutete Norm auf einem Flipchart notieren, um den Gruppenmitglieder hierdurch nochmals zu verdeutlichen, dass es in dem Feedback darum geht mitzuteilen, inwieweit die Gruppenmitglieder diese als zutreffend einschätzen.

Die Rückmeldung dysfunktionaler Verhaltensweisen und damit verbundener Normen geschieht in ähnlicher Weise, jedoch reicht die bloße Rückmeldung der Norm meist für deren Modifikation nicht aus, sondern erfordert weitere Maßnahmen. So sollte der Therapeut klar und eindeutig formulieren, was er von der Gruppe erwartet und damit dazu beitragen, dass sich eine neue und funktionale Norm entwickelt. Manchmal verhalten sich Gruppenmitglieder jedoch auch in einer Art und Weise, in der Dysfunktionalität nicht unmittelbar zu erkennen ist. So kommt es in Gruppentherapien z. B. nicht selten vor, dass die Patienten sich häufig (gut gemeinte) Ratschläge geben. Darin drückt sich durchaus Engagement und Anteilnahme aus, jedoch werden die Ratschläge oft nicht als hilfreich erlebt. Ist das Geben von Ratschlägen Ausdruck einer Gruppenorm, dann besteht die Aufgabe des Therapeuten darin, den Patienten zunächst die negativen Auswirkungen von Ratschlägen vor Augen zu führen, bevor er ein Alternativerhalten einfordert. Die negativen Auswirkungen bestimmter Verhaltensweisen lassen sich besonders elegant in Form von Interaktionsspielen demonstrieren, deren Einsatz im nächsten Kapitel vorgestellt wird.

Im Falle des verspäteten Gruppenbeginns infolge von Unpünktlichkeit sind die Nachteile jedoch offensichtlich, sodass der Therapeut diese dysfunktionale Norm direkt ansprechen sollte. Eine Intervention des „neuen" Gruppentherapeuten könnte zu Beginn der dritten von ihm geleiteten Sitzung, nachdem er zu der Einschätzung gelangt ist, bestätigt durch den bisherigen Gruppenleiter, dass sich in Bezug auf die Pünktlichkeit eine dysfunktionale Norm herausgebildet hat, deshalb wie folgt erfolgen:

„Wir beginnen die Gruppe heute ausnahmsweise nicht mit der Orientierungsrunde. Denn anders als sonst will ich heute ein Thema mit Ihnen besprechen, das mir in meiner Funktion als Gruppenleiter sehr am Herzen liegt! Inhaltlich geht es dabei um die Art und Weise, wie Sie in dieser Gruppe mit Pünktlichkeit bzw. dem Zeitpunkt, wann die Sitzung tatsächlich beginnt, umgehen. Mir ist aufgefallen, dass einige bereits um 16.00 Uhr da sind, andere hingegen erst später kommen, sodass wir letztlich erst gegen 16.10 oder 16.15 beginnen können. Spricht aus Ihrer Sicht etwas dagegen, wenn alle pünktlich kommen, damit wir tatsächlich um 16.00 Uhr beginnen können?"

Der Therapeut will durch seine Frage sichergehen, dass es keine triftigen Gründe für das Zuspätkommen einiger Gruppenmitglieder gibt, auf die sie keinen Einfluss haben (z. B. ein zu enger Behandlungsplan in einer stationären Einrichtung, ungünstige Fahrpläne öffentlicher Verkehrsmittel im ambulanten Setting).

In der Terminologie von Lieberman et al (1973) nimmt der Gruppentherapeut durch eine solche Äußerung seine *exekutive* Funktion wahr. Mit dieser Art von Interventionen ist die Gefahr verbunden, dass der Therapeut eher als strenger Pädagoge („oberlehrerhaft") denn als fürsorglicher Therapeut wahrgenommen wird, was bei den Gruppenmitgliedern entweder Reaktanz oder „Unterwerfung" auslösen kann. Der Therapeut könnte deshalb auch das Thema Unpünktlichkeit als eine Form von Widerstand problematisieren, um gemeinsam mit der Gruppe die Hintergründe explorieren:

„Wir beginnen die Gruppe heute ausnahmsweise nicht mit der Orientierungsrunde. Denn anders als sonst will ich Ihnen heute eine Beobachtung mitteilen und mit Ihnen deren Hintergründe besprechen. Mir ist aufgefallen, dass einige bereits um 16.00 Uhr da sind, andere hingegen erst später kommen, sodass wir letztlich erst gegen 16.10 oder 16.15 beginnen können. Ich frage mich, ob das ein Zufall ist oder etwas mit dem Gruppenprozess, der Gruppe selbst oder vielleicht mit Ihrer Einstellung der Therapie gegenüber zu tun haben könnte. Was meinen Sie?“

Anders als in der ersten Intervention fokussiert der Therapeut hier die Beziehungsebene, wohingegen er in der ersten Variante die Sach- bzw. Inhaltsebene thematisierte.

Bezüglich des Leiterverhaltens kann diese Intervention als eine Form von Bedeutungszuweisung interpretiert werden, das die Gruppenmitglieder zur Reflexion ihres Verhaltens anregt. Durch seine Intervention lenkt der Therapeut die Aufmerksamkeit der Gruppe auf die Gruppendynamik und intensiviert damit zugleich mögliche Konflikte zwischen den Gruppenmitgliedern oder zwischen der Gruppe und dem Therapeuten. Außerdem regt er durch seine Intervention die Gruppe dazu an, die Normsetzung in Sachen Pünktlichkeit selbst (neu) auszuhandeln. Dabei bleibt offen, ob er sich mit dem Ergebnis dieser Normdiskussion arrangieren kann, auch wenn dieses nicht in seinem Sinne ist.

Wie bereits ausgeführt, sollten Leiter einer AVG potenzielle Konflikte jedoch nur dann thematisieren, wenn diese auch bei einem angemessen *strukturierenden Therapeutenverhalten* aufgetreten wären und eine eindeutige Störung des Therapieverlaufs darstellen. Eine klare Positionierung des Gruppentherapeuten in Bezug auf einen pünktliche Sitzungsbeginn und seine damit verbundenen Erwartungen an die Gruppenmitglieder, wie sie in der ersten Intervention beispielhaft dargestellt wurde, trägt somit erheblich dazu bei, der Entwicklung einer möglichen Konfliktdynamik zwischen den Gruppenmitgliedern entgegenzuwirken.

Erst wenn einige Patienten auch nach der Aufforderung des Gruppentherapeuten noch immer ohne triftige Gründe zu spät in die Gruppe kommen würden, sollten die Hintergründe des Zuspätkommens entweder auf individueller Ebene oder in Bezug auf mögliche gruppendynamische Prozesse thematisiert werden.

Merke:

Die Bedeutung von Normen in Psychotherapiegruppen ist nicht zu unterschätzen! Der Gruppenleiter sollte die wichtigsten Normen seiner Gruppe kennen und auf deren Modifikation einwirken, falls dies erforderlich ist.

5.2.1.2.2 Rollen in Gruppen

In der Literatur (z. B. Stahl, 2002) werden gruppendynamische Rollen und individuelle bzw. „Charakterrollen“ unterschieden. Ein größere Bedeutung für den Gruppenprozesse kommt in der Regel den gruppendynamischen Rollen zu (der sog. inoffizielle Führer, Mitläufer, Außenseiter und Sündenbock; vgl. Kap. 2). Obgleich in verhaltenstherapeutischen Gruppen diese Rollenmuster meist nur von untergeordneter Bedeutung sind, gibt es Situationen im Therapieverlauf, in denen rollenbezogene Phänomene eine extrem destruktive Wirkung entfalten können. Dies ist beispielsweise dann der Fall, wenn ein Gruppenmitglied die Rolle des Anführers übernimmt, sich gegen den Gruppenleiter wendet und dabei die anderen Gruppenmitglieder (bzw. die Mitläufer) auf seine Seite zieht oder wenn ein Patient durch sein Verhalten zum „Sündenbock“ wird.

Die Aufgabe des Gruppentherapeuten in Bezug auf die Rollenverteilung innerhalb seiner Gruppe besteht darin, diese zu erkennen und angemessen darauf zu reagieren. Dies ist dann erforderlich, wenn Phänomene, die mit der Übernahme entsprechender Rollen in Zusammenhang stehen, eine Intensität erreichen, die eine negative Entwicklung der Gruppendynamik zur Folge haben. Ein angemessenes (direktiv-strukturierendes) Therapeutenverhalten vorausgesetzt, laufen rollentypische Muster in einer AVG weitgehend im Hintergrund ab. Es erscheint deshalb angemessener davon auszugehen, dass bei jedem Gruppenmitglied gewissermaßen die Bereitschaft dafür besteht, eine bestimmte (gruppendynamische) Rolle zu übernehmen, wenn der Gruppenprozess es erfordert. Diese Bereitschaften (die sich meist in einer kürzer dauernden Rollenübernahme manifestieren) sollte der Therapeut kennen und dafür Sorge tragen, dass diese sich nicht verfestigen.

Beispiel:

Ein Beispiel hierfür ist der bereits in Kapitel 3 dargestellte Fall des Unfallchirurgen, der von seinem (ärztlichen) Gruppentherapeuten ausnahmsweise ein Rezept für seine Psychopharmaka ausgestellt bekam. Diese Ausnahme löste bei den anderen Gruppenmitgliedern einiges an Neid und Ärger aus, was einige spannungsreiche Gruppensitzungen nach sich zog. Der beschriebene Patient war offenbar aufgrund seines Status und seiner Eloquenz dazu prädestiniert, die Rolle des (inoffiziellen) Führers einzunehmen. Durch das psychodynamische Leiterverhalten des Therapeuten einerseits (der Patient erhielt in der Gruppe den Raum, sich in seiner beruflichen Kompetenz darzustellen) und durch die Ausnahmeregelung bezüglich der Rezeptausstellung anderseits, kam es dann zu einer Rollenübernahme, die unter anderem in seiner Idealisierung durch die anderen Gruppenteilnehmer ihren Ausdruck fand. Aus psychodynamischer Sicht stimmig *(initiiere den Prozess und mache ihn zum Thema)*, hat das Verhalten des Gruppenleiters wesentlich dazu beigetragen, den Patienten zur Übernahme dieser Führungsrolle zu animieren (dass er als Anwärter für diese Rolle infrage kommt, ergibt sich bereits aus dem Umstand, dass er, wie auch der Gruppenleiter, Arzt von Beruf ist und als Unfallchirurg, anders als dieser, aus Sicht der Gruppenteilnehmer unmittelbarer und eindrucksvoller helfen und sogar Leben retten kann).

Ein verhaltenstherapeutisch orientierter Gruppentherapeut sollte deshalb hingegen darauf achten, dass er durch sein Verhalten nicht dazu beiträgt, dass es zu einer solchen Rollenübernahme kommt. In Tabelle 16 sind einige mögliche Interventionen aufgeführt, auf die der Leiter einer AVG zurückgreifen kann, um der Übernahme von gruppendynamischen Rollen entgegenzuwirken. Dies setzt voraus, dass er eine valide Einschätzung treffen kann, welche Gruppenmitglieder potenziell für die Besetzung von einer der vier Rollen infrage kommen (vgl. hierzu Tab. 3), um sein Verhalten im Umgang mit den entsprechenden Gruppenmitgliedern daran ausrichten.

Durch ein direktiv-strukturierendes Therapeutenverhalten können die beschriebenen rollenbezogenen Phänomene deutlich reduziert, jedoch nicht vollkommen vermieden werden. Dies wäre zudem weder ein realistisches noch ein wünschenswertes Ziel. Auch in einer AVG kommen gruppendynamisch Prozesse zum Tragen, jedoch sollten diese nicht durch ein inadäquates Leiterverhalten bedingt werden. Die Erfahrung zeigt, dass in der Übernahme der Sündenbockrolle durch ein Gruppenmitglied in der Regel das größte Konfliktpotenzial liegt.

Patienten einer Gruppe geraten dann in eine Sündenbockrolle, wenn sie Ansichten vertreten oder sich in einer Weise verhalten, die von der Gruppe tabuiert werden, thematisch hoch brisant sind oder latente Konflikte aktivieren und hierdurch in letzter Konsequenz den Zusammenhalt der Gruppe gefährden.

Dies ist beispielsweise dann der Fall, wenn ein Patient gegen die Gruppenregel der Verschwiegenheit verstoßen hat oder in einer Gruppe von essgestörten Patienten bekannt wird, dass eine der Patienten Nahrungsmittel versteckte und regelmäßig Heißhungeranfälle hatte, obwohl sie dies über lange Zeit hinweg hartnäckig geleugnet hat. Die sich ergebende Dynamik wird umso intensiver ausfallen, je mehr die anderen Patienten der Gruppe das Verhalten des Patienten in der Sündenbockrolle bei sich selbst ablehnen und je stärker die latenten Spannungen in der Gruppe sind. Denn indem sich die aggressiven Impulse auf den „Sündenbock-Patienten" richten, können diese, für die Gruppe sozusagen gefahrlos, ausagiert werden.

Solche Konstellationen bzw. Konflikte stellen eine gravierende Störung im Therapieverlauf dar und gehen mit dem Risiko einher, dass der Patienten in der Sündenbockrolle Schaden nimmt. Aus diesem Grund sollte der Therapeut zeitnah intervenieren, die destruktive Dynamik problematisieren und sie in eine konstruktive Richtung lenken. Das mögliche Vorgehen wird im Kapitel 9.4 ausführlich beschrieben.

Tabelle 16: Begrenzung gruppendynamischer Rollenübernahmen durch zielführendes Leiterverhalten

Rollen-bezeichnung	Leiterverhalten/Interventionen
Der inoffizielle Führer	– Vermeiden von Verhaltensweisen, die eine Sonderbehandlung des Patienten darstellen. Nach Möglichkeit keine Ausnahmeregelungen vereinbaren. – Vermeiden von nicht zwingend notwenigen Extra-Kontakten außerhalb der Gruppenzeiten. – Den Patienten eingrenzen, falls dieser deutlich mehr Raum beansprucht als die anderen Gruppenmitglieder. – Sich nicht durch mögliche Kritik oder konkurrierendes Verhalten des Patienten einschüchtern lassen. Auch ihm gegenüber selbstbewusst die eigene Position vertreten. – Den Patienten weitgehend so behandeln, wie die anderen Patienten auch.
Der Mitläufer	– Die Gruppenmitglieder ermutigen, sich einzubringen und ihre Meinungen zu vertreten. – Eigene Beiträge und abweichende Meinungsäußerungen wertschätzen und verstärken. – Die Patienten aktiv einbeziehen und anhaltende Passivität nicht tolerieren. – Darauf hinweisen, dass unterschiedliche Perspektiven wertvoll sind und die Gruppenarbeit bereichern.
Der Außenseiter	– Den Patienten aktiv einbeziehen und ihm Wertschätzung vermitteln. – Dysfunktionale Beiträge konsequent begrenzen. – Gemeinsamkeiten des Patienten bzw. seiner Sicht der Dinge und der Gruppe herausarbeiten und deutlich machen. – Den Patienten darin unterstützen, seine Motive und Bedürfnisse, die seinen Beiträgen zugrunde liegen, zu benennen, da diese meist von der Gruppe nachvollzogen und akzeptiert werden können. – Dem Patienten Wertschätzung und Sympathie entgegenbringen. – Ggf. in Einzelsitzungen das ungünstige Verhalten des Patienten kritisch reflektieren und mögliches Alternativverhalten erarbeiten.
Der Sündenbock	– Den Patienten vor den Angriffen der Gruppe in Schutz nehmen. – Durch eine ausführliche Exploration der Motive, die den von der Gruppe abgelehnten Verhaltensweisen zugrunde liegen, das Verständnis für ihn erhöhen. – Die Gruppe mit der ungünstigen Dynamik konfrontieren und dysfunktional Beiträge eingrenzen.

Merke:

Auch wenn gruppendynamische Rollen in der AVG nur eine untergeordnete Rolle spielen, kann die Übernahme solcher Rollen eine äußerst destruktive Wirkung entfalten. Der Therapeut sollte vor allem darauf achten, dass kein Gruppenmitglied in die Rolle des „Sündenbocks" gerät.

5.2.1.3 Gruppentherapeutische Wirkfaktoren

Die gruppentherapeutischen Wirkfaktoren wurden ausführlich in Kapitel 2.1 beschrieben, sodass von einer nochmaligen Darstellung abgesehen werden soll. In den dazu vorliegenden Studien wurden vor allem die Faktoren *Kohäsion, Katharsis, Einsicht* sowie *interpersonelles Lernen* (Feedback geben und erhalten) von den gruppentherapeutisch behandelten Patienten als besonders hilfreich bewertet. Neben diesen „Big Five" wurden von Grawe (1978) die Wirkfaktoren *Kohäsion, Offenheit, Vertrauen* (die beiden zuletzt genannten werden von anderen Autoren dem Faktor Kohäsion zugeordnet) und *Arbeitshaltung* unter dem Begriff der instrumentellen Gruppenbedingungen zusammengefasst. Dadurch soll zum Ausdruck gebracht werden, dass es sich hierbei um notwendige Wirkfaktoren handelt, ohne deren Aktivierung eine sinnvolle therapeutische Arbeit nicht möglich ist. Zugleich schaffen diese instrumentellen Gruppenbedingungen eine Basis, auf der die anderen Faktoren ihre Wirkung entfalten können. Die instrumentellen Gruppenbedingungen stellen sozusagen die „Vitalparameter" der Gruppe (und damit der Therapie) dar. Sind sie nicht oder nur ungenügend gegeben, ist eine zielführende und effektive therapeutische Arbeit nicht möglich.

Die therapeutischen Wirkfaktoren sind die „Werkzeuge" des Gruppentherapeuten, deren Anwendung er beherrschen sollte. Konkret bedeutet dies, dass er sowohl über ausreichende theoretisch Kenntnisse als auch praktische Fertigkeiten verfügen sollte, um einschätzen zu können, inwieweit die Wirkfaktoren in einer Gruppe gegeben sind und was er tun sollte, um diese systematisch zu aktivieren und zu intensivieren. Die hierzu notwendigen Kenntnisse sind auf allen vier Ebenen der Wissens- und Fertigkeitenpyramide angesiedelt. Auf der ersten Ebene geht es vor allem um die Fähigkeit, aufgrund der Beobachtung des Gruppengeschehens einschätzen zu können, welche Wirkfaktoren in welchem Ausmaß gegeben sind (er sollte somit eine Wirkfaktorendiagnostik vornehmen können). Außerdem sollte er einschätzen können, welche Wirkfaktoren – neben den „Big Five" und den instrumentellen Gruppenbedingungen – für seine Gruppe von besonderer Bedeutung sind. Auch sollte er seiner Gruppe die Bedeutung und das Vorhandensein der Wirkfaktoren in geeigneter Weise rückmelden können, um diese hierdurch zu verstärken. Dabei können sich die Rückmeldungen des Therapeuten nicht nur auf die instrumentellen Gruppenbedingungen, sondern auch auf solche Wirkfaktoren beziehen, die im Verlauf einer Sitzung in besonders augenfälliger Weise zum Tragen kamen.

Ein Gruppentherapeut könnte sich gegen Ende einer Sitzung, in welcher der Wirkfaktor „Universalität des Leidens" in ausgeprägter Weise aktiviert war, folgendermaßen äußern:

„Das war heute wieder eine sehr wichtige Stunde. Zu Beginn hatte Frau Müller den Eindruck, dass sie alleine mit ihrem Problem ist und im Verlauf der Sitzung wurde immer klarer, dass alle Mitglieder dieser Gruppe unter ganz ähnlichen Problemen leiden und ganz ähnliche Schwierigkeiten haben. Das ist für viele Gruppenteilnehmer eine ganz wichtige, manchmal sogar eine ganz entscheidende Erfahrung, dass sie mit ihrem Problem (oder Leid, Schmerz, Trauma) nicht alleine sind! Vielleicht können Sie in der Abschlussrunde auch darauf eingehen, was Sie darüber denken. Das würde mich sehr interessieren" *[an die ganze Gruppe gerichtet!]*

Durch solche oder ähnliche Rückmeldungen lenkt der Therapeut die Aufmerksamkeit der Gruppe auf bestimmte Phänomene bzw. Wirkfaktoren und verdeutlicht dadurch deren Relevanz. Aufgrund dessen werden die Gruppenteilnehmer ihrerseits verstärkt auf solche Phänomene achten und sich häufiger in einer Weise verhalten, die für den betreffenden Wirkfaktor charakteristisch ist (auf das Beispiel bezogen also vermehrt von ähnlichen Problemen und Erfahrungen berichten wie andere Gruppenmitglieder, wenn dies passend erscheint).

Bezogen auf die zweite Ebene geht es um Fertigkeiten, die den zielführenden Einsatz strukturierter Aktivitäten beinhalten, die dazu beitragen, v. a. die instrumentellen Gruppenbedingungen aktiv herzustellen und zu intensivieren (vgl. Kap. 6.3). Auf der dritten Ebene sollte der Therapeut bei der Arbeit mit dem jeweiligen Fokuspatient in der Lage sein, solche Interventionen zu realisieren, im Rahmen derer auch die gruppentherapeutischen Wirkfaktoren zum Tragen kommen (vgl. Kap. 7).

Ob und in welchem Ausmaß die instrumentellen Gruppenbedingungen in einer Gruppe vorliegen, lässt sich durch geeignete Fragebogen erfassen. Für diesen Zweck geeignet erscheint beispielsweise der 32 Items umfassende Gruppen-Erfahrungsbogen (GEB; Eckert, 1996), der neben den Faktoren Gruppenkohäsion und Gruppenklima auch weitere Wirkfaktoren erfasst (z. B. Lernerfahrungen bzw. Einsicht). Alternativ kann auch die 12 Items umfassende Kurzversion des Gruppenklima-Fragebogens (GCQ-S, MacKenzie, 1996), der neben dem Faktor Engagement (der wiederum hoch mit dem Faktor Gruppenkohäsion korreliert) auch die als Konflikt und Vermeidung bezeichneten Skalen beinhaltet (vgl. Kap. 2.1).

Neben dem Einsatz von Fragebögen ermöglicht auch die Verhaltensbeobachtung der Gruppenmitglieder eine Einschätzung darüber, inwiefern die instrumentellen Wirkfaktoren in einer Gruppe gegeben sind. Eine Auswahl von Indikatoren, die für das Vorliegen der instrumentellen Gruppenbedingungen charakteristisch sind, ist in Tabelle 17 wiedergegeben (vgl. auch Krumboltz & Potter, 1980).

Tabelle 17: Indikatoren für das Vorliegen der instrumentellen Gruppenbedingungen

Wirkfaktor	Indikatoren
Kohäsion	– Der häufige Gebrauch von Wir-Äußerungen oder die explizite Bezugnahme auf „unsere Gruppe.“ – Die Besonderheit der eigenen Gruppe im Vergleich mit anderen Gruppen wird hervorgehoben. – Äußerungen, in denen der Wert der Gruppenarbeit hervorgehoben wird, kommen häufiger vor. – Ausdruck wechselseitiger Sympathie und Wertschätzung. – Äußerungen, in denen der Wunsch nach Fortsetzung der Gruppenarbeit zum Ausdruck gebracht wird. – Die Gruppenmitglieder unterstützen einander und bekunden gegenseitige Anteilnahme und Interesse. – Die Gruppenmitglieder entwickeln einen eigenen „Sprachcode“ (z. B. werden als besonders passend erlebte Begriffe sukzessive von allen Gruppenmitgliedern übernommen, es werden Anspielungen oder humorvolle Bemerkungen in Bezug auf bestimmte Episoden gemacht usw.). – Wenn nicht problematische oder leidvolle Themen bearbeitet werden ist die Atmosphäre in der Gruppe eher gelöst und entspannt. – Gruppenmitglieder äußern Bedauern oder Trauer, wenn sie oder andere Gruppenmitglieder aus der Gruppe ausscheiden.
Offenheit	– Die Gruppenmitglieder bringen sich meist spontan und ohne längeres Zögern ein. – Sie nehmen Anregungen zur Selbstexploration auf und lassen sich auf eine „vertiefende“ Bearbeitung der Thematik ein (z. B. im Sinne einer bedingungsanalytischen Exploration). – Patienten nehmen Bezug auf ihr eigenes Erleben und berichten von eigenen Erfahrungen. – Es werden (auch) sozial eher unerwünschte und potenziell konflikthafte Beiträge eingebracht. – Patienten berichten von Erlebnissen, über die sie bisher mit nur wenigen anderen Menschen gesprochen haben oder berichten über ihre „Geheimnisse“. – Die Äußerungen der Patienten wirken authentisch und weisen ein angemessenes Maß an Emotionalität auf.

Tabelle 17: Fortsetzung

Wirkfaktor	Indikatoren
Vertrauen	– Patienten bringen direkt zum Ausdruck, dass sie die Gruppe und deren Mitglieder als vertrauenswürdig einschätzen (z. B. „Euch kann ich das erzählen, weil ich weiß, dass es hier gut aufgehoben ist.“). – Bitte um Feedback durch die anderen Gruppenmitglieder. – Bitte um Unterstützung bei der Lösung anstehender Probleme. – Annehmen von Trost und Zulassen körperlicher Nähe durch die Gruppenmitglieder, wenn diese angemessen erscheint. – Bereitschaft an Interaktionsspielen und Übungen teilzunehmen, die Vertrauen erfordern.
Arbeitsorientierung/ Arbeitshaltung	– Unaufgeforderte Einhaltung der vereinbarten Regelungen (regelmäßige Teilnahme, pünktliches Erscheinen, rechtzeitige Absage usw.). – Patienten erledigen ihre Hausaufgaben und kommen vorbereitet in die Gruppesitzung. – Aktive Mitarbeiten sowohl in der Großgruppe als auch bei Kleingruppenarbeiten. – Bereitschaft, sich mit den Anregungen der anderen Gruppenmitglieder und des Therapeuten auseinanderzusetzen. – Motivation für die Arbeit in der Gruppe erkennen lassen und äußern.

Obgleich sich die instrumentellen Gruppenbedingungen überlappen und sich wechselseitig bedingen, erscheint es aus praktischer Sicht dennoch sinnvoll, eine Diskrimination vorzunehmen, da diese es dem beobachtenden Gruppentherapeuten ermöglicht, seine Aufmerksamkeit auf die unterschiedlichen Facetten der Wirkfaktoren zu richten.

Im Verlauf einer Gruppensitzung sollte der Gruppentherapeut (oder idealerweise der Co-Therapeut) auf die beschriebenen Indikatoren achten und unmittelbar im Anschluss an die Sitzung eine Einschätzung bezüglich der instrumentellen Gruppenbedingungen vornehmen (im Sinne eines Akronyms sollen diese als KOVA für *K*ohäsion, *O*ffenheit, *V*ertrauen und *A*rbeitshaltung bezeichnet werden).

Die KOVA-Ampel

In der Praxis hat es sich bewährt, für jede der Bedingungen einzuschätzen, ob sie „nicht gegeben“ (Wert=0), „gegeben“ (Wert=1) oder „in vollem Umfang gegeben“ (Wert=2) ist. Nummerisch ausgedrückt können sich dabei Werte zwischen 0 und 8 ergeben. Dabei ist es sinnvoll, die summierten Werte in einer

Art von Ampel mit drei Kategorien zusammenzufassen. Ergeben sich Werte kleiner 3, dann steht die „KOVA-Ampel" bildlich gesprochen auf Rot, was bedeutet, dass eine konstruktive therapeutische Arbeit nicht möglich ist (vgl. Abb. 8). Die Gruppenmitglieder nehmen sich zurück, die Atmosphäre in der Gruppe ist angespannt, Passivität, Unsicherheit oder auch (offen oder verdeckt ausgedrückte) Aggressivität bestimmen das Geschehen. Eigene Themen werden von den Gruppenmitgliedern meist nicht eingebracht. Ergeben sich Werte zwischen 3 und 5, steht die KOVA-Ampel auf Gelb, was bedeutet, dass eine konstruktive und einzelfallorientierte Gruppenarbeit zunehmend möglich erscheint. Die Atmosphäre in der Gruppe wirkt gelöster, Interesse und Neugier am Gruppengeschehen sowie die Bereitschaft, eigene Themen in die Gruppe einzubringen, nehmen zu. Ergeben sich Werte größer 5, dann steht die KOVA-Ampel auf Grün und eine ebenso intensive wie konstruktive therapeutische Arbeit ist möglich. Die Atmosphäre in der Gruppe ist gelöst und dabei zugleich in hohem Maße auf die therapeutische Arbeit konzentriert. Die Gruppenmitglieder sind motiviert und wollen sich mit den Themen, die sie beschäftigen, in die Gruppe einbringen, sind aber auch offen für die Themen der anderen Gruppenmitglieder.

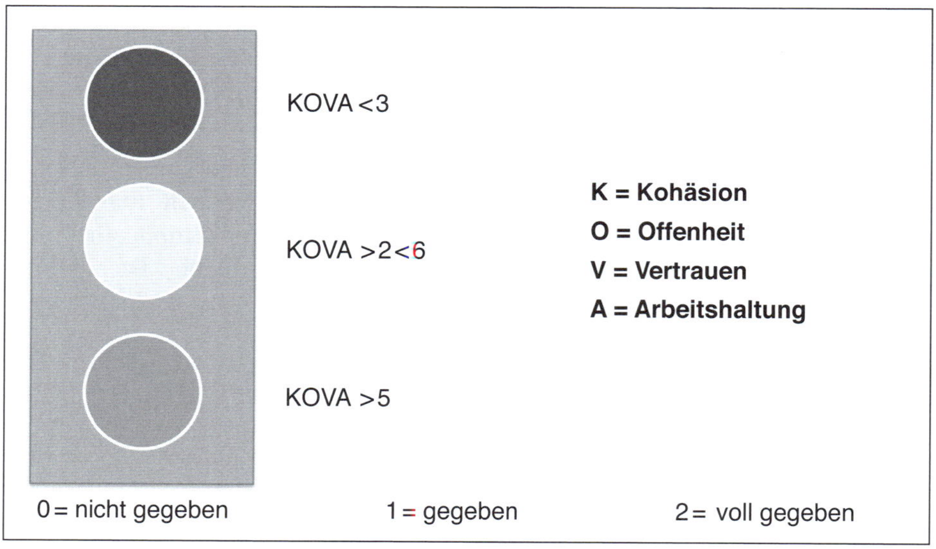

Abbildung 8: Die KOVA-Ampel

Das Ziel des Gruppentherapeuten besteht deshalb darin, möglichst zügig die instrumentellen Gruppenbedingungen in der Gruppe zu etablieren und dafür zu sorgen, dass die KOVA-Ampel auf Grün bleibt. Dies gelingt am besten dadurch, dass die Gruppe über einen möglichst langen Zeitraum hinweg konstant bleibt und die bedeutsamen Themen der einzelnen Patienten in effektiver Weise bearbeitet werden. Im Hinblick auf das oben dargestellte Entwicklungsmodell von Tuckman (1965) befindet sich die Gruppe hier in der „Arbeitsphase“ (Performing). In dieser Phase erscheint es ebenfalls sinnvoll, wenn der Therapeut im Verlauf einer Sitzung oder zum Abschluss gelegentlich auf das Vorhandensein der Wirkfaktoren hinweist und hierdurch deren Relevanz für das Gruppengeschehen verdeutlicht.

> „Die heutige Sitzung hat mich sehr beeindruckt! Beeindruckt hat mich die Art und Weise, wie offen Sie sich hier begegnen und dabei zugleich sehr respektvoll und wertschätzend miteinander umgehen. Mein Eindruck ist, dass Sie sich gegenseitig in hohen Maße vertrauen, was gerade für die Gruppentherapie ganz entscheidend ist.“

Gegen Ende einer anderen Sitzung könnte der Gruppentherapeut etwas sagen wie:

> „Nach der heutigen Sitzung habe ich den Eindruck, dass Sie als Gruppe richtig gehend zusammengewachsen sind und sich gegenseitig unterstützen, wo immer es möglich ist. Dieser Art der Zusammenhalt ist sehr wertvoll und meine Erfahrung ist, dass die Teilnehmer einer Gruppentherapie umso mehr von der Therapie profitieren, je größer dieser Zusammenhalt ist.“

Therapeuten, die eine AVG leiten, werden immer wieder mit dem (vermeintlichen) Reaktanzphänomen konfrontiert, dass die Gruppenmitglieder ihre Anliegen entweder nur sehr zögerlich in die Gruppe einbringen oder dies nach Möglichkeit ganz vermeiden. In den meisten Fällen handelt es sich hierbei weniger um ein Problem einzelner Gruppenmitglieder. Vielmehr liegt das Problem in dem Umstand begründet, dass die instrumentellen Gruppenbedingungen nicht gegeben sind. Mit anderen Worten: die KOVA-Ampel steht auf Rot oder auf Gelb! Hierfür gibt es drei mögliche Gründe:

1. die (als geschlossen angelegte) Gruppe befindet sich in der Anfangsphase (Forming),
2. ein Wechsel von Patienten in einer halboffen angelegten Gruppe steht an oder ist erfolgt und
3. es kommt zu Konflikten zwischen Gruppenmitgliedern untereinander und/oder mit dem Gruppenleiter.

In allen drei Situationen erscheint der Einsatz von Aufgaben oder Interaktionsspielen indiziert (zweite Ebene der Wissens- und Fertigkeitenpyramide), da hier nicht der einzelne Patient den Fokus der Intervention bildet, sondern alle Gruppenmitglieder. In einer neuen Gruppe ist es wichtig, dass sich die Gruppenmitglieder gegenseitig kennenlernen, Unsicherheiten und Ängste gegenüber der Gruppentherapie abbauen und eine Vorstellung davon entwickeln, wie die Therapie abläuft. In Bezug auf die instrumentellen Gruppenbedingungen kann man davon ausgehen, dass sich diese zunächst nicht simultan, sondern sukzessive einstellen. In einem ersten Schritt gilt es, die Gruppenmitglieder für die Teilnahme an der Gruppentherapie zu motivieren, um auf diese Weise eine ausreichende Arbeitsorientierung zu schaffen. Dies gelingt am besten durch eine angemessene Vorbereitung der Patienten im Einzelsetting. Die Arbeitshaltung stellt die Voraussetzung für die Etablierung der anderen instrumentellen Gruppenbedingungen dar. Im nächsten Schritt sollten dann Aufgaben und Interaktionsspiele zur Anwendung kommen, die dazu beitragen, Gruppenkohäsion und Vertrauen zu etablieren (vgl. hierzu ausführlich Kap. 6.2). In teils spielerischer (z. B. durch Kennenlernspiele), teils aufgabenorientierter Weise (z. B. durch Paarinterviews) sollen sich die Gruppenmitglieder gegenseitig kennenlernen, wobei darauf geachtet werden sollte, das hierbei erforderliche Maß an Selbstoffenbarung noch moderat zu halten. Erst wenn sich die Gruppenmitglieder sich gegenseitig kennengelernt haben und in groben Zügen darüber berichtet haben, unter welcher psychischen Störung sie leiden bzw. welche Problemlagen sie dazu veranlasst hat, sich in Therapie zu begeben, sollten Aufgaben zum Einsatz kommen, die ein höheres Maß an Selbstöffnung erfordern („Nähe kommt vor Offenheit“; Vopel, 2012).

Verläuft diese Phase der Gruppenentwicklung weitgehend störungsfrei, so ist davon auszugehen, dass in vier bis maximal sechs Gruppensitzungen die instrumentellen Gruppenbedingungen gegeben sind und die KOVA-Ampel damit auf Gelb bis Grün steht. Die Gruppenmitglieder sind dann für die Arbeit an individuellen Themen bereit. Im Folgekapitel wird ein möglicher Ablauf solcher vorbereitenden Sitzungen ausführlicher beschrieben.

In halboffenen Gruppen kommt es außerdem beim Wechsel von Gruppenmitgliedern häufig zu einem Einbruch der instrumentellen Gruppenbedingungen. Die KOVA-Ampel wechselt auf Gelb oder sogar auf Rot. Dies ist häufig dann der Fall, wenn mehr als zwei Gruppenmitglieder aus der Gruppe ausscheiden und durch neue ersetzt werden. Zwei Vorgehensweisen haben sich an dieser Stelle bewährt. Eine Strategie besteht darin, dass der Therapeut versucht, eine „Brücke“ von der einen Sitzung zur anderen zu bauen. Hierzu sollte er einerseits das Ausscheiden der Gruppenmitglieder würdigen und andererseits ein oder zwei Gruppenmitglieder ermutigen, ein Thema für die Folgesitzung zu benennen, das dann bearbeitet werden kann. Der Gruppentherapeut könnte dies gegen Ende einer Sitzung, in der zwei Gruppenmitglieder verabschiedet wurden, folgendermaßen formulieren:

„Die Verabschiedung von Frau Maier und Herrn Müller hat mir nochmal gezeigt, wie wichtig Sie beide für die Gruppe waren. In der nächsten Sitzung werden dann zwei neue Gruppenmitglieder hier dabei sein und ein solcher Wechsel wirkt sich immer auch auf die Gruppe aus. Diejenigen, die länger dabei sind, wissen, was ich meine. Dennoch stehen einige wichtige Themen an, die hier auch Raum bekommen sollten. Wer kann sich vorstellen, sein Anliegen nächste Stunde einzubringen? Frau Schmidt, was meinen Sie? Sie hatten in der Orientierungsrunde erwähnt, dass Sie den Streit mit Ihrer Schwiegermutter gerne zum Thema machen würden. Sollen wir das auf die Agenda der nächsten Sitzung setzen?“

Werden diese Themen dann – nach der Aufnahme der neuen Patienten in die Gruppe – in der Folgesitzung tatsächlich bearbeitet, kann dies erheblich dazu beitragen, die instrumentellen Gruppenbedingungen wieder herzustellen und die neuen Patienten in die Gruppe zu integrieren. Kommen jedoch mehr als zwei neue Patienten hinzu und/oder waren die instrumentellen Gruppenbedingungen auch vor dem Wechsel nur ansatzweise gegeben, dann lassen sich meist keine Patienten finden, die das Risiko eingehen wollen, ihre Problematik in einer für sie ganz neuen Gruppenkonstellation einzubringen. Der Therapeut sollte deshalb in den folgenden ein oder zwei Sitzungen auf den Einsatz bewährter Aufgaben und Interaktionsspiele zurückgreifen. Diese sollte zum einen ein Kennenlernen der Gruppenmitglieder ermöglichen und zum anderen die Generierung von Themen fördern, die dann in der Gruppe bearbeitet werden können.

Bedingt durch Konflikte innerhalb der Gruppe kann es ebenfalls zu einem Einbruch der instrumentellen Gruppenbedingungen kommen. Sowohl die Ergebnisse einiger Studien als auch die klinische Erfahrung zeigen jedoch, dass gerade eine erfolgreiche Bewältigung von Konflikten wesentlich zu einer Intensivierung der Gruppenkohäsion und auch anderer Wirkfaktoren beitragen kann. Leider gilt auch das Gegenteil: Misslingt eine konstruktive Konfliktlösung, kann dies zu erheblichen negativen Konsequenzen führen und eine längere „Rotphase“ der KOVA-Ampel zur Folge haben.

Kommt es zum Auftreten von Konflikten braucht die Gruppe bei deren Bewältigung die Unterstützung des Gruppenleiters. Seine Aufgabe besteht zum einen darin, eine Konfliktdiagnostik vorzunehmen, zum anderen Interventionen zu realisieren, die eine Bewältigung des Konfliktes ermöglichen. Auf keinen Fall sollte die Bearbeitung und Klärung solcher Konflikte vermieden werden, da sich dies negativ auf den weiteren Therapieverlauf auswirken würde. In Abhängigkeit davon, um welche Art von Konflikt es sich handelt, kann der Therapeut durch den Einsatz von Aufgaben oder Interaktionsspielen entweder auf Gruppenebene intervenieren (z. B. indem er ein Gruppensoziogramm durchführt, vgl. Kap. 6.3.4) oder die Hintergründe des Konfliktes werden im Rahmen einer Einzelarbeit in der Gruppe bearbeitet (dies ist beispielsweise dann sinnvoll, wenn der Konflikt offensichtlich durch die einseitige Übertragung eines Patienten bedingt wurde). Ausführlich wird auf die unterschiedlichen Arten von Konflikten und deren Klärung in Kapitel 9 eingegangen. Der adäquate Einsatz der dort beschriebenen Methoden ermöglicht in vielen Fällen eine Konfliktklärung und trägt damit zugleich zur Wiederherstellung der instrumentellen Gruppenbedingungen bei.

Manchmal kann es jedoch auch nach einer erfolgreichen Konfliktklärung vorkommen, dass bei den Gruppenmitglieder eine Verunsicherung zurückbleibt, was sich darin äußert, dass eigene Anliegen nicht oder nur sehr zögerlich eingebracht werden. Die KOVA-Ampel steht auf Gelb, was den Einsatz strukturierter Aufgaben nahelegt. Da die Gruppe offensichtlich noch mit der Verarbeitung des Konfliktes beschäftigt ist, erscheint es sinnvoll, den Umgang mit Konflikten zu einem Gruppenthema zu machen. Anbieten würde sich etwa das Thema „Umgang mit Konflikt“ in Kleingruppen zu bearbeiten, wobei der Therapeut einige Fragen hierzu vorgibt (vgl. Kap. 6). Der Austausch in den Kleingruppen und dessen anschließende Auswertung in der Großgruppe, dürften zu einer deutlichen Verbesserung der instrumentellen Gruppenbedingungen führen. Außerdem kann man davon ausgehen, dass einige Gruppenmitglieder sich in besonderer Weise von dem Thema angesprochen fühlen, sodass die damit verbundene Problematik als individuell formulierte Anliegen in die Gruppe eingebracht werden.

Merke:

Die instrumentellen Gruppenbedingungen können als die „Vitalparameter“ der Gruppentherapie aufgefasst werden. Entsprechend sollte der Therapeut ihnen ausreichend Beachtung schenken und in geeigneter Form intervenieren, wenn die instrumentellen Gruppenbedingungen nicht in ausreichendem Maße gegeben sind.

5.2.2 Die Anwendung von Gruppenregeln

Gruppenregeln können als explizit formulierte, situationsspezifische Handlungsanweisungen von normativem Charakter definiert werden, an die sich die Gruppenmitglieder halten sollen. Die Regeln sollen dazu beitragen, eine konstruktive Kommunikation bzw. Zusammenarbeit zu ermöglichen. Damit Gruppenregeln ihren Zweck erfüllen, müssen sie spezifisch auf die jeweilige Gruppe zugeschnitten sein.

Beispiel:

So kann in einer Gruppe mit traumatisierten Patienten die Regel sinnvoll sein, die den Umgang mit dissoziativen Phänomenen thematisiert. Zum Beispiel: *„Jeder sorgt so gut er kann dafür, im Hier und Jetzt zu bleiben und nicht zu dissoziieren.“* In einer Gruppe von Patienten ohne Traumatisierung dürfte die Einführung dieser Regel hingegen Befremden und Unverständnis auslösen.

Neben den gruppenspezifischen Regeln werden in der Literatur (z. B. Fiedler, 2005; Sipos & Schweiger, 2013) auch Regeln beschrieben, die in jeder Gruppe von Bedeutung sind und damit einen allgemeingültigen Charakter haben. Hierzu gehört in erster Linie die „Schweigepflicht“ (Sipos & Schweiger, 2013, S. 57) bzw. die Verpflichtung zur Verschwiegenheit, welche besagt, dass Inhalte, die in der Gruppe besprochen wurden, auch in der Gruppe bleiben und nicht nach außen getragen werden.

Über welche Kenntnisse und Fertigkeiten sollte ein Gruppentherapeut in Bezug auf die Gruppenregeln verfügen?

1. Er sollte eine Vorstellung davon haben, welche Gruppenregeln, die von ihm geleitete (und gegebenenfalls sogar konzipierte) Gruppe benötigt, um funktionieren zu können.
2. Er sollte dafür Sorge tragen, dass die Regeln möglichst klar und eindeutig formuliert werden, ihre Einhaltung die Gruppenmitglieder nicht überfordert und sie dazu motivieren, eingehalten zu werden.

Beispiel:

So wäre die Regel in einer Gruppe mit traumatisierten Patienten *„in der Gruppe gilt Dissoziationsverbot“* zwar eindeutig formuliert, jedoch dürfte sie die Gruppenmitglieder überfordern und Angst erzeugen. Die oben erwähnte Formulierung müsste zwar ergänzend spezifiziert werden (Was ist mit *„sorgt dafür“* genau gemeint?), jedoch würde sie die Gruppenmitglieder zwar fordern, jedoch nicht überfordern und würde sie außerdem dazu motivieren, sich an die Regel zu halten, da sie unmittelbar mit einem Therapieziel verknüpft ist (nämlich wieder Kontrolle über essenzielle kognitive Prozesse zu erlangen).

3. Er sollte in der Lage sein, die Regeln in adäquater Weise einzuführen – sei es, indem er die Gruppemitglieder in überzeugender Weise über die Regeln und deren Sinnhaftigkeit informiert, sei es, indem er diese durch den geeigneten Einsatz von Aufgaben und Interaktionsspielen gemeinsam mit der Gruppe erarbeitet.
   In halboffenen Gruppen hat es sich bewährt, die neuen Patienten in den vorbereitenden Einzelgesprächen über die Gruppenregeln zu informieren, diese

mit ihnen durchzusprechen und sie ihnen darüber hinaus in schriftlicher Form auszuhändigen. Wie im Zusammenhang mit der Arbeitsphase (Performing) ausgeführt, ist es zudem sinnvoll, dass die „alten" Gruppenmitgliede den „neuen" die Regeln nochmals kurz vorstellen. Eine ausführliche Erarbeitung der Regeln würde jedoch angesichts häufiger Wechsel von Patienten den Gruppenprozess eher hemmen als fördern.
Dies gilt nicht für geschlossene Gruppen. Hier ist es sinnvoll, eine der ersten, vorbereitenden Sitzungen zu nutzen, um die für die Gruppe relevanten Regeln gemeinsam mit der Gruppe zu erarbeiten (ausführlich vgl. Kap. 6.2.4). Die Gruppenregeln sollten den Gruppenmitgliedern auch in schriftlicher Form ausgehändigt werden und/oder in dem Gruppenraum auf einem Flipchart notiert sein.
Idealerweise sollten die für eine Gruppe funktionalen Regeln zu Beginn der therapeutischen Arbeit eingeführt bzw. erarbeitet werden. Allerdings kann es auch vorkommen, dass erst im Therapieverlauf selbst die Notwendigkeit offensichtlich wird, weitere Gruppenregeln zu formulieren. Dies könnte beispielsweise dann erforderlich werden, wenn es sich abzeichnet, dass Patienten immer wieder ihr Handy angeschaltet lassen und es deshalb durch Anrufe immer wieder zu Störungen kommt.
4. Der Therapeut verfügt über Interventionstechniken, die dazu beitragen, dass die Gruppenregeln eingehalten werden (z. B. durch differenzielle Verstärkung) und Verstöße gegen die Regeln in konstruktiver Weise aufgearbeitet werden können. Gravierende Verstöße gegen die Verpflichtung zur Verschwiegenheit bedingen den Zusammenbruch der instrumentellen Gruppenbedingungen und stellen eine Krise innerhalb des therapeutischen Prozesses dar. Möglichkeiten diese zu bewältigen werden in Kapitel 8 beschrieben.

Für die Durchführung einer AVG haben sich die in den folgenden Abschnitten dargestellten *fünf* Regeln bewährt. Darüber hinaus kann die Formulierung weiterer spezifischer Regeln – in Abhängigkeit von der Zusammensetzung der Gruppe – hingegen ebenfalls sinnvoll sein (wie etwa am Beispiel der Patienten mit einer PTBS veranschaulicht).

5.2.2.1 Die Verpflichtung zur Verschwiegenheit

„Alles was in der Gruppe besprochen wird, bleibt in der Gruppe." Keiner anderen Gruppenregel wird eine größere Bedeutung zugemessen als dieser. Dennoch erweist sich in der Praxis deren konsequente Umsetzung als problematisch! Zunächst einmal kann die Einhaltung dieser Regel nicht überprüft werden, da sich ihre Einhaltung per definitionem auf Situationen außerhalb der Gruppe bezieht (anderes als es bei den anderen Regeln der Fall ist, die sich auf das Verhalten in-

nerhalb der Gruppe beziehen). Regelverstöße werden daher eher zufällig bekannt und auch dann lassen sich die genauen Umstände und das Ausmaß des Regelverstoßes oft schwer festmachen.

Gerade im stationären Setting werden die Regelverstöße indirekt erschlossen, was immer dann der Fall ist, wenn ein Gruppenmitglied sich mit der Tatsache konfrontiert sieht, dass Mitpatienten, die nicht an der betreffenden Gruppe teilnehmen, offensichtlich über Inhalte informiert sind, die sie nur von einem „Insider“ erfahren haben können. Dabei ist es Patienten oft ein Anliegen, sich über ihre Probleme und ihre Therapie auszutauschen, sodass es leicht vorkommen kann, dass auch Inhalte aus der Gruppentherapie kommuniziert werden, die eigentlich der Verschwiegenheit unterliegen. Nicht selten kommt es außerdem vor, dass sich die Mitglieder einer Gruppe in therapiefreien Zeiten in der Anwesenheit von Nicht-Gruppenmitgliedern über das Geschehen in der Gruppe austauschen.

Angesichts der mit der Einhaltung dieser Regeln einhergehenden Schwierigkeiten sollte diese deshalb in ihrer Ausschließlichkeit relativiert und weitergehend erläutert werden, denn „je nachdrücklicher die Regel Einhalten der Schweigepflicht außerhalb der Gruppe für die Zusammenarbeit der Gruppe formuliert wird, umso stärker werden die instrumentellen Gruppenbedingungen bei einer Regelverletzung zusammenbrechen“ (Sipos & Schweiger, 2013, S. 57).

Es ist deshalb sinnvoll, die Regeln dahingehend zu relativieren, dass ihre Einhaltung ein Ideal darstellt, das es anzustreben gilt, dem jedoch nicht immer entsprochen werden kann. Immer wieder können sich Situationen ergeben, in denen es für ein Gruppenmitglied so wichtig wird, über Inhalte der Gruppentherapie auch mit Personen zu sprechen, die nicht der Gruppe angehören. Die Verschwiegenheitsregel sollte daher dahingehend modifiziert werden, dass *am besten* mit niemanden außerhalb der Gruppe über die Inhalte der Gruppentherapie gesprochen wird. Falls es dringende Gründe gibt, dies doch zu tun, dann nur vertrauenswürdigen Personen gegenüber, wobei Yalom (2007, S. 339) den Teilnehmern seiner Gruppe rät, „nur über das zu sprechen, was sie selbst erlebt haben; hingegen sollen sie die Erlebnisse anderer Mitglieder und deren Namen streng vertraulich behandeln.“ Als pragmatische Hilfestellung für die Entscheidung, was ein Gruppenmitglied Personen außerhalb der Gruppe mitteilen kann, sollte sich dieser vorstellen, ob die Gruppe (einschließlich des Therapeuten) damit einverstanden wäre, was er der betreffenden Person mitteilt, wenn sie dem Gespräch beiwohnen würde.

Auch könnte ein Gruppenmitglied die Gruppe direkt daraufhin ansprechen, ob es für die anderen in Ordnung wäre, wenn er mit bestimmten Personen außerhalb der Gruppe über das Erlebte sprechen würde.

Beispiel:

Dieser Wunsch könnte beispielsweise im Anschluss an eine Gruppenarbeit entstehen, im Rahmen derer eine Patientin die konflikthafte Beziehung zu ihrer Mutter thematisierte und dabei zu wichtigen Einsichten gelangte, über die sie sich gerne mit ihrer Mutter austauschen würde. In diesem Fall könnte sie die Gruppe bereits vorab über ihre Absicht informieren und deren Einverständnis einholen. Problematischer wäre es hingegen dann, wenn sie in einer der Folgesitzungen von dem Gespräch mit ihrer Mutter berichtet und dabei offensichtlich würde, dass sie sich nicht an die Verschwiegenheitsregel gehalten hat, ohne dies jedoch vorab anzukündigen.

5.2.2.2 Wertschätzender Umgang

„Wir gehen wertschätzend miteinander um." Obgleich diese Regel sehr allgemein gehalten ist, bietet sie den Vorteil, dass sich sowohl die Gruppenmitglieder als auch der Gruppenleiter in ganz unterschiedlichen Situationen darauf beziehen können und zwar immer dann, wenn sie den Eindruck haben, dass Mitglieder der Gruppe nicht wertschätzend miteinander umgehen.

Der Anwendungsbereich dieser Regeln schließt drei Bereiche von Wertschätzung ein:

- *Achtsamer und respektvoller Umgang:* Die Patienten sollen in respektvoller und angemessener Weise miteinander kommunizieren. Dazu gehört, einander ausreden zu lassen, sich nicht anzuschreien und nicht zu beschimpfen bzw. abzuwerten und (soweit möglich) aufmerksam zuzuhören. Hierzu gehört auch, in der Gruppe nicht in der dritten Person *über* anwesende Gruppenmitglieder zu sprechen sondern diese direkt anzusprechen (z. B. „du hast vorhin gesagt dass, …", anstatt „er hat vorhin gesagt, dass …").
- *Engagierte Begegnungen:* Sich für andere Gruppenteilnehmer engagieren und diese in angemessener Form zu unterstützen und Interesse für deren Anliegen und Mitteilungen zeigen.
- *Konstruktive Kritik:* Sich auch in konstruktiver Weise kritisch mit anderen Gruppenmitglieder auseinandersetzen, anstatt den Kontakt zu vermeiden und aufzuhören, sich mit den Anliegen anderer Gruppenmitglieder zu beschäftigen. Eine der von Lazarus (1980, S. 243) vorgeschlagenen Gruppenprinzipien geht in eine ähnliche Richtung. Er schreibt: „Gefühle und Beobachtungen zurückzuhalten – seien sie positiv oder negativ – verringert den eigenen Stellenwert in der Gruppe und behindern den Gruppenprozess im allgemeinen." Die Bedeutung dieser Regel sollte ausführlich mit den Gruppenmitgliedern besprochen werden und sie sollten explizit dazu ermutigt werden, sich zu melden, wenn sie den Eindruck haben, dass im Therapieverlauf gegen diese Regel

verstoßen wird, und zwar unabhängig davon, ob sie selbst oder andere Gruppenmitglieder davon betroffen sind. Dieser Hinweis leitet unmittelbar zur nächsten Regel über.

5.2.2.3 Zielerreichung geht vor

Diese Regel leitet sich aus der Empfehlung der themenzentrierten Interaktion ab, wonach „Störungen Vorrang haben" bzw. „sich Vorrang nehmen" (Cohn, 2013). Inhaltlich handelt es sich hierbei beispielswiese um Seitengespräche innerhalb der Gruppe, Abschweifen der Gruppenmitglieder vom Thema, vor allem jedoch um intensive Emotion, die durch das Gruppengeschehen ausgelöst werden und einer sinnvollen Bearbeitung der aktuellen Thematik zuwider laufen. Die „Störungen" werden dabei als durchaus positiv bewertet, da sie viel über den aktuellen Gruppenprozess und die Art der Themenbearbeitung aussagen und deshalb unbedingt angesprochen und ernst genommen werden sollten.

Auch Lazarus (1980, S. 243) greift den Begriff der Störung auf und formuliert eine entsprechende Regel hierzu: „Falls einen Teilnehmer etwas an der Gruppe stört, sollte er diese Beschwerden in der Gruppe und nicht außerhalb äußern." Leider weist der Begriff der „Störung" eine negative Konnotation auf, denn wenn ein Gruppenmitglied eine „Störung" anmeldet, dann kann er leicht selbst zum „Störer" werden. Auch erweist sich die Übertragung dieser Regel auf die Gruppentherapie als nicht unproblematisch. Nicht wenige Patienten sind aufgrund ihrer Symptomatik in ihrer Fähigkeit, dem Gruppengeschehen kontinuierlich zu folgen, mehr oder weniger eingeschränkt. Patienten mit einer depressiven Störung haben aufgrund ihrer Konzentrationsschwierigkeiten zeitweise Probleme, den Themen in der Gruppe zu folgen. Patienten mit Zwangsstörungen können von ihren mentalen Zwangsritualen absorbiert sein und Patienten mit einer Borderline-Persönlichkeitsstörung machen ihre Spannungszustände zu schaffen usw. Würden die Betroffenen konsequent eine Störung anmelden, wenn die Probleme auftreten, wäre die Durchführung einer Gruppentherapie kaum mehr möglich.

Aus diesem Grund wurde die „Störungsregel" in *„Zielerreichung geht vor"* umformuliert. Sinn dieser Regel ist es, dass Gruppenmitglieder sich melden sollen, wenn sie den Eindruck haben, dass im Verlauf einer Gruppensitzung das Erreichen wichtiger Ziele gefährdet ist. Hierbei kann es sich um eigene Ziele, die Ziele des Fokuspatienten oder auch um Gruppenziele handeln. Wenn ein Gruppenmitglied beispielsweise (u. a.) das Ziel verfolgt, so viel wie möglich von der Gruppentherapie zu profitieren, dann kann er dieses Ziel auch trotz seiner Konzentrationsschwierigkeiten erreichen. Er würde es jedoch nicht erreichen, wenn die Anliegen, die er in die Gruppe einbringt, regelmäßig übergangen werden und nicht berücksichtigt werden. In diesem Fall sollte er seine Unzufriedenheit äußern, da er wichtige Ziele in der Gruppe nicht erreichen kann.

Aufgrund der Komplexität sollte diese Regel eingehender erläutert werden. Dabei sollte auf die Bedeutung von allen drei Zielebenen Bezug genommen werden (*„Meine Ziele – deine Ziele – Gruppenziele“*). Allerdings lohnt sich dies, da sie die Aufmerksamkeit auf den eigentlichen Sinn und Zweck der AVG lenkt: in und gemeinsam mit der Gruppe Therapieziele zu definieren und daran zu arbeiten, diese zu erreichen. Die Formulierung der Regel klingt zudem positiver, sodass es den meisten Gruppenmitgliedern deshalb leichter fällt, darauf aufmerksam zu machen, dass wichtige Ziele in Gefahr sind, als eine „Störung“ anzumelden. In Abhängigkeit von der Zusammensetzung der Gruppe kann zudem die Vereinbarung sinnvoll sein, dass Patienten durch ein bestimmtes Handzeichen anzeigen, dass in ihrer Wahrnehmung das Erreichen wichtiger Ziele in Gefahr ist. Dies gilt vor allem für Gruppen mit sozial unsicheren und/oder sehr angepassten Patienten, denen es schwerfällt, sich in die Gruppe einzubringen, wenn sie nicht explizit dazu aufgefordert werden bzw. „an der Reihe sind“.

5.2.2.4 Den Bezug zum eigenen Erleben herstellen

„Sprechen Sie von sich selbst und dem, was Sie erleben.“ Deutlich mehr noch als die dyadische Situation der Einzeltherapie lädt die gruppale Situation dazu ein, vom eigenen Erleben abzulenken, um sich auf diese Weise zu schützen. Wie in Kapitel 2.4.1 ausgeführt, bestehen die Hauptängste vor der Gruppentherapie darin, die Kontrolle zu verlieren (und beispielsweise in Tränen auszubrechen) oder von den anderen Gruppenteilnehmern zurückgewiesen, abgelehnt oder kritisiert zu werden. Beides kann, zumindest kurzfristig, dadurch vermieden werden, dass der Patient, der das Wort hat, sich von seinem Erleben distanziert. Dies wird u. a. durch die Verwendung verallgemeinernder Formulierungen in Bezug auf sich selbst („man sagt …“, „bei uns Männern …“, „wir Frauen …“ usw.) und auf andere möglich („die Gruppe …“, „manche unter uns …“, „einige Teilnehmer aus der Gruppe …“ usw.).

Distanz wird auch durch den Gebrauch eines wenig emotionalen, sachlich-detaillierten Sprachstils geschaffen oder dadurch, dass wichtige Themen nur kurz angedeutet und nicht vertieft werden. Aus diesem Grund sollen die Gruppenmitglieder dazu angehalten werden, sich konsequent und direkt auf ihr eigenes Erleben zu beziehen und der Gruppe ihre Gedanken, Fantasien, Gefühle und/oder Handlungsimpulse mitzuteilen. Je mehr den Gruppenmitgliedern dies gelingt, umso eher entsteht in der Gruppe eine vertrauensvolle und durch gegenseitige Unterstützung geprägte Atmosphäre, die eine zunehmende authentische Selbstöffnung ermöglicht.

Die Aufgabe des Therapeuten besteht darin, den Gruppenmitgliedern die Vorteile dieser direkten Kommunikation nahezubringen, die sich deutlich von der Alltagskommunikation unterscheidet. Hierzu können Beispiele vorgegeben und

Interaktionsspiele oder Verhaltensexperimente eingesetzt werden, die den Unterschied von unpersönlichen, erlebnisfernen und persönlichen, erlebnisnahen Äußerungen illustrieren. So kann der Therapeut jedes Gruppenmitglied in einem Verhaltensexperiment darum bitten, in einem Satz zu sagen, wie es ihm gerade in der Gruppe geht. Dabei soll er zunächst von „man“ sprechen und eine möglichst allgemein gehaltene Formulierung wählen (z. B. „Man ist in einer Gruppentherapie gefordert.“). Als nächstes soll er von sich in der Ich-Form sprechen und möglichst genau beschreiben, wie er sich in der Gruppe gerade fühlt (z. B. „Ich bin nervös, weil ich nicht weiß, was hier auf mich zukommt.“). Anschließend werden die unterschiedlichen Erlebnisqualitäten herausgearbeitet und deren Wirkung auf die anderen Gruppenmitglieder besprochen. Durch dieses Experiment kann sehr leicht illustrierte werden, welche Vorteile (und Herausforderung) darin liegen, in direkter Weise auf das eigene Erleben Bezug zu nehmen.

Im Verlauf der Gruppensitzungen sollte der Therapeut außerdem die an der Gruppe teilnehmenden Patienten konsequent dazu auffordern, von sich selbst zu sprechen und einen Bezug zum eigenen Erleben herzustellen, falls sie in unpersönlicher Weise nicht *von* ihrem, sondern *über* ihr Erleben sprechen:

- „Sprechen Sie von *sich* und nicht von man!“
- „Können Sie den Bezug zu Ihrem Erleben (oder: dem, was Sie denken und fühlen) noch deutlicher machen?“
- „Das ist sehr allgemein formuliert. Was ist Ihre ganz persönliche Sicht der Dinge?“
- „Lassen Sie uns noch mehr an Ihrem ganz persönlichen Erleben teilhaben! Was hat die Geschichte von Frau M. bei Ihnen gerade ausgelöst?“
- „Ich frage mich, was das für Sie ganz persönlich bedeutet hat?“

5.2.2.5 Jeder bringt sich ein: Teilnahme an der Orientierungs- und an der Abschlussrunde

„Jedes Gruppenmitglied beteiligt sich an der Orientierungs- und an der Abschlussrunde.“ Mit Ausnahme der vorbereitenden Sitzungen beginnt jede AVG mit einer Orientierungs- bzw. Eröffnungs- und endet mit einer Abschlussrunde (Sipos & Schweiger, 2013, S. 59). Wie bereits ausgeführt, kommt der initialen Orientierungsrunde (auf die im nächsten Abschnitt ausführlicher eingegangen wird) in der AVG eine entscheidende Bedeutung zu. Zum einen ermöglicht sie es, abzuschätzen, in welcher Verfassung sich die Gruppe gerade befindet, zum anderen sprechen die Gruppenmitglieder Themen an, die dann möglicherweise im Verlauf der Sitzung bearbeitet werden. Durch die Orientierungsrunde werden damit die Weichen für den weiteren Sitzungsverlauf gestellt. Aus diesem Grund

ist es unerlässlich, dass sich jedes Gruppenmitglied an der Runde beteiligt. Jeder sollte sich auch vor dem Beginn der Gruppensitzung ein wenig Zeit nehmen, um sich auf diese Runde vorzubereiten. Diese Vorbereitung trägt dazu bei, die Runde möglichst effektiv zu nutzen.

Auch die Abschlussrunde ist von ähnlicher Bedeutung. In dieser hat jedes Gruppenmitglied nochmal die Gelegenheit mitzuteilen, was in der Gruppensitzung für ihn wichtig war und was er aus der Gruppe mitnimmt. Beteiligt sich jemand nicht an dieser Runde, so führt dies bei den anderen Gruppenmitgliedern (und meist auch bei dem Therapeuten) zu einer Verunsicherung, Irritation oder Ärger, wodurch sich eine ungünstige Gruppendynamik entwickeln kann. Die Aufgabe des Therapeuten besteht deshalb darin, die Gruppemitglieder bereits in der einzeltherapeutischen Vorbereitungsphase auf die Bedeutung der Orientierungs- und der Abschlussrunde hinzuweisen, ihnen deren Ablauf zu schildern und sie darüber zu informieren, wie sie sich auf die Orientierungsrunde vorbereiten können. Hierdurch wird auch die Arbeitshaltung gefördert, der gerade zu Beginn der Gruppenarbeit einen zentralen Wirkfaktor darstellt.

5.2.2.6 Gruppenspezifische Regeln

Wie bereits ausgeführt, kann es erforderlich sein, neben diesen allgemeinen und für jede AVG hilfreichen Gruppenregeln noch weitere Regeln zu definieren oder auch im Verlauf der Therapie einzuführen, falls dies notwendig erscheint. Diese Regeln sollten idealerweise bereits vor Beginn der Gruppentherapie definiert und mit den Patient besprochen werden. Die Bereitschaft, sich an die Regeln zu halten, sollte dabei eine obligate Voraussetzung für die Teilnahme an der Gruppe darstellen. Die potenzielle Gruppenmitglieder sollten in jedem Fall die Gelegenheit haben, sich vor ihrer ersten Gruppensitzung gegen eine Teilnahme an der Gruppentherapie zu entschieden. Die Bereitschaft, sich insbesondere an gruppenspezifische Regeln zu halten (oder besser, sich konsequent um deren Einhaltung zu bemühen), kann dabei als ein wichtiger Indikator für das Ausmaß an Veränderungsmotivation angesehen werden. Im Folgenden sind einige Beispiele für solche spezifischen Regeln aufgeführt, die sowohl in einer homogen zusammen gesetzten AVG als auch in störungsspezifischen Gruppen zur Anwendung kommen können.

Beispiele: Spezifische Gruppenregeln

- *„Über körperliche Missempfindungen nach dem Essen und Verdauungsprobleme wird in der Gruppe nicht gesprochen.“* Regel in einer AVG mit essgestörten Patienten.
- *„Rückfälle in die Symptomatik werden in der Gruppe zum Thema gemacht.“* Regel in einer ambulanten AVG mit Patienten, die unter einer Suchterkrankung leiden.

- *„Wenn die Anspannung 70 % übersteigt, wenden wir Skills an. Reicht dies nicht aus, verlassen wir den Gruppenraum und kommen wieder, wenn die Spannung nachgelassen hat."* Regel in einer AVG mit essgestörten Patienten, bei denen auch eine Borderline-Persönlichkeitsstörung vorliegt.
- *„Jeder sorgt so gut er kann dafür, im Hier und Jetzt zu bleiben und nicht zu dissoziieren."* Regel in einer AVG mit Patienten, die unter einer PTBS leiden.
- *„Wer in der Gruppe eine Panikattacke bekommt, versucht, diese mithilfe der Gruppe zu bewältigen und bleibt im Gruppenraum."* Regel in einer AVG mit Patienten, die unter einer Panikstörung leiden.
- *„Jeder berichtet so offen wie er kann über seine Zwänge."* Regel in einer AVG mit Patienten, die unter einer Zwangsstörung leiden.
- *„Suizidgedanken werden nur angesprochen, wenn man bereit ist, sie in der Gruppe auch zum Thema der Sitzung zu machen."* Regel in einer AVG mit Patienten, die unter Depressionen leiden.

Die Beispiele machen deutlich, dass die angeführten Regeln, wenn sie von den Gruppenmitgliedern beherzigt werden, erheblich dazu beitragen können, die Funktionsfähigkeit der jeweiligen Gruppen zu erhöhen. Sie tragen dazu bei, eine ganze Reihe von therapeutischen Wirkfaktoren zu aktivieren (u. a. Offenheit, Arbeitshaltung, Unterstützung, Universalität des Leidens) und damit die Effektivität der Therapie zu erhöhen. Zugleich wird deutlich, dass die Regeln nur für die jeweiligen Gruppen sinnvoll sind, wohingegen die allgemeinen Regeln (mit Ausnahme der fünften Regel, die sich auf die Orientierungs- und Abschlussrunde bezieht) in jeder Art von Gruppentherapie zur Anwendung kommen sollte.

Merke:

Die Vereinbarung von verbindlichen Gruppenregeln stellt eine Voraussetzung für eine konstruktive Gruppenarbeit dar. Die Aufgabe des Gruppenleiters besteht deshalb darin, diese Regeln in adäquater Weise einzuführen und die Gruppe in deren Einhaltung zu unterstützen.

5.2.3 Durchführung der Orientierungs- und der Abschlussrunde sowie des Blitzlichtes

5.2.3.1 Durchführung der Orientierungsrunde

Die meisten Gruppensitzungen einer AVG beginnen mit der *Orientierungsrunde,* die mehrere Funktionen erfüllt:

- Sie soll den teilnehmenden Patienten den Übergang von der „Alltagswelt" in die „Gruppentherapiewelt" erleichtern. Dieser Übergang stellt für die Gruppenmitglieder einer ambulanten Therapiegruppe eine größere Herausforderung dar als für stationär behandelte Patienten, die sich kontinuierlich in einem therapeutischen Milieu aufhalten. Die Orientierungsrunde soll die Gruppenmitglieder darin unterstützen, in der Gruppe „anzukommen“, einen inneren Abstand zu dem zu bekommen, was sie in den Stunden vor Sitzungsbeginn beschäftigt hat, und die Aufmerksamkeit auf die anstehende therapeutische Arbeit zu richten.

- Der Verlauf der Orientierungsrunde ermöglicht dem Therapeuten (und den Gruppenmitgliedern) eine Einschätzung bezüglich der aktuellen Atmosphäre in der Gruppe. Sind die Gruppenmitglieder gereizt, bedrückt, angespannt bis nervös, passiv oder gelöst und voller Energie? Welche Stimmung dominiert in der Gruppe? Der Verlauf der Runde ermöglicht es dem Therapeuten zudem, eine erste Einschätzung bezüglich des Vorliegens der instrumentellen Gruppenbedingungen vorzunehmen (vgl. die KOVA-Ampel). Ist eine einzelfallorientierte Gruppenarbeit möglich (die Ampel steht auf Grün) oder sind vorab Interventionen erforderlich, um die instrumentellen Gruppenbedingungen zu verbessern (die Ampel steht auf Rot oder Gelb)?
- Welche Anliegen werden von den Gruppenmitgliedern angesprochen und sollten im Verlauf der Sitzung bearbeitet werden?

Zusammengenommen gibt die Orientierungsrunde Auskunft darüber, welche Themen zur Bearbeitung anstehen und inwieweit die Voraussetzung für deren konstruktive Bearbeitung gegeben sind. Der Orientierungsrunde kommt für die AVG eine ähnliche Bedeutung zu wie der Eröffnung in einer Schachpartie: Sie entscheidet ganz wesentlich über den weiteren Verlauf der Partie!

Die Orientierungsrunde beinhaltet in der Regel drei Komponenten, die von den Gruppenteilnehmern jeweils ein zunehmendes Maß an Selbstöffnung erfordern:

Wichtige Komponenten der Orientierungsrunde

1. Eine Einschätzung des aktuellen Befindens oder einer anderen Aussage, die sowohl das „Ankommen“ in der Gruppe als auch die Selbstöffnung zu unterstützen soll.
2. Die Gruppenmitglieder sollen in knapper Form darüber berichten, was sie in Hinblick auf ihre Therapie beschäftigt oder am *meisten* beschäftigt und
3. ob sie dies oder möglicherweise auch einen anderen Inhalte als Thema in die Gruppe einbringen möchten. Vereinfacht gesprochen, geht es bei der Orientierungsrund um drei „Ws“: *W*ie geht es mir gerade? *W*as beschäftigt mich? *W*ann wird das Gruppenthema?“

Während die zweite und dritte Komponente ein fester Bestandteil der Orientierungsrunde sind, sollte der Einstieg in Abhängigkeit von der Zusammensetzung der Gruppe und dem psychischen Funktionsniveau der Gruppenmitglieder flexibel gestaltet werden. Denn falls zu viele Patienten angeben, dass es ihnen schlecht geht (z.B. in einer Gruppe mit vielen depressiven Patienten) oder sie unter Schmerzen leiden (z.B. in einer Gruppe mit vielen Schmerzpatienten), kann sich dies negativ auf den weiteren Verlauf der Sitzung auswirken, da sich die Stimmung der Gruppe dann insgesamt verschlechtert und die Gruppenmitglieder demoralisiert werden. In diesen Fällen ist es sinnvoller, die Inhalte der einleitenden Aussagen zu modifizieren. Hierzu einige Beispiele:

Beispiele: Alternative Möglichkeiten der Gestaltung der Orientierungsrunde

- Die Patienten sollen von (kleinen) Schritten berichten, deren Umsetzung zur Erreichung ihrer Therapieziele beitragen kann.
- Sie sollen von Ressourcen (bzw. Stärken) berichten, die sie seit der letzten Gruppensitzung aktivieren konnten.
- Sie berichten, was sie seit der letzten Sitzung ausprobiert haben, um ihren Zustand positiv zu beeinflussen.
- Sie benennen, was sie vor der Tür „abstellen“ müssen, damit sie sich aktiv an der Gruppe beteiligen können.
- Jeder soll von einem (auch ganz kleinen) Erfolg berichten.
- Jeder soll von etwas berichten, was die *anderen* Gruppenmitglieder wahrscheinlich als Erfolg oder wichtigen Schritt nach vorne einschätzen würden.

Hierdurch soll die Aufmerksamkeit der Patienten auf ihre Ressourcen und Handlungsmöglichkeiten gelenkt werden, die sie aktiv beeinflussen können, wohingegen, die Frage nach der Befindlichkeit ausgespart bleibt. Die Rückmeldungen der Teilnehmer tragen deshalb dazu bei, in der Gruppe eine eher optimistische Stimmung zu induzieren oder zumindest einen handlungs- und lösungsorientierten Umgang mit den vorliegenden Beschwerden und Problemen zu fördern.

In Gruppen mit weniger schwer beeinträchtigten Patienten kann es hingegen durchaus sinnvoll und zielführend sein, eine Einschätzung des Befindens vorzunehmen. Dabei ist auf eine möglichst differenzierte Schilderung der Befindlichkeit zu achten, die sich nicht auf Aussagen wie „gut“, „schlecht“ oder „geht so“ beschränken sollte. Wann immer möglich, sollten die Patienten auch die Auslöser für ihre aktuelle Befindlichkeit angeben. Auf diese Weise wird die emotionale Wahrnehmung der Patienten gefördert und der Wortschatz für Gefühle und Befindlichkeiten erweitert.

Die gesamte Orientierungsrunde sollte nicht länger als 10 bis 15 Minuten dauern, was bedeutet, dass die individuellen Beiträge der Patienten etwa eine bis ein-

einhalb Minuten Zeit in Anspruch nehmen sollten. Dauert die Runde länger, so führt dies zu einer Überforderung der Aufnahmekapazität von Patienten und Therapeuten. Zu ausführliche Beiträge bedingen bei den Patienten außerdem häufig eine kurzfristige emotionale Entlastung, die dazu führen kann, dass eine weitergehende Bearbeitung der Thematik als nicht mehr erforderlich erachtet und deshalb vermeiden wird.

Was die Reihenfolge der Beiträge angeht, so kann diese reihum (im oder gegen den Uhrzeigersinn) erfolgen, was mit einem hohen Maß an Vorhersagbarkeit (und damit an Kontrolle) verbunden ist. Eine andere Variante besteht darin, dem Patienten, der die Runde beginnen soll, einen Ball zuzuwerfen, den dieser dann im Anschluss an seinen Beitrag einem anderen Patienten seiner Wahl zuwirft, der dann die Runde fortsetzt. Diese Variante bietet den Vorteil einer größeren Interaktionsorientierung, erhöht die Spannung, da es für die Gruppenmitglieder weniger absehbar ist, wann sie an der Reihe sind und bringt ein spielerisch, auflockerndes Element in die Therapiesitzung, was sich in der Regel positiv auf die Gruppenatmosphäre auswirkt. Außer einem Ball können auch Maskottchen verwendet werden, denen eine gewisse Symbolik zu kommt (z. B. ein kleiner Stofftierlöwe als Symbol für Stärke). Insbesondere in halboffenen Gruppen ist es günstig, wenn ein Gruppenmitglied, das schon längere Zeit an der Gruppe teilnimmt, mit der Orientierungsrunde beginnt, da dieses dann als Modell für die neuen Gruppenmitglieder fungieren kann. Um diesen Effekt zu verstärken, kann der Therapeut, nachdem ein von ihm ausgewählter Patient die Orientierungsrunde mit einen treffenden Beitrag eröffnet hat, das betreffende Gruppenmitglied für die Art seines Beitrages verstärken, z. B. durch folgende Rückmeldung:

„Das haben Sie gut auf den Punkt gebracht, Herr F.! Ich denke, dass die Gruppe eine gute Vorstellung davon bekommen hat, wie es Ihnen gerade geht und was Sie beschäftigt. Wem geben Sie den Ball weiter?"

Allerdings sollte der Therapeut darauf achten, in analogen Situationen nicht immer den gleichen Patienten für die Eröffnung der Orientierungsrunde auszuwählen, da er ihn hierdurch zu sehr hervorheben würde und die Gefahr bestünde, ihn dadurch in die Rolle des „Musterpatienten" hineinzudrängen, was sich nachteilig für ihn und die Gruppendynamik auswirken könnte.

Die Steuerung der Orientierungsrunde stellt für den Gruppentherapeuten eine komplexe Aufgabe dar und erfordert ein Ausbalancieren der Gesprächsbeiträge in Bezug auf mehrere Dimensionen:

- *Dauer:* zu kurze oder zu lange Beiträge.
- *Inhalt (Verständlichkeit und Relevanz):* verständlich und bedeutsam versus konfus-irrelevant oder zu sehr in die Tiefe gehend.
- *Emotionalität (appellative Ebene):* zu sachlich oder zu emotional.

In Bezug auf diese drei Dimensionen besteht die (Lenkungs-)Aufgabe des Gruppenleiters darin, dafür zu sorgen, dass die Beiträge der Gruppenmitglieder bezüglich der Dauer und der Emotionalität in einem mittleren Bereich liegen und dabei möglichst verständlich gehalten sind. Im Folgenden soll ein Beispiel für einen Beitrag dargestellt werden, der sich in einem optimalen Bereich in Hinblick auf die drei Dimensionen bewegt:

Beispiel: Herr B. (Vater eines drogenabhängigen Sohnes, vgl. Einführung, S. 13f.)

„Seit einigen Tagen bin ich ziemlich verwirrt und nachdenklich, dabei eigentlich nicht wirklich deprimiert *[1. Befinden]*. Wie ihr euch vorstellen könnt, denke ich viel über meinen Sohn und meine Beziehung zu ihm nach. Ihr wisst ja schon, dass er seit vielen Jahren Drogen nimmt. Ich glaube ich war einfach oft zu streng zu ihm, zu autoritär! Ganz ähnlich wie mein Vater mit mir umgegangen ist *[2. Was den Patienten hinsichtlich seiner Therapie am meisten beschäftigt]*. Ich würde das heute gerne hier besprechen. Auch wie es weitergeht, wie ich und meine Frau weiter mit unserem Sohn umgehen sollen *[3. Was Thema der Sitzung werden kann]*."

Adäquate Beiträge sollte der Therapeut zu Beginn der Therapie deutlich, im weiteren Therapieverlauf knapper verstärken. Außerdem sollte zu Beginn der Therapie die Selbstöffnung generell, im weiteren Therapieverlauf dann differenziell verstärkt werden, wobei die Aspekte des Beitrages hervorgehoben werden, die auf eine potenziell zielführende und aktive Auseinandersetzung mit der angesprochenen Thematik hinweisen. Die Gesprächsbeiträge des Therapeuten sollten dabei so kurz wie möglich (jedoch so lange wie nötig) gehalten sein. Beispielsweise könnte die Rückmeldung des Therapeuten nach dem Beitrag von Herrn B. in der Anfangsphase der Therapie folgendermaßen erfolgen:

„Herr B., ich bin froh, dass Sie dieses schwierige Thema hier so offen und direkt ansprechen. Das stelle ich mir nicht einfach vor und das erfordert Mut! Es wäre sicher ganz wichtig, dass wir uns – idealerweise in dieser Sitzung – Zeit nehmen, damit Sie uns ausführlicher von den Schwierigkeiten mit Ihrem Sohn erzählen können."

In einer fortgeschrittenen Phase der Therapie könnte die Rückmeldung auch folgendermaßen ausfallen:

„Sie fragen sich, wie Sie die Beziehung zu Ihrem Sohn in Zukunft gestalten möchten. Das ist ein zentraler Punkt! Gut, dass Sie es hier in der Gruppe ansprechen!"

Die Dauer der Beiträge

Falls der Beitrag eines Patienten zu viel Zeit in Anspruch nimmt, sollte der Therapeut ihn behutsam, aber bestimmt eingrenzen und ihn dabei im Sinne eines Prompting unterstützen, sich auf das Wesentliche zu konzentrieren. Dabei sollte der Therapeut konsequent vorgehen und nicht den Fehler machen, einigen Gruppenmitgliedern deutlich mehr Zeit einzuräumen als anderen. Bei einem zu langen Beitrag eines Patienten könnte der Therapeut im Verlauf der Orientierungsrunde folgendermaßen intervenieren:

„Herr L., in Hinblick auf die Zeit möchte ich an dieser Stelle einmal einhaken. Ich merke, wie sehr Sie durch die Situation am Arbeitsplatz belastet sind. Stellen Sie sich vor, Sie könnten der Gruppe nur eine SMS (oder eine Telegramm) mit drei Zeilen schreiben, um sie über Ihre Probleme bei der Arbeit zu informieren. Welche Zeilen wären das? Nehmen Sie sich ruhig einen Moment Zeit zum Überlegen."

Alternativ könnte der Therapeut auch Folgendes anmerken:

„Herr L., das ist jetzt schon eine ganze Menge Information! Ich merke, ich komme durcheinander. Können Sie den Problemen an Ihrem Arbeitsplatz eine Überschrift geben? Eine prägnante Schlagzeile sozusagen? Falls sich daraus ein Thema für die heutige Sitzung ergibt, können wir dann später noch ausführlicher darauf eingehen."

Falls der Therapeut zu der Einschätzung gelangt, dass es den meisten Gruppenmitgliedern nicht gelingt, sich in der Orientierungsrunde kurz zu fassen, so kann er ihnen dies im Anschluss an die Runde rückmelden und gemeinsam mit der Gruppe Möglichkeiten erarbeiten, sich in Zukunft kürzer zu fassen und dabei dennoch das Wesentliche zur Sprache zu bringen. Manchmal kann es auch sinnvoll sein, vor Beginn der Gruppensitzungen eine kurze Achtsamkeitsübung durchzuführen (z. B. achtsam den eigenen Atem zu beobachten). Im Anschluss daran sollen sich die Patienten dann auf die Orientierungsrunde vorbereiten und sich gegebenenfalls einige Notizen machen. Oft ist es auch ausreichend, wenn der Therapeut nochmals die Funktion der Orientierungsrunde erläutert und begründet, warum es notwendig ist, die Beiträge kurz zu halten.

Auch wenn ein Beitrag zu kurz gehalten ist, sollte der Therapeut eingreifen, da dies oft eine Vermeidung darstellt, insbesondere wenn der Beitrag eher allgemein und oberflächlich ausfällt. In diesem Fall sollte der Therapeut unbedingt nachfragen und dabei sein Interesse an dem bekunden, was der Patient berichtet hat.

Beispiel:

Pat.: Mich beschäftigen gerade einige Themen aus der Einzeltherapie. Aber in die Gruppe möchte ich es nicht einbringen. Vielleicht später einmal!

Th.: Das klingt interessant und sicher ist es etwas Wichtiges, was sie mit Ihrem Therapeuten besprochen haben. Können Sie uns ein paar Stichworte geben, damit wir wissen, wo Sie in Ihrer Therapie stehen?

Th. (altern.): Erzählen Sie uns doch, worum es in dem Gespräch ging.

Th. (altern.): Ihre Bedenken, etwas hier in die Gruppe einzubringen, sind nachvollziehbar. Jetzt geht es ja auch nur darum, in ein paar Worten zu beschreiben, was Sie in der Einzeltherapie besprochen haben, damit wir Sie nicht aus den Augen verlieren!

Th. (altern.): O. K. Es ist ziemlich groß, schwer, unhandlich und passt nicht durch die Tür von unserem Gruppenraum. Lassen Sie es doch einfach draußen stehen und sagen uns ein paar Worte zu dem, was da draußen steht!

Sind nicht nur die Beiträge einzelner, sondern der meisten Gruppenmitglieder oberflächlich und knapp gehalten, so liegt dies häufig daran, dass die instrumentellen Gruppenbedingungen bei neu zusammengestellten Gruppen noch nicht in ausreichendem Maße gegeben sind oder im Fall von laufenden Gruppen, diese in Folge von Spannungen und Konflikten weggebrochen sind. Im erst genannten Fall ist es am besten, wenn der Therapeut Aufgaben oder Interaktionsspiele einsetzt, um den Ausprägungsgrad der instrumentellen Gruppenbedingungen zu erhöhen. Im zweiten Fall ist die Durchführung eines Blitzlichtes indiziert, um herauszufinden, was zu dem Einbruch der instrumentellen Gruppenbedingungen geführt hat (vgl. S. 229).

Inhalt und Emotionalität

Was die Verständlichkeit und Relevanz der Beiträge betrifft, so können klärende Fragen, kurze zusammenfassende Paraphrasierungen, die Verbalisierung des emotionalen Erlebens sowie die Aufforderung, über bestimmte Inhalte mehr zu berichten, dazu beitragen, diese zu verbessern.

Der Grad der emotionalen Beteiligung, mit der ein Patient über seine Thematik berichtet, determiniert weit mehr als der Inhalt, das Interesse und die Anteilnahme, die er von den anderen Gruppenteilnehmern dafür erfährt. Die Aufgabe des Therapeuten besteht deshalb auch darin, die Gruppenmitglieder im Rahmen der Orientierungsrunde, soweit dies möglich ist, in ihrer emotionalen Ausdrucksfähigkeit und/oder Emotionsregulation zu unterstützen. Da es sich um die Orientierungsrunde handelt, kann es sich hierbei nur um kurze Interventionen handeln, wobei aus Zeitgründen höchstens zwei pro Patient zur Anwendung kommen sollten (also beispielweise eine Frage nach dem emotionalen Erleben und anschließend die Verbalisierung desselbigen). Dabei ist zu unterscheiden, ob ein Patient in Bezug auf sein emotionales Erleben überreguliert (zu starke emotionale Kontrolle) oder unterreguliert ist (zu wenig emotionale Kontrolle).

Mögliche Interventionen des Therapeuten bei zu starker emotionaler Kontrolle eines Patienten im Rahmen der Orientierungsrunde

Die zu starke emotionale Kontrolle ist beispielsweise gekennzeichnet durch eine unangemessen sachliche, distanzierte und/oder zu detaillierte Schilderung der Problematik.

- *Fragen, die sich auf das emotionale Erleben beziehen:* „Wie haben Sie sich in dieser Situation gefühlt?"
- *Verbalisierung des emotionalen Erlebens (empathische Reflexion):* „Die Situation an Ihrem Arbeitsplatz macht Sie zunehmend hilflos."
- *Empathische Konfrontation:* „Sie berichten ganz nüchtern über Ihre Situation am Arbeitsplatz, dabei kann ich mir vorstellen, dass es in Ihnen ganz anders aussieht."
- *Zentrierende Paraphrasierung:* „Da gibt es sicher noch eine ganze Menge ähnlicher Situationen. Das Fazit scheint zu sein, dass Sie es einfach satt haben und nicht mehr so weitermachen möchten."
- *Aufmerksamkeitsumlenkung auf körperliche Prozesse:* „Wenn Sie über Ihre Situation am Arbeitsplatz sprechen, ballen Sie immer wieder Ihre Fäuste. Ballen Sie noch einmal Ihre Fäuste und achten Sie darauf, was Sie dabei empfinden und wie sich das für Sie anfühlt."

Mögliche Interventionen des Therapeuten bei zu geringer emotionaler Kontrolle

- *Validierung des Erlebens:* „Angesichts dessen, was Sie an Ihrem Arbeitsplatz erlebt haben, ist es vollkommen verständlich, dass Sie voller Wut sind."
- *Herausarbeiten der primären Emotion:* „Angesichts dessen, was Sie an Ihrem Arbeitsplatz erlebt haben, ist es vollkommen verständlich, dass Sie voller Wut sind. Ist da noch ein anderes Gefühl außer der Wut?"
- *Anleitung zur Emotionsregulation* (vgl. Berking, 2015): „O. K. Ich merke, dass Sie gerade total unter Strom stehen. Ich schlage deshalb folgende kurze Übung vor: Spannen Sie einen Moment lang alle Muskeln Ihres Körpers an, so auf 70 % der maximal möglichen Anspannung, und halten Sie diese einen Moment. Und jetzt wieder loslassen. Atmen Sie jetzt dreimal tief ein und langsam wieder aus. So langsam, dass Sie beim Ausatmen bis 5 zählen können."

- *Kurzes Time-out* (vor allem dann sinnvoll, wenn der Emotionsausdruck eine stark instrumentelle Funktion hat): „Sie sind gerade sehr aufgewühlt und wütend. Ich schlage deshalb vor, dass Sie jetzt eine kurze Pause machen und wir mit unserer Runde fortfahren. Im Anschluss daran kommen wir dann wieder auf Ihr Thema zurück."
- *Hinweis auf die Struktur der Sitzung:* „Je mehr Sie erzählen, umso wütender werden Sie! Das bedeutet, dass Sie an einem ganz wichtigen Thema dran sind. Was halten Sie davon, wenn wir unsere Runde nun dennoch fortsetzen und danach entscheiden, ob wir Ihr Anliegen zum Thema der heutigen Sitzung machen."

Bei Patienten, die Schwierigkeiten haben, Ihre Emotionen zu regulieren, kann es auch sinnvoll sein, in der Einzeltherapie Strategien zur Emotionsregulation zu erarbeiten. In diesem Zusammenhang können auch Techniken der Dialektisch-Behavioralen Therapie (Linehan, 1993) zur Anwendung kommen (z. B. Stresstoleranz-Skills, die die Bewältigung von Hochstress bzw. extremen Spannungszuständen zum Inhalt haben). Können keine zusätzlichen Einzelgespräche angeboten werden, dann kann auch eine Gruppensitzung dazu verwendet werden, den (oder dem) Patienten einige dieser Techniken zu vermitteln.

Dabei gilt es zu berücksichtigen, dass der therapeutische Umgang mit den in der Orientierungsrunde ausgedrückten Emotionen nicht nur für den betreffenden Patienten bedeutsam ist, sondern für die gesamte Gruppe. Gerade im Verlauf einer Orientierungsrunde realisiert der Therapeut eine Vielzahl kurzer Interventionen bei gleichzeitiger großer thematischer Heterogenität. In der Terminologie von Lieberman et al. (1973) erfüllt er durch seine Interventionen seine exekutive (z. B. in Form von zeitlicher Begrenzung) und supportive (Verständnis vermitteln) Funktion, nimmt Bedeutungszuweisungen vor (Benennung von Emotionen) und sorgt für emotionale Stimulation (z. B. durch Aufmerksamkeitsumlenkung). Die Art und Weise, wie er die Runde anleitet, wird damit zugleich zu einer Art von „therapeutischer Visitenkarte", die viel über ihn als Person und seinen therapeutischen Stil aussagt. Im Verlauf der Runde tritt jeder Patient in direkten Kontakt zu ihm und macht im Sinne einer Verhaltensprobe eine erste Erfahrung, wie es ist, ein Thema in die Gruppe einzubringen (falls dies bisher noch nicht der Fall war) oder (falls er bereits Themen eingebracht hatte), wie es ist bzw. sein könnte, das neue, jetzt aktuell angesprochene Anliegen, in die Gruppe einzubringen.

Ein wichtiger Aspekt der Orientierungsrunde bezieht sich außerdem auf den therapeutischen Umgang mit den im Verlauf der Orientierungsrunde geäußerten Belastungen. Soll der Therapeut während der Orientierungsrunde den Gruppenmitgliedern in supportiver Weise Verständnis, Trost und Anteilnahme vermitteln oder soll er dies unterlassen? In der Praxis hat es sich bewährt, in der Orientierungsrunde mit Trost und Anteilnahme in aller Regel sparsam umzugehen, da es sonst oft nicht möglich ist, den zeitlichen Rahmen der Runde (10 bis 15 Minuten) einzuhalten. Außerdem nimmt die Motivation der Gruppenmitglieder, ihre Anliegen zum Thema der Gruppensitzung zu machen, deutlich ab. Therapeutische Rückmeldungen, die Trost und Anteilnahme vermitteln, sollten zudem eher in einer Form kommuniziert werden, die dazu beträgt, die therapeutischen Wirkfaktoren zu verstärken (z. B. Offenheit, Vertrauen, Katharsis, Modell sein usw.).

Mögliche Interventionen des Therapeuten, um Patienten im Rahmen der Orientierungsrunde Verständnis und Anteilnahme zu signalisieren:

Beispiele:

- „Ich merke wie traurig Sie sind, dass Sie keinen Kontakt mehr zu Ihrer Tochter haben und es spricht für Ihr Vertrauen der Gruppe gegenüber, dass Sie uns daran teilhaben lassen! Wollen Sie Ihr Anliegen zum Thema der heutigen Sitzung machen?"
- „Es wird sehr deutlich, wie schwer die letzten Jahre für Sie waren und wie viel Kraft es Sie gekostet hat, nicht aufzugeben. Können wir es trotzdem an dieser Stelle so stehen lassen und die Runde fortsetzen?"

Entsprechende Interventionen tragen dazu bei, dass sich die Gruppenmitglieder daran gewöhnen, in der Orientierungsrunde zwar offen und in emotionaler Weise über ihre Problematik zu sprechen, ohne deshalb jedoch sofort ein hohes Maß an Trost und Zuwendung zu erfahren. Auch hier kann es manchmal sinnvoll sein, dass der Therapeut sein Handeln begründet und auf die Struktur der Sitzungen verweist.

5.2.3.2 Die Abschlussrunde

Zu dieser Struktur gehört auch, dass jede Gruppensitzung idealerweise mit einer Abschlussrunde endet, die nicht mehr als 5 bis 10 Minuten Zeit in Anspruch nehmen sollte. Sie soll den Gruppenmitgliedern Gelegenheit geben, die Sitzung für sich zu bilanzieren, Abstand vom Gruppengeschehen zu gewinnen und sich darüber klar zu werden, was sie für sich aus der Sitzung herausziehen. Wie auch bei der Orientierungsrunde sollten sich alle Gruppenmitglieder an dieser Runde beteiligen.

Die Leitfragen des Gruppentherapeuten zur Einleitung der Runde lautet (vgl. Sipos & Schweiger, 2013, S. 67):

„Was war heute das Wichtigste für Sie?"

Alternativ kann auch die folgende Frage hilfreich sein:

„Was nehmen Sie aus der Gruppentherapie heute für sich mit?"

Aus Zeitgründen sollte der Therapeut die Antworten der einzelnen Gruppenmitglieder nur sparsam durch ein oder maximal zwei Aussagen kommentieren. Dies kann sinnvoll sein, wenn

1. ein Patient darüber berichtet, eine wichtige neue Erkenntnis gewonnen zu haben, die ihm dabei hilft, sich und seine Problematik besser zu verstehen (Markieren und Verstärken des Wirkfaktors Einsicht).
2. Wenn er neue Möglichkeiten zur Bewältigung seiner Problematik aus der Sitzung ableiten konnte (Markieren und Verstärken der Wirkfaktoren Arbeitshaltung und Modelllernen) oder
3. darüber berichtet, dass er sich der Gruppe zugehöriger und den einzelnen Gruppenmitgliedern näher fühlt oder er sich positiv über die Gruppentherapie selbst äußert (Markieren und Verstärken der Wirkfaktoren Vertrauen, Kohäsion und Unterstützung).

Allerdings sollte der Therapeut konsequent intervenieren, wenn Patienten nicht auf die Frage der Abschlussrunde Bezug nehmen, sondern beispielsweise von ihrem Befinden sprechen wollen oder inhaltlich wieder das Thema der Sitzung aufgreifen. Nicht bewährt haben sich Abschlussrunden, die sich auf das aktuelle Befinden der Patienten beziehen. Denn auch sehr konstruktive Gruppensitzungen können als belastend erlebt werden und nicht immer lassen sich in *einer* Sitzung Lösungen für die bearbeiteten Themen entwickeln. Fokussieren die Gruppenmitglieder deshalb in der Abschlussrunde zu sehr auf ihr aktuelles Befinden, so wirkt sich dies negativ auf die Gruppenatmosphäre aus und unterminiert das Vertrauen in die Gruppentherapie. In diesem Fall sollte der Therapeut deshalb zeitnah intervenieren und den Patienten dazu anhalten, darauf Bezug zu nehmen, was für ihn in der Sitzung wichtig und bedeutsam war.

Beispiel:

Pat.: Also ich bin nach der Sitzung richtig fertig. Das war einfach zu viel für mich …

Th.: Wenn die Stunde Sie so belastet hat, heißt dies meist auch, dass Sie in der Sitzung mit etwas konfrontiert wurden, dass auch für Sie von Bedeutung war! Was genau war das? Was war für Sie das Wichtigste in dieser Sitzung?

Th. (altern.): Die Sitzung war anstrengend für Sie. Können Sie uns dennoch mitteilen, was Sie aus der heutigen Sitzung für sich mitnehmen?

5.2.3.3 Das Blitzlicht

Eine weitere Intervention, deren Durchführung im Verlauf einer Gruppensitzung sinnvoll sein kann, ist das *Blitzlicht*. Wie bereits ausgeführt, wird der Begriff Blitzlicht hier nicht, wie oft üblich, für die Orientierungsrunde verwendet, da es sich um eine sehr kurze Rückmeldung handelt, die pro Gruppenmitglied nicht länger als etwa fünf bis zehn Sekunden dauern sollte und inhaltlich aus ein bis zwei Aussagen besteht. Manchmal kann es sinnvoll sein, den Gruppemitgliedern ein Gefühl für die Dauer eines Blitzlichtes zu vermitteln, indem der Gruppenleiter ein Streichholz anzündet und es abbrennen lässt. Dabei entspricht die Brenndauer in etwa der Zeit, die ein *„Blitzlicht"* dauern sollte. Die Funktion eines Blitzlichtes besteht darin, dass sich der Gruppenleiter Klarheit darüber verschafft, wie die Gruppenmitglieder die Gruppensitzung zu einem bestimmten Zeitpunkt erleben. Dabei kann sich die vom Therapeuten angeregte Rückmeldung sowohl auf die wahrgenommene Atmosphäre in der Gruppe („Klimavariablen") als auch auf Aspekte beziehen, die sich auf den Ablauf oder die Inhalte der Sitzung beziehen. In Abhängigkeit von der Art der Rückmeldung kann es erforderlich sein, den weiteren Verlauf der Sitzung darauf abzustimmen.

Eine Indikation für die Durchführung eines Blitzlichtes ist dann gegeben, wenn mehrere Gruppenmitglieder im Verlauf einer Gruppensitzung Verhaltensweisen zeigen, die sich als Widerstandsphänomene gegen die Fortführung der therapeutischen Arbeit oder als Zeichen einer Überforderung interpretieren lassen, ohne dass die Gruppenmitglieder dies offen ansprechen würden. Die Stimmung in der Gruppe ist in solchen Phasen oft durch eine erhöhte Spannung, Gereiztheit, unterschwellige Aggression, reduziertem Engagement, Langeweile oder Ermüdung gekennzeichnet, sodass die therapeutische Arbeit ins Stocken gerät. Hält diese Stimmung über einen längeren Zeitraum (ca. 5 bis10 Minuten) hinweg an und verdichtet sich weiter, dann ist der Zeitpunkt gekommen, die Bearbeitung der aktuellen Thematik zu unterbrechen und die Gruppenmitglieder zu einem Blitzlicht aufzufordern. Das hierzu notwendige Vorgehen soll im Folgenden kurz erläutert werden. Es besteht aus drei Elementen: Unterbrechung – Begründung – Anleitung.

Intervention des Therapeuten nach einer längeren, durch Widerstand gekennzeichneten Phase einer Gruppensitzung
1. *Unterbrechung* der aktuell bearbeitenden Thematik. Der Therapeut macht zudem eine kurze Pause bevor er weiterspricht, um die Aufmerksamkeit der Gruppe zu fokussieren: *„Ich möchte die Arbeit an unserem Thema an dieser Stelle einmal unterbrechen."*
2. Der Therapeut *begründet* die Unterbrechung, indem er die Art der Störung bzw. des Widerstandes beschreibt, die eine Fortsetzung der bisherigen Arbeit als nicht sinnvoll erscheinen lassen: *„Für mich ist es deshalb wichtig zu wissen, wie es Ihnen gerade geht, wie Sie die Stimmung in der Gruppe erleben und was Sie glauben, warum das so ist. Deshalb möchte ich gerne ein Blitzlicht durchführen."*

3. Der Therapeut *instruiert* die Gruppe zur Durchführung eines Blitzlichtes. Falls neue Mitglieder in der Gruppe sind, sollte er diese kurz darüber informieren, was ein Blitzlicht ausmacht. Gegebenenfalls kann es außerdem sinnvoll sein, die Gruppenmitglieder dazu anzuhalten, sich einen Moment Zeit zu nehmen, bevor sie eine Rückmeldung geben: *„In einem Blitzlicht geht es darum, in ein bis zwei Sätzen zum Ausdruck zu bringen, wie Sie die Gruppensitzung gerade erleben und womit dies zusammenhängt bzw. warum Sie sich so fühlen, wie Sie es tun. Zum Beispiel könnte ein Gruppenmitglied in einem solchen Blitzlicht folgendes Statement abgeben: ‚Ich bin gerade ärgerlich, weil ich gar nicht mehr weiß, um was es eigentlich geht.' Nehmen Sie sich ruhig einen Moment Zeit bevor Sie eine Rückmeldung geben."*

Der Therapeut kann entweder warten, bis ein Gruppenmitglied mit seinem Beitrag beginnt oder, falls dies zu lange dauert, ein Gruppenmitglied darum bitten, den Anfang zu machen. Ist dies erforderlich (oder sinnvoll), dann sollte der Therapeut ein Gruppemitglied ansprechen, das sich mit hoher Wahrscheinlichkeit konstruktiv einbringt und damit als Modell für die anderen Gruppenmitglieder dienen kann. Im weiteren Verlauf ist es meist sinnvoll, das Blitzlicht reihum fortzuführen, da die Situation in Gruppe ohnehin meist angespannt ist und daher ein höheres Maß an Strukturierung erfordert, als es bei einer Runde in zufälliger Reihenfolge der Fall wäre.

Merke:

Die Orientierungsrunde stellt einen essenziellen Bestandteil der AVG dar. Zusammen mit der Abschlussrunde bildet sie den Rahmen der Gruppensitzungen. Die Beiträge der Gruppenteilnehmer beinhalten zahlreiche implizite und explizite Hinweise, die der Therapeut zur Steuerung des therapeutischen Prozesses nutzen kann.

5.2.4 Verschiedene Formen von Gruppenfeedback kennen und anleiten können

Eine weitere Basiskompetenz des Gruppentherapeuten besteht in der Anleitung und der Durchführung eines Gruppenfeedbacks (Rothke, 1986; Yalom, 2007).

Merke: Gruppenfeedback

Gruppenfeedback kann als eine *zielgerichtete Rückmeldung* mehrerer Gruppenmitglieder definiert werden, indem diese *einem Gruppenmitglied* (seltener auch dem Therapeuten) *ausgewählte Aspekte ihres Erlebens mitteilen*, die durch die *Darstellung oder Schilderung seiner Problematik* oder durch *bestimmte Verhal-*

tensweisen ausgelöst wurden. Die Funktion eines solchen Feedbacks besteht darin, das betreffende Gruppenmitglied entweder in seinem Erleben zu validieren („Wir sehen das ganz ähnlich wie du") oder durch die Rückmeldung zu einer alternativen Sichtweise („Wir sehen das anders als du!") bzw. durch Kritik zu einer Veränderung in Bezug auf sein Erleben und/oder Verhalten anzuregen.

In der AVG erfolgt ein solches Feedback im Anschluss an die Problemschilderung oder Problembearbeitung des Fokuspatienten. Dieser sollte in jedem Fall ausreichend Zeit bekommen, sein Problem darzustellen bzw. zu bearbeiten, bevor die Gruppe ihm ein Feedback gibt. Anderenfalls bestünde die Gefahr, dass er sich nicht verstanden fühlt und/oder die Gruppe nicht über ausreichend Informationen verfügt, die sie für ein hilfreiches Feedback benötigt. Darüber hinaus wäre er außerdem wahrscheinlich nicht in der Lage, das Feedback adäquat zu verarbeiten, da er zuerst sein Problem darstellen und bearbeiten möchte.

In der Literatur (z. B. Fiedler, 2005) werden verschiedene Arten von Gruppenfeedback unterschieden. Dabei beziehen sich die Unterschiede sowohl auf den Inhalt der Rückmeldung als auch auf die Perspektive, die von den Gruppenmitgliedern beim Feedback eingenommen wird. In Tabelle 18 sind die unterschiedlichen Feedbackarten zusammenfassend dargestellt.

Tabelle 18: Unterschiedliche Arten von Gruppenfeedback

Art des Feedbacks	Inhalt	Perspektive und Fokus	Indikation
Beratungsfeedback	Vor- und Ratschläge zum Umgang oder zur Lösung von Problemen oder Konflikten. Anregungen bei einem Rollenspiel.	Perspektive des „gesunden Menschenverstandes" und des pragmatischen Helfers. Fokus: Veränderung.	Bei konkreten Problemlagen, deren Lösung durch pragmatische Tipps und Vorschläge möglich erscheint.
Rollenfeedback	Rückmeldung des Erleben aus einer Rolle heraus.	Perspektive der Person, deren Rolle eingenommen wurde. Fokus: Validierung und Veränderung.	Bei Rollenspielen und Skulpturen.

Tabelle 18: Fortsetzung

Art des Feedbacks	Inhalt	Perspektive und Fokus	Indikation
Anteilnehmendes Feedback	Authentische Beschreibung des Erlebens, das durch die Schilderung oder Darstellung des Fokuspatienten ausgelöst wurde, ggf. ergänzt durch Schilderungen, in den der Feedbackgeber Ähnliches erlebt hat.	Das anteilnehmende und mitfühlende Gegenüber, das jedoch Distanz hält. Fokus: Validierung und Veränderung in variablem Verhältnis.	Bei emotional intensiven und die Gruppe potenziell überfordernden Schilderungen des Fokuspatienten oder falls neben einfühlendem Verstehen auch Konfrontation gewünscht ist.
Identifikationsfeedback	Analog des anteilnehmenden Feedbacks, ggf. ergänzt durch Schilderungen, in denen der Feedbackgeber Ähnliches selbst erlebt hat.	Das mitfühlende Gegenüber, das sich mit dem Fokuspatienten identifiziert und sich in seine Lage hineinversetzt. Fokus: Validierung.	Bei emotional intensiven Schilderungen, die bei den Zuhörern den Wunsch nach bestätigender Nähe und Validierung entstehen lassen.
Evokatives Feedback	Rückmeldung von Verhaltensweisen bzw. Mustern mit stark appellativem Charakter.	Der auf der Beziehungs- und Appellebene angesprochene Andere. Fokus: Veränderung.	Schilderungen, die ihre Wirkung primär durch Beziehungs- und Appellbotschaften entfalten und nicht durch den Inhalt.

Das Beratungsfeedback

Beim Beratungsfeedback handelt es sich um das Feedback, das in der Alltagskommunikation am häufigsten verwendet wird. Auch wenn die Ratschläge oft gut gemeint sind, werden sie häufig als wenig hilfreich wahrgenommen und erzeugen zudem eher Reaktanz, da sie häufig als eine Form der Bevormundung oder Belehrung erlebt werden. In der Gruppentherapie wird dieser Effekt noch verstärkt, da die Patienten sich mehr öffnen und sich eher eine Form verständnisvoller Anteilnahme als Ratschläge wünschen, zumal sie diese oft schon aus dem Munde anderer Personen gehört haben. Ein Beratungsfeedback erweist sich daher angesichts komplexer Problemlagen und anhaltender interpersoneller Konflikte als entweder wenig hilfreich oder sogar schädlich. Ein klassisches Beispiel hierfür ist der Patient, der in einer Gruppensitzung über seine unglückliche Paarbeziehung berichtet und von den anderen Gruppenmitgliedern den Rat erhält, sich von seiner Partnerin zu trennen.

Hilfreich kann ein Beratungsfeedback hingegen sein, wenn es um die Lösung ganz konkreter Probleme geht, für deren Lösung es dem Fokuspatienten an problemrelevanten Wissen (bzw. dem „Know-how“) oder der erforderlichen Unterstützung fehlt. Beispiele hierfür wären die plötzliche Kündigung eines Mietvertrages und die Möglichkeit, sich dagegen zu wehren, die Organisation eines Umzuges in eine weit entfernte Stadt, die angemessene Kleiderwahl bei einem Vorstellungsgespräch oder Möglichkeiten, sich nach dem Umzug in eine neue Stadt einen Bekanntenkreis aufzubauen.

Für die Anleitung des Feedbacks ist es außerdem unabdingbar, dem Fokuspatienten im Anschluss an seine Problemschilderung explizit danach zu fragen, ob er sich von der Gruppe ein Beratungsfeedback wünscht und falls ja, worauf genau sich die Ratschläge beziehen sollen. Auch sollte der Therapeut betonen, dass es sich bei den Ratschlägen durchweg um *Vor*schläge handelt und es dem Fokuspatienten überlassen bleibt, inwiefern er bei der Problemlösung auf diese zurückgreift.

Ein weiterer Indikationsbereich des Beratungsfeedbacks stellt die Durchführung von Rollenspielen dar. Auch hier erhält der Fokuspatient Anregungen von der Gruppe, was er an seinem Verhalten verändern sollte, um selbstsicherer aufzutreten.

Das Rollenfeedback

Das Rollenfeedback ist eine Form der Rückmeldung, die in der Alltagskommunikation praktisch nicht vorkommt. Es ist ein Element des Rollenspiels und auch der Skulpturarbeit, im Rahmen derer die Mitwirkenden eine bestimmte Position in einem sozialen System einnehmen, das in Form eines räumlichen Arrangements symbolisch dargestellt wird. Durch Skulpturtechniken (manche Autoren bevorzugen auch den Begriff der Aufstellung) können auch verschiedene Persönlichkeitsanteile einer Person dargestellt werden, wie es beispielsweise bei der Arbeit mit dem inneren Team nach Schulz von Thun (2013) der Fall ist.

In Abhängigkeit von der Komplexität der Rollenspielsituation oder der Skulptur erfordert ein entsprechendes Feedback ein hohes Maß an Einfühlungsvermögen verbunden mit der Fähigkeit, sich für einen gewissen Zeitraum von den eigenen Problemen zu distanzieren, um die Perspektive der gespielten bzw. aufgestellten Person übernehmen zu können. Manchen Patienten gelingt diese Perspektivübernahme leicht, andere haben hingegen größere Schwierigkeiten damit. Die Aufgabe des Therapeuten besteht deshalb darin, die Patienten dazu anzuleiten, zunächst die darzustellende Rolle zu übernehmen und anschließend das Feedback aus der Perspektive der gespielten Person heraus zu geben. Gelingt dies dem Rollenspieler nicht, dann sollte der Therapeut ihn wertschätzend darauf hinweisen und ihn dazu anhalten, sein Feedback nochmal zu überdenken. Falls deutlich wird, dass der betreffende Patient damit überfordert ist, sollte gegebenenfalls ein anderes Gruppenmitglied die Rolle übernehmen oder der Therapeut korrigiert und ergänzt das Feedback soweit, dass es plausibel erscheint.

Das anteilnehmende Feedback

Im Gegensatz zum Rollenfeedback kommt das anteilnehmende Feedback in der Alltagskommunikation häufiger vor. In der Gruppentherapie werden die Patienten aufgefordert, zu berichten, welche Gedanken, Gefühle und/oder Handlungsimpulse die Schilderung des Protagonisten bei ihnen ausgelöst hat. Auch wenn diese Form der Rückmeldung immer auch ein gewisses Maß an Identifikation mit dem Fokuspatienten voraussetzt (und sich damit mit dem Identifikationsfeedback überschneidet) liegt der Fokus beim anteilnehmenden Feedback bei demjenigen, der das Feedback gibt. Es geht also gerade nicht darum, dass sich die Gruppenmitglieder soweit als möglich in die Erlebniswelt des Fokuspatienten hineinversetzen, sondern dem Feedback auch und gerade ihren eigenen Bezugsrahmen zugrunde legen. Um den Unterschied zu verdeutlichen, kann man sich beispielweise eine Gruppensitzung vorstellen, in welcher der Fokuspatient von Misshandlungen in seiner Kindheit berichtet hat. In einem Identifikationsfeedback könnten die Mitpatienten ihm u. a. rückmelden, dass sie sich vorstellen können, wie belastend und schmerzhaft es für ihn ist, von den Misshandlungen zu berichten und dass er sich auch darüber schämt, Eltern gehabt zu haben, die ihn so schlecht behandelt haben. Beim anteilnehmenden Feedback melden die Mitpatienten dem Fokuspatienten u. a. zurück, dass sie angesichts der Schilderungen fassungslos sind, eine große Wut auf die Eltern verspüren und diese am liebsten zur Rechenschaft ziehen würden und dem Impuls verspüren, dass Kind von damals in Schutz zu nehmen.

Die Voraussetzung für ein gelungenes anteilnehmendes Feedback ist damit zwar immer auch das empathische Verstehen des anderen, jedoch wird die Aufmerksamkeit darauf gelenkt, was dieses Verstehen bei dem Verstehenden auslöst. Auf der Seite des Feedbackgebers wird hierdurch die Abgrenzung gefördert, was dazu beitragen kann, eine Überforderung zu verhindern. Ein anteilnehmendes Feedback kann deshalb auch dazu führen, dass sich der Feedbackempfänger invalidiert fühlt, da er sich mit Rückmeldungen konfrontiert sieht, die sich nicht mit seinem Erleben decken oder seine Sicht der Dinge infrage stellen. Beispielsweise könnte eine weibliche Gruppenteilnehmerin darüber berichten, dass sie von ihrem Partner enttäuscht ist, und entsprechende Situationen aus ihrem Alltag schildern, die dies illustrieren. Das anteilnehmende Feedback einiger Gruppenmitglieder könnte jedoch darin bestehen, dass diese auf den Partner wütend werden oder aber auf die Patienten selbst, weil sie sich von ihrem Partner schlecht behandeln lässt, ohne sich dagegen zur Wehr zu setzen. Beide Rückmeldungen stellen für die Patientin eine Konfrontation dar, die für sie zunächst einmal unverständlich erscheint, da sie sich eher Verständnis und Unterstützung erhofft hätte. Zugleich eröffnen diese Rückmeldungen jedoch die Chance, sich eigener, uneingestandener Affekte bewusst zu werden (z. B. Ärger auf den Partner) oder zu erkennen, wie andere und möglicherweise auch ihr Partner sie wahrnehmen (nämlich als passiv und latent vorwurfsvoll).

Ein gelungenes anteilnehmendes Feedback beinhaltet demnach eine optimale Mischung aus Validierung und Konfrontation, sei es, dass diese Mischung in ein und derselben Rückmeldung zum Ausdruck kommt, sei es, dass sich validierende und konfrontierende Rückmeldungen der Gruppenmitglieder die Waage halten. In jedem Fall ist hier der Therapeut gefordert, das Feedback in konstruktive Bahnen zu lenken und den Fokuspatienten in der angemessenen Verarbeitung des Feedbacks zu unterstützen.

Das Identifikationsfeedback

Beim Identifikationsfeedback sollen sich die Gruppenmitglieder soweit als möglich in den Fokuspatienten hineinversetzen und verbalisieren, wie es ihm ihrer Einschätzung nach in der von ihm geschilderten Situation ergangen ist. Idealerweise geht es beim Identifikationsfeedback somit darum, das Erleben aus der Perspektive des Fokuspatienten heraus wahrzunehmen und nicht nur darum, zurückzumelden, wie man selbst die geschilderte Situation erlebt hätte. Hierzu ist es erforderlich, dass sich die Gruppenmitglieder in die Situation hineinversetzen, in der sich der Fokuspatienten befand und „die Welt mit seinen Augen zu sehen". Viele Spielfilme oder Romane sind so aufgebaut, dass sich der Leser bzw. Zuschauer mit einer Figur der Handlung identifiziert. Obgleich es sich bei der Identifikation mit einer anderen (realen oder fiktiven) Person um ein ubiquitäres Phänomen handelt, stellt die dafür erforderliche Perspektivübernahme gerade für Patienten, die unter psychischen Störungen leiden, bisweilen eine besondere Herausforderung dar, die nicht immer gelingt. Zum einen kann die dabei erlebte Belastung die Patienten überfordern, zum anderen können Patienten von ihren eigenen Problemen so sehr absorbiert sein, dass sie sich nicht in ausreichendem Maße auf die Schilderung ihres Mitpatienten einlassen können.

Die Aufgabe des Therapeuten besteht deshalb darin, die Besonderheit dieses Feedbacks deutlich hervorzuheben und darauf zu achten, dass diese Perspektivübernahme gelingt. Auch sollte er einschätzen, ob genügend Gruppenmitglieder trotz ihrer psychischen Probleme in der Lage bzw. offen genug sind, diese Form von Feedback zu geben. Die Indikation für diese Form des Feedbacks ist insbesondere dann gegeben, wenn der Fokuspatient belastende Lebensereignisse thematisiert, die jedoch noch im Rahmen des „normal" menschlichen Erlebens liegen. Zu nennen sind etwa der Verlust wichtiger Bezugspersonen, schwere körperliche oder psychische Erkrankungen, existenzielle Krisen (z. B. Schulden, Arbeitslosigkeit, Konkurs der eigenen Firma usw.) oder anhaltende Konfliktlagen.

Durch ein gelungenes Identifikationsfeedback erhält der Fokuspatient ein hohes Maß an Bestätigung, Verständnis und Unterstützung durch die Gruppe, was meist mit einer hohen emotionalen Intensität einhergeht. Außerdem ermöglicht das Feedback dem Fokuspatienten, sich Facetten seines Erlebens zuzuwenden, die zwar hoch bedeutsam sind, denen er jedoch bislang noch wenig Bedeutung zugemessen hat.

Beispiel:

So wurde beispielweise einem 51-jährigen unter Depressionen leidenden Patienten, der seinen Vater unerwartet im Alter von 14 Jahren verloren hatte, im Rahmen eines Identifikationsfeedbacks bewusst, dass er die Trauer um seinen Vater damals nicht wirklich zulassen konnte, da er sich um seine Mutter kümmerte, die den Verlust ihres Mannes lange nicht bewältigen konnte.

In manchen Fällen kann es auch hilfreich sein, die Gruppenmitglieder zu ermutigen, sich hinter den Fokuspatienten zu stellen, beide Hände auf dessen Schulter zu legen und erst dann mit ihrem Feedback zu beginnen. Auf diese Weise wird die emotionale Intensität noch erhöht und die Berührung wirkt meist tröstender als Worte. Natürlich setzt eine solche Art von Feedback das Einverständnis des Fokuspatienten und der Gruppenmitglieder voraus.

Kontraindiziert ist diese Art des Feedbacks hingegen angesichts von Schilderungen von traumatischer Qualität und Ereignissen, die außerhalb des „normal" menschlichen Erlebens liegen. Beispiele hierfür wären Foltererfahrungen, sexueller Missbrauch oder Misshandlung. Wenn Patienten über solche Erfahrungen berichten, kommt es meist automatisch zu einer Identifikation, die jedoch meist als aversiv und überwältigend erlebt wird, sodass die Gruppenmitglieder selbst in erheblichen Maße belastet werden, was entweder eine krisenhafte emotionale Destabilisierung oder eine emotionale Distanzierung zur Folge hat. Infolge dessen kommt es zu einer Verschiebung der Aufmerksamkeit, weg vom Fokuspatienten hin zu den anderen Gruppenmitgliedern, von denen zumindest einige aufgefangen bzw. stabilisiert werden müssen. Aus diesem Grund sollte der Therapeut sowohl den Fokuspatienten als auch die Gruppe unterstützen, das Mitgeteilte angemessen zu verarbeiten. Hierzu kann das anteilnehmende Feedback einen wertvollen Beitrag leisten, da es den Gruppenmitgliedern die Möglichkeit eröffnet, sich in angemessener Form von den Schilderungen des Fokuspatienten abzugrenzen und dennoch ein hilfreiches Feedback zu geben. Dabei gilt es darauf zu achten, dass sich bei dem Fokuspatienten nicht das Gefühl einstellt, die Gruppe überfordert zu haben und sich deshalb schuldig zu fühlen.

Von Bedeutung ist in diesem Zusammenhang auch der Zeitpunkt des Feedbacks. Manchmal kann es hilfreich sein, wenn der Therapeut im Anschluss an die Schilderung des Fokuspatienten als Modell für eine adäquate Form des Feedbacks fungiert und erst dann die Gruppe einbezieht (üblicherweise gibt der Therapeut als letzter Feedback oder verzichtet darauf, selbst Feedback zu geben und fasst stattdessen das Feedback der Gruppenmitglieder zusammen). Dies kann zum Beispiel in einer Form von distanzierter Anteilnahme erfolgen, im Rahmen derer der Therapeut sein eigenes Erleben in sachlicher Form beschreibt und dabei zugleich Anteilnahme und Verständnis zum Ausdruck bringt. Zugleich sollten auch die Ressourcen des Patienten Erwähnung finden, die u. a. darin liegen, dass er den Mut hat, das Erlebte in der Gruppe anzusprechen und sich damit aktiv darum zu bemühen, die traumatischen Erfahrungen zu bewältigen. Eine mögliche Intervention des Therapeuten nach der Schilderung einer traumatischen Erfahrung des Fokuspatienten wäre (nach einer kurzen Phase des Schweigens in eher sachlichem Tonfall):

„Ich merke, dass es mir angesichts dessen, was sie erlebt haben, schwerfällt, die richtigen Wort zu finden. Sie haben Schlimmes durchgemacht und ich spüre bei mir Wut auf den Täter, zugleich auch den starken Wunsch, Sie zu schützen und Ihnen irgendwie zu helfen! Zugleich empfinde ich großen Respekt vor Ihrem Mut, den es braucht, um uns davon zu berichten, was Ihnen angetan wurde. Das zeigt mir, dass Sie nicht aufgeben und nach Möglichkeiten suchen, das Trauma zu bewältigen."

Meist kommt es dann zu einem kurzen Dialog zwischen dem Therapeuten und dem Fokuspatienten, den der Therapeut auch dazu nutzen kann, zu klären, ob der Fokuspatient in der Lage ist, ein anteilnehmendes Feedback zu verarbeiten und welche Facetten eines solchen Feedbacks besonders hilfreich für ihn sind. Im Anschluss daran kann die Gruppe dann zu einem anteilnehmenden Feedback angeleitet werden. Auf diese Weise haben die Gruppenmitglieder etwas Zeit, ihre Gedanken zu ordnen und ihr Feedback vorzubereiten. Zugleich können sie sich partiell an der Rückmeldung des Therapeuten orientieren. Gemäß dem Motto des Therapeuten „Tue nichts, was die Gruppe selbst tun kann!", könnte in einer Gruppe mit erfahrenen Patienten auch direkt zu einem anteilnehmenden Feedback übergegangen werden, da in diesem Fall die Wahrscheinlichkeit eines konstruktiven Feedbacks hoch ist und die Gruppenmitglieder gelernt haben, auch mit belastenden Mitteilungen angemessen umzugehen.

Das evokative Feedback

Während die bisher dargestellten Feedbackarten sich in erster Linie auf die geschilderten Inhalte und die damit verbundene Selbstoffenbarung beziehen (vgl. hierzu die vier Seiten einer Nachricht nach Schulz von Thun, 2010), geht es beim evokativen Feedback um Rückmeldungen, die auf die Art und Weise bzw. das *Wie* einer Schilderung Bezug nehmen. Der Aufmerksamkeitsfokus wird bei dieser Art des Feedbacks auf den Appell- und den Beziehungsaspekt einer Schilderung gelegt. Wozu möchte der Fokuspatient die Zuhörer bringen? Wie sollen sie sich ihm gegenüber verhalten (Appellaspekt)? Wie definiert der Fokuspatient durch die Art und Weise seiner Darstellung die Beziehung zwischen sich und der Gruppe? Schafft er durch seine Schilderung Nähe oder Distanz? Stellt er Dominanz oder Unterordnung her? Diese Art von Feedback stellt sowohl für den Fokuspatienten als auch für die Gruppe eine große Herausforderung dar, da es stark von der Alltagskommunikation abweicht und meist als konfrontativ erlebt wird. Der Fokuspatient ist sich nämlich häufig nicht darüber im Klaren, was seine Art und Weise der Darstellung bei anderen auslöst. Auch orientiert sich das Feedback nicht an dem Inhalt einer Schilderung, was zu Irritationen führen kann und den Erwartungen des Fokuspatienten (und manchmal auch der Gruppe) zuwider läuft.

Das evokative Feedback sollte deshalb eher sparsam eingesetzt werden. Kommt es zur Anwendung, dann sollte die Gruppe ausführlich instruiert werden und es sollte sichergestellt werden, dass bei dem Fokuspatienten die Bereitschaft vorhanden ist, sich mit dieser Art von Feedback auseinanderzusetzen. Eine mögliche Indikation für dieses Feedback besteht immer dann, wenn eine ausgeprägte Diskrepanz zwischen dem *Inhalt* und der *Art und Weise* einer Problemschilderung besteht und davon auszugehen ist, dass der Fokuspatient darunter leidet, dass sein Umfeld oft nicht so reagiert, wie er es sich wünschen würde. Dies wäre beispielsweise dann der Fall, wenn ein Gruppenmitglied in sachlich distanzierter Weise über den Verlust eines ihm nahestehenden Menschen berichtet und von ihm bekannt ist, dass er sich in vielen Situationen mehr Nähe, Verständnis und Anteilnahme von seinem Umfeld wünschen würde. In diesem Fall könnte es für ihn hilfreich sein zu erfahren, dass seine sachlich distanzierte Art und Weise, über seine Problematik zu berichten, dazu führt, dass die anderen Gruppenmitglieder auf Distanz bleiben und wenig Empathie erkennen lassen. Würde der Therapeut hingegen ein andere Art von Feedback initiieren (z. B. ein Identifikationsfeedback), dann bestünde die Gefahr, dass dieses entweder oberflächlich ausfällt oder die Gruppe mit Widerstand reagiert, da die Art der Darstellung eine Identifikation schwierig erscheinen lässt und deshalb die Gefahr besteht, dass sich in der Gruppe genau das wiederholt, was der Fokuspatienten befürchtet: in seiner Trauer nicht verstanden zu werden.

Ein evokatives Feedback könnte ihm jedoch die Chance bieten, sich seiner Wirkung auf andere bewusst zu werden und ihm damit die Möglichkeit eröffnen, sich anders als bisher zu verhalten.

Eine weitere Indikation für das evokative Feedback liegt dann vor, wenn das geschilderte Anliegen des Patienten einen starken Appellcharakter aufweist und damit fast schon manipulativ wirkt, ohne dass dies dem Fokuspatienten bewusst wäre.

Beispiel:

Ein Beispiel hierfür wäre die Schilderung eines Patienten, der von seinem anstrengenden Berufsalltag berichtet, wobei zunehmend deutlich wird, dass er die Zuhörer damit beeindrucken möchte und ihnen verdeutlichen will, welch wichtige Rolle er innerhalb seiner Firma einnimmt. Das vordergründige Anliegen „Umgang mit einem stressigen Berufsalltag" wird damit zu einem Transportmedium für ein verdecktes Anliegen, nämlich dem, für seine Leistungen anerkannt und bewundert zu werden. Ein evokatives Feedback kann in diesem Fall dazu beitragen, dieses implizite Beziehungsmotiv herauszuarbeiten und es zum Thema der Sitzung zu machen.

In Abbildung 9 sind die unterschiedlichen Feedbackarten nochmals zusammenfassend dargestellt. Die Kreise innerhalb der Abbildung sollen das aktuelle Erleben der am Feedback beteiligten Gruppenmitglieder symbolisieren. Wie die Abbildung verdeutlicht, fallen die Überschneidungen zwischen den beiden Kreisen (also dem Erleben des Feedbackempfängers und dem Feedbackgeber) für die unterschiedlichen Feedbackarten unterschiedlich groß aus.

Im Fall des Identifikationsfeedbacks ist die Überschneidung am größten, da sich derjenige, der Feedback gibt, so gut es geht in den Feedbackempfänger hineinversetzt und versucht, dessen Erleben in Wort zu fassen. Im Falle des anteilnehmenden Feedbacks fällt die Überschneidung hingegen geringer aus, da sich der Feedbackgeber zwar in den Feedbackempfänger hineinversetzt, jedoch auch seine Sicht der Dinge zum Ausdruck bringt. Im Falle des Beratungsfeedbacks fällt die Überschneidung noch kleiner aus, da die Ratschläge aus der Außenperspektive gegeben werden und dabei die Schwierigkeiten des Feedbackempfängers, die ihn bisher daran gehindert haben, sein Problem in Eigenregie zu lösen, nicht in die Überlegungen einbezogen werden (z. B. *„Wenn dich dein Partner so nervt, dann trenne dich doch von ihm!"*). Die geringste Überschneidung weist jedoch das

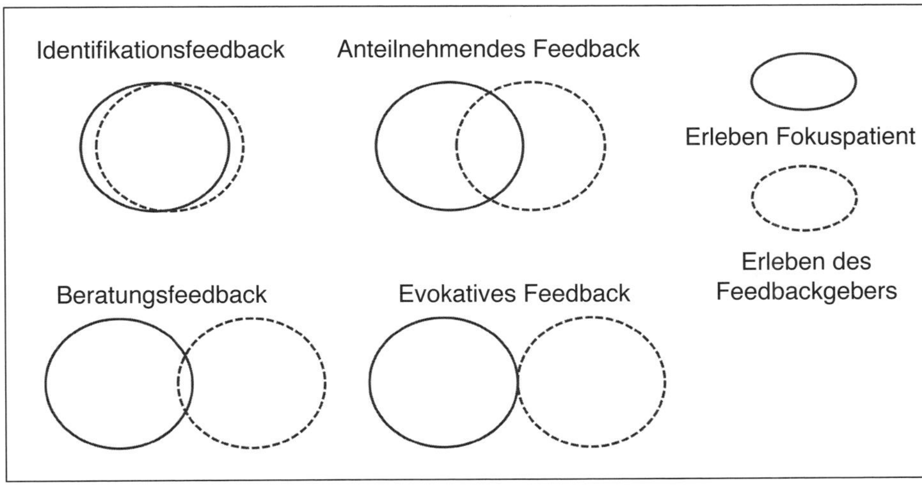

Abbildung 9: Feedback und Perspektive

evokative Feedback aus. Hier richtet der Feedbackgeber seine Aufmerksamkeit ganz auf seine eigene Wahrnehmung bzw. darauf, zu was ihn der Feedbackempfänger bringen möchte, ohne dass er dies offen kommuniziert. Der Feedbackempfänger realisiert damit eine verdeckte und ihm meist nicht bewusste Manipulation, die der Feedbackgeber als solche erkennen und rückmelden soll. Das Rollenfeedback wiederum entspricht dem Identifikationsfeedback, nur dass die Identifikation sich hier auf eine Person bezieht, deren Rolle der Feedbackgeber eingenommen hat.

Wie bereits ausgeführt, bedarf es gerade in der Initialphase einer AVG oder, im Falle einer halboffenen Gruppe bei neuen Gruppenmitgliedern, eine möglichst klare und zugleich motivierende Anleitung bezüglich der adäquaten Durchführung des erwünschten Feedbacks. Die folgenden Beispiele sollen Möglichkeiten des Vorgehens veranschaulichen:

Beispiel: Beratungsfeedback

Th.: „Sie haben uns einen guten Überblick gegeben, wie sich die Situation an ihrem Arbeitsplatz gestaltet. Ich glaube, dass die Gruppe eine ganze Menge Ideen und Vorschläge hat, was Sie tun könnten, um Ihre Situation zu verbessern. Wären deshalb einige Rückmeldungen hierzu für Sie hilfreich?“

Pat.: „Ja, in jedem Fall. Ehrlich gesagt, würde ich mich über ein paar Ratschläge oder gute Ideen freuen, wie ich jetzt weiter vorgehen soll.“

Th.: „Gut. Dann lassen Sie uns doch die Vorschläge sammeln. Ich spreche lieber von Vor- als von Ratschlägen, auch wenn es inhaltlich vielleicht meist auf das Gleiche hinausläuft. Aber Ratschläge können einen leicht unter Druck setzen, Vorschläge erweitern hingegen den Handlungsspielraum. Wer hat Ideen, Tipps und Vorschläge, wie Frau M. weiter vorgehen könnte? Ich schlage vor, wir schreiben die Vorschläge auch am Flipchart mit und sammeln erst einmal. Danach kann Frau M. dazu Stellung nehmen. Frau M., Sie hören sich die Ideen jetzt erst einmal an und beziehen noch keine Position dazu. Sie fragen nur nach, wenn Sie etwas genauer wissen möchten oder Ihnen etwas nicht klar ist."

Beispiel: Rollenfeedback

Th.: „Ich werde Sie nach dem Rollenspiel (oder im Verlauf der Skulpturarbeit) darum bitten, zu beschreiben, wie es der Person, deren Rolle Sie gespielt haben, ergangen ist. Was hat sie gedacht und gefühlt? Warum hat sie sich so verhalten, wie sie es getan hat? Hätte sie gerne etwas anders gemacht? All das können wichtige Aspekte sein; achten Sie einfach darauf, was für Sie am deutlichsten spürbar ist. Wichtig ist, dass Sie sich, so gut es geht, in die Person hineinversetzen, deren Rolle Sie übernehmen. Es geht also nicht darum, wie es *Ihnen* in der Rolle gehen würde, sondern darum, wie es *der Person* gehen würde, die Sie darstellen! Das klingt komplizierter, als es ist. Sie werden gleich feststellen, dass die Rolle und die Situation, in der Sie sich befinden, eine Eigendynamik entwickelt und Sie müssen deshalb einfach nur das wiedergeben, was Sie bei sich wahrnehmen, ohne viel darüber nachzudenken. Dann sind Sie der Persson, die Sie darstellen (oder spielen), am nächsten. Lassen Sie es uns jetzt einfach einmal versuchen!"

Beispiel: Anteilnehmendes Feedback

Th. (nachdem der Fokuspatient dem Feedback zugestimmt hatte): „Was hat die Schilderung von Herrn M. bei Ihnen ausgelöst? Haben Sie vielleicht ähnliche Erfahrungen gemacht (Ähnliches erlebt) wie Herr M.?"

Th. (altern.): „Was hat die Schilderung von Herrn M. bei Ihnen ausgelöst? Welche Gedanken und Gefühle sind Ihnen dabei gekommen? Meist sind die unmittelbaren und ganz direkt mitgeteilten Eindrücke die hilfreichsten!"

Beispiel: Identifikations-Feedback

Th. (nachdem der Fokuspatient dem Feedback zugestimmt hatte): „Wie wäre es Ihnen an der Stelle von Herrn M. ergangen? Wenn Sie sich einmal, so gut es geht, in Herrn M. hineinversetzen, so als wären Sie er, was hätten Sie in dieser Situation gedacht, gefühlt und wie hätten Sie reagiert?"

Manchmal kann es sinnvoll sein, wenn der Therapeut noch einmal kurz die Besonderheiten der Situation bzw. der Ereignisse hervorhebt, von denen der Fokuspatient berichtet hat, z. B.:

Th.: „Wie ist es Herrn M. wohl ergangen, als er vollkommen überraschend seine Stelle verloren hat? Was würde das mit Ihnen machen?"

Beispiel: Evokatives Feedback

Th. (nachdem der Fokuspatient dem Feedback zugestimmt hatte): „Was hat die Art und Weise, *wie* Herr M. über seine Problematik gesprochen hat, bei Ihnen ausgelöst? War in Ihrer Wahrnehmung dabei ein besonderer Appell bzw. eine Aufforderung verbunden? Fühlen Sie sich durch die Art der Schilderung in besonderer Weise dazu gedrängt, etwas zu denken oder zu tun oder umgekehrt, etwas zu unterlassen?"

Th. (altern.): „Was hat die Art und Weise, *wie* Herr M. über seine Problematik gesprochen hat, bei Ihnen ausgelöst? Fühlen Sie sich Herrn M. dadurch eher nahe oder eher fern? Nehmen Sie sich jetzt gerade als ebenbürtig oder vielleicht als unterlegen wahr?"

Manchmal kann es sinnvoll sein, zu benennen, worin die Besonderheit in der Art der Darstellung begründet lag, z. B.:

Th.: „Bei Ihrer Schilderung ist mir besonders aufgefallen, dass Sie in sehr monotoner und sachlicher Weise über Ihre plötzliche Kündigung sprechen, obgleich diese Sie sehr getroffen hat. Was halten Sie davon, wenn wir einmal die Gruppe fragen, was genau diese Art der Schilderung bei den anderen auslöst hat?"

Th. (oder bei einem narzisstisch akzentuierten Patienten): „Die Art und Weise, wie Sie von Ihrer beruflichen Tätigkeit sprechen, beispielsweise indem sie viele Fachbegriffe verwenden und deutlich machen, welchen Einfluss Sie in Ihrer Firma haben, lässt bei mir den Eindruck entstehen, dass Sie eine sehr wichtige Person sind, neben der sich andere, zumindest erlebe ich es so, vergleichsweise unbedeutend fühlen. Was halten Sie davon, wenn wir einmal die Gruppe fragen, was die Art und Weise, *wie* Sie über Ihre berufliche Tätigkeit berichten, bei den anderen Gruppemitgliedern ausgelöst hat?"

Merke:

Gruppentherapeuten sollten die unterschiedlichen Arten von Feedback kennen und sie gezielt einsetzen. Auch wenn es Überschneidungen gibt, unterscheiden sich die Feedbackarten hinsichtlich ihrer Perspektive und darin, ob sie eher Akzeptanz oder Veränderung fördern.

5.2.5 Angemessene und konstruktive Gesprächsbeiträge fördern, inadäquate oder destruktive unterbinden können

Sämtliche der bisher beschriebenen Maßnahmen tragen ihren Teil dazu bei, innerhalb einer therapeutischen Gruppe konstruktive Kommunikations- und Interaktionsmuster zu fördern. Die hier beschriebene Basisfertigkeit bezieht sich jedoch ganz direkt auf den Aufbau und die Aufrechterhaltung konstruktiver und auf die Reduktion destruktiver Gesprächsbeiträge. Die im Folgenden beschrieben Interventionen zielen darauf ab, die Auftretenswahrscheinlichkeit von Beiträgen einzelner Gruppenmitglieder entweder zu erhöhen oder zu vermindern. Beispielsweise ist es meist sinnvoll, einen Patienten während der Orientierungsrunde darum zu bitten, von sich zu sprechen und damit einen direkten Bezug zu seinem Erleben hertzstellen, anstatt diesen durch die Verwendung von Begriffen wie „man" oder „wir Männer" (bzw. „wir Frauen") usw. zu vermeiden. Interveniert der Therapeut nicht, dann besteht die Gefahr, dass auch die andere Gruppenmitglieder im Allgemeinen bleiben, was letztlich zur Ausbildung einer entsprechend dysfunktionalen Gruppennorm führen kann (z. B.: *„Wir bleiben im Allgemeinen und lassen es nicht zu persönlich werden."*).

Interveniert der Therapeut nicht konsequent, sondern erst bei dem zweiten oder dritten Patienten, der sich entsprechend dysfunktionalen äußert, dann wird das angesprochene Gruppenmitglied dies nachvollziehbarerweise als ungerecht erleben, da seine Vorgänger nicht darauf angesprochen wurden. Die im Folgenden beschriebenen Interventionen sollten deshalb konsequent und möglichst ohne Ausnahme zur Anwendung kommen. Ausnahmen sind dann sinnvoll, wenn diese für die Gruppe und das betreffende Gruppenmitglied nachvollziehbar sind und angemessen erscheinen. Eine solche Ausnahme könnte zum Beispiel dann sinnvoll sein, wenn ein Patient von starken Emotionen überwältigt wird und es deshalb nicht zielführend wäre, ihn in diesem Zustand auf den Gebrauch unpersönlicher Formulierungen („man"), aufmerksam zu machen.

Als problematisch einzuschätzen ist es jedoch, wenn der Therapeut mehrere Gruppenmitglieder in Folge dazu anhalten muss, ihre Gesprächsbeiträge umzuformulieren. Der Therapeut kann dann leicht in die Rolle eines strengen Lehrers geraten, da er seine exekutive Funktion damit zu sehr betont (vgl. Kap. 2). Die Gefahr besteht häufig dann, wenn ein Therapeut eine bereits bestehende Therapiegruppe übernimmt, die bisher von einem Therapeuten geleitet wurde, der weniger steuernd in das Gruppengeschehen eingriffen hatte. Haben sich in Bezug auf die Gesprächsbeiträge innerhalb einer Gruppe dysfunktionale Normen herausgebildet, so ist es in der Regel sinnvoller, der Gruppe durch den Einsatz entsprechender Interaktionsspiele die negativen Auswirkungen der dysfunktionalen Muster vor Augen zu führen (vgl. Kap. 6, die Technik der Übertreibung) und/ oder ein funktionales Verhalten strukturiert einzuüben.

Welche Form der Kommunikation ist in der Gruppentherapie angemessen? Wie bereits mehrfach erwähnt, weicht die Kommunikation innerhalb der Gruppe von der Alltagskommunikation in signifikanter Weise ab. Konstruktive Gesprächsbeiträge in der Gruppentherapie sind durch folgende Merkmale gekennzeichnet:

1. Sie weisen ein hohes Maß an Selbstöffnung auf,
2. beziehen sich auf das Hier und Jetzt des Erlebens,
3. sind ausgewogen in Bezug auf Sachlichkeit und Emotionalität,
4. weisen einen nachvollziehbaren Bezug zum aktuellen Thema oder der aktuellen Situation innerhalb der Gruppe auf,
5. beziehen sich auf die Gruppe oder einzelne Gruppenmitglieder und
6. sind angemessen einfühlend, wertschätzend und authentisch formuliert (auch wenn Kritik geäußert wird).

Ein Beispiel hierfür wäre folgende mögliche Äußerung eines Gruppenmitgliedes, nachdem dieses über seine Problematik berichtet hat: *„Ich schäme mich gerade ein wenig, weil ich den Eindruck habe, dass ich der einzige in der Gruppe bin, der solche Probleme hat."* Weniger konstruktiv wäre hingegen der folgende Beitrag: *„Obwohl die Häufigkeit psychischer Störungen immer mehr zunimmt, werden diese in unserer Gesellschaft noch immer in hohem Maße stigmatisiert."* Man kann sich leicht ausmalen, wie unterschiedlich die Gruppe auf die jeweiligen Äußerungen regieren würde.

In Tabelle 19 sind einige Beispiele für dysfunktionale Gesprächsbeiträge und deren konstruktive Variante aufgeführt.

Tabelle 19: Beispiele dysfunktionaler und konstruktiver Kommunikation

Dysfunktionale Kommunikation	Funktionale Kommunikation
Abwertungen anderer Gruppenmitglieder, des Therapeuten oder der Therapie.	Konstruktive Kritik: wertschätzend, lösungsorientiert, spezifisch und verhaltensbezogen, als Wunsch und nicht als Forderung formuliert.
Verwendung von Generalisierungen.	Ansprechen spezifischer und konkreter Inhalte.
Abstrakte, intellektualisierende Äußerungen.	Konkrete und auf das eigene Erleben bezogene Äußerungen.
Egozentrische Bezugnahme an Stellen, an denen es um das Thema eines anderen Gruppenmitgliedes geht.	Auf den anderen bezogene Gesprächsbeiträge, die durch Empathie und Perspektivübernahme gekennzeichnet sind und für den Betreffenden relevant sind.

Tabelle 19: Fortsetzung

Dysfunktionale Kommunikation	Funktionale Kommunikation
Verwendung von „inquisitorischen“ bzw. „bohrenden“ Fragen, die andere unter Druck setzen.	Verwendung von anteilnehmenden Verständnisfragen, deren Äußerungsbasis transparent und für den Adressaten nachvollziehbar ist.
Weitschweifige und tangentiale Äußerungen, die am eigentlichen Thema vorbeigehen.	Die Beiträge sind prägnant und weisen einen klaren Themenbezug auf.
Die Verwendung von Deutungen und Interpretationen.	Mitteilung der eigenen Betroffenheit und gegebenenfalls der eigenen Hypothesen, falls dies erwünscht ist.
Geben von Ratschlägen.	Anteilnehmendes Feedback in Form von Ich-Botschaften.

Um den Anteil konstruktiver Gesprächsbeiträge in der Gruppe zu erhöhen, bieten sich folgende verhaltenstherapeutische Methoden an:
- Instruktion,
- direkte Verstärkung,
- Prompting, und
- Modelldarbietung.

Zu Beginn einer Gruppentherapie ist es unumgänglich, neue Gruppenmitglieder zu instruieren, welche Art von Gesprächsbeiträgen angemessen ist. Beispiele hierfür wurden in Zusammenhang mit den unterschiedlichen Arten von Feedback gegeben. Die Verstärkung konstruktiver Gesprächsbeiträge kann non- und paraverbal erfolgen, indem der Therapeut dem jeweiligen Patienten durch eine zugewandte Körperhaltung und paraverbale Mitteilungen („mhm“) sein Interesse signalisiert. Gerade in den ersten Sitzungen ist es zudem sinnvoll, konstruktive Gesprächsbeiträge und das Befolgen von Instruktionen explizit zu verstärken.

Beispiele: Rückmeldung mit verstärkendem Charakter

- „Es freut mich, dass Sie so offen über Ihre Probleme berichten.“
- „Es ist gut, dass Sie Ihre Traurigkeit zulassen können.“
- „Sie bringen es wirklich auf den Punkt!“
- „Erzählen Sie uns mehr davon, das ist ganz wichtig.“

Gemäß den Gesetzen der Lerntheorie ist es in den ersten Sitzungen sinnvoll, kontinuierlich zu verstärken, im weiteren Verlauf der Therapie jedoch intermittierend. Durch Prompting (englisch für anregen, souffileren), eine der operanten Methoden zugeordnete Technik der Verhaltensformung, können die Gruppenmitglieder dazu angeregt werden, sich in spezifischer Weise in die Gruppe einzubringen oder ihre Gesprächsbeiträge in die gewünschte Richtung zu lenken. Inhaltlich kann es sich um *kurze* Instruktionen, Fragen oder Anweisungen handeln. Auch wenn sie manchmal den Charakter von Verstärkern haben, liegt ihre primäre Funktion darin, ein erwünschtes Verhalten (hier einen konstruktiven Gesprächsbeitrag) anzuregen. Die Prompts des Therapeuten kommen deshalb, bevor oder während ein Patienten sich in die Gruppe einbringt, zur Anwendung. Folgende Anweisungen des Therapeuten können deshalb als Prompts definiert werden:

Beispiele: Prompting

- *„Sprechen Sie Herrn W. direkt an!"* (wenn ein Patient beginnt, über einen anwesenden Patienten zu sprechen, anstatt ihn direkt anzusprechen).
- *„Ich nehme Sie gerade als sehr unruhig wahr. Sagen Sie der Gruppe doch einfach, was Sie gerade beschäftigt."* (falls ein Patient bei einem bestimmten Thema sehr unruhig wird, jedoch nichts dazu sagt).
- *„Können Sie sagen, was das für Sie bedeutet?"* (falls ein Patient in seinem Beitrag keinen Bezug zu seinem persönlichen Erleben herstellt).

Was die Modelldarbietung angeht, so kann diese direkt durch den Therapeuten erfolgen, beispielweise indem dieser mit einem bestimmten Feedback beginnt. Es ist zwar in aller Regel günstiger, wenn sich der Therapeut zurückhält und manchmal auch gar kein Feedback gibt, sondern das Feedback der Gruppenmitglieder moderierend zusammenfasst, jedoch können sich Situationen innerhalb einer Gruppentherapie ergeben, die es sinnvoll erscheinen lassen, wenn der Therapeut sich selbst in modellhafter Weise einbringt. Dies ist dann der Fall, wenn es sich um eine schwierige und für die Gruppe neue Situation handelt und/oder die Gruppe erst seit kurzer Zeit besteht und die Gruppenmitglieder ohne die direkte Unterstützung des Therapeuten mit der Bewältigung der Situation überfordert wären. Interveniert der Therapeut in solchen Situationen nicht, kann dies dazu führen, dass sehr schnell intensive gruppendynamische Prozesse angestoßen werden (beispielsweise dadurch, dass sich die Gruppe im Stich gelassen fühlt), die es dann zu bearbeiten gilt, obgleich es sich um eine Dynamik handelt, die durch ein gleichermaßen direktives wie supportives Therapeutenverhalten zu vermeiden gewesen wäre. Konkrete Beispiele für solche Situationen wären plötzliche Kritik an der Gruppentherapie, Konflikte innerhalb der Gruppe oder Mitteilungen eines Gruppenmitgliedes, die die Gruppe überfordern. In diesem Fall ist es meist sinnvoll, wenn der Therapeut die Rückmeldungsrunde eröffnet, um damit zu veranschaulichen, wie eine adäquate und hilfreiche Rückmeldung aussehen könnte. Falls beispielsweise eine Patientin in einer bereits seit längerem bestehenden Gruppe über Misshandlungen in ihrer Kindheit berichtet, könnte der Therapeut im Anschluss daran wie folgt reagieren:

„Ich bin selbst von Ihrer Schilderung sehr betroffen und es ist nicht einfach, die richtigen Worte zu finden. In jedem Fall ist es mutig von Ihnen, über das, was Sie erlebt haben, hier in der Gruppe zu sprechen. Ich habe oft erlebt, dass sich Gruppenmitglieder dafür schämen, obwohl sie nichts dafür konnten, dass sie von ihren Eltern geschlagen wurden. Uns davon zu erzählen, war sicher nicht einfach für Sie und zeigt auch, dass Sie auch über eine große Stärke verfügen! Ich selbst spüre den starken Wunsch, Ihnen zu helfen, Sie irgendwie zu schützen und zugleich spüre eine Wut auf Ihre Eltern, die Sie geschlagen haben, auch wenn sie, so wie Sie erzählt haben, als Kinder selbst geschlagen wurden. Was halten Sie davon, wenn wir die Gruppe einmal fragen, was Ihre Schilderung bei den anderen ausgelöst hat?"

Das Feedback des Therapeuten ist ausführlich und facettenreich. Die Gruppenmitglieder bekommen auf diese Weise eine Vorstellung davon, wie eine angemessene Rückmeldung aussehen kann und welche Aspekte dabei Erwähnung finden können. Sie erleichtert damit die Orientierung und erhöht die Wahrscheinlichkeit eines möglichst hilfreichen (anteilnehmenden) Feedbacks durch die Gruppe.

In offenen Gruppen kann es auch sinnvoll sein, ein erfahrenes Gruppenmitglied darum zu bitten, mit dem Feedback zu beginnen und es anschließend für seinen Beitrag zu verstärken. Hierdurch wird das Gruppenmitglied als Modell definiert. Wie bereits erwähnt, sollte jedoch nicht immer ein Gruppenmitglied auf diese Weise hervorgehoben werden, um so zu vermeiden, dass dieses Mitglied in eine Sonderrolle gedrängt wird, was langfristig gesehene eine ungünstig Gruppendynamik entfalten könnte.

Die eleganteste Methode, die Häufigkeit konstruktiver Gesprächsbeiträge zu erhöhen, besteht sicher darin, diese durch die Anwendung von Verstärkung und den anderen beschriebenen Techniken zu realisieren. Allerdings ergeben sich gerade in der Gruppentherapie immer wieder Situationen, in denen der Therapeut in einer Weise intervenieren muss, die als Bestrafung erlebt wird. In solchen Situationen kommt die exekutive Funktion des Therapeuten am stärksten zum Tragen. Ist der Therapeut gezwungen, zu oft auf entsprechende Techniken zurückgreifen, so kann dies als Indiz dafür gelten, dass etwas in der Therapie „schief läuft" bzw. sich eine negative Gruppendynamik ausgebildet hat. Ist dies der Fall, dann sollte der Therapeut diese Dynamik ansprechen und zusammen mit der Gruppe deren Hintergründe erarbeiten. Einzelne dysfunktionale Gesprächsbeiträge sollten jedoch direkt angesprochen und in konstruktive Bahnen gelenkt werden. In der Praxis hat sich hierbei folgendes Vorgehen bewährt:

Wird erkennbar, dass der Gesprächsbeitrag eines Gruppenmitgliedes eher in eine dysfunktionale oder sogar destruktive Richtung geht, dann sollte dies dem betreffenden Gruppenmitglied zeitnah zurückgemeldet werden. Zeitnah ist hierbei ein relatives Kriterium und hängt wesentlich von dem Ausmaß des destruktiven Potenzials des Beitrages ab. Denn, wie bereits in der beschriebenen Encountergruppen-Studie von Lieberman et al. (1973) gezeigt werden konnte, hat das Zulassen von Feindseligkeitsäußerungen in Gruppentherapien sehr negative Konsequenzen, sowohl für das Gruppenklima als auch für einzelne Teilnehmer. Aggressive, entwertende oder im vorwerfenden Ton vorgebrachte Beiträge sollten deshalb rasch unterbrochen und in eine konstruktive Richtung gelenkt werden.

Bei primär dysfunktionalen, dabei jedoch nicht destruktiven Äußerungen (wie beispielweise gut gemeinten Ratschlägen, weitschweifigen Kommentaren, die vom Thema wegführen usw.) kann sich der Therapeut länger Zeit lassen, bevor er interveniert. Manche Patienten benötigen zudem mehr Zeit als andere, um auf den Punkt zu kommen, sodass ein zu frühes Unterbrechen nicht zielführend wäre. Im Bild gesprochen sollte der Therapeut in diesen Fällen abwarten, ob das Gruppenmitglied mit seinem Gesprächsbeitrag „noch die Kurve kriegt“ oder nicht. Wenn es sich jedoch abzeichnet, dass ihm dies nicht gelingt, dann sollte der Therapeut einschreiten. Wenn er dies tut, sollte er darauf achten, dem betreffenden Patienten gegenüber in nonverbaler Form Akzeptanz und Wertschätzung zu vermitteln oder sich im Fall von aggressiven oder abwertenden Äußerungen um eine neutral-sachliche Haltung bemühen. Da „der Ton die Musik macht“ sollte der Therapeut konsequent darauf achten, dass er nicht als gereizt, ärgerlich oder entwertend wahrgenommen wird, da dies leicht zu Reaktanz und/oder Verunsicherung sowohl bei dem betreffenden Gruppenmitglied als auch bei den anderen Gruppenmitglieder führen kann. Die unvermeidbare Folge wäre, dass die Bereitschaft der Patienten, sich in die Gruppe einzubringen, sinkt.

Die Kunst der Intervention liegt somit darin, sie so umzusetzen, dass sie eher als Anregung und weniger als Maßregelung und Strafreiz erlebt wird. Dabei hat sich folgendes Vorgehen bewährt:

1. Inhaltlich begründet der Therapeut sein Eingreifen, indem er das dysfunktionale Muster des Beitrages sachlich und möglichst konkret benennt und
2. eine konstruktive Alternative (im Sinne des erwünschten Zielverhaltens) vorschlägt.
3. In vielen Fällen kann es ebenfalls günstig sein, dass Engagement des Patienten positiv zu konnotieren bzw. ihn für seine aktive Mitarbeit zu verstärken.

Im Fall von aggressiver oder anderen Formen destruktiver Äußerungen kann es sinnvoll sein, wenn der Therapeut die Äußerungen validiert, vor allem dann, wenn sie prinzipiell nachvollziehbar oder sogar berechtigt ist, jedoch in inadäquater Weise vorgebracht wird. Zu vermeiden sind hingegen Äußerungen, die Deutungen, Interpretationen oder Wertungen enthalten. Denn bei Patienten entsteht dann leicht der Eindruck, dass sie aufpassen müssen, was sie in die Gruppe einbringen, da dies jederzeit „gegen sie verwendet werden kann". Im Folgenden sind einige Beispiele für die beschriebene Art der Interventionen aufgeführt.

Bei einem Patienten, der statt eines erwünschten anteilnehmenden Feedbacks Ratschläge formuliert, könnte der Therapeut sagen:

„Herr K., darf ich Sie an dieser Stelle einmal unterbrechen? Es ist sehr gut, dass Sie sich so aktiv einbringen, jedoch machen Sie das gerade in Form von Ratschlägen *[= Benennung des dysfunktionalen Beitrages]*. Bei diesem Feedback geht es allerdings darum zu sagen, was die Schilderung von Herrn P. bei Ihnen an Gedanken und Gefühlen ausgelöst hat *[= konstruktive Alternative]*! Können Sie uns dazu noch etwas sagen?"

Bei einem Patienten, der statt eines erwünschten anteilnehmenden Feedbacks von seinen Problemen berichtet, wäre folgende Intervention denkbar:

„Ich klinke mich an dieser Stelle ein. Ich merke nämlich gerade, dass Sie ganz bei *Ihrem* Thema sind. Das zeigt, wie sehr Sie durch Ihre Problematik belastet sind. Bei diesem Feedback geht es allerdings darum zu sagen, was die Schilderung von Herrn P. bei Ihnen an Gedanken und Gefühlen ausgelöst hat! Können Sie uns dazu noch etwas sagen?"

Bei einem Patienten, der statt eines erwünschten anteilnehmenden Feedbacks eine allgemein gehaltene Einschätzung der Situation abgibt, bietet sich die folgende Intervention an:

„Herr P., ich hake da einmal ein. Das Thema von Frau S. beschäftigt Sie sehr und es fällt Ihnen viel dazu ein. Können Sie jedoch versuchen, deutlich zu machen, auf welche Weise dieses Thema Sie ganz persönlich betrifft? Welche Gedanken und Gefühlen hat die Schilderung von Frau S. bei Ihnen ausgelöst? Ganz ungefiltert, so als würden Sie gerade laut denken!"

Die Intervention bei einem Patienten, der sich in aggressiver Weise über das aus seiner Sicht unangemessene Verhalten eines anderen Gruppenmitgliedes äußert, sollte in bestimmten und eher lautem Tonfall erfolgen:

„Moment mal, Herr K., ich habe den Eindruck, dass Sie gerade ziemlich sauer (oder ärgerlich) sind und das hat ganz sicher auch seine Gründe. Allerdings ist es wichtig, dass Sie Ihre Kritik (oder Rückmeldung) in einer Form anbringen, die es dem anderen möglich macht, Sie zu verstehen und darauf einzugehen. Das geht jedoch nur, wenn Sie Ihre Kritik (Rückmeldung) auf eine respektvolle Art und Weise zum Ausdruck bringen. Können Sie sich deshalb einen Moment lang Zeit nehmen und dann möglichst konkret sagen, was Sie so ärgerlich gemacht hat bzw. worauf genau sich Ihre Kritik bezieht?"

In ebenfalls bestimmtem Tonfall sollte die Intervention bei einem Patient erfolgen, der sich einem anderen Patienten gegenüber abwertend äußert:

„Halt, Stopp, Herr K.! Ich nehme Ihre Äußerung gerade als abwertend oder zumindest wenig respektvoll wahr. Vielleicht ist Ihnen dies nicht bewusst, aber dennoch sollten Sie Ihre Rückmeldung auf eine wertschätzende Art und Weise formulieren, sodass sich der andere nicht verletzt oder abgewertet fühlt."

Ist einem Patienten nicht klar, wie seine Äußerungen bei anderen ankommen, dann kann es auch sinnvoll sein, den oder die Adressaten der Äußerungen um eine diesbezügliche Rückmeldung zu bitten. Da solch eine Rückmeldung von dem Betreffenden häufig als konfrontativ erlebt wird, ist es wichtig, vorab sein Einverständnis einzuholen, ob er für solch eine Rückmeldung bereit ist. Ansonsten kann bei ihm leicht der Eindruck entstehen, dass es die Absicht des Therapeuten ist, die Gruppe auf seine Seite zu ziehen und sie gegen ihn zu mobilisieren.

In manchen Fällen kann es auch ausreichen, wenn der Therapeut unangemessene Gesprächsbeiträge oder Zwischenbemerkungen (z. B. alberne Beiträge, unpassende Kommentare usw.) konsequent durch offensichtliche Nicht-Beachtung löscht und im Gegenzug adäquate Beiträge einfordert und diese verstärkt.

5.2.6 Die Bedeutung der Gesprächstechniken für die AVG

Die in diesem Kapitel beschriebenen gruppentherapeutischen Fertigkeiten und Methoden kommen in praktisch jeder Gruppensitzung zum Tragen. Es handelt sich dabei nicht um spektakuläre Interventionen, die von einem als charismatisch erlebten Gruppenleiter durchgeführt werden. Vielmehr handelt es sich um Basisfertigkeiten eines Gruppentherapeuten, die ihre Wirkung durch ihren konsequenten und häufigen Einsatz entfalten. Dies gilt in offenen Gruppen in noch höherem Maße als in geschlossenen Gruppen, in denen sich der Therapeut mehr zurücknehmen kann bzw. mehr Verantwortung an die Gruppe übergeben kann.

Dennoch wird der Gruppentherapeut in (fast) jeder Sitzung auf die Einhaltung der Gruppenregeln achten, zu zielführendem Feedback anregen, Gesprächsbeiträge von Gruppenmitglieder verstärken oder auf deren konstruktive Modifikation hinwirken und den Sitzungen durch die Durchführung der Orientierungsrunde zu Beginn und der Abschlussrunde am Ende der Sitzung einen Rahmen geben. Die in ihrer Wiederholung teilweise ritualisiert wirkenden Methoden und Techniken, sowie deren von der Therapeutenpersönlichkeit abhängige individuelle Eigenart ihrer Umsetzung prägen deshalb in hohem Maße den Stil der Gruppenleitung, der für verhaltenstherapeutische Gruppen als strukturierend, lenkend, dabei zugleich als supportiv und lösungsorientiert beschrieben wurde (vgl. Kap. 3.2.2). Die dabei zur Anwendung kommenden Methoden und Techniken definieren das *„Wie"* der AVG, wohingegen die therapeutischen Inhalte (also das *„Was"* der Therapie) durch die Anliegen der Gruppenmitglieder definiert werden, die diese in die Gruppe einbringen. Eine Ausnahme stellen Sitzungen dar, in denen der Therapeut (aus wohlüberlegten Gründen!) die Themen einer Sitzung selbst vorgibt. Die hierzu erforderlichen Kenntnisse und Fertigkeiten sollen im Folgenden dargestellt werden.

Merke:

Gruppentherapeuten sollten konsequent darauf achten, konstruktive Gesprächsbeiträge zu verstärken und destruktive zu unterbinden. Auf diese Weise unterstützt er die Gruppenmitglieder darin, die für eine erfolgreiche Gruppentherapie erforderliche Art der Kommunikation und der Kontaktgestaltung zu realisieren.

6 Die zweite Ebene: Vorgegebene Themenbearbeitung

6.1 Indikation und Durchführung strukturierter Aktivitäten – Aufgaben, Übungen und Interaktionsspiele

Wie bereits ausgeführt (vgl. Kap. 4), werden in der AVG strukturierte Aktivitäten (Aufgaben, Übungen und Interaktionsspiele) mit dem Ziel eingesetzt, das anliegenorientierte Arbeiten mit jeweils einem Gruppenmitglied vorzubereiten bzw. zu ermöglichen. Im Bild der Wissens- und Fertigkeitenpyramide trägt die zweite Ebene damit die dritte. Der Einsatz von strukturierten Aktivitäten ist in der AVG immer dann indiziert, wenn damit folgende Effekte erzielt werden sollen:

1. Das Herstellen und/oder Verbessern der instrumentellen Gruppenbedingungen sensu Grawe („KOVA") zu Beginn der Gruppentherapie oder bei der Aufnahme mehrerer neuer Gruppenmitglieder in einer halboffenen Gruppe.
2. Die Bearbeitung dysfunktionaler Kommunikationsprozesse oder gruppaler Konflikte mit dem Ziel, die instrumentellen Gruppenbedingungen *wieder* herzustellen.
3. Die Generierung potenzieller individueller Anliegen, wenn diese trotz des weitgehenden Vorliegens der instrumentellen Gruppenbedingungen (noch) nicht spontan von den Gruppenmitgliedern eingebracht werden.
4. Die ökonomische Bearbeitung einer bestimmten Thematik, wenn mehrere Gruppenmitglieder ähnliche Anliegen einbringen und eine einzelfallorientierte Bearbeitung aus Zeitgründen nicht mehr möglich ist oder diese zu Redundanzen führen würden, die sich hemmend auf den Gruppenprozess auswirken würden.
5. Wenn die spielerische und aktivierende Auflockerung einer Gruppensitzungen erwünscht ist oder in der Gruppe eine entspannte Atmosphäre hergestellt werden soll.

Andere Indikationsbereiche rechtfertigen den Einsatz von strukturierten Aktivitäten in der AVG nicht! Allzu leicht wird hierdurch eine passive Erwartungs- oder auch Vermeidungshaltung bei den Gruppenmitgliedern induziert. Anstatt eigene Themen in die Gruppe einzubringen, wird darauf gewartet, dass der Therapeut seinerseits aktiv wird und Übungen vorschlägt. Für die genannten Interventionen gilt deshalb: *so oft wie nötig, so sparsam wie möglich!*

Was die Inhalte solcher Übungen und Interaktionsspiele angeht, so finden sich in der Literatur zahlreiche Anregungen, wobei sich diese nicht immer für die Arbeit mit Patienten eignen, sondern eher für Selbsterfahrungsgruppen oder im Bereich des Coachings eingesetzt werden können (z. B. Griesbeck, 2008; Hippler & Görlitz, 2001; Stevens, 2006; Vopel, 2010). Die von den Autoren beschriebenen Interaktionsspiele, Aufgaben und Übungen lassen sich analog der in Tabelle 20 aufgeführten Kriterien klassifizieren (vgl. Vopel, 2012).

Tabelle 20: Klassifizierung von strukturierten Aktivitäten (Aufgaben, Übungen und Interaktionsspiele)

Inhalte	Themen, die durch die strukturierte Aktivität bearbeitet werden sollen (z. B. Sich-Kennenlernen, Umgang mit Stress usw.)
Ziel	– Der Einsatz strukturierter Aktivitäten kann mit unterschiedlicher Zielsetzung erfolgen: – Kennenlernen andere Gruppenmitglieder. – Förderung der instrumentellen Gruppenbedingungen. – Erarbeitung relevanter Anliegen für die Gruppenarbeit. – Auseinandersetzung mit störungs- bzw. problemrelevanten Themen. – Vermittlung und Einüben kognitiver oder behavioraler Fertigkeiten. – Erlebnisorientierte Vermittlung von Erfahrungen, die sich aus der Interaktion mit anderen Gruppenmitgliedern ergeben. – Konfliktbearbeitung.
Strukturierungsgrad	– Transparenz und Vorhersagbarkeit der Intervention. – Ausmaß an Kontrolle hinsichtlich des Ablaufs und des Erlebens.
Grad der Belastung	– Hohe versus geringe emotionale Intensität, Dauer der Intervention.
Art der psychologischen Technik	– Kognitive Techniken. – Beschäftigung mit Arbeitsblättern. – Projektion, z. B. in Form von Fantasiereisen. – Behaviorale Methoden. – Körperorientierte Übungen.
Fokus der sozialen Situation, in der die Übung durchgeführt wird	– Einzelnes Gruppenmitglied. – Paare oder Kleingruppen. – Die ganze Gruppe.
Aufgaben des Gruppenleiters	– Welche Art der Anleitung ist erforderlich? – Permanente vs. intermittierende Präsenz. – Aufgaben (Beobachtung, Feedback geben usw.).
Modi der Durchführung	– Timing, Zeitdauer und Medieneinsatz.

Tabelle 20 legt nahe, dass es immer mehrere Möglichkeiten gibt, eine bestimmte Thematik zu bearbeiten, wobei die Art der Bearbeitung wiederum von der Zielsetzung, dem psychischen Funktionsniveau der Gruppenmitglieder und der Gruppenkohäsion abhängt. Was die *„richtige"* Intervention für die eine Gruppe ist, kann die *„falsche"* für eine andere Gruppe sein.

Nehmen wir an, in einer geschlossenen Gruppe ergeben sich trotz guter Behandlungsmotivation der Patienten Schwierigkeiten bei der Etablierung der instrumentellen Gruppenbedingungen. Aus den Vorgesprächen, die der Therapeut mit den an der Gruppe teilnehmenden Patienten geführt hat, weiß er, dass mehrere Patienten aufgrund ihrer Lerngeschichte besondere Schwierigkeiten haben, anderen gegenüber Vertrauen aufzubauen. Entsprechende Rückmeldungen und Bemerkungen von Gruppenmitgliedern in den ersten Gruppensitzungen bestätigen diese Einschätzung. Der Therapeut entscheidet sich deshalb, das Thema Vertrauen zum Gegenstand einer gemeinsamen Gruppenarbeit zu machen. Da Vertrauen eine wichtige Komponente der instrumentellen Gruppenbedingungen darstellt und die üblichen Interventionen der vorbereitenden Gruppensitzungen nicht ausreichen, um in dieser speziellen Gruppe eine vertrauensvolle Atmosphäre zu schaffen, ist die Indikation für den Einsatz einer strukturierten Aktivität somit gegeben.

Der Therapeut steht nun vor der Entscheidung, welche konkrete Intervention er in dieser Phase der Gruppentherapie (Forming-Phase) mit dieser Gruppe (eher misstrauische Gruppenmitglieder) für den Aufbau von Vertrauen einsetzt. Strukturierte Übungen scheinen wenig sinnvoll, da es sich weniger um ein Kompetenzproblem der Patienten handelt, sondern um ein Performanz bzw. ein motivationales Problem (die Patienten könnten sich vertrauensvoll verhalten, u. a. indem sie sich öffnen, tun dies jedoch nicht, weil sie befürchten, dass ihr Vertrauen enttäuscht wird). Der Therapeut hat somit die Wahl, entweder eine Aufgabe vorzugeben oder ein Interaktionsspiel zu initiieren. Er könnte (beispielsweise) folgende Interventionen realisieren:

1. *Bildung von Kleingruppen.* Als Aufgabe könnte er Kleingruppen mit jeweils drei Personen bilden, die sich über ausgewählte Fragen zum Thema Vertrauen ungefähr 30 Minuten lang austauschen und die Ergebnisse auf einem Flipchart in Stichworten festhalten. Anschließend werden die Flipcharts der Kleingruppen im Gruppenraum aufgehängt und die Ergebnisse des Austauschs besprochen, wobei der Therapeut eine moderierende Funktion einnimmt und adäquates Kommunikationsverhalten systematisch fördert.
   Es hat sich bewährt, in der Kleingruppenarbeit nicht mehr als drei Fragen zur Diskussion vorzugeben. In diesem Fall könnten die Fragen wie folgt lauten: *(1) Wie verhalte ich mich, wenn ich jemanden vertraue? (2) Wann kann ich jemandem vertrauen bzw. was muss diese Person dafür tun? (3) Was wäre nötig, damit ich den anderen Teilnehmern dieser Gruppe vertrauen kann?* In der

Regel sollte die Gruppe nicht mehr als drei oder maximal vier Mitglieder umfassen, da sich sonst meist einige Mitglieder nicht mehr ausreichend an dem Gespräch beteiligen.
Die Kleingruppenbildung selbst sollte vor allem zu Beginn der Gruppetherapie nicht der Gruppe überlassen werden, sondern durch den Therapeuten erfolgen. Denn allzu leicht wird aus der Gruppenbildung sonst ein unfreiwilliges Soziogramm, das offenbart, wer in der Gruppe beliebt ist und/oder als sympathisch erlebt wird und wer gemieden wird und deshalb „übrig bleibt". Auf diese Weise können leicht unerwünschte gruppendynamische Prozesse ausgelöst werden, die weder intendiert sind, noch in einer frühen Phase der Gruppentherapie sinnvoll bearbeitet werden können. Die Zuteilung zu den Gruppen sollte deshalb entweder quasi randomisiert oder aufgrund inhaltlich begründeter Merkmale erfolgen. Eine Quasi-Randomisierung wäre dann gegeben, wenn der Therapeut die Gruppemitglieder darum bittet, der Reihe nach beginnend mit der Zahl 1 zu zählen und zwar so weit, bis die Zahl erreicht ist, die der Größe der zu bildenden Kleingruppen entspricht. Das folgende Gruppenmitglied beginnt dann erneut mit der Zahl 1. Im konkreten Fall würde der Therapeut ein Gruppenmitglied darum bitten, mit der Zahl 1 zu beginnen, der benachbarte Patient nennt die Zahl 2 und dessen Nachbar die Zahl 3. Dessen Nachbar beginnt dann wieder mit der Zahl 1 usw. Anschließend bilden die Gruppenmitglieder mit der Zahl 1 eine Kleingruppe, die mit der Zahl 2 usw. Der Vorteil dieser Methode liegt darin, dass nicht die Personen eine Gruppe bilden, die nebeneinander sitzen, da zwischen diesen meist ohnehin ein größeres Maß an Vertrautheit besteht, sondern sich Gruppen mit Gruppenmitgliedern bilden, die sich weniger nahestehen. Die offensichtliche Zufälligkeit der Gruppenbildung erzeugt zudem bei den Gruppenteilnehmern meist keinen Widerstand, da der Einteilung kein Kriterium zugrunde liegt, das als problematisch erlebt wird.
Eine Alternative bestünde darin, die Kleingruppen aufgrund inhaltlich begründeter Kriterien analog einer Skalierung im Raum vorzunehmen, einer soziometrischen Methode des Psychodramas (vgl. von Ameln, Gerstmann & Kramer, 2009.) Hierbei würde der Therapeut die Gruppenmitglieder darum bitten, sich entlang einer fiktiven Dimension aufzustellen, deren beiden gegensätzlichen Pole durch die Einschätzungen „jemandem zu vertrauen fällt mir leicht" vs. „jemandem zu vertrauen fällt mir schwer" markiert sind. Die Gruppenmitglieder werden dann dazu aufgefordert, sich entlang dieser Dimension aufzustellen und zwar unabhängig davon, wo die anderen Gruppenmitglieder sich einordnen (auch wenn sie den Eindruck haben, dass ein anderes Gruppenmitglied im Vergleich zu ihnen nicht richtig steht). Anschließend bildet der Therapeut drei Gruppen, die aus je einem Gruppenmitglied bestehen, das leicht, mittel oder schwer Vertrauen fassen kann. Bevor der Therapeut die Kleingruppen bildet, kann er ggf. die Gruppenmitglieder auch danach

befragen, was sie dazu bewogen hat, ihren Platz einzunehmen. Die beschriebene Zusammenstellung hat den Vorteil, dass in allen Kleingruppen mit einem ähnlichen Maß an Selbstöffnung zu rechnen ist, was nicht der Fall wäre, wenn nur hoch und nur wenig misstrauische Gruppenmitglieder in je einer Gruppe zusammenkämen.

Für den beschriebenen Zweck bietet die Arbeit in Kleingruppen mehrere Vorteile. Zunächst einmal fällt es den meisten Menschen leichter, sich in einer kleineren Gruppe zu öffnen und sich aktiv einzubringen, als es in einer größeren Gruppe der Fall ist. Im Sinne einer graduierten Annäherung bahnt deshalb die Arbeit in der Kleingruppe die in der (Groß-)Gruppe. In Hinblick auf die in Tabelle 20 aufgeführten Kriterien ist die Aufgabe zudem als hoch strukturiert einzuschätzen, sie ist also durch ein hohes Maß an Transparenz und Kontrollierbarkeit gekennzeichnet, wohingegen die Interventionstiefe und der Grad der emotionalen Belastung als eher niedrig einzuschätzen sind. Als Medien werden lediglich Flipcharts und Filzschreiber benötigt. Die Aufgabe kann im Rahmen einer 100-minütigen Gruppensitzung durchgeführt und nachbesprochen werden. Auf die Durchführung einer Orientierungsrunde sollte verzichtet werden, da in dieser Sitzung keine Anliegen der Patienten bearbeitet werden, sondern das Thema der Sitzung durch den Therapeuten vorgegeben wird, wobei er sein Vorgehen begründet. Die Aufgabenstellung ist außerdem sehr ergebnisorientiert, sodass sich klare Hinweise für das weitere Vorgehen ableiten lassen. Die aktive Mitarbeit, Kohäsion (z. B. durch die Skalierung) und Offenheit (zunächst in der Kleingruppe) werden gefördert. Die Methode dürfte den meisten Gruppenmitgliedern aus Schule oder Beruf bekannt sein.

Genau diese Vorteile können jedoch auch als Nachteile gesehen werden. Die Aufgabe weist eine eher geringe Erlebnisintensität auf und fördert die Vermeidung, da die Gruppenmitglieder die Kontrolle darüber haben, inwieweit sie sich einbringen und was sie von sich preisgeben. Welche Alternativen bieten sich dem Therapeuten? Eine weitere Möglichkeit besteht für ihn darin, stärker erlebnisorientierte und dynamischere Interventionen vorzuschlagen.

2. *Durchführen einer Fantasiereise.* So könnte der Therapeut mit der Gruppe beispielsweise eine Fantasiereise durchführen. Nach einer kurzen Entspannungsinstruktion bittet der Therapeut die Gruppemitglieder darum, sich eine Situation vorzustellen, in denen sie in ihrem Vertrauen enttäuscht wurden. Dabei sollen sie sich die Situation möglichst plastisch vor Augen führen, sich daran erinnern, wie sie reagiert haben und wie die Situation für sie ausging. Anschließend bittet der Therapeut die Gruppenmitglieder darum, von ihren Situation zu berichten und der Gruppe mitzuteilen, welche Bedeutung diese für sie hatte oder gegebenenfalls auch noch hat. Diese Übung geht mit einer hohen Erlebnisintensität einher und ist mit einer größeren Interventionstiefe verbunden. Zugleich ist sie sowohl für den Therapeuten als auch für die Gruppenmitglieder deutlich weniger kontrollierbar als die Kleingruppenarbeit. Damit ist auch

das Risiko unerwünschter Nebenwirkungen höher (z. B. während der Übung zu dissoziieren, Reaktanz zu erzeugen) und es besteht die Gefahr, einzelne Gruppenmitglieder mit dieser Vorstellungsübung zu überfordern. Sollten einzelne Patienten in ihrem Leben traumatische Erfahrungen gemacht haben, sollte diese Übung in jedem Fall nicht durchgeführt werden.

3. *Durchführen eines Interaktionsspiels.* Alternativ könnte der Therapeut sich auch für ein Interaktionsspiel entscheiden, das den Vorteil bietet, die Gruppenmitglieder auf eine *spielerische* Art und Weise miteinander in Kontakt zu bringen. So würde sich etwa die Durchführung eines Vertrauensspaziergangs anbieten. Bei diesem Spiel bilden die Gruppenmitglieder Paare, nehmen sich an die Händen bzw. an Hand und Schulter und dann schließt einer der beiden Partner die Augen und lässt sich von seinem Partner ca. 10 bis 15 Minuten lang herumführen. Dann erfolgt ein Wechsel und der andere Partner übernimmt die Führung. Idealerweise sollte der Spaziergang im Freien auf unterschiedlichem Untergrund durchgeführt werden. Im Anschluss an die Führung tauschen sich zunächst die beiden Partner untereinander aus und anschließend werden die Erfahrungen in der Gruppe besprochen. Im konkreten Fall wäre es natürlich wichtig, dass der Therapeut einen Bezug zwischen der Übung und der Situation in der Gruppe herstellt, z. B. durch folgende Frage im Anschluss an den Vertrauensspaziergang:

   „Sehen Sie einen Zusammenhang zwischen dem, was Sie während des Vertrauensspaziergangs erlebt haben, und dem, wie es Ihnen hier in der Gruppe geht?"

   Die Intervention bietet den Vorteil, dass die Patienten bereits während der Übung zu einem der Gruppenmitglieder Vertrauen aufbauen können, ohne dass dieser Effekt explizit thematisiert wird. Die Übung ist strukturierter als die Fantasiereise, jedoch weniger strukturiert als die Kleingruppenübung. Auch die Interventionstiefe dürfte tiefer liegen als bei der Kleingruppe, was auch durch den länger andauernden Körperkontakt während der Übung bedingt wird.

   Eine weitere Möglichkeit bestünde darin, eine Variante des Vertrauensfalls mit der Gruppe durchzuführen. Auch hierfür ist es zunächst erforderlich, Paare zu bilden. Anschließend stellt sich Partner A hinter Partner B und hält seine Hände vor sich. Partner B steht vor Partner A und wendet diesem den Rücken zu. Er hält dabei seine Arme übereinandergeschlagen vor seinem Brustkorb. Der Abstand beträgt zunächst etwa 50 cm. Anschließend lässt sich Partner B nach hinten fallen und wird von Partner A aufgefangen und wieder aufgerichtet. Im Laufe des Interaktionsspiels kann dieser Fall variiert werden: Der Abstand kann vergrößert werden, was eine größere Fallstrecke zur Folge hat. Der Fall kann angekündigt oder unangekündigt erfolgen. Die Augen können erst geöffnet und dann geschlossen werden. Nach ca. 4 bis 6 Durchgängen wechseln die Partner. Nach Möglichkeit soll während der Übung nur das Nötigste gesprochen werden. Wie beim Vertrauensspaziergang erfolgt der Austausch nach Abschluss des Spiels zunächst zwischen den Partnern und erst anschließend in der Gruppe. Bei der Zusammenstellung der Paare sollte der Therapeut darauf achten, Patienten mit einer ähnlichen Statur auszuwählen. Sollte sich ein Patient mit extremem Übergewicht in der Gruppe befinden, ist es in jedem Fall günstiger, diese Intervention nicht durchzuführen. Allzu leicht kann sich für diesen Patienten eine beschämende Situation ergeben, wenn zum Beispiel (berechtigte) Befürchtungen geäußert werden, dem Gewicht des Patienten nicht gewachsen zu sein bzw. von ihm „erdrückt" zu werden. Bei der Intervention handelt es sich um eine relativ strukturierte Übung, die jedoch mit einem höheren Maße an Kontrollverlust und einer höheren Interventionstiefe verbunden ist als es bei der Kleingruppenarbeit der Fall ist. Anders als der Vertrauensspaziergang betont diese Intervention stärker den Aspekt des Kontrollverlustes und des Mutes, wenn es darum geht, jemandem zu vertrauen bzw. sich jemandem anzuvertrauen. Während es beim Vertrauensspaziergang darum geht, Kontrolle *abzugeben* und sich *führen* zu lassen, geht es beim Vertrauensfall darum, Kontrolle *aufzugeben* (zumindest für einen Moment lang) und sich *fallen* zu lassen. Beide Spiele simulieren in vereinfachter Form und mit unterschiedlicher Akzentsetzung die soziale Realität im Zusammenhang mit dem Thema Vertrauen in zwischenmenschlichen Beziehungen.

Sicher lassen sich noch eine ganze Reihe weiterer Interventionen anführen, die das Thema Vertrauen zum Inhalt haben. Jedes Thema lässt sich durch den Einsatz unterschiedlicher Interventionen bei gleicher Zielsetzung bearbeiten. Für welche der möglichen Interventionen sollte sich der Therapeut entschieden? Leider lässt sich diese Frage nicht eindeutig beantworten, da grundsätzlich meist mehrere Interventionen zielführend sind. Letztlich sollten die klinische Erfahrung des Gruppenleiters einerseits und das psychische Funktionsniveau der Gruppe anderseits bei der Auswahl der Intervention den Ausschlag geben. Je erfahrener der Therapeut und umso höher das Funktionsniveau der Gruppe, umso eher sollten Interventionen mit größerer Interventionstiefe, geringerem Kontrollerleben und Strukturierungsgrad zum Einsatz kommen, um die Gruppe nicht zu *unterfordern*. Im umgekehrten Falle trifft das Gegenteil zu, wobei auch erfahrene Gruppentherapeuten gut beraten sind, bei Gruppen, deren Mitglieder ein eher geringes psychisches Funktionsniveau aufweisen, strukturierte Übungen einzusetzen, die mit einem hohen Maß an Kontrollerleben einhergehen, um die Gruppe nicht zu *überfordern*.

Im konkreten Fall wäre wohl entweder die Kleingruppenübung oder der Vertrauensspaziergang am ehesten geeignet, das Thema Vertrauen in der beschriebenen Gruppe zu bearbeiten. Beide Interventionen weisen einen ausreichenden Strukturierungsgrad auf. Sie dürften die Gruppe daher nicht überfordern. Bei der Auswahl kommen an dieser Stelle auch die in Kapitel 2.7.7 beschriebenen Settingvariablen zum Tragen. Findet die Gruppe in den Räumen einer Praxis statt, die sich in einem Haus befinden, das an einer befahrenen Straße einer Großstadt gelegen ist, erscheint die Durchführung eines Vertrauensspaziergangs wenig zielführend. Liegt die Praxis hingegen in der Nähe eines Parks oder am Waldrand, böte dies bessere Voraussetzung für die Durchführung eines Vertrauensspaziergangs.

Bei der Durchführung solcher Interventionen gilt es für den Gruppenleiter, einige Punkte zu beachten. So sollte der Therapeut schlüssig begründen, was ihn dazu veranlasst, dass Thema der Sitzung und die damit verbundene Intervention vorzugeben und nicht anliegenorientiert zu arbeiten. Ungünstig wäre es *auch*, wenn der Therapeut seinen Vorschlag in einer non-direktiven und zögerlichen Weise vorbringt, da bei den Gruppenmitgliedern sonst Irritationen entstehen, ob nun *die Gruppe* oder *der Therapeut* den Inhalt und damit auch den Ablauf der Sitzung vorgibt. Letztlich können hierdurch ungünstige gruppendynamische Prozesse initiiert werden, die leicht vermieden werden können. Ein Beispiel für solch eine problematische Therapeuteräußerung bei der Einführung eines Interaktionsspiels wäre etwa die folgende:

„Sie kennen sich alle noch wenig und ich bin mir deshalb nicht sicher, nach was Ihnen gerade zumute ist. Ich könnte mir vorstellen, dass Sie sich alle besser kennenlernen wollen. Ist dem so? Oder wäre Ihnen für unsere Sitzung heute etwas anderes lieber?“

Eine solche Äußerung trägt gerade in der Anfangsphase einer Gruppentherapie dazu bei, die Gruppenmitglieder zu irritieren und den Gruppenprozess in eine ungünstige Richtung zu lenken. So könnte beispielweise ein Patient antworten, dass man sich doch schon ganz gut kenne und er es deshalb vorziehen würde von seinen Schlafstörungen zu berichten und an Tipps im Umgang mit diesen interessiert wäre. Ein anderer Patient könnte daraufhin hingegen erwidern, dass er nicht den Eindruck habe, dass man sich gut kennen würde und er sich deshalb wünschen würde, dass sich jeder Patient einmal kurz vorstellen möge. Wie soll der Therapeut nun reagieren? Soll er den Prozess laufen lassen und abwarten, bis sich die Gruppe geeinigt hat, was nun angemessen wäre? Und, falls er dies tut ohne sich einzumischen, wie erlebt ihn dann die Gruppe? Alternativ kann er nun doch die Initiative ergreifen und auf die Durchführung eines Interaktionsspiels drängen. Dies führt dann jedoch dazu, dass sich sowohl der Patient mit den Schlafstörungen als auch derjenige, der sich eine „klassische“ Vorstellungsrunde gewünscht hat, übergangen fühlen und sich fragen, warum der Therapeut sie überhaupt nach ihren Wünschen gefragt hatte. Um eine solch ungünstige Gruppendynamik zu vermeiden, sollte der Therapeut seine Anweisungen deshalb in klarer und bestimmter Weise zum Ausdruck bringen. So könnte er beispielsweise ein Interaktionsspiel, das ein Sich-Kennenlernen der Gruppenmitglieder ermöglichen soll, wie folgt einführen:

„Da Sie sich alle noch sehr wenig kennen, würde ich die Sitzung gerne mit einer Übung (oder Spiel) beginnen, die (das) dazu dienen soll, Sie miteinander in Kontakt zu bringen und etwas voneinander zu erfahren. Hierzu ist es erforderlich, dass Sie … usw.“ *[Es folgt die Instruktion für das Spiel.]*

Sofern das Interaktionsspiel (oder die Aufgabe bzw. Übung) nicht weitgehend an den aktuellen Bedürfnissen der Gruppenmitglieder vorbeigeht, kann man davon ausgehen, dass sie sich aktiv daran beteiligen werden.

Das allgemeine Vorgehen bei der Auswahl und Durchführung von strukturierten Aufgaben Übungen und Interaktionsspielen ist in Tabelle 21 zusammenfassend dargestellt. Bei der Auswahl sollte sich der Therapeut an den Indikationskriterien und dem Funktionsniveau der Gruppe orientieren. In jedem Fall sollte die Gruppe über Sinn und Zweck der Aufgabe bzw. des Spiels informiert werden. Dabei sollte die Instruktion möglichst knapp gehalten werden (so kurz wie möglich, so lange wie nötig). Gerade bei Interaktionsspielen kann es sinnvoll sein, die Gruppenmitglieder in einem ersten Schritt zunächst darum zu bitten, aufzustehen, da der Übergang in einen aktiveren Arbeitsmodus dann meist leichter gelingt. Gerade bei komplexeren und emotional intensiveren Interventionen sollte der experimentelle Charakter und die Freiwilligkeit der Teilnahme betont werden. So könnte eine entsprechende Instruktion bei der Durchführung von einer Variante des Vertrauensfalls wie folgt lauten:

„Ich möchte mit Ihnen jetzt eine Übung machen, in der es darum gehen wird, wie es für Sie ist, ein Stück weit Kontrolle abzugeben und sich im wahrsten Sinne des Wortes fallen zu lassen. Das hat natürlich auch immer etwas mit Vertrauen zu tun. Wie bei allen anderen Übungen gilt auch hier das Prinzip der Freiwilligkeit! Das bedeutet, Sie entscheiden darüber, ob Sie die Übung mitmachen möchten oder nicht. Natürlich ist es auch möglich, die Übung vorzeitig zu beenden, falls Sie im Verlauf bemerken sollten, dass sie Ihnen nicht gut tut. Nun zur Übung selbst.“

Es folgt die eigentliche Instruktion. Falls erforderlich (z. B. bei Kleingruppenarbeit) sollte der Therapeut in jedem Fall auch den zeitlichen Rahmen der Arbeit angeben.

Bei der Durchführung vieler, wenn auch nicht bei allen (z. B. Arbeiten in Kleingruppen), Aufgaben oder Interaktionsspiele ist der Therapeut anwesend. Hierbei kann er eine mehr oder weniger aktive Rolle einnehmen. Bei manchen Übungen oder Spielen kann es sinnvoll sein, wenn er sich aktiv daran beteiligt, in anderen Fällen kann es erforderlich sein, die Gruppenmitglieder im Verlauf der Übung immer wieder auf neue zu instruieren, während er bei anderen wiederum die

Tabelle 21: Auswahl und Durchführung von strukturierten Aktivitäten

1. Auswahl aufgrund der Indikation und des Funktionsniveaus der Gruppenmitglieder	– Verbesserung instrumenteller Gruppenbedingungen. – Generierung von Anliegen. – Ökonomische Anliegenbearbeitung: mehrere Gruppenmitglieder wollen ein ähnliches Anliegen einbringen. – Dysfunktionale (= den Therapieprozess beeinträchtigende) Verhaltensweisen oder Konflikte. – Aktivierung und Auflockerung der Gruppe oder Entspannung.
2. Einführung der Aufgabe/des Interaktionsspiels	– Information über den Zweck bzw. das Ziel. – Betonung des experimentellen Charakters und der Freiwilligkeit. – Instruktion der Gruppe bezüglich der Inhalte und der Durchführung der Übung sowie deren zeitlichen Rahmen.
3. Durchführung	– Experimentierphase bzw. Durchführung/Erledigung der Aufgabe. – In Abhängigkeit von der Aufgabe ggf. Beobachtung der Gruppe bei der Durchführung der Aufgabe (betrifft Interaktionsspiele und Übungen). – Geben möglichst kurzer und prägnanter zusätzlicher Instruktionen, wenn die adäquate Durchführung der Übung dies erfordert. – Abschluss bzw. Beendigung der Aufgabe.
4. Auswertung	– Verstärkung der Gruppe für die Mitarbeit und das Engagement. – Anleitung der Gruppenmitglieder zur Reflexion. – Ermutigen, die Erfahrungen oder die Ergebnisse der Gruppenarbeit mitzuteilen und das Erlebte einzuordnen. – Ggf. Feedback des Therapeuten bezüglich seiner Beobachtungen, falls dies sinnvoll oder erforderlich ist. – Anregung, das Erlebte mit dem Alltag oder der Situation in der Gruppe zu verbinden.

Rolle eines passiven Beobachters einnimmt, der der Gruppe seine Beobachtungen erst in der Auswertungsphase mitteilt.

In der Auswertungsphase sollten die Gruppenmitglieder dazu ermutig werden, der Gruppe mitzuteilen, was sie erlebt haben. An dieser Rückmeldungsrunde sollte sich jedes Gruppenmitglied beteiligen. Um einen möglichst konstruktiven Austausch zu ermöglichen, sollte sich der Therapeut bei der Moderation der Runde an den Empfehlungen des vorangegangenen Kapitels orientieren. Nach dem Feedback der Gruppenmitglieder sollte auch der Therapeut seine Beobachtungen und Eindrücke, die er während der Erledigung der Aufgabe bzw. im Verlauf des Interaktionsspiel gesammelt hat, mitteilen und dabei auch die Rückmeldung der Gruppenmitglieder in der Auswertungsphase mit einbeziehen. Spätestens zum Abschluss, gegebenenfalls auch schon im Verlauf der Rückmeldungsrunde, sollte der Therapeut die Gruppenmitglieder dazu anregen, sofern dies möglich und sinnvoll ist, einen Bezug zwischen der Übung und ihrem Alltag oder zur Situation in der Gruppe herzustellen.

Zur Veranschaulichung sollen das Vorgehen des Therapeuten anhand des oben bereits beschriebenen Vertrauensfalls (im 2-Personen-Format) exemplarisch dargestellt werden: Nachdem der Therapeut die Gruppe in Paare aufgeteilt hat und diese mit der Übung begonnen haben, bemerkt er im Verlauf der Übung bei einem Paar, dass sich die beteiligten Patienten während der Übung mehr als notwendig unterhalten und damit die mit der Übung verbundene Spannung vermeiden. Er entschließt sich deshalb, zu intervenieren:

„Versuchen Sie doch bitte einmal, bei der Übung möglichst wenig miteinander zu sprechen. Nur das, was unbedingt erforderlich ist, um die Übung selbst durchführen zu können. Sie werden merken, dass Sie dann mehr von der Übung haben und mehr von ihr mitnehmen können."

In der Auswertungsphase könnte der Therapeut sagen:

„Es hat mich gefreut, zu sehen, dass Sie alle mitgemacht haben und auch voll dabei waren (= Verstärkung). Ich bin gespannt drauf zu erfahren, was Sie während der Übung erlebt haben. Wie war Ihnen dabei zumute? Wer fängt mit dem Feedback an?"

Der Therapeut macht durch diese Formulierung deutlich, dass er davon ausgeht, dass jedes Gruppenmitglied ein Feedback gibt. Er setzt also die Bereitschaft hierfür voraus. Im Verlauf der Rückmeldung stellt er klärende Fragen und fasst die Äußerungen der Patienten paraphrasierend zusammen. Dabei achtet er darauf, dass die Rückmeldungen der einzelnen Patienten nicht zu viel Zeit in Anspruch nehmen (maximal ein bis zwei Minuten) und alle Patienten in etwa gleich viel Zeit erhalten. Um dies zu gewährleisten, müssen einige ermutigt werden, sich die Zeit zu nehmen, andere wiederum begrenzt werden. Nachdem ein Patient von seinen Erfahrungen berichtet hat, fragt er diesen, ob er einen Bezug zwischen der Übung und der Situation in der Gruppe herstellen kann:

„Sie haben die Erfahrung gemacht, dass es Ihnen im Verlauf der Übung immer leichter gefallen ist, sich nach hinten fallen zu lassen, obwohl der Abstand sich vergrößert hat. Könnte das auch etwas für unsere Arbeit in der Gruppe bedeuten?"

Einen anderen Patienten könnte der Therapeut fragen:

„Es war also ein gutes Gefühl, jemand anderen auffangen und halten zu können. Hat das vielleicht auch einen Bezug zu der Art und Weise, wie Sie sich in unsere Gruppen einbringen möchten?"

Abschließend könnte der Therapeut die folgende Rückmeldung an die Gruppe geben:

„Zum Abschluss möchte ich Ihnen noch eine Beobachtung mitteilen, die mir besonders aufgefallen ist. Ich hatte den Eindruck, dass die Atmosphäre zu Beginn der Übung noch etwas angespannt war, dann jedoch zunehmend lockerer wurde, mehr gelacht wurde und im Verlauf eine regelrecht spielerische Atmosphäre entstanden ist. Meine Erfahrung als Gruppenleiter ist, dass etwas ganz Ähnliches auch im Verlauf einer Gruppentherapie geschieht. Je sicherer sich die Gruppenmitglieder in der Gruppe fühlen, umso mehr können sie sich auf die Therapie einlassen, umso mehr riskieren sie und umso mehr können sie für sich mitnehmen. Ich bin deshalb gespannt darauf, wie sich unsere gemeinsame Arbeit weiterentwickeln wird."

Merke:

Der Einsatz von strukturierten Aktivitäten sollte in der AVG zielgerichtet und so sparsam wie möglich erfolgen. Indiziert sind sie vor allem bei der Etablierung der instrumentellen Gruppenbedingungen, bei der Generierung von Themen und bei der Bearbeitung von Konflikten sowie beim Einüben spezieller, therapieförderlicher Fertigkeiten (z. B. Feedback geben). Bei der Durchführung strukturierter Aktivitäten sollte der Therapeut direktiv vorgehen.

6.2 Der Einsatz strukturierter Aktivitäten in der Anfangsphase der AVG

Im Folgenden sollen einige strukturierte Aufgaben und Interaktionsspiele beschrieben werden, deren Einsatz vor allem zu Beginn einer AVG sinnvoll ist. Aus didaktischen Gründen wird hierbei davon ausgegangen, dass es sich um eine geschlossene Gruppe handelt und 25 100-minütige Sitzungen geplant sind. Die Aufgaben und Spiele können jedoch auch in offenen Gruppen eingesetzt werden, wobei dann in einigen Fällen kleinere Modifikationen erforderlich sind. Wie bereits ausgeführt, wurde die initiale Phase der Gruppenbildung von Tuckmann (1965) als eine Phase charakterisiert, im Verlauf derer sich die Gruppe bildet bzw. formiert („Forming"). In dieser Phase der Gruppentherapie gilt es, die instrumentellen Gruppenbedingungen zu etablieren, um damit die Voraussetzungen für die therapeutische Arbeit zu schaffen.

Damit sind zugleich die Aufgaben des Gruppentherapeuten in der Anfangsphase einer Gruppentherapie beschrieben: Er sollte durch geeignete Interventionen die Gruppenbildung („Forming") unterstützen und dafür Sorge tragen, dass in der Gruppe ein Klima entsteht, das durch eine weitgehende Angstfreiheit, durch Vertrauen und Offenheit sowie einem Gefühl der Zugehörigkeit und des Zusammenhalts (Kohäsion) gekennzeichnet ist. Hierbei können ausgewählte Übungen, Aufgaben und Interaktionsspiele einen wesentlichen Beitrag leisten. Mit ihrer Hilfe sollten folgende Ziele erreicht werden:

1. Die Gruppenmitglieder sollen darin unterstützen werden, sich kennenzulernen,
2. die Erwartungen und Befürchtungen in Hinblick auf die an die Gruppentherapie geklärt werden,
3. die Gruppenregeln erarbeitet werden,
4. eine vorläufige Problemanalyse und – davon ausgehend – eine Zielklärung ermöglicht werden und
5. der Aufbau der instrumentellen Gruppenbedingungen gefördert werden.

Die klinische Erfahrung zeigt, dass in Abhängigkeit davon, wie ausführlich die genannten Themenbereiche bearbeitet werden, zwischen vier und sechs Sitzungen erforderlich sind, bevor die instrumentellen Gruppenbedingungen soweit gegeben sind, dass ein anliegenbezogenes Arbeiten in den Sitzungen möglich ist. Dabei ist von einer Gruppe mit ausreichend motivierten Patienten und einer Gruppengröße von 8 bis maximal 10 Patienten auszugehen. Im Folgenden soll der Aufbau der ersten Sitzungen dargestellt werden.

6.2.1 Durchführung diagnostischer Sitzungen und vorbereitender Einzelgespräche

Wie bereits dargestellt, sollten mit jedem potenziellen Gruppentherapiepatienten zumindest eine, besser jedoch mehrere Vorgespräche geführt werden, in denen neben der Diagnosestellung geprüft wird, ob eine Indikation für eine AVG vorliegt und eine ausreichende Motivation für die Teilnahme an einer solchen Gruppe gegeben ist. Wie in Kapitel 4 beschrieben, sollte er ausführlich über den Ablauf der Gruppentherapie informiert und eine verbindliche Therapievereinbarung getroffen werden, in denen die Rahmenbedingungen für die Teilnahme an der AVG geregelt sind (u. a. Verpflichtung zur Verschwiegenheit, regelmäßige Teilnahme, Verhalten bei vorzeitiger Beendigung der Therapie usw.). Durch dieses Vorgehen wird immer auch der Wirkfaktor der *Arbeitshaltung* aktiviert, was sich günstig auf den Beginn der Therapie auswirkt.

6.2.2 Die erste Gruppentherapeutische Sitzung: Kennenlernen und Vertrauensaufbau

1. Begrüßung und Einführung

In der ersten Gruppensitzung sollte der Therapeut zu Beginn nochmals einen kurzen Überblick über den Verlauf und die Dauer der Gruppentherapie geben und darauf hinweisen, dass alle Mitglieder der Gruppe sich damit einverstanden erklärt haben, die (allen bekannten) Vereinbarungen einzuhalten. Er sollte ebenfalls darauf hinweisen, dass die nächsten fünf oder sechs Sitzungen anders ablaufen werden als die darauffolgenden Sitzungen, da sich die Gruppenmitglieder zunächst gegenseitig kennenlernen sollen und damit die Voraussetzung für die weitere Gruppenarbeit geschaffen werden soll. Die einführenden Bemerkungen sollten jedoch keinesfalls mehr als 10 Minuten Zeit in Anspruch nehmen.

2. Aufgabe: Datenverarbeitung

Anschließend fordert der Therapeut die Patienten auf, sich zu erheben, um sich in alphabetischer Folge entsprechend des Anfangsbuchstabens (bzw. der Anfangsbuchstaben wenn zwei Namen mit dem gleichen Buchstaben beginnen, wie es beispielsweise bei Manuel und Martin der Fall wäre) ihres Vornamens in einer Reihe aufzustellen (also Patienten mit dem Vorname Anna oder Anton stehen als erstes in der Reihe, ein Patient mit dem Vorname Xaver steht am Ende der Reihe). Um diese Aufgabe zu lösen, müssen die Patienten natürlich miteinander in Kontakt treten und sich über ihre Namen austauschen. Wenn sich die Patienten in einer Reihe aufgestellt haben, fragt der Therapeut die Namen ab.

Anschließend werden die Gruppenmitglieder dazu aufgefordert, noch weitere Reihen aufgrund unterschiedlicher Merkmale zu bilden. Bewährt haben sich hierbei eher unverfängliche Merkmale wie die Hausnummer des aktuellen Wohnsitzes, der Geburtsmonat (und damit auch das Sternzeichen), das Alter, ggf. der Geburtsort auf einer imaginären Landkarte (mit den vier Himmelsrichtungen), die Zeitdauer, die man benötigt, um von zu Hause zur Praxis/Klinik zu gelangen usw. Dabei können auch diskrete Merkmale abgefragt werden, wie beispielsweise die Frage, ob man einen Fernseher besitzt oder nicht (alle Patienten mit Fernseher auf die linke Seite des Raumes, alle ohne Fernseher auf die rechte Seite des Raumes), ob man beim Fahrradfahren einen Helm trägt oder nicht usw. Nach Möglichkeit sollten Fragen, die bei einzelnen Patienten oder sogar der gesamten Gruppe eine Befangenheit auslösen könnten, nach Möglichkeit vermieden werden. Dieses Risiko könnte beispielsweise bei der Schuhgröße oder der Augenfarbe gegeben sein. Bei der Schuhgröße könnte es sich ergeben, dass eine weibliche Patienten größere Füße hat als einige der männlichen Gruppenmitglieder, was bei der Gruppe möglicherweise Erheiterung, bei der Patientin selbst hingegen Scham auslösen könnte. Ein Aufstellung gemäß der Augenfarbe (helle versus dunkle Augen) würde dazu führen, dass die Patienten zur Lösung der Aufgabe intensiven Blickkontakt aufnehmen müssten, was gerade sozial unsichere Personen überfordern könnte und deshalb als aversiv erlebt werden würde. Da es sich bei diesem Interaktionsspiel um eine der ersten Interventionen handelt, sollte es von den Gruppenmitgliedern als auflockernd und unverfänglich erlebt werden, um auf diese Weise eine positive (und neugierige) Einstellung gegenüber dem Geschehen in der Gruppe zu induzieren. Das Interaktionsspiel sollten nicht länger als 10 bis maximal 15 Minuten Zeit in Anspruch nehmen, wobei etwa fünf bis acht Merkmale erfragt werden sollten.

3. Ressourcenaktivierende Paarübung

Im Verlauf dieser Aufgaben sollen sich jeweils zwei Gruppenmitglieder besser kennenlernen. Dabei gibt der Therapeut vor, worüber sich die Paare austauschen sollen. Die Themen des Austauschs sind auf einem Flipchart aufgeführt, welches der Therapeut vor der Gruppensitzung angefertigt hat. Die Bildung der Paare erfolgt durch den Therapeuten, um eine potenziell problematische Dynamik zu vermeiden. Am einfachsten ist es, wenn sich jeweils die nebeneinandersitzenden Patienten zu Paaren zusammenschließen. Auch ist die Bildung einer Dreiergruppe möglich, wenn die Anzahl der Gruppenmitglieder dies erfordert. Der Therapeut sollte sich jedoch nicht aktiv an dieser Übung beteiligen. Die so gebildeten Paare sollten sich jeweils 20 Minuten lang (ca. 10 Minuten pro Patient) über folgende Punkte austauschen:

- Alter, Partnerschaft/Familie, Beruf und aktuell Lebenssituation.
- Welche Hobbys und Interessen sie gerne nachgehen.
- Über welche Stärken, Kraftquellen und Kompetenzen sie verfügen bzw. die ihnen von anderen zugeschrieben werden.
- Falls es Patienten schwerfällt, sollte der Interviewpartner ihn bei der Identifikation der Kraftquellen unterstützen. Dabei ergeben sich aus der familiäre Situation, einer Ausbildung oder der Ausübung eines Berufs immer auch Hinweise auf das Vorliegen von Ressourcen, Stärken und Kompetenzen.

Bei der Instruktion zu Beginn der Aufgabe sollte der Therapeut darauf hinweisen, dass die meisten psychischen Störungen stets mit einer Verengung der Perspektive auf Probleme und eigene Defiziten einhergehen, wohingegen eigene Stärken und Kompetenzen kaum mehr wahrgenommen oder als solche eingeschätzt werden. Ein Ziel der Therapie besteht deshalb immer auch darin, sich der eigenen Ressourcen (wieder) bewusst zu werden, da diese im Sinne einer Aktivierung von Selbstheilungskräften viel zur Bewältigung der psychischen Störung beitragen können. Dies sollte der Therapeut anhand von ein oder zwei Beispielen erläutern.

Nach der Durchführung der Übung, im Rahmen derer sich die Patienten Notizen machen dürfen, stellen sich die Interviewpartner jeweils gegenseitig vor. Dabei muss sich der Interviewpartner hinter den Stuhl seines Partners stellen und ihn in der Er-Form vorstellen *(„Das ist Alexander. Er ist 35 Jahre alt und hat einen eigenen Betrieb …“)*. Hierdurch wird ein höheres Maß an Nähe hergestellt, als wenn der Interviewer neben seinem Interviewpartner sitzen würde. Anschließend bekommt der Vorgestellte die Gelegenheit, kurz zu sagen wie es ihm mit der Vorstellung geht und ob er noch etwas ergänzen möchte. Bei Bedarf können dann die anderen Gruppenmitglieder dem vorgestellten Patienten Fragen stellen, die sich auf die genannten Angaben beziehen. Nach Möglichkeit sollte die Vorstellung eines Patienten nicht mehr als fünf Minuten Zeit in Anspruch nehmen. Falls sie dennoch mehr Zeit benötigt, sollte die Vorstellung in der Folgesitzung fortgesetzt werden.

Am Ende der Sitzung sollte in jedem Fall noch eine Abschlussrunde durchgeführt werden. Hierbei sollte der Therapeut erwähnen, dass jede Sitzung mit solch einer Runde abschließt und den Zweck der Runde erläutern. Abweichend von den anderen Sitzungen sollte er die Gruppenmitglieder jedoch um eine Rückmeldung bitten, (1) wie sie diese Sitzung erlebt haben und (2) ob es etwas gibt, was sie aus der Sitzung mit nach Hause nehmen. Auch sollte der Therapeut es nicht versäumen, die Gruppe für ihr Engagement zu verstärken und auch seinerseits die konstruktiven Momente der Sitzung kurz benennen.

6.2.3 Die zweite und dritte Sitzung: Kennenlernen und Vertrauensaufbau – Fortsetzung

1. Orientierungsrunde

Bevor der Therapeut die Orientierungsrunde durchführt, informiert er die Gruppe zunächst darüber, wozu sie dient und worauf die Gruppenmitglieder achten sollten. Da es sich um die zweite Sitzung handelt, fragt er die Gruppenmitglieder danach, mit welchen Erwartungen und Gefühlen sie heute in die Gruppe kommen:

> „Mit welchem Gefühl und mit welchen Erwartungen kommen Sie heute in die Gruppe?“

2. Namen einprägen

Der Therapeut bittet die Gruppe nach der Durchführung der Orientierungsrunde, sich in einem Kreis aufzustellen und sich einen Ball zuzuwerfen. Dabei soll der Werfer in einem ersten Schritt seinen eigenen Namen nennen und den Ball einem Mitpatienten zuwerfen. Das gegenseitige Zuwerfen sollte solange fortgesetzt werden, bis jedes Gruppenmitglied den Ball ein- oder auch zweimal geworfen hat. In der weiteren Fortführung soll dann der Werfer seinen Namen sagen und auch den Namen der Person, dem er den Ball zuwirft (z. B. *„Markus an Katrin"*). Der Therapeut beteiligt sich bei diesem Spiel, spricht die Gruppenmitglieder dabei jedoch mit ihrem Vor- und Nachnamen an *(„Herr Martin Müller an Frau Katrin Meier").* Auch diese Runde wird solange fortgesetzt, bis jeder den Ball zweimal geworfen hat. Für die Durchführung des Interaktionsspiels sollten in etwa 10 Minuten eingeplant werden.

Eine Variation des Spiels besteht darin, dass jedes Gruppenmitglied, bevor es den Ball wirft, eine kurze pantomimische Geste ausführt, die eines seiner Hobbys oder Interessen in symbolischer Form zum Ausdruck bringt. So könnte etwa ein Tischtennisspieler eine Angabe vortäuschen, ein Gitarrenspieler eine „Luftgitarre" andeuten usw. Damit würde zugleich eine Verbindung zur letzten Sitzung hergestellt. Die Abfolge der ersten Runder bestünde somit darin, zunächst ein Hobby pantomimisch anzudeuten, den eigenen Namen zu nennen und dann erst den Ball einem anderen Gruppenmitglied zuzuwerfen. In der zweiten Runde könnte dies noch ergänzt werden, indem der jeweilige Werfer zusätzlich zu seiner eigenen pantomimische Geste noch diejenige des Fängers nachahmt. Die Abfolge wäre dann folgende:

- Name des Werfers (z. B. *„Markus"*),
- pantomimische Geste des Werfers (z. B. Tischtennisaufschlag),
- pantomimische Geste des Fängers (z. B. „Luftgitarre"),
- Name des Fängers (z. B. *„An Andrea"*),
- Werfen des Balls.

Diese Variation kann zur Auflockerung der Gruppe und einer positiven Stimmung beitragen. In diesem Fall würde sich das Spiel um ca. 5 Minuten verlängern.

3. Übung: Zwei wichtige Menschen in meinem Leben

Die im Folgenden beschriebene Aufstellungsarbeit trägt ebenfalls dazu bei, dass sich die Gruppenmitglieder besser kennenlernen und zugleich miteinander in Kontakt kommen bzw. Nähe und Vertrauen aufbauen. Es geht hierbei darum, zwei wichtige und für den eigenen Lebensweg bedeutsame Personen auszuwählen, die dann der Gruppe vorgestellt werden. Für die beiden Personen werden dann andere Gruppenmitglieder als Stellvertreter ausgewählt, in der Mitte des

Stuhlkreises aufgestellt und vorgestellt. Anschließend positioniert sich der Fokuspatient in Bezug auf die aufgestellten Personen so, dass es sich für ihn stimmig „anfühlt“. Danach geben die aufgestellten Personen ein kurzes Rollenfeedback. Danach stellt ein anderes Gruppenmitglied seine zwei wichtigen Personen auf. Die Durchführung dieser Arbeit erfordert eine sorgfältige Instruktion durch den Therapeuten:

„Ich würde nun gerne eine Übung mit Ihnen machen, die ebenfalls dazu beitragen soll, dass Sie sich besser kennenlernen. Hierzu möchte ich jedoch einen anderen Weg wählen als sonst üblich. Ich möchte Sie nämlich darum bitten, uns zwei wichtige Menschen aus Ihrem Leben vorzustellen, die für Ihr Leben und Ihren Lebensweg von Bedeutung sind oder es waren. Dabei können sie Ihren Lebensweg beeinflusst haben, weil sie Ihnen ein Vorbild gewesen sind, Sie unterstützt haben oder ganz einfach, weil sie gute Freunde und Gefährten waren (und vielleicht auch noch sind). Es spielt dabei überhaupt keine Rolle, ob es sich um Verwandte handelt oder nicht, ob Sie noch Kontakt zu dieser Person haben oder nicht oder wie lange Sie sich kannten. Manchmal können auch Personen für unser Leben wichtig werden, mit denen wir nur kurze Zeit Kontakt hatten. Bei den beiden wichtigen Menschen kann es sich um die Eltern oder Geschwister handeln, um Großeltern, Lehrer, Trainer, ehemalige Mitschüler, Freunde oder Kollegen oder wer auch immer in ihrem Leben eine Rolle gespielt hat.

Wichtig ist dabei nur eins: Die Beziehung zu ihm oder ihr sollte durchgehend oder zumindest weitgehend positiv sein, also nicht konfliktbehaftet oder widersprüchlich (ambivalent) sein. Ich selbst würde beispielweise meinen Mentor aus meiner Therapieausbildung aufstellen, der für mich nicht nur deshalb wichtig war, weil ich fachlich viel von ihm gelernt habe, sondern auch, weil er mich in einigen schwierigen Situationen sehr unterstützt hat.“

Die Erfahrung zeigt, dass es günstig ist, wenn der Therapeut sich hier in dosierter Art und Weise selbst einbringt und deutlich macht, welche Personen sich für diese Art der Vorstellung eignen.

Nach der Instruktion und potenziellen Fragen hierzu wählen die Patienten zwei Personen aus, die sie vorstellen möchten. Anschließend beginnt ein Gruppenmitglied mit der Aufstellung. Falls möglich, soll er bei der Vorstellung der Person seitlich hinter ihr stehen und eine Hand auf die Schulter des aufgestellten Gruppenmitgliedes legen. Bei der Vorstellung sollte der Name, das Alter und einige wichtige Eigenschaften der Person genannt werden. Es sollte außerdem angegeben werden, in welcher Lebensphase die Begegnung stattfand, ob der Kontakt noch besteht und warum die Person ausgewählt wurde bzw. welche Rolle sie im

Leben des Gruppenmitgliedes gespielt hat. Die für die Vorstellung erforderlichen Punkte können, falls dies notwendig erscheint, auch auf einem Flipchart notiert werden. Eine solche Vorstellung einer zum Zeitpunkt der Therapie 34-jährigen Lehrerin könnte zum Beispiel wie folgt erfolgen:

Beispiel: Eine Patientin stellt eine für sie wichtige Person vor

„Ich möchte euch die Katrin vorstellen. Die Katrin ist heute so alt wie ich, nämlich 34 Jahre. Sie arbeitet als Architektin und leider haben wir heute kaum noch Kontakt zueinander. Wir haben während unseres Studiums fünf Jahre lang zusammen in einer WG gelebt und uns super verstanden. Wenn wir Liebeskummer hatten oder im Studium etwas nicht lief, dann haben wir uns gegenseitig wieder aufgebaut, ganze Nächte durchgequatscht, nachts um 3.00 Uhr Spaghetti gekocht, tolle Partys gefeiert und überhaupt alles Mögliche zusammen angestellt. Als ich dann fertig mit dem Studium war, musste ich für mein Referendariat in eine andere Stadt umziehen, sodass wir uns nur noch selten sehen konnten. Katrin hat dann ihren heutigen Mann kennengelernt, einen Kanadier und ist mit ihm nach Kanada gezogen. Wir haben auch heute noch hin und wieder einmal Kontakt, aber leider viel zu selten. Warum ich sie hier vorstelle? Weil sie einfach eine tolle Freundin war, wir uns super verstanden haben und wir beide einfach ein klasse Team waren – fast wie zwei Schwestern nur ohne Rivalität und Konkurrenz!“

Die Aufstellungen sollten pro Patient nicht länger als 6 bis 10 Minuten Zeit in Anspruch nehmen. Unter Umständen muss die Arbeit auch auf zwei Sitzungen verteilt werden.

Die soweit beschriebene Aufstellungsarbeit führt in der Regel dazu, dass in der Gruppe ein hohes Maß an Nähe entsteht und sich eine Vielzahl positiver Assoziationen ergeben. Auch bereitet diese Arbeit die Gruppenmitglieder auf zukünftige Arten von Systemaufstellungen oder Skulpturarbeiten vor, die sich gut in der AVG integrieren lassen (vgl. Kap. 8.2). Da diese Intervention zudem mit einer hohen Erlebnisintensität verbunden ist, birgt sie natürlich auch einige Risiken und ist daher nicht immer indiziert. Manche Patienten können durch die entstehende Nähe überfordert werden, andere können mit dem Umstand konfrontiert werden, dass es in ihrem Leben zu wenige Menschen gab, die eindeutig positiv besetzt sind oder haben erst vor kurzem einen wichtigen Menschen verloren, sodass sie durch die Aufstellungsarbeit in schmerzhafter Weise mit diesem Verlust konfrontiert würden. In der Regel sollte der Therapeut die Patienten aus den Vorgesprächen soweit kennen, dass er solche Risiken abschätzen kann. Im Zweifelsfall sollte von dieser Art der Aufgabenstellung abgesehen werden, um die Gruppe oder einzelne Patienten nicht zu überfordern.

Alternative Übung: Positive Fantasien

Eine (von vielen) mögliche Alternativen ist die bei Ubben und Lohmann (2006) beschriebene Übung „positive Fantasien" bilden. Bei dieser Aufgabe wird ein Gruppenmitglied auf den „heißen Stuhl" gesetzt, um den herum sich die anderen Gruppenmitglieder und der Therapeut halbkreisförmig gruppieren. Anschließend generieren die Gruppenmitglieder zu vier bis fünf vorgegeben Stichpunkten *positive* (im Sinne von wertschätzend und nicht kritischen) Fantasien über den Patienten auf dem „heißen Stuhl", z. B. sollen sie Fantasien bilden,

1. in welcher Art von Film und in welcher Rolle der betreffende Patient mitspielen könnte,
2. welches Musikinstrument er spielen könnte oder
3. welche Stadt oder Gegend zu ihm passen würde (oder man sich vorstellen könnte, dass er dort lebt) und
4. welcher Beruf neben dem ausgeübten noch gut zu ihm passen könnte usw.

Nachdem die Gruppenmitglieder ihre Fantasien geäußert haben (der Therapeut beteiligt sich nicht daran), gibt der Patient auf dem heißen Stuhl ein kurzes Feedback bezüglich der Fantasien (welche trifft zu, welche hat ihn überrascht und welche ist ihm eher vertraut). Dann tauscht er seinen Platz mit dem Patienten, der gerne weiter machen möchte. Wichtig ist bei der Auswahl der Stichpunkte, darauf zu achten, dass es sich um unproblematische Themengebiete handelt, die zu positiven Assoziationen anregen.

Obwohl die Autoren diese Intervention für die Durchführung von Selbsterfahrungsgruppen empfehlen, kann sie auch in vielen Therapiegruppen eingesetzt werden. Durch die Übung wächst das Interesse der Teilnehmer untereinander und sie werden auf eine spielerische und wenig Angst erzeugende Art und Weise mit dem Geben und Annehmen von Feedback vertraut gemacht. Die Übung weist eine geringere emotionale Intensität auf als die zuvor beschriebene, erfordert jedoch eine größere kognitive Flexibilität und stellt intellektuell gesehen höhere Anforderungen an die Gruppenmitglieder. Analog der ersten Sitzung sollte auch die zweite mit der oben beschriebenen Abschlussrunde beendet werden, wobei der Therapeut zum Abschluss noch auf die Inhalte der nächsten Sitzung hinweisen sollte.

6.2.4 Das Erarbeiten der Gruppenregeln

Nach der Orientierungsrunde und gegebenenfalls dem Abschluss der Aufstellungsarbeit der letzten Sitzung leitet der Therapeut die Gruppenmitglieder zu einer Kleingruppenarbeit an, die dazu dienen soll, die Gruppenregeln zu erarbeiten. Hierzu bildet er zwei Subgruppen. Die beiden Gruppen sollen sich zu drei Fragen austauschen, die er bereits am Flipchart notiert hat.

1. Was erwarte bzw. wünsche ich mir von der Gruppe?
2. Was befürchte ich?
3. Was kann ich selbst dazu beitragen, dass meine Erwartungen erfüllt werden und meine Befürchtungen nicht eintreten?

Für den Austausch in den beiden Kleingruppen sollten ca. 30 Minuten vorgesehen werden. Die Ergebnisse der Besprechung sollten auf einem Flipchart zusammengefasst notiert werden, wobei auf alle drei Punkte eingegangen werden sollte. Die Instruktion zu dieser strukturierten Aufgabe könnte wie folgt lauten:

„Sie haben sich nun in den letzten Sitzungen kennengelernt und in den nächsten Sitzungen wird es zunehmend auch darum gehen, welche Beschwerden und Probleme Sie hier in die Therapie geführt haben und wie Sie diese bewältigen können. Bevor wir jedoch dazu übergehen, möchte ich Sie dazu anregen, sich darüber auszutauschen, was die Gruppe bzw. die anderen Gruppenmitglieder dazu beitragen können. Was erwarten Sie von dieser Gruppe? Was wünschen Sie sich? Und: was befürchten Sie? Was sollte hier nicht passieren? Da jeder von ihnen Teil der Gruppe ist und dazu beiträgt, wie sich die Gruppe entwickeln wird, ist es außerdem wichtig, sich darüber klar zu werden, was Sie selbst dazu beitragen können, dass Ihre Wünsche an die Gruppe Realität werden und ihre Befürchtungen nicht eintreten. Deshalb sollen Sie sich jetzt in den nächsten 30 Minuten zu diesen drei Fragen austauschen und die Ergebnisse stichwortartig auf einem Flipchart notieren, damit ich und die anderen Gruppenmitglieder Ihre Diskussion besser nachvollziehen können. Bitte wählen Sie in Ihrer Gruppe auch jemanden aus, der die Zeit im Auge behält. Günstig ist es, wenn Sie für die Besprechung der Fragen in etwa gleich viel Zeit veranschlagen. Gibt es Fragen?“

[Nach der Beantwortung möglicher Fragen bildet der Therapeut die beiden Gruppen.]

Die Erfahrung zeigt, dass die Antworten der Gruppenmitglieder zwar leicht variieren, sich jedoch insgesamt gesehen weitgehend ähneln. In Bezug auf die Erwartungen werden meist Wünsche nach Unterstützung, Akzeptanz, Verständnis, Trost, ehrlichen Rückmeldungen, Anregungen und alternativen Sichtweisen bezüglich der eigenen Probleme sowie der Wunsch nach Abwechslung und gelegentlichen, entspannenden und „spaßigen“ Momenten genannt. Als Befürchtungen werden oft die Angst vor Kritik und Abwertung durch andere Gruppenteilnehmer, die Angst, in eine Außenseiterrolle zu geraten, Angst vor emotionaler Überforderung durch die Themen der anderen Gruppenmitglieder, vor Kontrollverlust und der Befürchtung, zu etwas gedrängt (oder sogar genötigt) zu werden, was man nicht will oder wozu man *noch* nicht bereit ist. Oft werden auch die Angst vor destruktiven Konflikten und die Angst davor genannt, dass die Verpflichtung zur Verschwiegenheit nicht eingehalten wird.

In Bezug auf den eigenen Beitrag für eine konstruktive Gruppenarbeit werden oft folgende Punkte genannt: sich aktiv beteiligen und dabei offen sein, ehrlich, direkt und dabei zugleich wertschätzend miteinander umgehen, niemanden zu etwas drängen, wozu er nicht bereit ist, sich an die Verpflichtung zur Verschwiegenheit halten und anderen Gruppenmitglieder helfen und sie unterstützen, soweit dies möglich ist.

Ein besonderer Aha-Effekt besteht auch darin, wenn die beiden Untergruppen in der Auswertungsphase feststellen, dass ihre Ergebnisse ein hohes Maß an Übereinstimmung aufweisen, obwohl die beiden Gruppen unabhängig voneinander gearbeitet haben. Ausgehend von den Ergebnissen der Untergruppen können im Anschluss an die Auswertungsphase dann die Gruppenregeln formuliert werden. Alternativ kann der Therapeut auch einfach darauf hinweisen, dass die Vorschläge der Gruppenmitglieder bezüglich des eigenen Beitrages für eine konstruktive Gruppenarbeit weitgehend mit den Gruppenregeln übereinstimmen, die üblicherweise in Therapiegruppen gelten. Die Regeln selbst sollten den Gruppenmitgliedern dann zum Ende der Sitzung in schriftlicher Form als Handout ausgeteilt werden. Die Patienten bekommen dann die Hausaufgabe, sich die Regeln bis zur nächsten Gruppensitzung durchzulesen und sich mögliche Fragen zu notieren. Die Sitzung wird dann mit einer kurzen Abschlussrunde beendet.

6.2.5 Vierte und fünfte Sitzung: Erhebung der Symptomatik und Problemanalyse

Im Anschluss an die Orientierungsrunde und die Besprechung der Hausaufgabe (Gruppenregeln) informiert der Therapeut die Gruppe über das Thema der Sitzung, in der es, ausgehend von den Beschwerden bzw. der Symptomatik der Patienten, um die Erarbeitung einer Problemanalyse gehen soll. In aller Regel stellt sich bei den meisten Gruppenmitgliedern nach der vierten bis fünften Sitzungen eine gewisse Ungeduld ein, da sie jetzt mit der „eigentlichen“ Therapie beginnen möchten. Im Bild gesprochen steht die KOVA-Ampel (vgl. Kap. 5) meist auch auf Grün, sodass mit der störungsorientierten Themenbearbeitung begonnen werden kann. Dennoch sollte nicht mit einer einzelfallorientierten Arbeit begonnen werden, bevor die Gruppenmitglieder noch nicht ausreichend über die Beschwerden und die Problembereiche der anderen Gruppenmitglieder informiert sind.

Da die Darstellung der eigenen Problematik vor der Gruppe zunächst von vielen Patienten als aversiv erlebt wird, empfiehlt es sich, im Sinne einer graduierten Annäherung, diese zunächst in einem Paarinterview zu besprechen. Auch bei der Bildung der hierzu erforderlichen Paare sollte der Therapeut die Initiative übernehmen. Besteht die Gruppe aus vielen selbstunsicheren und ängstlichen Patienten, kann es günstig sein, die gleichen Paare wie in der ersten gruppentherapeutischen Sitzung zu bilden. Setzt sich die Gruppe hingegen eher aus dynamischen und extravertierten Patienten zusammen, dann ist es günstiger, neue Paare zu bilden, um der Gefahr von Subgruppenbildungen entgegenzuwirken und eine möglichst gute Durchmischung der Gruppe zu erreichen.

Übung: Unvollständige Sätze ergänzen

Bevor die Patienten sich zu den Dyaden zusammen finden, erhalten sie den Auftrag, drei unvollständige Sätze zu ergänzen und dabei möglichst spontan alles in Stichworten auf ein Blatt Papier aufzuschreiben, was ihnen einfällt, ohne dabei lange über die Sätze nachzudenken. Hierbei handelt es sich um folgende zu ergänzende Satzanfänge:

- Ich komme in Therapie, weil …
- Meine hauptsächlichen Beschwerden sind …
- Ausgelöst wurden die Beschwerden durch …
- Meine Beschwerden verschlimmern sich, wenn …
- Geholfen hat mir bisher …

Der Therapeut liest jeden Satz zweimal vor und gibt den Gruppenmitgliedern dann ca. ein bis zwei Minuten Zeit, den Satz zu ergänzen und die Stichworte aufzuschreiben. Anschließend liest er den nächsten Satz vor. Danach werden die Paare gebildet und die Patienten tauschen sich ca. 30 Minuten lang über ihre Ergänzungen aus. In der Gruppe stellt dann der jeweilige Interviewpartner die Ergänzungen seines Partners vor, der unter Umständen das Gesagte ergänzt oder korrigiert. Nach der Vorstellung erhält er außerdem die Gelegenheit, zurückzumelden, was die Vorstellung seiner Ergänzungen bei ihm ausgelöst hat. Wann immer möglich, sollte der Therapeut die Selbsthilfemöglichkeiten nochmals benennen und deren Wert hervorheben. Die Vorstellungen sollten pro Patient nicht länger als fünf bis zehn Minuten Zeit in Anspruch nehmen. Da diese durch den Interviewpartner vorgenommen wird, fällt sie meist deutlich kürzer aus, als wenn der Betroffene selbst über seine Problematik berichten würde. Sollte die Zeit nicht für alle Patienten ausreichen, dann wird die Vorstellung in der Folgesitzung nachgeholt. Wie immer sollte auch diese Sitzung mit einer kurzen Abschlussrunde beendet werden.

Hausaufgabe: Therapieziele formulieren

Die Gruppenmitglieder erhalten noch die Hausaufgabe, sich Gedanken zu ihren Therapiezielen zu machen und drei bis maximal fünf vorläufige Ziele schriftlich zu fixieren. Zur Unterstützung erhalten die Patienten ein Arbeitsblatt, auf dem die Kriterien für die adäquate Formulierung von Therapiezielen erläutert und anhand von Beispielen illustriert wird (u. a. sollten Ziele möglichst konkret, realistisch, erreichbar und positiv formuliert sein; vgl. hierzu Zarbock, 2011). Dabei werden die Gruppenmitglieder auch dazu angehalten, sich für jedes Ziel zu überlegen, worin sie und die anderen Gruppenmitglieder (einschließlich des Therapeuten) in den Gruppensitzungen erkennen können, dass der Betreffende an der Erreichung seiner Ziele arbeitet und dabei Fortschritte macht, z. B. dass ein schüchterner und sozial ängstlicher Patient längere Zeit im Zentrum der Aufmerksamkeit steht und von sich und seinem Leben berichtet. Oder dass ein sozial angepasster und submissiver Patient eine kritische Rückmeldung gibt usw.

6.2.6 Sechste und siebte Sitzung: Zielanalyse und Vorbereitung auf die anliegenbezogene Einzelarbeit

Im Rahmen der Orientierungsrunde werden auch die Erfahrungen mit den Hausaufgaben (Ziele formulieren) kurz angesprochen, ohne jedoch ausführlicher darauf einzugehen. Im Anschluss daran kann der Therapeut die Gruppenmitglieder darum bitten, der Gruppe ihre Ziele vorzustellen. Hierbei können die in der letzten Sitzung ausgehändigten Arbeitsblätter genützt werden. Immer wenn ein Patient seine Ziele vorgestellt hat, erhält die Gruppe die Gelegenheit, Verständnisfragen zu stellen. Auch Anregungen und Vorschläge zur Präzisierung der Ziele sind erwünscht, jedoch sollten die Ziele inhaltlich nicht infrage gestellt werden. In dieser Phase der Sitzung fungiert der Therapeut als Moderator und bringt sich nur dann selbst ein, wenn sich Schwierigkeiten ergeben oder wenn die Ziele im Sinne der vorgeschlagenen Kriterien nicht adäquat formuliert sind.

Alternativ kann der Therapeut die Vorstellung der Therapieziele auch durch eine erlebnisorientierte Aufgabe einleiten. Dies kann besonders dann sinnvoll sein, wenn in der Gruppe eine sehr rational-sachliche und kontrollierte Atmosphäre vorherrscht und deshalb ein höheres Maß an emotionaler Aktivierung wünschenswert erscheint.

Alternative Übung: Bildmotive als Symbole für Therapieziele auswählen

Hierzu legt der Therapeut Bilder mit unterschiedlichem Aufforderungscharakter auf dem Boden des Gruppenraums aus und bittet die Gruppenmitglieder dann darum, die Bilder einen Moment lang auf sich wirken zu lassen. Dabei kann es sinnvoll sein, dass die Gruppenmitglieder aufstehen und im Raum zwischen den ausgelegten Bildern herumlaufen, um diese besser betrachten zu können. Anschließend sollen sich die Gruppenmitglieder zwei Bilder auswählen, die sie intuitiv mit ihren Therapiezielen (oder einem der wichtigsten) in Zusammenhang bringen bzw. die diese symbolisieren (eine ausführliche Beschreibung dieser Intervention findet sich auf S. 285). Die Gruppenmitglieder sollen dann die ausgewählten Bilder vom Boden aufheben und sie, nachdem sie sich wieder hingesetzt haben, vor ihren Platz auf den Boden legen. Wenn alle Gruppenmitglieder dies getan haben, sammelt der Therapeut die übrig gebliebenen Bilder wieder ein, um eine Aufmerksamkeitsfokussierung auf die ausgewählten Bilder zu erleichtern.

Falls mehrere Gruppenmitglieder ein und dasselbe Bild auswählen, dann sollten sich diese nebeneinandersetzen und damit zum Ausdruck bringen, dass sie sich das Bild teilen. Diese Instruktion ist deshalb wichtig, um eine nicht erwünschte Konfliktdynamik zu vermeiden, die möglicherweise dadurch entstehen könnte, dass zwei oder auch mehrere Gruppenmitglieder sich offen um ein Bild streiten oder um zu vermeiden, dass bei Gruppenmitgliedern, die beim Aussuchen „ihrer" Bilder nicht schnell genug waren, nicht das Gefühl entsteht (wieder einmal!) zu kurz gekommen zu sein. Auch in dieser Phase der Therapie geht es darum, durch ein entsprechendes Vorgehen eine potenziell konflikthafte Gruppendynamik zu vermeiden. Anschließend wird jeder Patient aufgefordert, zu begründen, warum er gerade diese Bilder ausgewählt hat und in welchem Zusammenhang sie mit seinen Zielen stehen. Danach soll er, analog dem oben beschriebenen Vorgehen, ausführlicher über seine Therapieziele sprechen. Wie auch die anderen Sitzungen wird auch diese mit einer Abschlussrunde beendet.

Sollten im Verlauf der Sitzung nicht alle Patienten ihre Therapieziele vorstellen können, erfolgt deren Vorstellung in der Folgesitzung. Zum Abschluss der Sitzung weist der Therapeut darauf hin, dass in den Folgesitzungen immer die Themen von ein bis zwei Patienten gruppentherapeutisch bearbeitet werden, um diese in der Erreichung der geschilderten Ziele zu unterstützen. Sollte sich die Gelegenheit ergeben, können auch schon in dieser Sitzung Patienten ermutigt werden, ihre Anliegen in der nächsten Sitzung zu thematisieren. Dies bietet sich besonders dann an, wenn ein Patient bei der Darstellung seiner Therapieziele sehr emotional reagiert oder deutlich macht, dass er so bald als möglich mit der intensiven Bearbeitung seiner Thematik beginnen möchte.

6.2.7 Achte und neunte Sitzung: Beginn der anliegenbezogenen Einzelarbeit

Ab der achten oder neunten Sitzung beginnt die anliegenbezogene Arbeit mit einem ausgewählten Fokuspatienten, wie sie in Kapitel 3.3.3 beschrieben wurde. Die Sitzung sollte deshalb auch mit einer anderen Variante der Orientierungsrunde begonnen werden. Wie in Kapitel 5.2.3 beschrieben, werden die Patienten hierbei nicht nur nach ihrer aktuellen Befindlichkeit befragt, sondern auch, was sie in Bezug auf ihre Therapie beschäftigt und ob es ein Anliegen gibt, das sie gerne in der Sitzung bearbeiten würden. Der Therapeut sollte sich deshalb am Anfang der Sitzung ausreichend Zeit nehmen, die Gruppenmitglieder über den Sinn und Zweck dieser erweiterten Orientierungsrunde zu informieren. Sollten Gruppenmitglieder sich bereits in der vorangegangenen Sitzung bereit erklärt haben, sich mit einem Anliegen in die Gruppe einzubringen, dann sollte dies aufgegriffen werden, da diesem Anliegen in der Sitzung Vorrang eingeräumt wird. In der Regel sind zu diesem Zeitpunkt die instrumentellen Gruppenbedingungen gegeben, sodass mit der Arbeit auf der „vierten Ebene" (vgl. Wissens- und Fertigkeitenpyramide) begonnen werden kann.

Welche therapeutischen Wirkfaktoren wurden durch die Interventionen in den vorbereitenden Sitzungen aktiviert? Durch die den Gruppensitzungen vorausgehenden Einzelsitzungen, wurde bei den Patienten die motivationale Basis für die Teilnahme an der AVG geschaffen. Damit verbunden wurde auch der Wirkfaktor *Arbeitshaltung* etabliert, der durch die aktive Mitarbeit an den therapeutischen Aufgaben weiter verstärkt wurde. Durch die Interaktionsspiele und Aufgaben zum Kennenlernen wurden außerdem die Wirkfaktoren *Offenheit* und *Vertrauen* aktiviert. Durch die Darstellung der eigenen Beschwerden bzw. des eigenen Störungsbildes wurde der als *Universalität des Leidens* apostrophierte Wirkfaktor angesprochen. Durch die zunehmende Vertrautheit und den damit verbundenen Zuwachs an Sicherheit, wird die Gruppe von deren Mitgliedern zunehmend als ein sicherer Ort bzw. als ein „Schutzraum für soziales Lernen" (vgl. Kap. 3) erlebt, sodass sich zusammengenommen ein hohes Maß an *Gruppenkohäsion* entwickelt. Andere bedeutsame Wirkfaktoren wie *Katharsis*, *interpersonelles Feedback* oder *Einsicht* werden in den vorbereitenden Sitzungen hingegen eher sporadisch und nicht gezielt aktiviert, da diese vor allem in der anliegenbezogenen Einzelarbeit der Folgesitzungen zum Tragen kommen und deren vollumfänglich Aktivierung das Vorliegen der instrumentellen Gruppenbedingungen voraussetzt. Entsprechend sollte der Therapeut darauf achten, in den folgenden Sitzungen genau diese Wirkfaktoren durch seine Interventionen (einschließlich der Gesprächsführungstechniken) maximal zu aktivieren.

6.2.8 Die weiteren, anliegenbezogenen Sitzungen

In vielen Fällen können von nun an alle oder zumindest fast alle verbleibenden Sitzung im Modus der anliegenbezogenen Einzelarbeit gestaltet werden. Ausnahmen stellen potenziell auftretende Konflikte oder Krisen (z. B. bedingt durch einen Therapieabbruch) dar, auf die noch in Kapitel 9 eingegangen werden soll. Außerdem kann sich die Situation ergeben, dass mehrere Gruppenmitglieder das gleiche Thema einbringen und es somit ökonomischer ist, dieses im Rahmen eines Interaktionsspieles oder einer strukturierten Aufgabe zu bearbeiten. Solche inhaltlichen Schnittmengen ergeben sich häufig bei Themen wie „Selbstwert",

„Umgang mit Stress“, „Burnout“ und „wie wirke ich auf andere“, um nur einige Beispiele zu nennen.

Allerdings birgt die Bearbeitung solcher Themenwünsche in Form einer Gruppenarbeit immer die Gefahr, dass eine Vertiefung, wie es eine individuelle Anliegenbearbeitung ermöglicht, vermieden werden kann und sich eine eher passive Haltung innerhalb der Gruppe etabliert. Aus diesem Grund sollte innerhalb einer AVG nur in wohl begründeten Ausnahmefällen von einer einfallbezogenen Anliegenbearbeitung abgewichen werden. Diese Ausnahmen ergeben sich eher in offenen Gruppen, da insbesondere im stationären Setting meist weniger Therapiesitzungen zur Verfügung stehen als im ambulanten und es deshalb aus Zeitmangel öfter nicht möglich ist, die anstehenden Themen aller Gruppenmitglieder individuell zu bearbeiten. Auch wenn emotional besetzte Themen wie beispielwiese der Verlust naher Bezugspersonen oder Gewalterfahrungen in der Kindheit mehrere Patienten einer Gruppe betreffen, kann es indiziert sein, diese Problematik in Form einer Gruppenarbeit zu thematisieren. Hierdurch ist es möglich, alle betroffenen Gruppenmitglieder zeitnah bei der Bewältigung der aufkommenden Problematik zu unterstützen.

Ein weitere Ausnahme kann sich in geschlossene Gruppen dann ergeben, wenn Gruppenmitglieder den Wunsch äußern, eine Rückmeldung von den anderen Gruppenmitgliedern zu erhalten, wie sie von diesen wahrgenommen und eingeschätzt werden. Da dieser Wunsch früher oder später von den meisten Gruppenmitgliedern geäußert wird, ist es in geschlossenen formatierten Gruppen sinnvoll, ein bis zwei Sitzungen darauf zu verwenden, ein solches wechselseitiges Feedback in systematischer Weise durchzuführen. Sinnvoll ist es, der Gruppe ein solches Feedback etwa nach der Hälfte der geplanten Sitzungen anzubieten und dies auch im Vorfeld anzukündigen, wenn sich die Gelegenheit hierzu bietet (in der Regel wird ein Patient nach einigen Sitzungen den Wunsch nach solch einem Gruppefeedback äußern, sodass der Therapeut diese Gelegenheit nutzen kann, auf die Durchführung eines solchen Feedbacks in einer späteren Phase der Therapie zu verweisen). Das Feedback etwa in der Mitte der Therapie durchzuführen bietet den Vorteil, dass die Gruppenmitglieder bis dahin ausreichend Gelegenheit hatten, um sich einen Eindruck von den anderen Gruppenmitgliedern zu machen und auch noch genug Zeit bleibt, die Gruppe als Experimentierfeld für Verhaltensänderungen zu nutzen, falls sich Gruppenmitglieder, angeregt durch das Feedback, dazu entschließen. In einer offenen Gruppe ist es hingegen meist sinnvoller, das Feedback einzelner Patienten im Rahmen einer Einzelarbeit durchzuführen (vgl. Kap. 8.3.3).

In den meisten Fällen kann der Therapeut relativ sicher einschätzen, ob es sich bei dem Wunsch der Gruppenmitglieder, ein bestimmtes Thema in Form einer strukturierten Aktivitäten zu bearbeiten, um eine subtile Form der Vermeidung handelt oder den authentischen Wunsch widerspiegelt, sich als gesamte Gruppe einem Thema zuzuwenden. Im erstgenannten Fall sind die instrumentellen Gruppenbedingungen meist nicht in ausreichendem Maße gegeben, die Themen sind oft oberflächlich und allgemein formuliert (z. B. „Umgang mit Stress“) und emotional wenig aufgeladen. In einer frühen Phase der Therapie kann der Therapeut die Bearbeitung solcher Themenvorschläge in Form einer gemeinsamen Gruppenarbeit dennoch aufgreifen und dazu nutzen, auf diese Weise die instrumentellen Gruppenbedingungen zu verbessern. In einer fortgeschrittenen Phase der Therapie sollte er hingegen die Gruppenmitglieder dazu ermutigen, die Thematik *individuell* zu bearbeiten oder, falls dies vermieden wird, den „Widerstand“ (Margraf, 2008) der Gruppe gegen ein einzelfallorientiertes Vorgehen thematisieren.

6.2.9 Die Gestaltung der Abschlusssitzungen

Wie bereits ausgeführt, sollte der Therapieabschluss in zwei Komponenten unterteilt werden. Zum einen in eine inhaltlich eher sachliche Bilanzierung des Erreichten und der Planung des Transfers (d. h. der Stabilisierung und dem Ausbau der erreichten Fortschritte), zum anderen in eine eher emotional getönte Verabschiedung von den anderen Gruppenmitgliedern und der Therapie. In geschlossenen Gruppen, die über einen längeren Zeitraum hinweg bestanden haben (> 25 Sitzungen), ist es sinnvoll, die beiden Komponenten in zwei getrennten Sitzungen zu bearbeiten.

Abschluss-Übung: Unvollständige Sätze ergänzen

In der ersten abschließenden Sitzung hat sich die Durchführung einer Aufgabe analog der oben beschriebenen Technik der unvollständigen Sätze bewährt. Dabei können den Gruppenmitgliedern folgende (oder ähnliche) Satzanfänge vorgegeben werden:

- Im Verlauf der Gruppentherapie konnte ich Folgendes für mich erreichen, …
- Wichtige Erfahrungen in der Gruppe waren für mich …
- Um das, was ich erreicht habe, auch in Zukunft zu erhalten, werde ich …

Wie in der Darstellung auf Seite 275 bereits beschrieben, sollen sich die Gruppenmitglieder zunächst ca. 10 Minuten Zeit nehmen, die Sätze für sich zu ergänzen und die Ergebnisse stichwortartig zu notieren. Anschließend werden Paare gebildet, wobei es sinnvoll sein kann, wenn sich die gleichen Patienten zusammenfinden, die gemeinsam die Problemanalyse der fünften und sechsten Sitzung durchgeführt haben. Als Unterstützung sollen sie auf das Arbeitsblatt mit ihren Therapiezielen zurückgreifen und die zu Therapiebeginn formulierten Ziele mit dem, was tatsächlich erreicht wurde, abgleichen. Für den Austausch in der Kleingruppe sollten etwa 30 Minuten eingeplant werden. Anschließend nehmen die Patienten in knapper Form zu den drei Punkten Stellung.

Abschluss-Übung: Wechselseitiges Feedback geben

In der *letzten* Sitzung geben sich die Patienten dann ein wechselseitiges Feedback und verabschieden sich von der Gruppe. Hierzu wird immer ein Patient aufgefordert, sich in die Mitte der Gruppe zu stellen. Anschließend erhält er von jedem Gruppenmitglied ein kurzes Feedback, an dem sich auch der Therapeut beteiligt. Hierbei sollen drei Fragen beantwortet werden:
1. Was habe ich in den Gruppensitzungen besonders an dir geschätzt?
2. Welche Veränderungen habe ich bei dir wahrgenommen/beobachtet?
3. Was wünsche ich mir für dich?

Anschließend nimmt der Patient wieder auf seinem Stuhl Platz und gibt der Gruppe und dem Therapeuten ein kurzes Feedback (Wie ging es mir in der Gruppe? Wie habe ich die Gruppenarbeit erlebt?).

Beide Sitzungen sind supportiv gehalten und potenziell konfliktträchtige Themen werden ausgespart. Denn für die Bearbeitung und Klärung von Konflikten oder negativem Feedback gibt es, zumindest im Gruppensetting, keine Gelegenheit mehr, sodass latente Spannungen oder Unzufriedenheit mit der Therapie und den erzielten Fortschritten in den vorangehenden Sitzungen anzusprechen und zu bearbeiten sind.

Merke:

In der Regel benötigen die Mitglieder einer (geschlossenen) AVG vier bis sechs Gruppensitzungen, bevor die instrumentellen Gruppenbedingungen in ausreichendem Maße gegeben sind. Die ersten Sitzungen sollten daher in strukturierter Weise durchgeführt werden. In diesen Sitzungen sollten die Gruppenmitglieder Gelegenheit erhalten, sich kennenzulernen, Vertrauen auf- und Ängste vor der Gruppe abzubauen. Außerdem sollten die zentralen Therapieziele erarbeitet und das anliegenbezogene Arbeiten mit einem Fokuspatienten vorbereitet werden, was zugleich den Übergang der Gruppenentwicklung in die „Performing-Phase“ markiert. Auch der Abschluss der Therapie sollte durch geeignete Aufgaben strukturiert werden.

6.3 Weitere strukturierte Aufgaben und Interaktionsspiele für die AVG

In diesem Abschnitt sollen einige ausgewählte Aufgaben und Interaktionsspiele beschrieben und ihr primärer Indikationsbereich benannt werden. Sie können sowohl in geschlossen als auch halboffen formatierten AVG verwendet werden. Die Darstellung orientiert sich an den bereits aufgeführten Indikationsbereichen (vgl. Kap. 4).

6.3.1 Herstellen und/oder Verbessern der instrumentellen Gruppenbedingungen

Übung: Die konzentrischen Kreise

Ein insbesondere für offene Gruppen geeignetes Kennenlernspiel sind die sogenannten *konzentrischen Kreise*. Zu diesem Zweck wird die Gruppe in zwei gleich große Untergruppen A und B aufgeteilt. Untergruppe A soll dann in der Mitte des Raumes einen lockeren Kreis bilden. Anschließend sollen sich die Gruppenmitglieder umdrehen, sodass sie mit etwa 30 cm Abstand Schulter an Schulter stehen und nach außen blicken. Anschließen sollen sich die Gruppemitglieder der B-Gruppe jeweils vis-à-vis vor ein Gruppenmitglied der A-Gruppe stellen, sodass sich N/2 Paare bilden. Falls es sich um eine ungerade Teilnehmerzahl handelt, sollte die B Gruppe diejenige mit dem übrigen Gruppenmitglied sein, sodass sich bei der Gegenüberstellung auch eine Dreiergruppe bildet. Anschließend werden die so gebildeten Paare aufgefordert, sich ca. drei Minuten lang über ein vorgegebenes Thema auszutauschen. Bei der Wahl der Themen ist es wichtig, dass es sich ohne Ausnahme um positiv besetzte, unproblematische und potenzielle Ressourcen aktivierende Themen handelt. Störungs- und problembezogene Inhalte sollten hingegen vermieden werden.

Konzentrische Kreise: Beispiele für positiv besetzte Themen
1. „Meine Leibspeisen“ (Was isst man am liebsten?). 2. Wo war man zuletzt in Urlaub? Oder wohin würde man gerne einmal verreisen? 3. Welchen Hobbys geht man gerne nach? 4. Welche Filme und/oder welche Bücher haben einem im letzten Jahr besonders gut gefallen? 5. Was würde man mit einem Lottogewinn von 100.000 Euro anfangen?

Auch wenn die Themen unverfänglich anmuten, würde man in einer Gruppe von essgestörten Patienten die Frage nach der „Leibspeise“ besser nicht stellen, da hierdurch wahrscheinlich problemrelevante Schemata getriggert würden. Nachdem sich die Paare rund drei Minuten lang über eines dieser Themen ausgetauscht haben, beendet der Therapeut den Austausch, indem er mehrfach in die Hände klatscht, bis sich die Aufmerksamkeit der Gruppe auf ihn gerichtet hat. Dann bittet er die Gruppenmitglieder des Außenkreises, im Uhrzeigersinn weiterzugehen und sich so dem Gruppenmitglied gegenüber zu stellen, das neben dem bisherigen Gesprächspartner steht. Nach dem Wechsel gibt der Therapeut das nächste Thema vor. Dabei ist es günstig, die Zeit zu beschränken, um unangenehme Gesprächspausen zu vermeiden und das wechselseitige Interesse der Gruppenmitglieder dadurch zu stimulieren, dass in der kurzen Zeit (gerade) nicht alles fertig besprochen werden kann. Das Spiel endet, wenn alle Gruppenmitglieder des Außenkreises sich mit denen des Innenkreises ausgetauscht haben.

Ein Nachteil dieses Spiels besteht darin, dass die Gruppenmitglieder des Innen- bzw. Außenkreises untereinander keine Gelegenheit erhalten haben, sich auszutauschen. Deshalb ist es günstig, in halboffenen Gruppen diejenigen Gruppenmitglieder, die bereits länger in der Gruppe sind, dem Innenkreis zuzuordnen und die verbleibenden neuen Gruppenmitglieder dem Außenkreis. Denn es ist davon auszugehen, dass sich die „älteren“ Gruppenmitglieder bereits kennen und auch die „neuen“ sich meist schon von selbst zusammen gefunden haben, sodass es vor allem wichtig ist, die beiden Subsysteme (alt/neu) miteinander in Kontakt zu bringen. Das Spiel selbst simuliert die Alltagssituation einer Party (oder eines Speed-Datings) in der man in kurzer Zeit und auf oberflächliche Weise mit Personen in Kontakt kommt, die man bisher noch nicht oder nur wenig kennt. Durch die therapeutische Strukturierung werden die möglichen Schwierigkeiten einer realen Partysituation („Mit wem soll ich mich unterhalten?“, „Über was sollen wir sprechen?“, „Wann soll ich das Gespräch beenden?“ usw.) weitgehend vermieden, sodass die positiven Aspekte einer solchen sozialen Situation überwiegen. Meist wird das Interaktionsspiel deshalb als sehr positiv, abwechslungsreich und anregend erlebt, sodass die Nähe zwischen den Gruppenteilnehmern zunimmt.

Die Durchführung von Aufgaben in Paar- oder Kleingruppen

Die Durchführung von themenbezogenen Aufgaben in Paaren oder Kleingruppen stellt eine flexible Methode dar, die für alle Indikationsbereiche – mit Ausnahme von derjenigen der aktivierenden Auflockerung – zur Anwendung kommen kann. Themenbezogenen Aufgaben im Zusammenhang mit dem Aufbau der instrumentellen Gruppenbedingungen (Paarinterview, Erarbeiten der Gruppenregeln) wurden bereits vorgestellt. Deshalb sollen an dieser Stelle allgemeinere Empfehlungen für den Einsatz dieser Methode gegeben werden (vgl. auch Yalom, 2005).

Zunächst einmal sollte sich der Therapeut überlegen, ob er unvollständige Sätze oder Fragen als Einstieg in die strukturierte Paar- oder Kleingruppenarbeit verwendet. Aufgrund ihres semantischen Aufforderungscharakters legt die Ergänzung unvollständiger Sätze eher spontane Aussagen nahe, wohingegen Fragen eher zu einem Reflexionsprozess anregen. Dieses Phänomen kann in Kleingruppenarbeiten so genutzt werden, dass man die Paare oder Kleingruppen im Falle von Satzergänzungen dazu auffordert, sich über die Satzergänzungen (also die darin enthaltenen Aussagen) auszutauschen. Im Fall von Fragen sollte man die Paare oder Kleingruppen hingegen dazu auffordern, sich *gemeinsam* Antworten auf die Fragen zu überlegen. Diese Antworten stellen somit das Ergebnis einer gemeinsamen Gruppenarbeit dar, wohingegen sich in den Satzergänzungen die Aussagen der einzelnen Gruppenmitglieder ausdrücken, über die sich die Gruppenmitglieder dann austauschen.

Die Verwendung von Fragen sollte daher immer dann eingesetzt werden, wenn es um die gemeinschaftliche Erarbeitung von Problemlöse- oder von Bewältigungsmöglichkeiten geht. Ein Beispiel hierfür stellt die beschriebene Erarbeitung der Gruppenregeln. Die Stärke der Technik der unvollständigen Sätze liegt hingegen darin, bedingungsanalytisches Wissen zu generieren und den Status Quo zu definieren. Denn die Satzergänzungen bilden den Ausgangspunkt des Gesprächs, in dem vor allem die Hintergründe thematisiert werden, die den Aussagen zugrunde liegen.

Der Austausch in Dyaden oder Kleingruppen, die gerade im Kontrast zur Großgruppe meist als vertrauter und weniger bedrohlich erlebt werden, fördert in hohem Maße die Wirkfaktoren Offenheit, Vertrauen, Kohäsion, Universalität des Leidens und trägt damit, unabhängig vom Inhalt der Aufgabe, zur Herstellung und Intensivierung der instrumentellen Gruppenbedingungen bei. Aus diesem Grund sollte dieses Vorgehen eher in frühen Phasen der Gruppentherapie eingesetzt werden.

Was die Bildung von Kleingruppen angeht, kann diese, wie bereits ausgeführt, mehr oder weniger zufällig erfolgen (etwa durch auszählen) oder gezielt mithilfe des aktionssoziometrischen Vorgehens. In diesem Fall würde man die Patienten darum bitten, sich in eine Rangreihe entlang der Dimension aufzustellen, deren Pole durch die Gegensätze des zu diskutierenden Merkmals oder Einstellung markiert werden, z. B. „hohe Stressbelastung vs. geringe Stressbelastung“ oder „hoher versus geringer Perfektionismus“ usw. Anschließend könnte der Therapeut Dreiergruppen bilden, die sich jeweils aus einem Patienten mit hohem, einem mit mittlerem und einem mit niedrigem Ausprägungsgrad in Bezug auf das entsprechende Merkmal oder der Einstellung zusammensetzen. In der Regel fördert eine solche heterogene Gruppenzusammensetzung einen produktiven Austausch.

6.3.2 Methoden zur Generierung potenzieller Anliegen

Es gibt verschiedene Methoden, um die Bereitschaft zu erhöhen, individuelle Anliegen in die Gruppe einzubringen, falls diese trotz des Vorliegens der instrumentellen Gruppenbedingungen nicht spontan eingebracht werden. Manchmal sind diese auch nicht in vollem Umfang gegeben (die KOVA-Ampel steht auf „Gelb“), sodass die Gruppenmitglieder zögern, eigene Themen einzubringen. Dies ist häufig in halboffenen Gruppen der Fall, wenn, bedingt durch Wechsel von Gruppemitgliedern, die instrumentellen Gruppenbedingungen erodieren. Eine längere Phase des Kennenlernens wie bei einer geschlossenen Gruppe ist hier meist nicht zielführend, da die Patienten, die sich bereits seit längerem in der Gruppe befinden, dies als unnötig erleben würden. Die Durchführung eines Spieles wie das der konzentrischen Kreise wird als zwar meist als hilfreich und auflockernd erlebt, mehrere Sitzungen, die dem Kennenlernen und der „Teambildung“ dienen, dürften jedoch auf Widerstand stoßen. Dies gilt umso mehr, je kürzer die Patienten an der AVG teilnehmen *(„Ich bin doch nur noch zwei Wochen in der Klinik, wieso soll ich jetzt noch die Neuen kennenlernen?“)*. Somit ergibt sich also das Dilemma, dass die instrumentellen Gruppenbedingungen nicht in ausreichendem Maße gegeben sind, zugleich jedoch die Methoden, die am zuverlässigsten zu deren Etablierung beitragen würden, nicht eingesetzt werden können.

Eine Lösung dieses Dilemmas besteht darin, Aufgaben oder Interaktionsspiele einzusetzen, die einerseits eine inhaltliche Auseinandersetzung mit Themen beinhalten, die für alle Gruppenmitglieder relevant sind, und die andererseits dazu beitragen, die instrumentellen Gruppenbedingungen zu fördern und damit das Einbringen individueller Anliegen anzubahnen. Die im Folgenden dargestellten Aufgaben erfüllen diesen Zweck.

Die Arbeit mit Bildmotiven

In der oben ausgeführten Beschreibung der vorbereitenden Sitzungen wurde die Verwendung von Bildern mit emotionalem bzw. bedürfnisbezogenem Aufforderungscharakter bereits beschrieben (vgl. S. 277). Bei der Zusammenstellung der Bilder kann man auf Postkarten, therapeutische Arbeitsmaterialien oder auf geeignete Fotos aus Zeitschriften und Illustrierten zurückgreifen. Letztere bieten die größte Flexibilität, wobei die Zusammenstellung einer geeigneten Bildersammlung mit einigem zeitlichen Aufwand verbunden ist. Für den Einsatz in der AVG sollten etwa dreimal so viel Bilder wie Gruppenmitglieder vorhanden sein, damit ausreichend Wahlmöglichkeiten geben sind. Bei durchschnittlichen Gruppengrößen von 7 bis 10 Patienten wären somit 30 Bilder erforderlich. Die Auswahl der Bilder sollte sich an den von Grawe (2004) vorgeschlagenen vier Kategorien von Grundbedürfnissen orientieren.

1. Lust bzw. Lustsuche (z. B. Bilder, die Personen zeigen, die Spaß haben, eine Person, die auf einer Massagebank liegt usw.) und das Gegenteil, also Bilder, die für Situationen stehen, die mit Unlust und aversiven Gefühlen verbunden sind (z. B. Bildmotive, die Stress symbolisieren wie eine Stoppuhr, eine rennende Person, die einen Bus zu erreichen versucht, ein Zahnarztstuhl usw.).
2. Bilder, die für Bindungsbedürfnisse stehen (z. B. das Bild einer glückliche erscheinenden Familie, eine Eisbärenmutter, an deren Fell sich ihr Junges anlehnt, ein Mann und eine Frau, die Hand in Hand gehen) und solche, die dieses gefährden (z. B. das Bild eines streitenden Paares, ein einsamer Spaziergänger, eine Person, die offensichtlich traurig ist usw.).

3. Bilder, die für das Bedürfnis nach Kontrolle, Orientierung oder Macht stehen (z. B. die Zahnräder einer Maschine, eine Balletttänzerin in einer Pose, die nur durch die perfekte Kontrolle über den Körper erreicht werden kann, das Bild eines Schiffskompasses, ein Trainer, der, eine Sportmannschaft instruiert usw.).
4. Bilder, die für das Bedürfnis nach Selbstwertschutz und Selbstwerterhöhung bzw. dessen Bedrohung stehen (z. B. das Bild einer teuren Uhr, eine Person, die sich offensichtlich schämt, eine Person in einem Chefsessel in einem repräsentativem Büro, ein Star, der auf einer Bühne steht usw.).

Außerdem ist es günstig, einige Bilder zum Thema Spiritualität, Beginn/Aufbruch, Entwicklung sowie Endlichkeit und Zerstörung auszuwählen. Der Aufforderungscharakter der Bilder sollte eher mehrdeutig sein, sodass sie Raum für die Projektionen des Betrachters lassen. Dies wird auch schon dadurch möglich, dass sich kaum Bilder finden lassen, die sich eindeutig und ausschließlich einer Bedürfnisklasse zuordnen lassen. So verweist das Bild einer feiernden Fußballmannschaft etwa auf das Bedürfnis nach Bindung (Teil einer Gemeinschaft sein), auf das nach Lustsuche (hier Spaß haben und feiern) und auf das nach Selbstwerterhöhung (sich als Sieger erleben). Die Durchführung der Aufgabe wurde bereits oben beschrieben. Wenn es jedoch darum geht, Themen zu generieren, sollte der Therapeut die Gruppenmitglieder dahingehend instruieren, ein Bild auszuwählen, das ihren aktuellen psychischen Zustand und/oder ihre aktuelle Lebenssituation symbolisiert, und dann ein weiteres Bild auszuwählen, das am besten ihren Ziel- oder Wunschzustand zum Ausdruck bringt, den sie u. a. durch ihre Therapie erreichen möchten. Nachdem die Gruppenmitglieder ihre Bilder ausgewählt haben, werden sie aufgefordert, die Hintergründe ihrer Wahl zu erläutern. Der Therapeut verstärkt dabei die Selbstöffnung, stellt offene Fragen und fasst das Gesagte in empathischer Weise zusammen.

Die Erfahrung mit dieser Art der Aufgabenstellung zeigt, dass es in den meisten Fällen zwei oder drei Patienten in der Gruppe gibt, die durch die Vorstellung ihrer Bilder und die begleitende Exploration emotional stark berührt werden. Da für eine weitergehende, individuelle Bearbeitung der Thematik in dieser Sitzung jedoch keine Zeit bleibt, kann der Therapeut die betreffenden Patienten dazu ermutigen, ihre Themen in der nächsten Sitzung einzubringen:

„Jetzt, wo Sie über die Bilder sprechen, spüren Sie plötzlich, wie traurig Sie die Situation macht, in der Sie sich befinden und wie sehr Sie es sich wünschen, dass es anders wäre. Geben Sie dem Raum, was da ist. Es ist schön zu erleben, dass Sie Ihren Schmerz mit uns teilen. Das zeigt auch, dass Sie Vertrauen zur Gruppe haben. Ich glaube, dass das ein ganz wichtiges Thema ist, was da bei Ihnen hochgekommen ist. Leider bleibt uns heute nicht mehr genug

Zeit, um ihm den Raum zu geben, den es verdient und den Sie brauchen. Was halten Sie davon, wenn Sie das Thema in die nächste Sitzung einbringen! Es ist wichtig und an der Zeit es anzugehen" (in warmherzigem und zugleich nachdrücklichem Tonfall).

In den meisten Fällen wird zumindest ein Patient den Vorschlag aufgreifen und das Thema in der nächsten Sitzung einbringen.

Alternative Einsatzmöglichkeiten für Bildmotive. Die Bilder kann man jedoch auch in anderen Kontexten einsetzen und zwar immer dann, wenn eine emotionsaktivierende Hinführung zu bestimmten Themen intendiert ist. Einige Beispiele hierzu:

- „Wählen Sie zwei der ausgelegten Bilder aus. Das erste soll dafür stehen, wie Sie Ihre (Ursprungs-)Familie in Ihrer Kindheit erlebt haben, das zweite, wie Sie Ihre Familie heute erleben."
- „Wählen Sie eines der ausgelegten Bilder aus, das Sie mit der Rolle in Gruppen in Zusammenhang bringen, die Sie typischerweise einnehmen."
- „Wählen Sie ein oder zwei der ausgelegten Bilder aus, die Sie mit einem *erfüllten Leben* in Zusammenhang bringen bzw. für die Sie einen Bezug herstellen können zu dem, was für Sie ein erfülltes Leben ausmacht."

Im Rahmen der Durchführung dieser Aufgaben werden am stärksten die Wirkfaktoren Kohäsion, Offenheit, Katharsis (oder zumindest intensives emotionales Erleben) und Universalität des Leidens aktiviert.

Übung: Der Symbolspaziergang

Eine analoge Möglichkeit, diese Intervention durchzuführen, besteht darin, anstelle von Bildern Gegenstände von symbolischem Charakter zu verwenden, die sich während eines Spaziergangs in der Natur finden lassen. Die Gruppenmitglieder werden dabei dazu instruiert, während der Gruppensitzung alleine und in achtsamer Haltung einen etwa 25-minütigen Spaziergang zu unternehmen und dabei zwei Gegenstände auszuwählen, die, wie auch bei der Auswahl der Bilder, ihren aktuellen und ihren gewünschten (Soll-)Zustand symbolisieren. Diese sollen sie dann mitbringen, in der Gruppe vorstellen und ihr mitteilen, welche Bedeutung die Gegenstände für sie haben. Auch wenn der Therapeut nicht vorgibt, welche Dinge ausgewählt werden sollen, so fällt die Wahl meistens auf Gegenstände aus der Natur. So werden meist Blätter, Blumen, Steine, ein Stück Baumrinde, Moos, Zweige, Kastanien oder Tannenzapfen usw. in die Gruppe mitgebracht. Die Vorstellung und Erläuterung zu den ausgewählten Gegenständen erfolgt analog derjenigen der Bildmotive. Auch im Rahmen dieser Aufgabe ist davon auszugehen, dass einige Gruppenmitglieder mit intensiveren Emotionen (meist Traurigkeit oder Sehnsucht) reagieren als andere, sodass der Therapeut sie dazu ermutigen kann, sich in der nächsten Gruppensitzung ausführlicher mit dem Thema zu beschäftigen, das sie mit dem Symbol verbinden.

Eine Möglichkeit, die Kohäsion zu verbessern, besteht außerdem darin, die Gruppenmitglieder nach der Vorstellung ihrer Gegenstände darum zu bitten, diese nacheinander in die Mitte des Raumes zu legen und zwar so, dass sich ein stimmiges Bild ergibt. Auf diese Weise werden sukzessive die 16 bis 20 Symbole zu einem Art „Gruppenkunstwerk“ arrangiert, für dessen Entstehung jedes Gruppenmitglied seinen Beitrag geleistet hat. Der Therapeut kann gegen Ende der Sitzung dieses „Werk“ würdigen und darauf hinweisen, dass dieses Arrangement die zentralen Themen dieser Gruppe und weiter gefasst, auch die Gruppe als Ganzes symbolisiert.

Wie bereits ausgeführt, setzt diese Übung ein entsprechendes Setting und gutes Wetter voraus. Liegt der Therapieraum in der Nähe eines Parks oder in ländlicher Umgebung und wird die Übung an einem schönen Frühlings- oder Herbsttag durchgeführt, dann dürfte sie ihre maximale Wirkung entfalten.

Übung: Ein Blick in die Zukunft – die 5-Jahres-Frage

Eine stärker verhaltenstherapeutisch orientierte Möglichkeit, Anliegen zu generieren und zugleich einige wichtige Wirkfaktoren zu aktivieren (vor allem Arbeitshaltung, Offenheit und Vertrauen), stellt eine strukturierte Form der Zukunftsprojektion dar, wie sie auch in der Einzeltherapie verwendet wird (vgl. Kanfer et al., 2012). Dabei werden die Gruppenmitglieder im Anschluss an eine kurze Entspannungsübung (z. B. 5 Minuten lang in den Bauch zu atmen) angeleitet, sich mit geschlossenen Augen möglichst konkret ihr Leben in fünf Jahren vorzustellen. Dabei gibt der Therapeut einige Instruktionen vor, lässt dabei jedoch noch genug Raum, damit die Gruppenmitglieder vor ihrem inneren Auge weitere Bilder entstehen lassen können. Wichtig ist bei der Instruktion hervorzuheben, dass es nicht darum geht, sich etwas Bestimmtes aktiv vorzustellen, sondern einfach den Vorstellungen und Bildern Raum zu geben, die spontan entstehen, unabhängig davon, wie man diese Bilder bewertet:

> „Sie haben mehr von dieser Imaginationsübung, wenn Sie sich auf die Bilder einlassen, die ganz spontan, ohne ihr bewusstes Zutun in Ihnen aufsteigen!“

Beispiele für solche Vorgaben, die den groben Rahmen für die Vorstellungsbilder definieren, sind:

- „Wo werden Sie wohnen?"
- „Wohnen Sie dort alleine oder wer wird mit ihnen zusammen wohnen?"
- „Wie sieht ein typischer Tag in ihrem Leben aus?"
- „Welchem Beruf gehen Sie nach?"

Inklusive der vorgeschalteten Entspannungsübung sollte die Imagination nicht länger als 15 Minuten dauern, da die meisten Personen dann beginnen, gedanklich abzuschweifen und die Übung damit an Effektivität einbüßt. Nach der Imagination werden die Gruppenmitglieder dazu angehalten, über ihre Vorstellung zu berichten. Der Therapeut sollte die Schilderungen nicht kommentieren, sondern sich darauf beschränken, klärende Fragen zu stellen oder solche aus der Gruppe zuzulassen. In jedem Fall sollte er nachfragen, ob die Vorstellungsbilder für den Betreffenden eher angenehm oder unangenehm, irritierend, willkommen oder unwillkommen waren. Außerdem sollte geklärt werden, welche der Themen, die durch die Vorstellungsbilder angestoßenen wurden, für die Gruppentherapie von Bedeutung sind. Wie schon bei den anderen Interventionen sollten diejenigen Patienten, die sichtlich betroffen reagieren, ermutigt werden, ihr damit verbundenes Anliegen in der nächsten Sitzung einzubringen.

Diese Intervention ist besonders in Gruppen von Jugendlichen oder Patienten im jungen Erwachsenenalter geeignet, bei denen das Thema Identität, Ablösung von dem Elternhaus sowie das Erarbeiten von beruflichen und privaten Lebensperspektiven einen großen Raum einnimmt. Auch in Gruppen, deren Mitglieder sich in Krisen- oder kritischen Entwicklungsphasen befinden, entfaltet diese Intervention ihre größte Dynamik.

Übung: Die Wunderfrage

Eine noch stärker lösungs- und verhaltensorientierte Intervention stellt die von Steve de Shazer (2015) beschriebene sogenannte „Wunderfrage" dar. Hierbei werden die Gruppenmitglieder, am besten im Rahmen einer Vorstellungsübung, dazu angeregt, sich vorzustellen, dass über Nacht ein Wunder geschehen sei und die Symptome und/oder Probleme, wegen derer sie sich in Therapie begeben haben, verschwunden seien:

- Was wäre dann anders?
- Woran würde der Betroffene selbst bemerken, dass dieses Wunder geschehen ist?
- Wer würde es noch bemerken?
- Wer als erstes?
- Woran?
- Wie würde sich der weitere Alltag gestalten?

Nach der Vorstellungsübung sollen die Gruppenmitglieder darüber berichten, was sich an ihrem Verhalten durch das Wunder verändern würde und wie ihr Umfeld darauf reagieren würde. Auch hier fragt der Therapeut offen und interessiert nach und ermutigt die Patienten, Aspekte ihrer Schilderung zum Thema der nächsten Gruppensitzung zu machen.

Diese Intervention ist dann besonders sinnvoll, wenn die AVG eher auf wenige Sitzungen hin angelegt ist und/oder die Patienten durch ihre Symptomatik in hohem Maße in ihrer Alltagsbewältigung eingeschränkt sind.

Alle vier Aufgaben erfüllen im Kontext der AVG eine dreifache Funktion: (1) sie fördern die individuelle Auseinandersetzung mit therapeutisch relevanten Themen, (2) sie tragen zur Verbesserung der instrumentellen Gruppenbedingungen bei und (3) ermöglichen das Generieren von Themen, die in den Folgesitzungen in Form von einzelfallbezogenen Anliegenbearbeitungen weiter verfolgt werden können. Alle vier Aufgaben haben sich in vielen Therapiesitzungen bewährt. Die Arbeit mit Bildern und der Symbolspaziergang sollten eher in Gruppen eingesetzt werden, die sich über einen längeren Zeitraum erstrecken (> 20 Sitzungen) oder Teil eines intensiven, multimodalen stationären Therapieprogrammes sind. Dies gilt umso mehr, wenn Interventionen wie die der Zukunftsprojektion oder der Wunderfrage in einer begleitenden Einzeltherapie eingesetzt werden. In der AVG sollten diese Interventionen dann eingesetzt werden, wenn es sich um Kurzzeitgruppen handelt und/oder ein enger therapeutischer Fokus realisiert werden soll, der sich auf die Lösung anstehender Probleme oder stark einschränkender Symptome richtet (z. B. beim Vorliegen einer Essstörung).

6.3.3 Die ökonomische Bearbeitung von Anliegen aller Gruppenmitglieder

Im Verlauf einer AVG können sich Situationen ergeben, in denen alle (oder fast alle) Gruppenmitglieder den Wunsch äußern, sich mit einem bestimmten Thema intensiver beschäftigen zu wollen. Handelt es sich hierbei nicht um die Vermeidung einer individuellen Themenbearbeitung, dann sollte der Therapeut den Wunsch der Gruppe aufgreifen und entsprechende Intervention realisieren.

Das Gruppenfeedback

In Gruppen wird häufig der Wunsch geäußert, von den anderen Gruppenmitgliedern ein Feedback zu erhalten, wie man auf diese wirkt. Während es in halboffenen Gruppen meist sinnvoller ist, dieses Anliegen im Rahmen einer Einzelarbeit aufzugreifen, sollte dieses Feedback in geschlossenen Gruppen als gemeinsame Gruppenarbeit durchgeführt werden. Dem Anliegen selbst liegt in der Regel der Wunsch zugrunde, Selbst- und Fremdbild miteinander abzugleichen und damit eine Lücke in der Selbstwahrnehmung zu schließen, die dadurch entsteht, dass man nur indirekt erschließen kann, wie man von anderen wahrgenommen wird und auch wie man auf diese wirkt (vgl. Yalom, 2010a).

In der Regel ist es günstig, diese Intervention noch im ersten Drittel der Therapie, also nach ca. 8 bis 12 gemeinsamen Gruppensitzungen durchzuführen. Meist wird spätesten dann eines der Gruppenmitglieder den Wunsch äußern, ein solches Feedback zu erhalten. Dies kann der Therapeut dann zum Anlass nehmen, die anderen Gruppenmitglieder danach zu fragen, ob sie ebenfalls an solch einem Feedback Interesse hätten (was in der Regel der Fall ist). Sollte ein Gruppenmitglied zu einem früheren Zeitpunkt den Wunsch nach einem Feedback äußern, so ist es sinnvoll, darauf zu verweisen, dass ein solches Feedback zu einem späteren Zeitpunkt für alle Gruppenmitglieder geplant ist. Der günstige Zeitpunkt für solch ein wechselseitiges Feedback liegt dann vor, wenn die Gruppenmitglieder ausreichend Zeit und Gelegenheit hatten, sich gegenseitig kennenzulernen, jedoch noch genug Zeit bleibt, die Ergebnisse des Feedbacks und die sich daraus möglicherweise ergebende Anregungen noch im Verlauf der Gruppentherapie zu erproben.

Die Aufgabe der Gruppenmitglieder besteht darin, auf einer Karteikarte für *jedes* andere Gruppenmitglied vier Felder auszufüllen (zwei auf der Vorder- und zwei auf der Rückseite der Karte). Dabei sollen sie je zwei bis drei Eindrücke bzw. Wahrnehmungen pro Feld notieren.

Satzergänzungen beim Gruppenfeedback

1. Feld: „Meine ersten Eindrücke von dir waren …“
2. Feld: „Heute, wo ich dich besser kenne, erlebe ich dich als jemand, der …“
3. Feld: „Ich schätze an dir besonders, dass du …“
4. Feld: „Als irritierend, schwierig oder manchmal auch störend finde ich, dass du …“

Zusätzlich sollte jedes Gruppenmitglied noch eine weitere Kartekartei ausfüllen, auf der es angibt, welche Ergänzungen die anderen Gruppenmitglieder in Bezug auf seine Person vermutlich nennen werden. Damit ist ein expliziter Vergleich zwischen dem vermuteten und dem tatsächlichen Fremdbild möglich.

Um Zeit zu sparen, ist es sinnvoll, das Ausfüllen der Karten als eine Hausaufgabe aufzugeben. Auf diese Weise bleibt den Gruppemitgliedern genügend Zeit für die Erledigung der Aufgabe und sie beschäftigen sich intensiver miteinander. In der Folgesitzung verteilen die Gruppenmitglieder dann die Karten, indem sie diese auf den Platz des jeweiligen Gruppenmitgliedes legen. Anschließend lesen sie ihre Rückmeldungen durch und zählen aus, welche Rückmeldungen wie häufig genannt wurden. Da die Rückmeldungen nicht anonym erfolgen sollte, erhält jedes Gruppenmitglied die Gelegenheit nachzufragen, wenn es eine Rückmeldung nicht versteht *(„Was meinst du genau, wenn du schreibst, dass ...“)*.

Fragen des Therapeuten im Anschluss an das Gruppenfeedback
1. Wie ist es mir beim Lesen der Rückmeldungen gegangen? 2. Welche Vermutungen über meine Wirkung hat sich bestätigt? 3. Was hat mich überrascht und war neu für mich? 4. Möchte ich die Rückmeldungen als Anlass nehmen, etwas zu verändern? 5. Falls ja: Was und wie wird sich dies in der Gruppe äußern?

Für die Auswertung und Nachbesprechung dieser Aufgabe sollten zwei Sitzungen eingeplant werden. Es kann davon ausgegangen werden, dass sich im Anschluss daran eine ganze Reihe von Themen ergeben, die individuell bearbeitet werden können. Auf die auf den Einzelnen bezogene Variante des Feedbacks, wie es in halboffenen Gruppen die Regel ist, wird im nächsten Kapitel eingegangen.

Die Arbeit in Kleingruppen

Der Einsatz von Paarübungen und die Arbeit in Kleingruppen wurden bereits im Zusammenhang mit der Kennenlernphase beschrieben. Auf diese Methoden sollte in der Regel auch dann zurückgegriffen werden, wenn (fast) alle Gruppenmitglieder den Wunsch äußern, sich mit einem bedeutsamen Thema zu beschäftigen. Hierbei handelt es sich oft um existenzielle Themen wie beispielsweise der Verlust eines nahestehenden Menschen (oder auch die Antizipation eines solchen), Altern und das Erleben der eigenen Endlichkeit, die Pflege von nahen Verwandten oder der Auszug der eigenen Kinder u. a. m.

Selbst wenn, wie im Fall von geschlossenen Gruppen, ausreichend Zeit bliebe, um mit jedem Gruppenmitglied eine individuelle Anliegenbearbeitung durchzuführen, würde dies den Gruppenprozess lähmen. Stattdessen ist es günstiger, die Thematik im Rahmen einer Paar- oder Kleingruppenarbeit in ein oder zwei Sitzung zu behandeln. Diese Art der Bearbeitung führt meist zu Ergebnissen, die den Gruppenmitgliedern oder zumindest den meisten von ihnen genügen, sodass sie für sich keine Notwendigkeit sehen, das Thema individuell zu vertiefen. Diejenigen, bei denen dies nicht der Fall ist, sollten in den Folgesitzungen die Gelegenheit erhalten, ihre Anliegen einzubringen.

Was die Durchführung der Paar- oder Kleingruppenarbeit angeht, so kann sowohl die Technik der unvollständigen Sätze (bei Paaren) als auch die Formulierung von Fragen (bei Kleingruppen) sinnvoll sein. Für den Austausch sollte eine Zeitdauer von 30 bis 40 Minuten veranschlagt werden, damit noch genügend Zeit für die Auswertung in der Gruppe bleibt. Was die Formulierung der unvollständigen Sätze oder der Fragen angeht, so empfiehlt sich die Orientierung an der S-R-K-Syntax der Verhaltensanalyse: *Situation, Verhalten* (einschließlich von Kognition und Emotion), *Konsequenzen* und/oder ein *bewältigungsbezogenes Verhalten.* Das Vorgehen soll beispielhaft anhand der Verarbeitung des Verlustes (bzw. des Todes) eines nahestehenden Menschen dargestellt werden.

Beispiel: Fragen im Rahmen einer Kleingruppenarbeit im Zusammenhang mit dem Thema Verlust eines geschätzten Menschen

1. Die Frage nach der Situation (S): *Was waren die Umstände des Todes und wie habe ich davon erfahren?*
2. Die Frage nach dem Erleben (R): *Wie habe ich wann auf den Verlust reagiert (= gedacht, gefühlt, getan)?*
3. Die Frage nach den Konsequenzen (K): *Wie ging es in den Wochen und Monaten nach dem Verlust weiter?* Oder: *Welche Folgen hatte die Art und Weise, wie ich auf den Verlust reagiert habe, für mich und meine Umgebung?*
4. Alternativ oder ergänzend auf die Bewältigung des Verlustes bezogen (RB): *Was hat mir dabei geholfen, den Verlust zu bewältigen?*

Die genauen Formulierungen der unvollständigen Sätze oder Fragen sollte in flexibler Weise erfolgen und sich an der aktuellen Situation der Gruppe orientieren. In einer Gruppe, deren Mitglieder unter einer komplizierten Trauerreaktion leiden, könnte man z.B. gezielt danach fragen, welche Faktoren die Trauer blockiert oder erschwert haben. Findet die Arbeit in Kleingruppen statt, sollten die Ergebnisse des Austauschs in jedem Fall stichwortartig auf einem Flipchart notiert und in der Gruppe vorgestellt werden. Jede Gruppe sollte ihre Ergebnisse vorstellen und im Anschluss daran sollten die anderen Gruppenmitglieder die Gelegenheit erhalten, Fragen zu stellen. Bleibt dann noch Zeit, sollte der Therapeut die Gruppe danach fragen, wie sie die unterschiedlichen Ergebnisse beurteilen, worin Gemeinsamkeiten und Unterschiede bestehen. Reicht die Zeit hierfür nicht aus, sollte in jedem Fall die Abschlussrunde durchgeführt werden (vgl. Kap. 5).

In Bezug auf die Wirkfaktoren werden durch solche Interventionen neben den instrumentellen Gruppenbedingungen vor allem die Universalität des Leidens, Einsicht und Modellernen aktiviert.

Alternativ könnten auch Komponenten aus publizierten Therapiemanualen herangezogen werden, um bestimmte Themen zu bearbeiten. Allerdings ist dieses Vorgehen in der AVG mit einigen Nachteilen verbunden. So muss sich der Therapeut in der Regel auf die Sitzung vorbereiten und kann nicht spontan auf die

Wünsche der Gruppe reagieren. Vertröstet er die Gruppe hingegen auf die nächste Sitzung, so können sich in dieser bereits wieder neue Themen ergeben, sodass die Vorbereitung entweder umsonst war oder an den Bedürfnissen der Gruppe vorbei geht. Ein weiterer Nachteil ist darin zu sehen, dass die Interventionen in Manualen aufeinander aufbauen und sie deshalb an Effektivität einbüßen, wenn man sie aus ihrem Kontext herauslöst. Außerdem fördert ein solches Vorgehen eher die Passivität der Gruppenmitglieder als deren Aktivität. Denn die aktive Erarbeitung wichtige Inhalte in Kleingruppen erfordert meist mehr Eigeninitiative und Engagement, als wenn der Therapeut Interventionen aus Manualen vorgibt. Die beste Möglichkeit, innerhalb der AVG Themen zu bearbeiten, die mehrere Gruppenmitglieder betreffen, besteht deshalb darin, die Gruppe zur Durchführung geeigneter Paar- oder Kleingruppenarbeiten anzuregen.

Merke:

Der Einsatz von Kleingruppenübungen stellt eine flexible und leicht zu realisierende Methode dar, ganz unterschiedliche Themen zu bearbeiten und zugleich die Arbeitshaltung der Gruppe sowie die Bereitschaft zur Selbstöffnung zu fördern. Wann immer eine aktivere Mitarbeit der Gruppenmitglieder und ein höheres Ausmaß an Verantwortungsübernahme für die Inhalte der Therapie angestrebt wird, sollte die Bearbeitung von Aufgaben in Kleingruppen in Erwägung gezogen werden.

6.3.4 Die Bearbeitung dysfunktionaler Kommunikationsprozesse oder gruppaler Konflikte

Anders als psychodynamisch orientierte Gruppentherapeuten greifen verhaltenstherapeutische Gruppentherapeuten dysfunktionale Gesprächsbeiträge oder Konfliktspannungen zeitnah und proaktiv auf. Entsprechende Phänomene werden nicht als Ausdruck von Abwehrprozessen oder Widerstand interpretiert, sondern als Ausdruck von mangelnder sozial-kommunikativer Kompetenz, die das aktive Eingreifen des Therapeuten erfordern. Dabei verfolgt er zum einen das Ziel, die Arbeitsfähigkeit der Gruppe wieder herzustellen und zum anderen, die Gruppenmitglieder beim Aufbau der erforderlichen Kompetenzen zu unterstützen.

Im vorangegangenen Kapitel wurde der therapeutische Umgang mit dysfunktionalem Kommunikationsverhalten einzelner Gruppenmitglieder bereits behandelt. Allerdings ergeben sich in der AVG häufig Situationen, in denen sich die Gesprächsbeiträge mehrerer Gruppenmitglieder in ähnlicher Weise als unpassend und wenig hilfreich erweisen, obwohl sie durchaus positiv gemeint sind. Beispiele hierfür sind das Geben von Ratschlägen, das Vermeiden persönlicher Bezugnahme durch Formulierungen wie „man“ oder „wir Männer/Frauen“, die fast ausschließliche Verwendung von Begriffen wie „gut“ oder „schlecht“, um das eigene Befinden zu beschreiben usw. Würde der Therapeut dazu übergehen, jedes Gruppenmitglied auf seine dysfunktionalen Gesprächsbeiträge hinzuweisen, so würde sich dies früher oder später negativ auf die Gruppenatmosphäre auswirken und die Bereitschaft der Gruppenmitglieder, sich aktiv zu beteiligen, hemmen. Dennoch sollte der Therapeut intervenieren, damit sich die ungünstigen Kommunikationsmuster nicht verfestigen und zur Ausbildung problematischer Normen führen (z. B.: *„In unserer Gruppe geben wir uns wann immer möglich gute Ratschläge"*).

Die Technik der szenischen Übertreibung

Eine elegante Methode stellt dabei die Technik der szenischen Übertreibung dar. Dabei werden die Gruppenmitglieder dazu angehalten, sich für einen definierten Zeitraum (ca. 5 bis 10 Minuten lang) ausschließlich auf eine bestimmte Art und Weise miteinander zu kommunizieren. Um diese Art von Interaktionsspielen einzuleiten, teilt der Therapeut der Gruppe zunächst seine Beobachtungen bezüglich der dysfunktionalen Kommunikationsmuster mit und begründet die Durchführung des Spiels damit, dass er mit diesem veranschaulichen möchte, welche Konsequenzen sich aus dem angesprochenen Gesprächsverhalten ergeben. Im Anschluss an die die Durchführung des Spiels erfolgt eine Reflexion, im Rahmen derer die Gruppenmitglieder aufgefordert werden zu beschreiben, wie sie das Spiel erlebt haben. Anhand einer Gruppensituation, die dadurch gekennzeichnet ist, dass viele Gruppenmitglieder dazu neigen, anderen Gruppenmitgliedern Ratschläge zu geben, soll das therapeutische Vorgehen beispielhaft dargestellt werden:

Beispiel:

Th. (nachdem über einen längeren Zeitraum hinweg immer wieder Ratschläge gegeben werden und auch der an einzelne Gruppenmitglieder gerichtete Hinweis, sich auf andere Weise in die Gruppe einzubringen, keine nachhaltige Wirkung erkennen ließ): Bevor wir zum nächsten Anliegen kommen, möchte ich Ihnen gerne eine Beobachtung mitteilen. Mir fällt auf, dass Sie sich engagiert einbringen, sich dabei jedoch immer wieder Ratschläge geben, die zwar gut gemeint sind, aber dennoch für den, der sie bekommt, nicht immer hilfreich sind. Ich würde deshalb gerne eine kurze Übung mit Ihnen machen, die dazu beitragen soll, ein Gefühl dafür zu bekommen, wie es ist, Ratschläge zu geben und zu bekommen. Die Übung geht wie folgt: Ich werfe jetzt gleich jemandem von Ihnen diesen Ball zu und gebe ihm dabei einen gut gemeinten Ratschlag. Derjenige, der den Ball bzw. den Ratschlag bekommt, sagt nichts dazu, sondern spürt nur einen kurzen Moment lang in sich hinein, was dieser Rat bei ihm auslöst. Dann wirft er den Ball einem anderen Gruppenmitglied zu und gibt ihm wiederum einen Ratschlag. Und so weiter bis jeder von Ihnen mindestens zwei Ratschläge erhalten und gegeben hat. Wichtig ist, dass es sich durchweg um gut gemeinte Ratschläge handelt, z. B. jeden Tag ausreichend Vitamine zu sich zu nehmen, sich ausreichend zu bewegen, auf gesunde Ernährung zu achten, Schuhe mit einem guten Fußbett zu tragen usw. Ihrer Fantasie, was gute Ratschläge betrifft, sind dabei keine Grenzen gesetzt. Ich beginne mit der Übung, werde dann aber nicht weiter mitmachen. Herr Maier, ich werfe Ihnen einmal den Ball zu.

(Therapeut wirft den Ball.)

Th.: Mein Rat an Sie: Achten Sie darauf, genug Schlaf zu bekommen! Gehen Sie nicht zu spät ins Bett, vermeiden Sie den Genuss von fetthaltigen, üppigen Speisen vor dem Zubettgehen, achten Sie auf eine angemessene Raumtemperatur und lüften Sie das Zimmer vor dem Schlafen gehen. O. K., nehmen Sie sich einen kurzen Moment Zeit und spüren Sie nach, wie es Ihnen mit den Ratschlägen ging und dann machen Sie weiter.

(Wichtig ist hier, darauf zu achten, dass der Ratschlag keinen wunden Punkt des Patienten trifft und auch nicht auf dessen Problematik abzielt. Herr Meier sollte sich also nicht wegen einer Schlafstörung in Therapie befinden, da dies der Übung ihren spielerischen Charakter nehmen würde und vom Eigentlichen der Übung, nämlich die Wirkung von Ratschlägen unabhängig von deren Inhalten zu verdeutlichen, ablenken würde).

Nachdem jedes Gruppenmitglied zwei Ratschläge erhalten hat, beendet der Therapeut die Übung.

Th.: Gut. Beenden wir die Übung an dieser Stelle. Wie geht es Ihnen jetzt? Wie war es für Sie, die Ratschläge zu geben und zu bekommen? Welche Stimmung hat sich in der Gruppe breitgemacht? Warum ist das so?

(Kurze Pause.)

Th.: Wer mag mit der Rückmeldung anfangen?

In der Reflexionsrunde beschreiben die meisten Gruppenmitglieder, dass sie sich mit den Ratschlägen unwohl fühlten, da diese an eine typische Eltern-Kind-Interaktion erinnern und deshalb oft Reaktanz auslösen. Zugleich wird das Erleben von Reaktanz meist nicht offen zurückgemeldet, da der Ratschlag ja gut gemeint und inhaltlich oft zutreffend erscheint. Deshalb breitet sich oft eine latent gespannte Stimmung aus, wobei das Unbehagen nicht offen angesprochen wird. Der Effekt dieses Interaktionsspiels besteht in der Regel darin, dass die Gruppenmitglieder in den folgenden Sitzungen sehr viel seltener Ratschläge geben werden und falls sie es dennoch tun, mehr Offenheit für das korrigierende Feedback besteht, als dies zuvor der Fall war.

Das Vorgehen lässt sich in Abhängigkeit von den dysfunktionalen Kommunikationsmustern, die verdeutlicht werden sollen, variieren, sodass es flexibel und ohne aufwendige Vorbereitung eingesetzt werden kann. So kann man die Gruppenmitglieder beispielsweise dazu auffordern, zehn Minuten lang in möglichst abstrakter, sachlicher und unpersönlicher Weise über etwas zu sprechen, was sie persönlich betroffen hat, oder ein Blitzlicht durchzuführen, in dem jedes Gruppenmitglied nur sagt, ob es ihm gerade *„gut"* oder *„schlecht"* geht. Durch die Verdichtung und Übertreibung werden die negativen Konsequenzen solcher Gesprächsbeiträge schnell deutlich, ohne dass dies als bedrohlich erlebt wird. Der spielerische Charakter der Übertreibung und die Trennung der Beiträge von inhaltlichen Aspekten führen meist dazu, dass sich im Verlauf der Übung eine entspannte und humorvolle Atmosphäre breitmacht. Ist dies der Fall, dann fühlen sich die Gruppenmitglieder auch nicht vorgeführt oder belehrt, sodass die Bereitschaft zunimmt, sich im Anschluss an das Interaktionsspiel anders als bisher einzubringen.

Während positiv intendierte, jedoch dysfunktional kommunizierte Gesprächsbeiträge erst dann ihre negative und den Gruppenprozess beeinträchtigende Wirkung entfalten, wenn der Gruppentherapeut sie über längere Zeit hinweg zulässt, entfalten latente Konflikte oder offen ausgetragene Konflikte unmittelbar ihre negative Wirkung. Richtig ist, dass Gruppen und deren Therapeuten an und durch Gruppenkonflikte „wachsen" können, richtig ist jedoch auch, dass dies sehr viel seltener geschieht, als die gruppendynamische Literatur zu dieser Thematik es nahelegt (vgl. Fiedler, 2005).

Methoden zur Bearbeitung von Widerstandsphänomenen in der AVG

Der therapeutische Umgang mit Konflikten wird in Kapitel 9 ausführlich beleuchtet, an dieser Stelle soll in erster Linie auf Widerstandsphänomene eingegangen werden, die typischerweise zu Beginn der Gruppenarbeit in geschlossenen Gruppen auftreten (z. B. in der Phase des „Storming") oder wenn in halboffenen Gruppen – bedingt durch den Wechsel von Gruppenmitgliedern – die instrumentellen Gruppenbedingungen „erodieren". Widerstand soll hierbei im Sinne von Margraf verstanden werden, der diesen wie folgt definiert: „Unter Widerstand können alle Verhaltensweisen und Einstellungen des Patienten zusammengefasst werden, die sich bewusst oder unbewusst gegen das Fortschreiten der Therapie richten" (Margraf, 2008, S. 476).

Ein so verstandener Widerstand kann sich deshalb auch darin zeigen, dass Gruppenmitglieder das Einbringen eigener Anliegen vermeiden, obwohl strukturierte Aktivitäten in Form von Aufgaben und Interaktionsspielen zur Etablierung der instrumentellen Gruppenbedingungen und zur Generierung von Anliegen durchgeführt wurden.

Blitzlicht durchführen. Auf die Möglichkeit des Therapeuten, in solchen Situationen ein Blitzlicht durchzuführen, wurde bereits hingewiesen (vgl. Kap. 5). Ein solches Blitzlicht kann er mit folgenden Worten einleiten:

> „Ich bin gerade etwas ratlos, was die Situation der Gruppe betrifft. Sie haben bereits einige Sitzungen zusammen gearbeitet und dennoch scheint es den meisten von Ihnen schwerzufallen, das, was Sie am drängendsten beschäftigt, hier einzubringen. Woran liegt das? Wie erleben Sie gerade unsere Gruppe? Wie es für Sie, in dieser Gruppe zu sein?"

In Abhängigkeit von den Rückmeldungen kann der Therapeut dann sein weiteres Vorgehen darauf abstimmen.

Aktionssoziometrie – Gruppensoziogramm erstellen. Alternativ oder auch im Anschluss an solch ein Blitzlicht kann der Therapeut auch ein Gruppensoziogramm analog der Aktionssoziometrie durchführen (von Ameln et al., 2009). Für diese Art der Messung sind unterschiedliche Varianten möglich. In der Praxis hat sich folgendes Vorgehen am besten bewährt: Der Therapeut definiert zwei Dimensionen, die er, falls dies erforderlich sein sollte, zunächst am Flipchart in Form eines Koordinatensystems aufzeichnet und erläutert. Die erste Achse definiert die *Dimension „Zugehörigkeit zur Gruppe"*, die zweite Achse steht für *„Offenheit, in die Gruppe das einzubringen, was einen beschäftigt"*. Der Nullpunkt markiert keinerlei erlebte Zugehörigkeit bzw. Offenheit, das Ende der Achse das Erleben maximaler Zugehörigkeit und Offenheit. Die Aufgabe der Gruppenmitglieder besteht nun darin, sich in diesem Koordinatensystem einzuordnen.

Zur Veranschaulichung kann der Therapeut die Positionierung für verschiedene fiktive Gruppenmitglieder am Flipchart einzeichnen und erläutern. Wenn alle Gruppenmitglieder die Aufgabe verstanden haben, markiert der Therapeut die beiden Dimensionen im Gruppenraum mithilfe von entsprechend beschrifteten Karteikarten. Dann bittet er die Gruppenmitglieder darum, ihre Position im Raum innerhalb der beiden Achsen einzunehmen und sich dabei solange Zeit zu nehmen, bis sie den Eindruck haben, ihre Position gefunden zu haben. Unterschiedliche Konstellationen können sich hierbei ergeben. Es kann sich eine homogene Verteilung im Quadranten nahe des Nullpunktes ergeben (das Erleben von wenig Zugehörigkeit und wenig Offenheit oder eine heterogene Verteilung, die dadurch gekennzeichnet ist, dass sich die Gruppenmitglieder weiter gestreut in dem System verteilen). Bereits die bloße, unkommentierte Aufstellung offenbart, wie kohäsiv die Gruppe von deren Mitgliedern tatsächlich erlebt wird.

Es gibt unterschiedliche Varianten, wie der Therapeut mit dem Ergebnis der Messung umgehen kann. Eine Möglichkeit besteht darin, die Aufstellung auf das Flipchart zu übertragen und die Gruppe dann zu bitten, wieder Platz zu nehmen. Dann kann er die Gruppenmitglieder danach befragen,
1. wie sie das Ergebnis der Messung bewerten,
2. ob sie es erwartet haben und
3. welche Konsequenzen sich hieraus für die weitere Gruppentherapie ergeben.

In den meisten Fällen wird hierdurch eine produktive Auseinandersetzung mit der Situation in der Gruppe angeregt, die meist zu einer Zunahme der instrumentellen Gruppenbedingungen führt und im weiteren Therapieverlauf dann die anliegenbezogene Arbeit auf der dritten Ebene ermöglicht.

Ein alternatives Vorgehen, das die Gruppenmitglieder in sehr viel stärkerem Maße in direkten Kontakt miteinander bringt, besteht darin, die Aufstellung im Raum nicht zu beenden, sondern sie als Ausgangspunkt weiterer Interventionen zu nutzen. Dies geschieht dadurch, dass der Therapeut den Gruppenmitgliedern nacheinander folgende Fragen stellt:

Fragen im Anschluss an eine Aktionssoziometrische Aufstellung im Gruppenraum
1. Wie geht es Ihnen da, wo Sie stehen? 2. Was hat Sie dazu veranlasst, sich dort einzuordnen? 3. Würden Sie lieber auf einem andern Platz stehen? 4. Falls ja: wo würden Sie lieber stehen? 5. Was müsste geschehen, damit Sie Ihren neuen Platz einnehmen könnten? (Was können Sie dafür tun, was die anderen?)

In Abhängigkeit von den Antworten kann der Therapeut unterschiedlich darauf reagieren. So kann er das betreffende Gruppenmitglied darum bitten, den neuen Platz einzunehmen und wahrzunehmen („zu spüren“), wie es ihm auf dem neuen Platz geht und worin der Unterschied besteht. Alternativ kann er das Gruppenmitglied dahingehend explorieren, welche Barrieren einen Platzwechsel erschweren. Spielen dabei die anderen oder einige andere Gruppenmitglieder eine Rolle, dann kann er das Gruppenmitglied dazu ermutigen, mit dem oder den betreffenden Gruppemitglied(ern) direkt in Kontakt zu treten und ihnen seine Befürchtungen mitzuteilen. Falls ein Gruppenmitglied beispielsweise den Eindruck hat, dass es von einem anderen Gruppenmitglied abgelehnt wird und es sich deshalb in der Gruppe unsicher und gehemmt führt, dann schlägt der Therapeut dem Patienten vor, seine Befürchtungen auszusprechen, wobei er sich direkt vor das betreffende Gruppenmitglied stellen soll. So könnte ein Patient einem anderen seine Befürchtungen wie folgt mitteilen:

Beispiel:

„Ich habe oft den Eindruck, dass du mich ablehnst und nicht gut findest, was ich sage. Das belastet mich und macht es mir schwer, mich in die Gruppe einzubringen und Vertrauen zu fassen."

Der angesprochene Patient wird ebenfalls dazu ermutigt, auszusprechen, was die Äußerung bei ihm auslöst. Nach erfolgter Klärung nimmt der Patient seine neue Position ein und auf diese oder ähnliche Weise wird mit allen Gruppenmitgliedern gearbeitet, die ihre Position im Koordinatensystem verändern möchten.

Das beschriebene Vorgehen stellt einige Anforderungen an die Gruppenmitglieder und den Therapeuten. Neben den instrumentellen Gruppenbedingungen werden die Wirkfaktoren Offenheit, interpersonelles Feedback, Einsicht und Modellernen gefördert. Dieses Vorgehen ist vor allem dann zielführend, wenn soziale Ängste (Angst vor Ablehnung, Zurückweisung und Schüchternheit) für die beschriebenen Widerstandsphänomene verantwortlich sind und gleichzeitig eine gute Therapiemotivation vorhanden ist. In diesem Fall können Patienten von einem mild konfrontativen Vorgehen durchaus profitieren, da die Realitätsüberprüfung meist zu einem positiven Resultat führt *(„Die anderen lehnen mich ja gar nicht ab!")*. In den meisten Fällen kann deshalb der Widerstand gegen eine tiefergehende Bearbeitung der eigenen Anliegen in der Gruppe erfolgreich aufgelöst werden, zumal schon die Intervention selbst mit einem hohen Maß an Offenheit und Vertrauen einhergeht.

Kommt es in der Gruppe jedoch zu offenen Konflikten, die durch Aggression und gegenseitige Ablehnung gekennzeichnet sind, ist das Vorgehen der Aktionssoziometrie in der beschriebenen Form nicht indiziert. In diesem Fall sollte eine direkte und strukturierte Bearbeitung der Konfliktdynamik erfolgen, falls die beteiligten Konfliktpartner hierzu bereit sind (vgl. Kap. 9.4).

Merke:

Gerade in Konfliktsituationen oder solchen, die durch einen Widertand gegen die Gruppenarbeit gekennzeichnet sind, sollten verhaltenstherapeutische Gruppentherapeuten ihre Gruppen in aktiver Weise dabei unterstützen, die Ursachen für den Widerstand oder die möglichen Konflikte in konstruktiver Weise zu bearbeiten. Die Methode der Aktionssoziometrie oder der szenischen Übertreibung sind Beispiele dafür, wie der Therapeut dabei vorgehen kann. In jedem Fall sollte einer Auseinandersetzung mit der Thematik nicht ausgewichen werden.

6.3.5 Methoden der Aktivierung und Auflockerung

In der Literatur wird eine Vielzahl von Interaktionsspielen beschrieben, deren Zweck primär darin liegt, die Atmosphäre in der Gruppe aufzulockern oder zur Aktivierung der Gruppenmitglieder beizutragen (vgl. Vopel, 2010). Damit sind zugleich die Indikationsbereiche dieser Art von Spielen für die AVG benannt. Zeitlich gesehen sollten diese in der Regel nicht mehr als 5 bis 10, maximal aber 15 Minuten Zeit in Anspruch nehmen, da sonst die Gefahr besteht, dass die Therapiesitzungen verflachen und zu wenig Zeit für die Bearbeitung therapeutisch relevanter Inhalte übrig bleibt.

In den ersten vier bis sechs Sitzungen können solche Spiele außerdem dazu beitragen, die Gruppenmitglieder auf spielerische Art und Weise miteinander in Kontakt zu bringen und dabei die Bereitschaft zur Selbstöffnung zu fördern.

Interaktionsspiel: Der Wandelstift

Ein Beispiel hierfür ist der sogenannte „Wandelstift" (Beermann & Schubach, 2011). Für dieses Spiel wird ein Stift benötigt, der als Wandelstift definiert wird. Dieser ist dadurch gekennzeichnet, dass derjenige, der ihn benutzt, ihn in ganz unterschiedliche Gegenstände verwandeln kann, und zwar in Abhängigkeit von der pantomimischen Szene, innerhalb derer er Verwendung findet. So könnte ein Gruppenmitglied beispielsweise so tun, als würde es sich bei dem Stift um einen Kamm handeln, ein anderer würde das Spielen auf einer Trompete nachahmen oder so tun, als handele es sich um einen Tennisschläger. Der Stift wird dann reihum gegeben, wobei der Therapeut, nachdem er das Prinzip des Spiels erklärt hat, mit der „Verwandlung" beginnt. Die Aufgabe der Gruppe besteht nun darin, aufgrund der szenischen Darstellung des jeweiligen Gruppenmitgliedes zu erschließen, in welchen Gegenstand der Stift „verwandelt" wurde. Das Spiel fördert den Selbstausdruck der Gruppenmitglieder, lockert die Atmosphäre auf und bietet zugleich eine weite Spanne der pantomimischer Darstellung, die mehr oder weniger expressiv ausfallen kann (z. B. Darstellung eines Hockeyschlägers vs. Darstellung einer Zahnbürste). Hierdurch kann vermieden werden, einzelne Gruppenmitglieder durch eine zu schwierige bzw. zu expressive Darstellung zu überfordern, wohingegen anderen die Gelegenheit gegeben wird, aus sich herauszugehen.

Interaktionsspiel: Der Bewegungsdialog

Ein anderes, auflockerndes Interaktionsspiel, das sich vor allem für die Anfangsphase der AVG eignet, ist der sogenannte „Bewegungsdialog" (Vopel, 2010). Für diese Übung werden Paare gebildet, wobei die Kriterien der Einteilung hier nicht von Bedeutung sind. Günstig ist jedoch, wenn sich die jeweiligen Partner nicht kennen. In einer halboffenen Gruppentherapie wäre es somit günstig, wenn die Gruppenmitglieder, die bereits in der Gruppe waren, mit den neuen Gruppenmitgliedern Paare bilden würden. Nach der Bildung der Paare sollen sich die jeweiligen Partner in etwa ein Meter Abstand voneinander gegenüberstellen. Anschließend soll ein Partner etwa zwei Minute lang unterschiedliche Bewegungen ausführen, die sein Gegenüber so gut wie möglich imitiert. Der jeweilige Partner fungiert somit als Spiegel seines Gegenübers. Anschließend wird getauscht. Während der Übung kann gesprochen werden, jedoch sollte die Hauptaufmerksamkeit auf den Bewegungen liegen. Bei der Instruktion sollte der Therapeut darauf hinweisen, dass der jeweils aktive Partner sich auf eine Weise bewegen sollte, die es dem spiegelnden Partner ermöglicht, die Bewegungen nachzuahmen.

Auf eine Nachbesprechung von solchen auflockernden Interaktionsspielen sollte in jedem Fall verzichtet werden. Denn eine solche würde dem eigentlichen Ziel zuwiderlaufen. Würde der Therapeut beispielsweise nach dem „Wandelstiftspiel" die Gruppe dazu anhalten, sich Gedanken darüber zu machen, warum Herr M. den Stift gerade in eine Flasche und Frau B. ihn in einen Taktstock verwandelt hat, so wäre die humorvolle Atmosphäre dahin und bei der Gruppe würde sich ein Misstrauen einstellen, das sich auf alle weiteren Spiele übertragen würde. Im Sinne der Transparenz der verhaltenstherapeutischen Gruppenleitung sollte der Therapeut deshalb bereits bei der Instruktion darauf hinweisen, zu welchem Zweck das Spiel durchgeführt werden soll und dass keine weitergehenden Absichten damit verfolgt werden. Mögliche therapeutische Instruktionen vor Beginn einer spielerischen Intervention:

- „Ich würde die Sitzung heute gerne mit einem Spiel (oder einer Übung) beginnen, das auflockern und vor allem Spaß machen soll. Dabei geht es darum, ..."
- „Lassen Sie uns heute einmal anders beginnen – mit einem kurzen Spiel, bei dem man nicht viel nachdenken muss und auch gelacht werden darf!"
- „Ich weiß nicht, wie es Ihnen geht, aber ich sitze heute schon den ganzen Tag! Warum gönnen wir uns nicht ein wenig Bewegung?"
- „Einige von Ihnen sehen ziemlich müde und erschöpft aus. Lassen Sie uns doch zum Einstieg (oder bevor wir weitermachen) eine kurze Übung machen, die uns wieder in Schwung bringt bzw. aktiviert."

Bezüglich des Timings innerhalb der Sitzungen sollten Spiele, die in auflockernder Weise den Prozess des Kennenlernens und den Aufbau der instrumentellen Gruppenbedingungen unterstützen sollen (wie es bei den beschrieben der Falls ist), zu Beginn einer Sitzung entweder vor oder unmittelbar nach der Orientierungsrunde durchgeführt werden. Spiele oder Übungen, die primär der Aktivierung oder Entspannung dienen, sollten hingegen im Verlauf einer Sitzung eingesetzt werden, wenn sich hierfür eine günstige Gelegenheit bietet, z. B. nach der Orientierungsrunde, im Rahmen derer deutlich wurde, dass die Gruppenmitglieder aufgrund von alltäglichem Stress erschöpft sind (im ambulanten Setting) und/oder (im stationären oder teilstationären Setting) bereits an einigen Therapien teilgenommen haben. Oder im Verlauf einer Sitzung, wenn die Bearbeitung eines Anliegens abgeschlossen wurde und eine kurze Unterbrechung sinnvoll erscheint, bevor mit dem nächsten Thema begonnen wird. Sinnvoll ist der Einsatz solcher Spiele auch dann, wenn nach der Anliegenbearbeitung noch 10 bis 15 Minuten Zeit verbleiben, sodass die Bearbeitung eines weiteren Anliegens nicht mehr sinnvoll möglich ist.

Interaktionsspiele: Der „Meteoritenhagel" und der „zweibeinige Stuhl"

Zwei Beispiele für primär aktivierende Spiele sind der sogenannte „Meteoritenhagel" und der „zweibeinige Stuhl" (Beermann & Schubach, 2011).

Meteoritenhagel. Für die Durchführung des Meteoritenhagels wird die Gruppe aufgefordert, sich in einem Kreis aufzustellen, wobei der Therapeut sich in den Kreis integriert. Anschließend wirft er einem Gruppenmitglied einen kleinen Ball zu (geeignet sind Tennis- oder Jonglierbälle). Dieser wirft den Ball einem anderen Gruppenmitglied zu, der ihn wiederum einem anderen Gruppenmitglied zuwirft. Dabei werden die Gruppenmitglieder dazu instruiert, sich zu merken, von wem sie den Ball bekommen haben und wem sie ihn selbst zuwerfen. Die- oder derjenige, der den Ball als letztes zugeworfen bekommt, wirft ihn dann wieder dem Therapeuten zurück. Die Abfolge wird dann zwei- bis dreimal wiederholt, wobei in Abhängigkeit von der Geschicklichkeit der Gruppe das Tempo gesteigert werden kann. Dann bringt der Therapeut nacheinander zwei oder drei zusätzliche Bälle mit ins Spiel. Dies tut er, während der erste Ball noch zirkuliert, sodass schließlich drei oder vier Bälle in der Gruppe hin- und hergeworfen werden. Fällt ein Ball auf den Boden, wird das Spiel kurz unterbrochen und erst dann wieder fortgeführt, wenn der Ball wieder im Spiel ist. In Abhängigkeit von der körperlichen Fitness der Gruppe kann das Spiel natürlich auch mit nur zwei Bällen und in langsamerem Tempo durchgeführt werden.

Zweibeiniger Stuhl. Beim „zweibeinigen Stuhl" werden alle Stühle der Gruppe mit der Lehne nach außen in einem Kreis aufgestellt, wobei jedes Gruppenmitglied seitlich hinter dem Stuhl steht und mit der rechten Hand die Rückenlehne des Stuhls locker festhält. Auch hier beteiligt sich der Therapeut an dem Spiel. Dann werden die Gruppenmitglieder dazu aufgefordert den Stuhl nach vorne zu kippen, sodass er nur noch auf den beiden Vorderbeinen steht, wobei ein möglichst hohes Maß an Balance erzielt werden soll, sodass die Stuhllehne nur ganz locker mit der rechten Hand festgehalten werden muss. Das Ziel des Spiels besteht darin, dass alle Gruppenmitglieder gleichzeitig ihren Stuhl loslassen, ihren Platz räumen und den bisherigen Platz des vor ihnen stehenden Gruppenmitgliedes einnehmen und dabei dafür sorgen, dass dessen Stuhl nicht umfällt. Hierfür ist es erforderlich so schnell wie möglich die rechte Hand auf die Stuhllehne des nächsten Stuhles zu legen, um auf diese Weise zu verhindern, dass dieser Stuhl umfällt. Um dieses Ziel zu erreichen, gibt zunächst der Therapeut ein kurzes Kommando (z. B. „Los“) und gibt der Gruppe damit das Startsignal, dass alle Gruppenmitglieder gleichzeitig ihre Stuhllehne loslassen, im Uhrzeigersinn zügig weiterlaufen und dann mit einem Griff an die Rückenlehne des Stuhles ihres Vordermannes dessen Umkippen verhindern. Für den weiteren Ablauf ist es günstig, wenn nicht immer der Therapeut die Kommandos für das Weitergehen gibt, sondern derjenige, der jeweils den Platz des Therapeuten im Stuhlkreis einnimmt. Das Spiel sollte mindestens solange durchgeführt werden, bis die Gruppenmitglieder bzw. der Therapeut wieder ihren ursprünglichen Platz eingenommen haben. Gegebenenfalls kann auch noch eine zweite Runde durchgeführt werden, wobei es in diesem Fall sinnvoll ist, die zweite Runde gegen den Uhrzeigersinn zu laufen.

In den meisten Fällen werden die beiden Spiele als anregend, auflockernd und spaßig erlebt, wobei sie zugleich die Achtsamkeit fördern, dadurch von belastenden Themen ablenken und zur physischen Aktivierung beitragen. Allerdings können auch bei diesen vergleichsweise harmlosen und wenig verfänglichen Spielen unerwünschte Nebenwirkungen eintreten. Dies könnte beispielsweise dann der Fall sein, wenn an der Gruppe auch Patienten mit orthopädischen Erkrankungen und einer damit verbundenen somatoformen Schmerzstörung teilnehmen, sodass sie aufgrund dessen in ihrer Beweglichkeit und Geschicklichkeit eingeschränkt sind. Im Verlauf der Übung würde diesen Patienten, gerade im Vergleich mit den körperlich gesunden Patienten, ihre Defizite vor Augen geführt und würden außerdem den Ablauf des Spiels hemmen, was wiederum Irritationen bei den anderen Gruppenmitgliedern hervorrufen könnte. Um dies zu vermeiden, sollten deshalb nur solche Spiele ausgewählt werden, die von *allen* Gruppenmitgliedern gleichermaßen gut ausgeführt werden können.

Interaktionsspiel: Der Marktplatz

Ein Spiel, das das zuvor genannte Kriterium erfüllt und dabei zugleich mehr therapeutische Implikationen aufweist, auch wenn es nicht nachbesprochen wird, ist der „Marktplatz“. Hierbei sollen sich die Gruppenmitglieder im Raum verteilen und sich vorstellen, der Gruppenraum sei ein Marktplatz, auf dem sie sich in einer jeweils unterschiedlichen Verfassung bewegen würden. Diese werden ihnen in Form von Instruktionen durch den Therapeuten vorgegeben, wobei die Aufgabe der Gruppenmitglieder darin besteht, sich in den jeweiligen Zustand hineinzuversetzen, ihn in motorisch expressiver Weise darzustellen und dabei in Bewegung zu bleiben. Folgende Instruktionen haben sich hierbei als günstig erwiesen: Die Gruppenmitglieder sollen sich vorstellen

1. voller Ärger zu sein, weil sie sich mit jemanden gestritten haben;
2. es eilig zu haben, weil sie dringend noch einen Zug erreichen müssen;
3. mit viel Zeit an einen schönen Tag einen Einkaufsbummel zu machen;
4. ein 8-jähriges Kind zu sein, das gerade Schulschluss hat und dessen Sommerferien beginnen;
5. gerade eine sehr gute Nachricht erhalten zu haben (z. B. eine Prüfung bestanden zu haben, eine Arbeitsstelle zu bekommen usw.).

Wie angegeben, sollten die Instruktionen leicht aversiv beginnen und positiv enden, wobei ca. alle 90 Sekunden eine andere Instruktion vorgegeben werden sollte. Mehr als fünf sind dabei meist nicht sinnvoll. Der Therapeut sollte sich an dem Spiel selbst nicht beteiligen.

Entspannungsübungen in der AVG

Manchmal kann es in der AVG auch sinnvoll sein, kurze Sequenzen einzubauen, in denen formale Entspannungsübungen durchgeführt werden. Ist die AVG Teil eines multimodalen Therapieprogrammes, ist es sinnvoll, hierbei auf Komponenten des Entspannungsverfahrens zurückzugreifen, die in der Einrichtung vermittelt werden. Dies bietet sich zum einen deshalb an, weil der Therapeut an bereits vorhandenes Wissen anknüpfen kann und trägt zudem zur Generalisierung des vermittelten Verfahrens bei. Damit die Übung nicht zu lange dauert, sollten entweder ausgewählte Komponenten des Verfahrens (z. B. die Anspannung und Entspannung der Arme bei der progressiven Muskelentspannung nach Jacobson) oder dessen Kurzformen zur Anwendung kommen (z. B. die An- und Entspannung aller Muskelgruppen bei der progressiven Muskelentspannung).

Verfügen die teilnehmenden Patienten nicht über entsprechende Fertigkeiten (z. B. im ambulanten Bereich), können auch Atemübungen mit der Instruktion, die Aufmerksamkeit auf die Atmung zu lenken und in den Bauch zu atmen und/oder kurze Fantasiereisen dazu beitragen, das Ausmaß der psychophysischen Aktivierung zu reduzieren. Alternativ können auch Achtsamkeitsübungen durchgeführt werden, die jedoch weniger der Entspannung als vielmehr der inneren Sammlung und der Fokussierung auf das Hier und Jetzt dienen (vgl. Michalak, Heidenreich & Williams, 2012). Entsprechende Übungen finden sich bei Lohmann und Annies (2012).

Merke:

Spiele und Übungen, die zur Aktivierung und Auflockerung beitragen, werden von den meisten Gruppenmitgliedern sehr geschätzt. Nach einer kurzen Phase der Skepsis werden diese von den Gruppenmitgliedern meist positiv aufgenommen und ihre Durchführung trägt auch zur Verbesserung der instrumentellen Gruppenbedingungen bei.

Strukturierte Aktivitäten in der AVG

In der Literatur lassen sich zahlreiche Beispiele für strukturierte Aktivitäten in Gruppen finden. Dies gilt umso mehr, wenn man auch die Publikationen anderer Therapieverfahren (z. B. des Psychodramas oder der Gestalttherapie) oder solche aus dem Bereich der Pädagogik und des Coachings heranzieht. Die Anleitung für die Durchführung solcher Aufgaben, Spiele und Übungen sind meist leicht verständlich dargestellt, sodass die Expertise des Gruppenleiters weniger darin besteht, diese lege artis anleiten zu können, sondern eher darin, sie sinnvoll bzw. indikationsspezifisch einzusetzen. Letztlich können all diejenigen strukturierten Aktivitäten als für die AVG geeignet eingeschätzt werden, die

1. die zu Beginn des Kapitels angeführten Indikationskriterien erfüllen,
2. den zeitlichen Rahmen einer Sitzung nicht sprengen und
3. das Risiko bezüglich des Auftretens unerwünschter „Nebenwirkungen“ als kalkulierbar und für die jeweilige Gruppe als vertretbar erscheinen lassen.

7 Die dritte Ebene: Die Arbeit mit einem Fokuspatienten

Die gruppentherapeutische Arbeit mit einem Fokuspatienten stellt das „Herzstück" der AVG dar, weshalb ein Großteil der zur Verfügung stehenden Therapiezeit darauf verwendet werden sollte. Quantitativ liegt der relative Anteil der Therapiezeit zwischen 65 % (in geschlossenen Gruppen) und 80 % (in halboffenen Gruppen; vgl. Abb. 6). Jeder an einer AVG teilnehmende Patient, der die Therapie regulär beendet, sollte mehrfach im Verlauf der Therapie die Gelegenheit erhalten, sich mit den Themen in die Gruppe einzubringen, die ihn in Hinblick auf seine Problematik am meisten beschäftigen. Bei deren Bearbeitung kommen vor allem die gruppentherapeutischen Wirkfaktoren „Einsicht", „Katharsis", „Feedback erhalten" und „Unterstützung" zum Tragen.

Da es sich bei der therapeutischen Arbeit mit einem Fokuspatienten um ein einzelfallbezogenes Vorgehen handelt, ist es sinnvoll, zusätzlich das Modell der übergreifenden therapeutischen Wirkfaktoren von Grawe (1995) einzubeziehen. Dieses Modell geht davon aus, dass in Psychotherapien fünf solcher Faktoren in jeweils unterschiedlicher Gewichtung aktiviert werden und zum Gelingen der Therapie beitragen. Dabei unterscheiden sich die verschiedenen Therapieschulen darin, durch welche Methoden deren Aktivierung erzielt wird. Bei den Faktoren handelt es sich um „therapeutische Beziehung", „Problemaktualisierung", „Ressourcenaktivierung", „motivationale Klärung" und „Problembewältigung". Auch wenn beide Modelle Überschneidungen aufweisen bzw. sich auch die gruppentherapeutischen Faktoren den übergreifenden Faktoren zuordnen lassen (so kann beispielsweise „Einsicht" dem Konzept der „motivationalen Klärung" zugeordnet werden), ist es für das praktische Vorgehen hilfreich, mit beiden Modellen zu arbeiten.

Denn wie in der Einleitung des Buches bereits beschrieben, stellt die Arbeit mit einem Fokuspatienten hohe Anforderungen an den Gruppentherapeuten. So ist ihm in den meisten Fällen zu Beginn der Sitzungen noch nicht bekannt, welcher Patient sich mit welchem Anliegen einbringen wird. Auch weiß der Therapeut meist nicht, in welcher Verfassung sich die einzelnen Gruppenmitglieder befinden und wie sich die Gruppendynamik gestalten wird. Dies gilt umso mehr, wenn ein Wechsel von Gruppenmitgliedern stattgefunden hat, wie es in halboffenen Gruppen häufig der Fall ist. Darüber hinaus ist es seine Aufgabe, nicht nur dem jeweiligen Fokuspatienten, sondern der gesamten Gruppe gerecht zu werden.

Um diese hochkomplexen Aufgabe bewältigen zu können, haben sich handlungsleitende Heuristiken bewährt, deren Anwendung es dem Therapeuten erleichtern, den therapeutischen Prozess in der Gruppe zu strukturieren und bei auftretenden Problemen angemessen reagieren zu können. Im Folgenden sollen zunächst diese Heuristiken und deren praktische Anwendung beschrieben werden. Diese orientieren sich an dem in der Verhaltenstherapie etablierten Konzept des Problemlöseparadigmas, das sowohl für die Planung und Durchführung von Therapien (vgl. Kanfer et al., 2012) als auch, in leicht modifizierter Form, im Kontext von Supervision und Beratung vorgeschlagen wurde (Lohmann, 2001). Daran anschließend werden unterschiedliche Methoden vorgestellt, die sich für die Bearbeitung von Anliegen eignen, wie sie typischerweise von Patienten, die an einer AVG teilnehmen, vorgebracht werden.

7.1 Der Ablauf einer Sitzung und die Formulierung von Anliegen

Hat eine Gruppe ein Funktionsniveau erreicht, das die therapeutische Arbeit mit einem Fokuspatienten ermöglicht (im Bild der Wissens- und Fertigkeitenpyramide also die dritte Ebene), laufen die meisten Sitzungen nach dem gleichen Schema ab (vgl. auch Fiedler, 2005; Sipos & Schweiger, 2013). Von diesem wird nur in besonderen Ausnahmefällen (z. B. in Krisensituationen wie sie in Kapitel 8 beschrieben werden) abgewichen. Das Wissen um den Ablauf ermöglicht nicht nur ein effizientes therapeutisches Arbeiten, sondern vermittelt den Gruppenmitgliedern auch ein Gefühl von Orientierung und Kontrolle. Der Verlauf von Gruppensitzungen, bei denen die Bearbeitung individueller Anliegen im Vordergrund steht, kann in folgende Phasen unterteilt werden:

Der Ablauf von anliegenbezogenen Sitzungen

1. Begrüßung, Vorstellung und Integration neuer Gruppenmitglieder (in halboffenen Gruppen).
2. Durchführung der Orientierungsrunde und Sammeln von Anliegen.
3. Auswahl des oder gegebenenfalls der Fokuspatienten.
4. Bearbeitung des bzw. der Anliegen.
5. Durchführung der Abschlussrunde.

7.2 Durchführung der Orientierungsrunde und Sammeln von Anliegen

Die Durchführung der Orientierungsrunde wurde bereits in Kapitel 5 beschrieben. Anliegen sollen in diesem Zusammenhang als (1) therapeutisch relevante und (2) emotional besetzte Inhalte definiert werden, die ein Patient (3) in die Gruppe einbringen und bearbeiten möchte. Der Begriff des Anliegens bezieht sich zudem auf die wörtliche Aussage des Patienten (den „Originalton").

Diese Definition impliziert, dass Themen, die Patienten zwar belasten, die sie jedoch nicht in die Gruppe einbringen möchten, nicht als Anliegen aufgefasst werden sollen. Der so definiert Begriff des Anliegens beinhaltet damit sowohl eine thematische als auch eine motivationale Komponente. Die meisten Anliegen, die Patienten im Rahmen der AVG in die Gruppe einbringen, lassen sich einer der im Folgenden wiedergegebenen Kategorien, zuordnen.

Kategorien von Anliegen

1. Symptom-Management (Erklärung und Bewältigung von Beschwerden).
2. Umgang mit Stress und Bewältigung von Überforderungssituationen.
3. Verbesserung der Selbstkontrolle und der Selbsteffizienz.
4. Selbstwertdefizite bzw. Verbesserung der Selbstwertregulation.
5. Biografische Themen
   - Problematische Umstände in der Ursprungsfamilie.
   - Kritische Lebensereignisse oder Erkrankungen.
   - Problematische Lebensentscheidungen der Vergangenheit.
6. Soziale Kompetenzdefizite
   - Mangelnde Selbstbehauptung.
   - Probleme bei der Kontakt- und Beziehungsgestaltung.
   - Schwierigkeiten mit öffentlicher Beachtung.
7. Konflikthafte Beziehungen (im beruflichen oder privaten Kontext).
8. Unterstützung bei Entscheidungsproblemen.
9. Entwicklung von Sinn- und Zukunftsperspektiven.

Das jeweilige Anliegen repräsentiert einen Ausschnitt der Erlebniswelt des Patienten und stellt den Ausgangspunkt für das weitere Vorgehen dar. Grundsätzlich ist es immer positiv zu bewerten, wenn Patienten ihre Anliegen in die Gruppe einbringen. Allerdings können Anliegen mehr oder weniger verständlich formuliert sein, was nicht selten deren Präzisierung erforderlich macht. Die Einschätzung eines Anliegens kann analog der folgenden Kriterien vorgenommen werden:

- Verständlichkeit (klar und nachvollziehbar vs. verwirrend und unverständlich),
- Prägnanz (kurz und prägnant vs. lang und weitschweifig),
- Relevanz (hoch vs. wenig relevant in Bezug auf die Symptomatik oder Problematik),
- angemessene Emotionalität (sachlich-distanziert vs. emotional-überschießend).

Ein gut formuliertes Anliegen sollte nicht mehr als vier oder fünf Aussagen umfassen und eine möglichst konkrete Beschreibung dessen beinhalten, worum es dem Patienten geht. Im Folgenden sind einige Beispiele von Anliegen aufgeführt, die den genannten Kriterien mehr oder weniger entsprechen. Zur Illustration werden die gleichen Anliegen jeweils einmal in adäquater und einmal in inadäquater Weise wiedergegeben.

Beispiele: Angemessene Form der Formulierung von Anliegen

- „Ich hatte am Wochenende wieder eine heftige Panikattacke. Keine Ahnung warum. Ich würde gerne zusammen mit der Gruppe rausfinden, wie es dazu kam“ (Anliegen der 1. Kategorie).
- „Ich würde heute gerne darüber sprechen, warum ich immer so sehr an mir zweifele. Ich habe doch einiges in meinem Leben erreicht – beruflich und privat. Was kann ich dagegen tun, dass ich nicht immer so an mir zweifle, so kritisch mit mir bin“ (Anliegen der 4. Kategorie).
- „Letzte Woche war der Todestag meines Sohnes. Er ist vor 6 Jahren bei einem Autounfall ums Leben gekommen. Er fehlt mir so und seitdem ich in der Klinik bin, muss ich wieder ganz oft an ihn denken. Ich bin mir auf einmal gar nicht mehr sicher, ob ich seinen Tod überhaupt verarbeitet habe“ (Anliegen der 5. Kategorie).

Beispiele: Weniger angemessenere Formen der Anliegenformulierung

- „Das Wochenende war ziemlich chaotisch. Mein Ex tauchte ganz plötzlich bei mir auf und das, als Gert gerade da war. Ich habe ihn dann auch noch zum Kaffeetrinken eingeladen. Dann rief mich noch meine Mutter und hat mir ewig von ihren Schmerzen erzählt. Eigentlich wollte ich ja mal aufräumen, aber dazu bin ich nicht gekommen. Es war einfach alles zu viel. Dann noch die Panikattacke. Aber meinem Ex habe ich dann gesagt, dass er nicht einfach so vorbeikommen soll. Ist doch o. k. – oder? Auf jeden Fall möchte ich so ein Wochenende nicht mehr erleben.“
- „Letzte Woche haben mir meine Kollegen eine total nette Karte geschickt und geschrieben, wie sehr sie mich vermissen und mir alles Gute gewünscht. Jeder hat unterschrieben, auch die Inge, mit der ich ja eigentlich nicht so gut kann. Aber am Abend ging dann wieder das Kopfkino los. Immer die alte Leier. Was kann man denn dagegen tun? Wie geht ihr denn damit um. Geht das nur mir so?“
- „Gestern habe ich einen Film im Fernsehen gesehen, der mir sehr naheging. Es ging darin um eine schwierige Mutter-Sohn-Beziehung. Ganz toll gespielt. Vielleicht hat ihn jemand von euch auch gesehen. Ich würde es ganz toll finden, das mal zum Thema zu machen, wie sich Beziehungen zwischen Eltern und ihren Kindern so entwickeln.“

Der Gruppentherapeut sollte die Patienten darin unterstützen, ihre Anliegen so weit zu präzisieren, dass sie den genannten Kriterien zumindest partiell entsprechen. Es genügt, wenn ihm und der Gruppe klar ist, um was genau es dem Patienten geht und warum dieses Thema für ihn bedeutsam ist. Dies ist auch deshalb wichtig, falls mehrere Gruppenmitglieder ein Anliegen einbringen möchten und entschieden werden muss, wessen Anliegen ausgewählt wird.

Im Verlauf der Orientierungsrunde sollte der Therapeut die Patienten bei der Formulierung ihrer Anliegen unterstützen, wobei diese Intervention so kurz und prägnant wie möglich erfolgen sollte. Hierbei sollte er drei Aspekte berücksichtigen:

- den inhaltlich-thematischen,
- den motivationalen und
- den zeitlichen Aspekt.

Inhaltliche-thematische Aspekte. Aus dem Beitrag des Patienten sollte hervorgehen, worin die zentrale Thematik des Anliegens besteht. In den ersten drei Beispielen ist dies der Fall, in den drei folgenden hingegen nicht. Geeignete Interventionen, die zur Themenklärung beitragen, sind kurze Paraphrasierungen, die den zentralen Punkt aufgreifen oder fokussierende Fragen:

- „Worum genau geht es Ihnen?“
- „Was ganz konkret möchten Sie heute in die Gruppe einbringen?“
- „Was von den genannten Punkten ist Ihnen am wichtigsten?“

Motivationale Aspekte. Es sollte klar sein, ob der Patient ausschließlich davon berichtet, was ihn in Bezug auf die Therapie beschäftigt oder ob er dies auch als Thema in der Gruppe einbringen möchte. Patienten sind diesbezüglich oft ambivalent. Einerseits möchten sie sich gerne mit ihrem Anliegen einbringen, andererseits bestehen Befürchtungen, genau dies zu tun. Oder dem Patienten wird erst beim Erzählen bewusst, wie bedeutsam diese Thematik für ihn ist. Sind die Äußerungen des Patienten in Hinblick darauf, ob er seine Problematik in die Gruppe einbringen möchte, nicht eindeutig, dann sollte der Therapeut dies klären:

- „Ist das, wovon Sie uns berichten, etwas, was Sie als Thema in die Gruppe einbringen möchten?“
- „Was Sie beschäftigt, scheint für die von großer Bedeutung zu sein. Bringen Sie es doch nachher als Thema in die Gruppe ein!“
- „Möchten Sie ihr Anliegen nachher in die Gruppe einbringen?“

Zeitlicher Aspekt. Manche Patienten neigen dazu, bereits während der Orientierungsrunde sehr ausführlich von ihrem Anliegen zu berichten, sodass die Gefahr besteht, den zeitlichen Rahmen der Runde zu sprengen. Dies sollte der Therapeut wertschätzend, aber bestimmt unterbinden. Dabei kann es hilfreich sein, den Patienten darum zu bitten, seinem Anliegen eine Überschrift zu geben oder es in wenigen Sätzen zusammenzufassen:

- „Sie gehen jetzt schon sehr ins Detail. Können Sie stattdessen dem, was Sie beschäftigt, eine Überschrift geben?"
- „Ich merke, wie sehr Sie all das beschäftigt. Allerdings steigen Sie jetzt schon zu sehr in das Thema an. Können Sie das, was Sie gerade beschäftigt, in einigen kurzen Sätzen zusammenfassen?"

Das Ziel dieser kurzen Interventionen besteht darin, dass die Gruppe und der Therapeut im Anschluss an die Orientierungsrunde eine Vorstellung davon haben, welcher Patient welches Thema in die Gruppe einbringen möchte. Es hat sich als günstig erwiesen, wenn im Verlauf einer Orientierungsrunde mindestens ein, jedoch nicht mehr als drei Anliegen angesprochen werden. Durch eine entsprechende Gesprächsführung kann der Therapeut erheblich dazu beitragen, die Anzahl der genannten Anliegen zu steuern. Anderenfalls besteht die Gefahr, die Gruppenmitglieder, deren Anliegen in der Sitzung nicht bearbeitet werden können, unnötig zu frustrieren.

Merke:

Das Ziel der Orientierungsrunde besteht darin, die Gruppenmitglieder zu motivieren, Anliegen in die Gruppe einzubringen, die sie gerne bearbeiten möchten. Hierbei sollte es sich um therapeutisch relevante und emotional besetzte Themen handeln, für deren Bearbeitung das betreffende Gruppenmitglied motiviert ist. Insbesondere zu Beginn der Therapie ist es erforderlich, dass der Therapeut die Patienten bei der Formulierung ihrer Anliegen anleitet bzw. unterstützt. Dabei sollte er konsequent vorgehen und darauf achten, dass die Anliegen hinreichend verständlich und prägnant formuliert werden.

7.3 Die Auswahl des Fokuspatienten

Es ist nicht sinnvoll, in einer Sitzung mehr als ein oder zwei Anliegen zu bearbeiten. Werden von den Gruppenmitgliedern in der Orientierungsrunde mehr Anliegen angesprochen, so gilt es, eine Entscheidung darüber zu treffen, welche davon bearbeitet werden. Am günstigsten ist es, wenn die Gruppenmitglieder, die ein Anliegen einbringen möchten, sich einigen, wessen Anliegen in der aktuellen und welches in der Folgesitzung bearbeitet werden. Hierdurch soll die Fähigkeit der Gruppenmitglieder gestärkt werden, für ihre eigenen Belange einzutreten und damit in aktiver Weise für sich selbst zu sorgen.

Allerdings sollte der Therapeut die betreffenden Gruppenmitglieder in dem Prozess des Aushandelns unterstützen, wobei er auch hier dem Gruppenleiter-Motto folgt: *„Tue nichts, was die Gruppe selbst übernehmen kann."* Gerade in halboffenen Gruppen mit neuen Mitgliedern bedeutet dies, dass der Therapeut sich stärker und direktiver einbringen sollte (exekutive Funktion), wohingegen er sich in geschlossenen Gruppen, die bereits seit einiger Zeit bestehen, eher zurücknehmen kann.

Greift er ein, dann sollte er die beteiligten Gruppenmitglieder dazu anregen, die Priorisierung anhand von zwei Kriterien vorzunehmen. Diese beiden Kriterien, *Dringlichkeit* und *Bedeutung für die Gruppe*, werden von den Gruppenmitgliedern häufig auch schon spontan angewendet. Dringlichkeit bezieht sich dabei auf den zeitlichen und den emotionalen Aspekt. So duldet die Bearbeitung eines Anliegens manchmal deshalb keinen Aufschub, weil es sich auf die Bewältigung einer Situation bezieht, mit der sich der Patient vor der nächsten Gruppensitzung konfrontiert sieht. Manchmal resultiert der Zeitdruck auch aus dem Umstand, dass der Patient demnächst aus der Gruppe ausscheidet. Ersteres wäre beispielsweise dann der Fall, wenn ein Patient die Gruppe dazu nutzen möchte, ein wichtiges Gespräch mit seinem Chef vorzubereiten, das an einem der folgenden Tage stattfinden soll. Dringlichkeit bezieht sich jedoch auch auf den emotionalen Druck, der mit einem Thema verbunden ist. Emotional aufgeladene Themen haben Vorrang vor weniger emotional besetzten Themen, da diese oft auch zu einem späteren Zeitpunkt bearbeitet werden können. Darüber hinaus haben solche Themen Vorrang, die die Gruppe betreffen. Dies ist oft bei Konflikten der Fall, die mit der Gruppe oder dem Gruppentherapeuten zu tun haben.

Wenn die beteiligten Gruppenmitglieder beim Aushandeln der Reihenfolge nicht von selbst auf die genannten Kriterien zurückgreifen, sollte der Therapeut sie in moderierender Weise anleiten, dies zu tun. Am günstigsten ist es, wenn er hierbei Fragen verwendet:

- „Was meinen Sie, welche Themen wir in der nächsten Sitzung behandeln können, ohne dass dabei etwas verloren geht?"
- „Wer von Ihnen steht emotional denn gerade am meisten unter Druck?"
- „Hat das Anliegen etwas mit Ihrer Situation in der Gruppe zu tun?"

In dieser Phase die Gruppe einzubeziehen, ist jedoch eher ungünstig, da dies längere Zeit in Anspruch nehmen würde und eine Gruppendynamik entfalten könnte, die an dieser Stelle wenig hilfreich ist. Eine Ausnahme liegt dann vor, wenn ein Patient zögert, ein für ihn wichtiges Thema einzubringen, da er sich schwer tut, sich den Raum hierfür zu nehmen. In diesem Fall kann es hilfreich sein, die Gruppe einzubeziehen, um den Patienten darin zu ermutigen, sein Anliegen einzubringen:

„Was meinen denn die anderen? Sollte Herr K. sein Anliegen heute einbringen?“

Wenig zielführend ist es hingegen, der Gruppe die Entscheidung zu überlassen, welches Anliegen bearbeitet werden soll oder sie gar darüber abstimmen zu lassen. Denn eine solche Entscheidung kommt oft einem Soziogramm gleich, sodass die Gefahr besteht, dass die Anliegen der Gruppenmitglieder mit dem höheren Status oder diejenigen, die den höchsten „Unterhaltungswert“ versprechen, bevorzugt werden. Unterstützt durch die Moderation des Therapeuten, lassen sich jedoch fast immer praktikable Lösungen hinsichtlich der Reihenfolge finden, in denen die Anliegen bearbeitet werden.

7.4 Die Bearbeitung von Anliegen

Die Bearbeitung eines Anliegens stellt einen komplexen Prozess dar, der mehrere Phasen durchläuft. Die Kenntnis dieser Phasen und der damit verbundenen Vorgehensweise kann ihn dabei unterstützen, diesen Prozess angemessen zu steuern. Grob lässt sich die Bearbeitung eines Anliegens in drei Phasen untergliedern:

1. die Phase der Anliegenklärung und der Zielfindung,
2. die Phase der Problemanalyse und -lösung und
3. die des Transfers.

7.4.1 Die Phase der Anliegenklärung und der Zielfindung

Das Anliegen eines Patienten wurde als eine Zusammenfassung des Themas definiert, das er gerne in der Gruppe einbringen möchte. In vielen Fällen ist das Anliegen deshalb oft noch sehr global formuliert und erfordert deshalb eine weitere Spezifizierung. In Bezug auf die Anliegen besteht die Aufgabe des Therapeuten deshalb darin, den Fokuspatienten darin zu unterstützen, die unterschiedlichen Facetten seines Anliegens zu differenzieren und dann zu entscheiden, welchen Problembereich er genauer bearbeiten will. In aller Regel können hierbei immer auch einige Ressourcen des Patienten einbezogen werden, frei nach Motto: keine Problembearbeitung ohne Ressourcenaktivierung (vgl. Grawe, 2004). In Abbildung 10 ist dieses Vorgehen grafisch veranschaulicht.

Um den Problembereich (und mögliche Ressourcen) herauszuarbeiten, sind drei Arten von Interventionen hilfreich:

1. Verständnisfragen, die darauf abzielen, Informationslücken zu schließen,
2. Zusammenfassung der Problembereiche, die in dem Anliegen enthalten sind und

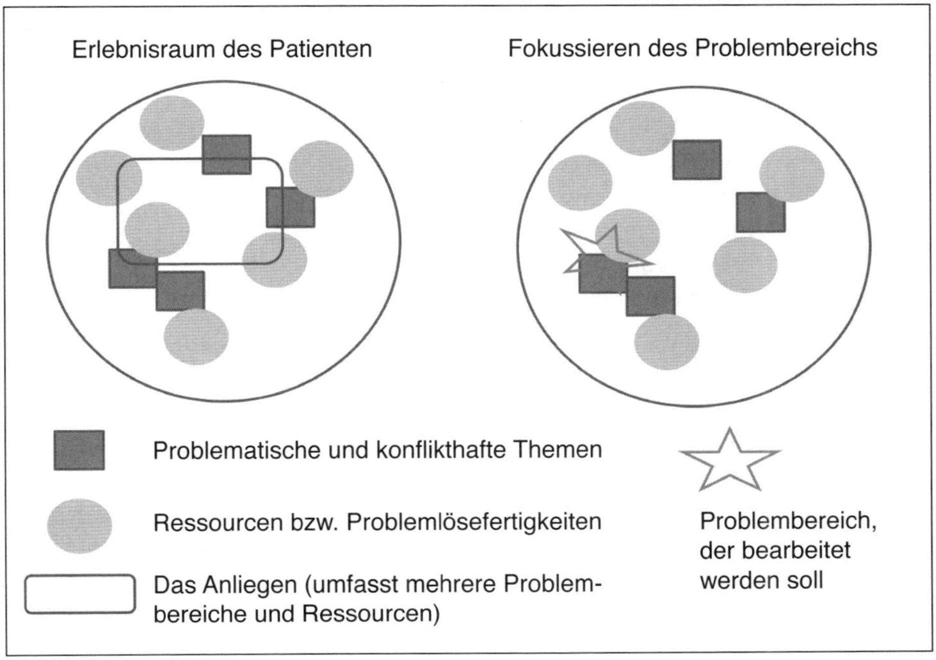

Abbildung 10: Vom Anliegen zum Problem

3. das Einfordern einer Entscheidung, welcher Problembereich vertiefend bearbeitet werden soll.

Während der zweite Punkt in der Regel vom Therapeuten selbst übernommen wird, *sollte* beim ersten Punkt und *kann* beim dritten Punkt die Gruppe einbezogen werden (analog dem oben beschriebenen Vorgehen kann die Gruppe den Patienten dazu ermutigen, sich einem bestimmten Problembereich zuzuwenden, auch wenn ihm das zunächst schwerfällt).

Nachdem der Problembereich ausgewählt und konkretisiert wurde, werden die Erwartungen und Ziele des Patienten in Bezug auf die Sitzung geklärt. Wichtig ist in diesem Zusammenhang die Unterscheidung von *Sitzungs-* und *Therapie(teil) zielen.* Erstere beziehen sich darauf, was der Patient für sich im Rahmen *der Gruppensitzung* erreichen möchte. Letztere beziehen sich auf die Ziele, die der Patient *im Laufe seiner Therapie* erreichen möchte. Als solche repräsentieren sie den angestrebten Soll-Zustand und stehen damit für die Lösung des Problems. Das Erreichen dieser Ziele ist in aller Regel das Ergebnis eines länger währenden therapeutischen Veränderungsprozesses, wobei die Teilnahme an der AVG als ein Teil dieses Prozesses aufzufassen ist. Das Erreichen des Sitzungsziels stellt dabei einen Schritt auf dem Weg zur Erreichung des Therapiezieles dar.

Beispiel: Frau U.

So könnte eine Patienten, Frau U., beispielsweise als Sitzungsziel angeben, Möglichkeiten zu finden, wie sie sich einer Kollegin gegenüber besser durchsetzen könnte. Folgende Fragen können dazu beitragen, die Patienten für die Formulierung von Sitzungszielen zu ermutigen:

- „Was ist Ihr Ziel für unsere heutige Sitzung?"
- „Was wollen Sie in dieser Sitzung für sich erreichen?"
- „Was wäre ein gutes Ergebnis für Sie?"
- „Was möchten Sie am Ende der Sitzung für sich mitnehmen?"

Das Ergebnis der sich daran anschließenden Problemanalyse könnte dann darin bestehen, mit Frau U. zu erarbeiten, wodurch genau der problematische Ist-Zustand gekennzeichnet ist und wie der Ziel-Zustand aussehen könnte. Dabei könnte ihr bewusst werden, dass es vor allem ihr schlechtes Gewissen ist, das die daran hindert, ihre Meinung zu vertreten (= Ist-Zustand). Als Ziel in Hinblick auf das bestehende Problem definiert sie deshalb die Etablierung alternativer Normen, die das Recht auf Selbstbehauptung beinhalten (Soll-Zustand). In einem weiteren Schritt werden dann die Mittel herausgearbeitet, die eine Erreichung des Ziels ermöglichen sollen. Bei allen drei Schritten kommen geeignete Techniken und Methoden zur Anwendung.

Gerade Patienten, die bereits längere Zeit an einer AVG teilnehmen, formulieren öfter auch spontan Aufträge, die sich auf die Durchführung bestimmter Interventionen beziehen, von denen sie sich Anregungen oder Beiträge zur Lösung ihrer Problematik versprechen. Erscheinen diese geeignet, das Sitzungsziel zu erreichen, dann sollten sie vom Therapeuten aufgegriffen werden. Allerdings hat es sich als weniger günstig erwiesen, die Patienten explizit darum zu bitten, solche (Methoden-)Aufträge zu nennen. So haben neue Patienten in halboffenen Gruppen oft noch nicht genug Erfahrung, um die infrage kommenden Methoden zu kennen, was ihre Wahlmöglichkeiten deutlich einschränkt. Außerdem kann der Therapeut (oder die Gruppe) eine andere Methode vorschlagen als diejenige, die sich der Patient wünscht. Übergeht der Therapeut diesen Wunsch (bzw. Auftrag), so frustriert er damit den Patienten, da er ja explizit dazu aufgefordert wurde, einen Auftrag zu formulieren. Das In-Aussicht-stellen einer Wahlmöglichkeit, die in Wirklichkeit keine ist, sollte vermieden werden. Es ist deshalb günstiger, wenn der Therapeut dem Patienten eine Methode vorschlägt und dieser dann entscheidet, ob er auf den Vorschlag aufgreifen möchte oder nicht.

Der zeitliche Rahmen für die Präzisierung (bzw. „Scharfstellung") des Anliegens und die Formulierung des Sitzungszieles sollte 5 bis 10 Minuten nicht überschreiten. Aus zeitökonomischen Gründen ist es sinnvoll, wenn weitestgehend der Therapeut den Fokuspatienten in dieser Phase anleitet.

Merke:

In einem ersten Schritt gilt es, das Anliegen eines Patienten zu präzisieren und den zu bearbeitenden Problembereich einzugrenzen. Anschließend sollte das Ziel der Sitzung expliziert werden, wobei dieses das Teilziel eines übergreifenden Therapiezieles repräsentieren sollte.

7.4.2 Die Phase der Problemanalyse und -lösung

Für das weitere Vorgehen hat sich die Orientierung am Paradigma des Problemlösens als zielführende Strategie bewährt (vgl. auch Fiedler, 2005). Hierbei wird zunächst der als aversiv erlebte *Ist-Zustand* spezifiziert (Zustands- oder Ist-Analyse). Im nächsten Schritt wir dann der erwünschte Soll- oder Ziel-Zustand definiert (Ziel-Analyse). Implizit wird dieser bereits bei der Spezifizierung des Ist-Zustandes benannt, da sich dessen aversive Qualität aus der Diskrepanz zu dem erwünschten Soll-Zustand ableitet. In einem weiteren Schritt gilt es dann zu klären, warum es dem Patienten nicht möglich erscheint, den angestrebten Soll-Zustand zu erreichen. Hierzu ist es notwendig zu klären, welche Barrieren dies verhindern und welche Mittel (Fertigkeiten, Informationen, Ressourcen usw.) erforderlich sind, um diesen zu erreichen und damit das Problem zu lösen (Lösungsanalyse).

7.4.2.1 Die Spezifizierung des Ist-Zustandes

Bei der Spezifizierung des Ist-Zustandes sollte deutlich werden, worin genau die Beschwerden des Patienten bestehen und wodurch diese ausgelöst werden. In der Terminologie der Verhaltensanalyse formuliert, sollten demnach die auslösenden Stimuli (S) identifiziert und die Reaktion (R) beschrieben werden. So könnte ein Patient darüber berichten, dass er sich selbst immer wieder infrage stellt und an seinen fachlichen Kompetenzen zweifelt (R), wobei diese Selbstkritik vor allem durch gelegentliche kritische Kommentare seines Vorgesetzen ausgelöst werden (S). Um die Problematik zu verdeutlichen, wird er dazu ermutigt, von einigen konkreten Beispielsituationen zu berichten. Immer dann, wenn sich der problematische Ist-Zustand auf spezifische Symptome bezieht (Panikattacken, depressive Stimmungseinbrüche, hypochondrische Befürchtungen usw.) ist es sinnvoll, die auslösenden Stimuli und die Symptomatik relativ detailliert und mit einem hohen „Auflösungsgrad“ herauszuarbeiten.

Bei anderen Problemstellungen ist dies nicht erforderlich, da die Problematik und deren mögliche Lösung auf einer anderen Ebene des Erlebens angesiedelt sind. Bei der Problemanalyse gilt zu unterscheiden, ob sich die Problematik eher auf einer Mikro- oder eher auf Makroebene beschreiben lässt. Hierbei können konkrete Beschwerden, Problemverhaltensweisen und Symptome auf der Mikroebene, hingegen die als problematische erlebte Lebensumstände (eine schwierige Partnerschaft, familiäre Probleme, Unzufriedenheit mit dem aktuelle Arbeitsplatz, weil dieser zu wenig Möglichkeiten zur Selbstverwirklichung bietet usw.) hingegen eher auf einer Makroebne beschrieben und analysiert werden. In diesem Fall berichtet der Fokuspatient in einer situationsübergreifenden, eher bilanzierenden Art und Weise über seine Probleme und verdeutlicht sie anhand einiger Beispielsituationen, die jedoch nicht weitergehend analysiert werden.

Problemaktualisierung durch den Einsatz von Techniken der emotionalen Aktivierung

Ein problematischer Ist-Zustand kann dann als hinreichend definiert gelten, wenn die Gruppe und der Therapeut eine klare Vorstellung davon haben, wodurch er gekennzeichnet ist. Dies ist in der Regel dann der Fall, wenn es bei der Identifikation des problematischen Ist-Zustandes, zu einer hinreichenden Problemaktualisierung kam (Grawe, 2000), was sich darin äußert, dass der Fokuspatient nicht nur *über* seine Problematik spricht, sondern diese auch *erlebt*, was eine emotionale Aktivierung einschließt. Beispielsweise würde dies bedeuten, dass ein Patient nicht nur davon berichtet, dass er sich über einen Arbeitskollegen geärgert hat, sondern diesen Ärger auch ausdrückt und spürt, wenn er davon berichtet. Diese affektive Beteiligung ist gerade im Rahmen der Gruppentherapie von besonderer Bedeutung, da erst die Kommunikation entsprechender Affekte die Aktivierung zentraler gruppentherapeutische Wirkfaktoren ermöglicht (v. a. Katharsis, Unterstützung, Feedback erhalten und das Erleben, Teil einer kohäsiven Gemeinschaft zu sein).

Bei der Spezifizierung des problematischen Ist-Zustandes besteht die Aufgabe des Therapeuten deshalb darin, durch geeignete Interventionen ein optimales Maß an Problemaktualisierung zu realisieren. Denn die erfolgreiche Bearbeitung der Problematik setzt eine angemessene Aktivierung der relevanten Schemata voraus (Grawe, 2004). Dies bedeutet, dass sowohl die kognitiven als auch die affektiven Komponenten eines Schemas aktiviert sind. Allerdings setzt dies die Fähigkeit zur emotionalen Regulation voraus, die gerade bei Patienten, die unter psychischen Störungen leiden, nicht durchgängig geben ist. Patienten sind bezüglich ihrer störungs- und problemrelevanten Schemata oft über- oder unterreguliert, das heißt, sie werden entweder von ihren Emotionen überflutet oder haben wenig Zugang zu diesen. Die Aufgabe des Therapeuten besteht deshalb darin, sie in der Regulation ihrer Emotionen zu unterstützen, damit ein Zustand der Aktivierung erreicht wird, der die Aufnahme und Verarbeitung neuer und potenziell veränderungsrelevanter Information ermöglicht.

Viele Patienten bemühen sich, bei der Schilderung ihrer Problematik die Kontrolle zu wahren. In der Regel ist gerade in Gruppen die Angst vor Kontrollverlust ausgeprägter gegeben, als es im Einzelsetting der Fall ist. Das Bemühen, die Kontrolle zu behalten, zeigt sich oft darin, dass Patienten in sehr sachlich-distanzierter und emotional unbeteiligter Weise über ihre Problematik sprechen und dabei ein hohes Maß an muskulärer Anspannung erkennen lassen. Die rein verbale Exploration des problematischen Ist-Zustandes führt deshalb meist nicht zu einer emotionalen Aktivierung, sondern verstärkt eher den rationalisierenden Kommunikationsstil der Patienten. Für die Herausarbeitung des problematischen Ist-Zustandes ist deshalb der Einsatz erlebnisaktivierender Methoden mit dem Ziel, eine Problemaktualisierung zu ermöglichen, vorzuziehen. Zu nennen sind hierbei insbesondere der Einsatz von kurzen diagnostischen Rollenspielen, das Aufstellen von Skulpturen, Varianten der Leeren-Stuhl-Technik, die Imagination der Situation oder die Durchführung eines Identifikationsfeedbacks.

Rollenspiele. Berichtet der Fokuspatient von einer spezifischen oder auch typischen Interaktionssituation, so bietet es sich an, eine kurze Sequenz der Szene nachzuspielen. Diese sollte nicht länger als zwei bis drei Minuten dauern. Anschließend werden die Mitspieler und der Fokuspatient dazu angeleitet, ein Rollenfeedback zu geben, wohingegen die beobachtenden Gruppenmitglieder mitteilen, wie es ihnen anstelle des Fokuspatienten ergangen wäre (Identifikationsfeedback). Durch szenische Darstellung und die Rückmeldung gelingt es meist, die emotionale Aktivierung des Fokuspatienten zu intensivieren.

Skulpturaufstellung. Handelt es sich um komplexe Beziehungskonstellationen oder tragen andere Belastungsfaktoren zur Problematik bei (z. B. Schulden, körperliche Erkrankungen), kann die Aufstellung dieser in Form einer Skulptur sinnvoll sein (Satir, Banmen, Gerber & Gomori, 1995). Hierbei wird der Fokuspatient dazu angehalten, Gruppenmitglieder im Raum aufzustellen, die stellvertretend für die an der Problematik beteiligten Personen und/oder Stressoren (z. B. die Schulden) stehen. Anders als beim Rollenspiel wählt der Fokuspatient hier auch einen Stellvertreter für sich selbst aus. Dabei werden die Gruppenmitglieder vom Fokuspatienten dazu instruiert, in expressiver Weise ihre Rolle oder Funktion in dem Beziehungsgefüge einzunehmen. Zusätzlich kann das Zueinander der Personen (bzw. Stellvertreter) durch den räumlichen Abstand (Nähe – Distanz) und Dominanz (oben – unten) sowie Zu- oder Abgewandtheit zum Ausdruck gebracht werden.

Beispiel:

So könnte ein Patient beispielsweise seinen Stellvertreter auf dem Boden kauernd darstellen, während er den Stellvertreter, der seinen Chef darstellt, auf einem Stuhl stehend, mit verschränkten Armen und über ihn hinweg sehend positioniert. Zugleich repräsentiert ein drittes Gruppenmitglied die an seine geschiedene Frau zu zahlenden Unterhaltsleistungen, indem dieser den auf den Boden kauernden Stellvertreter des Fokuspatienten hinunter drückt, indem der beide Hände auf seine Schultern legt.

Das Feedback erfolgt dann analog demjenigen des Rollenspiels: Zunächst geben die Stellvertreter ein Rollenfeedback, dann die Beobachter ein Identifikationsfeedback. Daran anschließend äußert sich der Patient selbst. Gerade die expressive Intensität solcher Skulpturen mit der starken Betonung der Körpersprache geht meist mit einer deutlichen emotionalen Aktivierung sowohl auf der Seite der Gruppe als auch beim Fokuspatienten selbst einher. Wird diese Technik primär als ein Verfahren der Problemaktualisierung verwendet, so sollte diese nicht mehr als fünf bis zehn Minuten Zeit in Anspruch nehmen. Die Skulptur kann deshalb durchaus „skizzenhaft" anmuten und muss auch nicht alle relevanten Personen (oder Stressoren) beinhalten, solange sie ihre emotionsaktivierende Funktion erfüllt.

Leere-Stuhl-Technik. Auch Varianten der Leeren-Stuhl-Technik sind geeignet, wenn eine emotionale Aktivierung erzielt werden soll (z. B. Greenberg & Rice, 2003). In der Regel erweist sich hierbei die Arbeit mit zwei Stühlen am effektivsten, da der Einsatz mehrerer Stühle erhebliche kognitive Ressourcen in Anspruch nimmt *(„Wer sitzt gerade auf welchem Stuhl?")*, was wiederum der Aktivierung des emotionalen Systems entgegenläuft. Diese Methode ist besonders dann geeignet, wenn sich die Problematik des Fokuspatienten auf eine bestimmte Person bezieht (z. B. ein Elternteil) oder auf einen Anteil der eigenen Person, der als partiell ich-dyston erlebt wird (z. B. „der innere Kritiker").

Bei der Arbeit mit zwei Stühlen wird der Fokuspatient aufgefordert, sich möglichst plastisch vorzustellen, dass die betreffende Person oder der innere Anteil auf einem ihm gegenüberstehenden leeren Stuhl sitzen würde. Anschließend wird er dazu ermutigt, möglichst offen und direkt auszusprechen, was er dieser Person (oder dem eigen Anteil) gerne sagen würde. Hierbei kann der Therapeut ihn unterstützen, indem er die Aufmerksamkeit des Fokuspatienten auf die Emotionen oder signifikante körperliche Veränderungen (z. B. das Ballen einer Hand zur Faust) lenkt. Alternativ kann er auch die Äußerungen des Patienten paraphrasieren oder seine Äußerungen in einer abgewandelten und emotional intensiveren Formulierung wiederholen (z. B. *„Du kotzt mich an! Ich habe genug von dir!"*, anstatt *„Es wird mir zu viel mit dir, so geht das nicht weiter."*). Auch diese Übung sollte nicht länger als fünf Minuten Zeit in Anspruch nehmen, da dieser Zeitraum meist ausreicht, um eine ausreichende emotionale Aktivierung zu evozieren. Gelingt dies nicht, dann erweist sich eine Fortsetzung der Intervention meist nicht als zielführend. Nach Abschluss der Übung wird der Fokuspatient um ein Feedback gebeten. In Abhängigkeit von der Intensität und dem Verlauf der Intervention kann auch die Gruppe um ein anteilnehmendes Feedback gebeten werden, bevor mit dem Patienten die problembezogenen Ziele erarbeitet werden.

Imagination. Berichten Patienten von unklaren psychophysischen Beschwerden oder plötzlich auftretenden Symptomen (z. B. einer Panikattacke, Suchtdruck usw.) deren situative Auslöser ihnen zunächst nicht bewusst ist, dann besteht eine weitere Möglichkeit der Problemaktualisierung darin, den Fokuspatienten darum zu bitten, sich die Situation, in der die Beschwerden auftraten, mit geschlossenen Augen vorzustellen und dabei laut auszusprechen, was sich vor seinem inneren Auge abspielt. Dabei unterstützt ihn der Therapeut, indem er nach situativen und erlebnisbezogenen Details fragt. Zuvor werden die anderen Gruppenmitglieder dazu instruiert, sich ebenfalls in die geschilderte Situation hineinzuversetzen und dabei die Welt mit den Augen des Fokuspatienten zu betrachten. Nach der Imagination wird dieser nach seinem aktuellen Befinden befragt und die Gruppe um ein kurzes Identifikationsfeedback gebeten.

Identifikationsfeedback. Immer dann, wenn Patienten von belastenden Lebensumständen oder Situationen berichten und ihr emotionales Erleben dabei selbst invalidieren bzw. sich die eigenen Betroffenheit nicht zugestehen, kann es sinnvoll sein, die Gruppe um ein Identifikationsfeedback zu bitten (vgl. Kap. 5). In diesem Fall kann diese Form Rückmeldung einen großen Beitrag zur Problemaktualisierung leisten, da der Fokuspatient durch die Gruppe in seinem Erleben validiert und damit bestätigt wird, sodass es ihm leichter fällt, seine Gefühle zuzulassen.

Merke:

Um den problematischen Ist-Zustand herauszuarbeiten, sollten immer dann emotionsaktivierende Techniken zum Einsatz kommen, wenn Patienten zu einer Rationalisierung ihrer Probleme neigen. Dabei haben sich folgende Techniken als effektiv erwiesen: das diagnostische Rollenspiel, Aufstellungen in Form von Skulpturen, „Leere-Stuhl-Arbeit" und Imagination einer Schlüsselsituation, jeweils unter Einbezug von Gruppenfeedback.

Einsatz von Techniken der Emotionsregulation in der AVG

In anderen Fällen werden Patienten bei der Schilderung ihrer Problematik von ihren Emotionen überwältigt, sodass sie nicht mehr in der Lage sind, sie zu regulieren. Dabei gilt es zu unterscheiden, ob die Dysregulation auf eine Eigenschaft (z. B. Neurotizismus) oder eine Persönlichkeitsstörung (z. B. eine Borderline-Persönlichkeitsstörung) zurückzuführen ist und deshalb häufig auftritt oder die Folge einer situativen Überforderung darstellt.

Die Erfahrung zeigt, dass Patienten, die Schwierigkeiten haben, ihre Affekte zu regulieren (was prototypische bei Patienten mit einer Borderline-Persönlichkeitsstörung der Fall ist), erst dann von der Teilnahme an einer AVG profitieren können, wenn sie ausreichende Fertigkeiten zur Spannungs- und Emotionsregulation erworben haben und motiviert sind, diese auch anzuwenden. In diesem Fall sollte mit den Patienten bereits in den Vorgesprächen und/oder in der parallel stattfindenden Einzeltherapie geklärt werden, wie sie die in der Gruppe auftretenden Spannungszustände bewältigen können. Es sollte ebenfalls besprochen werden, auf welche Weise die Gruppe über die Problematik informiert wird und wie die anderen Gruppenmitglieder den Betroffenen in angemessener Form unterstützen können. Eine Möglichkeit besteht darin, mit den Patienten zu vereinbaren, dass sie die Gruppe zeitweise verlassen, wenn die Anspannung ein bestimmtes Ausmaß übersteigt, ihre Skills einsetzen, um diese zu reduzieren und dann wieder in die Gruppe zurückkehren (Linehan, 1993).

Handelt es sich hingegen um das Erleben intensiver Emotionen, die durch die Schilderung spezifischer Belastungssituationen ausgelöst werden (z. B. den Verlust eines wichtigen Menschen), dann sollte der Fokuspatient dabei unterstützt werden, die primären Emotionen wahrzunehmen, zuzulassen und auszudrücken (Greenberg & Rice, 2003). Hierbei sollte der Therapeut ihn durch die Verbalisierung emotionaler Erlebnisinhalte und der empathischen Bestätigung dieser in der Wahrnehmung und dem Ausdruck seiner Emotion unterstützen. Klingt die Intensität der Emotion ab, so ist es meist sinnvoll, die Gruppe mit einzubeziehen und die anderen Patienten um ein anteilnehmendes Feedback zu bitten. Dieses Feedback ist zum einen für den Fokuspatienten wichtig, damit er eine Vorstellung davon entwickeln kann, was er bei den anderen ausgelöst hat und irrationale Befürchtungen relativieren kann (z. B. die anderen überfordert zu haben). Bei den Rückmeldungen sollte der Therapeut darauf achten, dass die mit der ausgedrückten Emotion verbundenen Bedürfnisse aufgegriffen und, soweit möglich, befriedigt werden. Drückt der Patient intensive Traurigkeit aus, so sind tröstende Rückmeldungen oder auch Umarmungen hilfreich. Drückt er vor allem (berechtigten) Ärger aus, so ist die Bestätigung bezüglich der Angemessenheit seines Ärgers und seines Rechts auf Selbstbehauptung oder das Respektieren seiner Grenzen wichtig. Gemäß dem Motto verhaltenstherapeutischer Gruppenleitung – gib dem Thema (bzw. den Inhalten) einen Rahmen und dem Prozess ein Richtung – kann der Therapeut die Inhalte des Feedbacks partiell lenken, indem er selbst als erster modellhaft Feedback gibt oder einen Patienten auffordert, mit dem Feedback zu beginnen, von dem er weiß, dass dieser über ein hohes Maß an emotionaler Kompetenz verfügt. Sinnvoll ist ebenfalls, zielführende Rückmeldungen zu markieren und zu verstärken, z. B.:

„Sie sagen, dass Sie Frau K. am liebsten in den Arm nehmen würden, um sie zu trösten. Es freut mich, dass Sie Ihren Wunsch so direkt aussprechen!"

Die Definition des problematischen Ist-Zustandes

Nachdem der Fokuspatient die Rückmeldungen erhalten und diese kommentiert hat, kann entschieden werden, ob eine weitere Bearbeitung des Anliegens bzw. das Herausarbeiten des Ist-Zustandes sinnvoll und möglich ist oder verschoben werden sollte. Denn nicht selten fühlen sich Patienten nach der hoch emotionalen Schilderung Ihrer Problematik erschöpft, sodass es ihnen nicht möglich ist, weitere Informationen aufzunehmen. Die weitere Bearbeitung des Anliegens sollte deshalb auf eine der Folgesitzungen verschoben werden.

Falls eine weitere Bearbeitung hingegen möglich erscheint oder sich der Patient von Beginn an in einem funktionalen Zustand emotionaler Aktivierung befindet, besteht die Aufgabe des Therapeuten darin, den problematischen Ist-Zustand analog dem oben beschriebenen Vorgehen zu identifizieren. Hierbei sollte die Gruppe einbezogen werden, die durch Fragen und kurze Rückmeldungen (Identifikations- und anteilnehmendes Feedback) den Fokuspatienten darin unterstützt, den Ist-Zustand so prägnant wie möglich zu beschreiben. Dem Therapeuten kommt hierbei eine strukturierende und moderierende Funktion zu. Hierbei gibt er zum einen den Rahmen der Exploration vor, verstärkt zielführende Fragen und begrenzt weniger zielführende Beiträge, beispielweise indem er danach fragt, warum ein Gruppenteilnehmer eine bestimmte Frage stellt oder indem er den Fokuspatienten explizit um eine Rückmeldung bittet, ob er eine bestimmte Frage beantworten möchte. Falls erforderlich, notiert er die wichtigsten Merkmale des problematischen Ist-Zustandes am Flipchart. Folgende Gesprächsbeispiele sollen das Vorgehen des Therapeuten verdeutlichen.

Beispiele: Richtung der Fragen vorgeben

- „Was braucht die Gruppe, um zu verstehen, worin das Problem von Herrn K. genau besteht?“
- „Können sich die anderen ein Bild davon machen, wie es in Herrn K. aussieht?“
- „Haben Sie eine Idee, in welchen Situationen das Problem von Herrn K. auftritt?“
- „Haben Sie eine Vorstellung davon, was genau das Problem von Herrn K. ausmacht?“
- „Können Sie uns möglichst genau beschreiben, worin das Problem besteht?“
- „Was genau ist in der Situation geschehen?“

Nachdem ein Patient von seiner Problematik berichtet hat, könnte sich der Therapeut mit folgenden Fragen an die Gruppe richten:

Beispiele:

- „Können sich die anderen ein Bild davon machen, worin das Problem von Herrn K. besteht?“
- „Haben Sie die Informationen, die Sie brauchen, um das Problem (oder die Situation, den Konflikt, das Dilemma usw.) von Herrn K. zu verstehen?“
- „Gibt es Fragen aus der Gruppe, was die Schilderung von Herrn K. betrifft?“

7.4.2.2 Das Herausarbeiten des Ziel-Zustandes

Nachdem der Ist-Zustand auf der Mikro- oder der Makro-Ebene hinreichend genau beschrieben wurde, sollte im nächsten Schritt das Ziel bestimmt werden, das für die Lösung des Problems steht. Wie bereits ausgeführt, ist dies meist nicht mit dem Sitzungsziel identisch, vielmehr repräsentiert dieses ein wichtiges Etappenziel. Im einfachsten Fall handelt es sich hierbei um ein alternatives und auf eine Problembewältigung hin ausgerichtetes Verhalten (R' statt R).

Beispiele:

- So könnte etwa ein sozial ängstlicher Patient, dem es schwerfällt, sich gegenüber einer Autoritätsperson zu behaupten (= R), das Ziel formulieren, sich Autoritätspersonen gegenüber selbstsicher zu verhalten, indem er mit deutlicher Stimme spricht, Blickkontakt hält und sich dabei nicht unterbrechen lässt (= R').
- In anderen Fällen kann sich die Zieldefinition sehr viel komplexer und vielschichtiger gestalten. So könnte eine Patientin für sich das Ziel formulieren, ihre Traumatisierung, bedingt durch einen sexuellen Missbrauch in ihrer Jugend, zu bewältigen.
- Herr B., dessen Fallbeispiel in der Einleitung erwähnt wurde, könnte sich als Ziel setzen, für sich zu klären, wie er seinem drogenabhängigen Sohn ein guter Vater sein könnte.

Die Beispiele illustrieren, dass die Erarbeitung solcher hochkomplexer, werteorientierter Ziele erhebliche Anforderungen an den Fokuspatienten, die Gruppe und den Therapeuten stellt. Auch kann die damit verbundene Ziel- und Werteklärung einen Großteil der Sitzungszeit in Anspruch nehmen und somit zum zentralen Ansatzpunkt der Problemanalyse werden. Bei der Zielbestimmung ist es hilfreich, sich an dem Akronym der SMART-Ziele zu orientieren (Zarbock, 2011):

- S = Specific,
- M = Measurable,
- A = Achievable,
- R = Realistic und
- T = Time-determined.

Dabei sind die Komponenten der Messbarkeit und des zeitlichen Rahmens für die Arbeit in der AVG meist weniger bedeutsam als die anderen Komponenten. Spezifisch sind Ziele dann, wenn sie in konkreten und handlungsbezogenen Begriffen beschrieben werden und sowohl der Fokuspatient selbst als auch die anderen Gruppenmitglieder eine klare Vorstellung davon entwickeln können, woran sie die Zielerreichung erkennen würden. Realistisch sind Ziele dann, wenn der

Fokuspatient über die Mittel und Fähigkeiten verfügt, diese zu erreichen. Erreichbar sind Ziele, wenn die Umwelt diese einlösen kann bzw. es in der Hand des Betroffenen liegt, ob er das Ziel erreicht oder nicht.

Beispiel:

So wäre es beispielweise ein realistisches Ziel für einen promovierten Juristen, sich auf eine entsprechend ausgeschriebene Stelle in einem bekannten Unternehmen zu bewerben. Erreichbar wäre es für ihn, sich zu bewerben, sich im Falle eines Vorstellungsgesprächs gut auf dieses vorzubereiten und sich darum zu bemühen, im Gespräch einen kompetenten Eindruck zu machen. Nicht erreichbar wäre hingegen das Ziel, die Stelle definitiv zu bekommen, da er darauf nur bedingt Einfluss hat.

Vielen Patienten fällt es schwer, solche SMART-Ziele zu formulieren, sodass sie die Unterstützung der Gruppe und des Therapeuten benötigen. Folgende Fragen und Anregungen des Therapeuten können den Fokuspatienten bei der Formulierung seiner Ziele unterstützen.

- „Was müsste geschehen, damit Sie Ihr Problem lösen könnten?"
- „In welche Richtung müsste die Veränderung gehen, damit Sie das Problem lösen könnten? Welches Ziel möchten Sie anstreben?"
- „Was ist Ihr Ziel in Hinblick auf die Therapie?"
- „Was ist Ihr Ziel in Bezug auf Ihr Problem?"
- „Können Sie sich einen Zielzustand vorstellen, der für die Lösung des Problems steht?"
- „Was möchten Sie anders machen (verändern)? Welches Ziel verfolgen Sie dabei?"

Die Fragen können natürlich auch an die anderen Gruppenmitglieder gerichtet werden, die dem Fokuspatienten ebenfalls Vorschläge machen können, welche Ziele sie für angemessen halten. Auch bei der Erarbeitung des Zieles sollte der Therapeut die Vorschläge sammeln und auf einem Flipchart festhalten. Gerade bei der Klärung und Erarbeitung komplexer Ziele kann es sinnvoll sein, neben der verbalen Exploration auch erlebnisorientierte Interventionen durchzuführen, wie sie in Zusammenhang mit der Ist-Analyse beschrieben wurden.

7.4.2.3 Die Analyse der Mittel

Eine ausführliche Erarbeitung von Mitteln, mit deren Hilfe der problematische Ist-Zustand in den erwünschten Ziel-Zustand überführt werden kann, markiert den letzten Schritt des Problemlöseprozesses. Bei manchen Problemen stellt dieser den entscheidenden Schritt dar, wohingegen es sich bei anderen erübrigt, da der Fokuspatient über die Mittel verfügt und die Problematik primär durch einen unklaren und schwer zu fassenden Ist- oder Zielzustand bedingt wurde.

Beispiele:

- So könnte ein Fokuspatient beispielsweise unter Entscheidungsschwierigkeiten leiden, ob er ein lukratives Stellenangebot in Hamburg annehmen soll oder aber seine jetzige Stelle in München behält. Im Verlauf der Zielanalyse wird deutlich, dass es ihm vor allem darum geht, eine Stelle zu finden, die ihm mehr Handlungsspielräume eröffnet, er jedoch eine solche auch in München finden könnte. Hierdurch relativiert sich die Entscheidungsproblematik. Also setzt er sich deshalb das Ziel, sich ab sofort um eine neue Stelle in München zu bemühen. Da der Patient über die hierzu notwendigen Mittel verfügt (der Prozess der Stellensuche und des Bewerbens ist ihm vertraut) erübrigt sich eine Mittelanalyse.
- Ganz anders stellt sich der Lösungsprozess bei einer depressiven Patientin dar. Es handelt sich hierbei um eine Mutter von drei Kindern, die nach dem Auszug ihres jüngsten Kindes nach einer 20-jährigen Pause wieder in ihren Beruf zurückkehren möchte. Als Ziel definiert sie, sich so weit zu qualifizieren, dass sie eine realistische Chance hat, wieder eine Stelle in ihrem erlernten Beruf zu bekommen. Die Erarbeitung der hierzu erforderlichen Mittel stellt deshalb den Schwerpunkt der therapeutischen Arbeit dar.

Neben der Analyse der Mittel ist oft auch eine Analyse der möglichen Barrieren erforderlich. Welche Hindernisse erschweren die Zielerreichung und wie können diese umgangen werden? Bei der Analyse der Mittel sind folgende Bereiche zu berücksichtigen:

- Verfügt der Betroffene über die erforderlichen Fertigkeiten, die für das Erreichen des Ziels erforderlich sind oder müssen (und können) diese zuerst aufgebaut werden?
- Ist der Betroffene ausreichend motiviert, um den Aufwand, der für die Zielerreichung notwendig wäre, in Kauf zu nehmen?
- Bestehen handlungsblockierende Ängste oder Motivkonflikte (z. B. ein Annäherungs-Vermeidungskonflikt), welche die Zielerreichung erschweren bzw. dessen Klärung dieser vorausgehen müssen?
- Verfügt der Betroffene über Ressourcen (z. B. materiell oder in Form von Unterstützung), die das Erreichen des Ziels begünstigen?

In der Regel ist es nicht erforderlich, auf alle genannten Punkte einzugehen, sondern es genügt, ein oder zwei für die Zielerreichung relevante Bereiche aufzugreifen und vertiefend zu bearbeiten. Die Interventionen, die hierbei zur Anwendung kommen, gleichen denen, wie sie auch bei der Ist- und der Zielanalyse eingesetzt wurden: Fragen durch die Gruppe und den Therapeuten, das Sammeln von Lösungsideen in Form eines Brainstormings sowie die Durchführungen von Rollenspielen, Aufstellungen und anderen erlebnis- und handlungsorientierten Techniken.

Das Problemlöseparadigma bietet dem Therapeuten einen heuristischen Rahmen, an dem er sein Vorgehen ausrichten kann. In Abhängigkeit von der konkreten Problemstellung sollte er dabei flexibel und pragmatisch vorgehen. In vielen Fällen ist es nicht notwendig, alle Schritte des Problemlösens gleich ausführlich zu behandeln, sondern sich auf die Komponenten zu konzentrieren, die der Patient nicht alleine bewältigen kann und für die er die therapeutische Unterstützung der Gruppe benötigt. Darüber hinaus beinhalten viele Interventionen ein Vorgehen analog dem Problemlöseparadigma, sodass es nicht erforderlich ist, dies explizit als solches zu benennen.

Ein gutes Beispiel hierfür ist das verhaltenstherapeutische Rollenspiel. Hierbei wird zunächst die problematische Situation so durchgespielt, wie sie sich abgespielt hat oder sich abspielen könnte. Anschließend wird dieser Ist-Zustand analysiert und die kritischen Verhaltensweisen des Fokuspatienten identifiziert. Danach werden Veränderungsziele in Bezug auf alternative Verhaltensweisen erarbeitet, die gegebenenfalls auch von Mitgliedern der Gruppe vorgespielt werden (Ziel- oder Soll-Zustand). In der sich anschließenden Mittelanalyse wird erarbeitet, was der Fokuspatient benötigt, um das Zielverhalten ausführen zu können (z. B. das Sammeln überzeugender Argumente, positiver Selbstinstruktionen usw.).

Allerdings gibt es auch Anliegen bzw. Problemstellungen oder Gruppenkonstellationen, bei denen es sinnvoll ist, alle drei Phasen des Problemlösens ausführlich und in einer für die Gruppe transparenten Weise zu erarbeiten. Im Sinne einer Psychoedukation kann es dabei auch hilfreich sein, das Rationale des Vorgehens kurz zu erläutern und die Ergebnisse der Schritte stichwortartig am Flipchart festzuhalten.

Merke:

Nicht in allen Fällen ist es erforderlich oder sinnvoll, das Vorgehen analog dem Problemlöseparadigma umfassend zu explizieren. In vielen Fällen genügt es, den Ist- und/oder den Soll-Zustand zu erarbeiten, wohingegen sich die Analyse der Mittel erübrigt. In anderen Fällen kann hingegen die Mittel-Analyse den Schwerpunkt des Problemlösens ausmachen. Die Anwendung vieler Methoden beinhaltet zudem ein Vorgehen, das sich am Problemlöseparadigma orientiert.

7.4.3 Die Transferphase

In der Transferphase gilt es, eine Verbindung zwischen dem Alltag des Fokuspatienten und dem, was er in der Gruppe erlebt hat, herzustellen. Bei der Bearbeitung verhaltensnaher Problemstellungen, etwa in Form eines Rollenspiels, gelingt ein solcher Transfer sehr viel leichter als bei komplexen Problemstellungen, wie beispielsweise der therapeutischen Bearbeitung einer konflikthaften Paardynamik. Auch verbleibt für diese Phase meist nur noch wenig Sitzungszeit, sodass sich die Intervention meist auf einige Fragen, Vereinbarungen oder Aufträge bzw. Hausaufgaben beschränken. In Tabelle 22 sind einige mögliche Interventionen aufgeführt.

Tabelle 22: Interventionen in der Transferphase

Art der Intervention	Durchführung
Hilfreiche Fragen	– „Wie könnten Sie das, was wir heute erarbeitet haben, in Ihrem Alltag umsetzen?" – „Was werden Sie tun, (oder wie werden Sie sich verhalten), wenn das nächste Mal ____ (das Symptom) auftritt?" – „Wie kann Ihnen das, was Sie sich heute erarbeitet haben (oder gelernt haben, erfahren haben, ausprobiert haben), dabei helfen, in Zukunft anders mit dem Problem ____ (oder dem Konflikt) umzugehen, als dies bisher möglich war?" – „Was werden Sie in Zukunft anders machen?"
Vereinbarungen	– Absprachen von verbindlichem Charakter, die der Fokuspatient mit der Gruppe trifft. Diese sollten ihm als Hilfestellung angeboten werden und sollten auf seinen Wunsch hin getroffen werden. Diese betreffen meist die Reduktion problematischer oder den Aufbau erwünschter Verhaltensweisen (z. B. regelmäßig Sport zu treiben, ein Hobby wieder aufnehmen usw.). – „Was halten Sie davon wenn Sie eine Vereinbarung mit der Gruppe treffen, die sich auf ihren Umgang mit ____ beziehen? Wäre das eine Unterstützung für Sie?"
Aufträge und Hausaufgaben	– Aufträge beziehen sich eher auf *einmalige* Aktionen, die darauf abzielen, dass der Patient etwas ausprobiert, Informationen zu einem bestimmten Thema einholt, eine bestimmte Aufgabe erledigt usw. – Hausaufgaben beziehen sich eher auf mehrfache und über einen längeren Zeitraum hinweg zu erledigende Aufgaben wie beispielsweise Selbstbeobachtungsaufgaben, das Durchführen bestimmter Aufgaben zu Verbesserung der sozialen Kompetenz, das Durchführen von Aufgaben mit Expositionscharakter usw.

Bei den beschriebenen Interventionen ist unbedingt darauf zu achten, dass der Fokuspatient die Anregungen und Aufgaben als hilfreich erlebt und eine klare Vorstellung davon hat, wie er sie realisieren kann. Auch sollte er in der Folgesitzung nach der Orientierungsrunde Gelegenheit erhalten, von der Umsetzung des Vereinbarten zu berichten. In Abbildung 11 sind die Schritte von der Formulierung des Anliegens durch den Fokuspatienten bis zum Transfer in den Alltag nochmals zusammenfassend dargestellt.

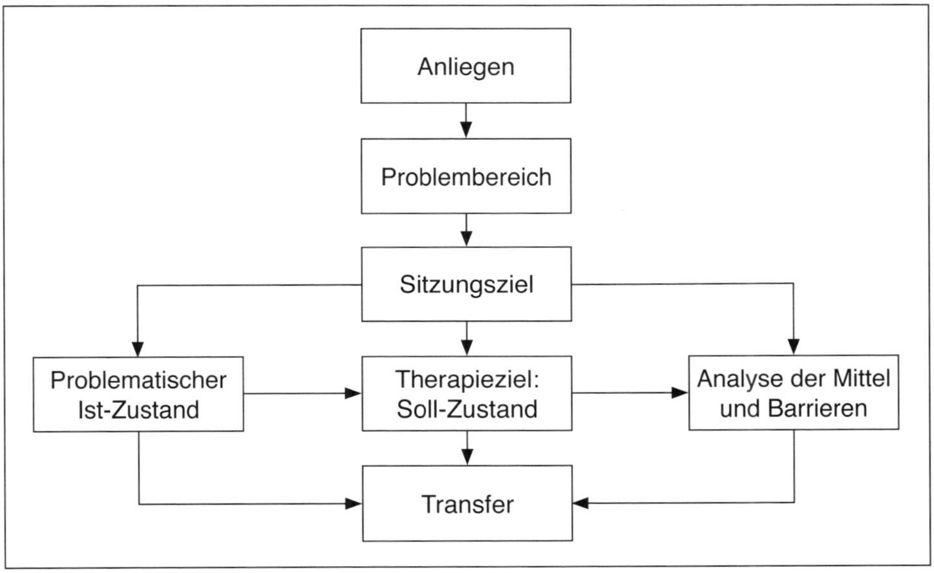

Abbildung 11: Der Prozess der Anliegenbearbeitung

Merke:

Im Sinne eines gelungenen Transfers sollten die Ergebnisse der Gruppenarbeit mit Situationen außerhalb der Gruppe bzw. dem Alltag des Patienten in Zusammenhang gebracht werden.

8 Spezifische Methoden für die Problembearbeitung

Im Folgenden werden einige Methoden vorgestellt, die sich im Kontext der AVG bewährt haben. Es handelt sich hierbei sowohl um eine Auswahl von verhaltenstherapeutischen Methoden als auch um Methoden anderer Therapierichtungen. Die Anwendung der Methoden orientiert sich an dem oben beschriebenen Vorgehen des Problemlösens. Hierbei kann die Methode entweder ein Element innerhalb des Problemlöseprozesses sein oder aber die Durchführung der Methode folgt der Logik des Problemlösens. Der Unterschied soll anhand eines Beispiels, der Durchführung eines Rollenspiels, verdeutlicht werden.

Im ersten Beispiel ist das Rollenspiel ein Bestanteil des Problemlöseprozesses, in dessen Verlauf auch andere Methoden zur Anwendung kommen (hier Exploration und evokatives Feedback).

Beispiel: Rollenspiel als Bestandteil des Problemlöseprozesses

1. Problematischer Ist-Zustand: Der Fokuspatient ist sich nicht sicher, wie er im beruflichen Kontext von anderen Mitarbeitern wahrgenommen wird.
2. Ziel-Zustand: Klarheit darüber gewinnen, wie er von anderen wahrgenommen wird.
3. Geeignetes Mittel zur Problemlösung: Demonstrationsrollenspiel mit anschließendem differenziertes Feedback der anderen Gruppenmitglieder, ob er auf diese unsicher bis submissiv gewirkt hat.
4. Transfer: Der Fokuspatient erhält den Auftrag, sich mit einem ihm wohlgesonnen Kollegen darüber auszutauschen, wie ihn dieser im Umgang mit anderen erlebt.

Alternativ könnte bei dem gleichen Patienten das Rollenspiel auch zur Verbesserung der sozialen Kompetenz eingesetzt werden. Die methodische Durchführung des Rollenspiels entspricht dabei dem Vorgehen beim Problemlösen.

Beispiel: Rollenspiel zur Verbesserung der sozialen Kompetenz

1. Problematischer Ist-Zustand: Der Fokuspatient spielt in der Gruppe zunächst eine typische Problemsituation aus seinem Arbeitsalltag vor. Durch entsprechendes Feedback werden die Verhaltensweisen identifiziert, die den Eindruck von Unsicherheit hervorrufen.
2. Ziel-Zustand: Zunächst werden selbstsichere Verhaltensweisen benannt und diese werden dann von einem Mitpatienten, den der Fokuspatient selbst ausgewählt hat, modellhaft vorgespielt.

3. Geeignetes Mittel zur Problemlösung: Es werden positive Selbstinstruktionen erarbeitet und anschließend spielt der Fokuspatient die Situation selbst zweimal, wobei er sich in seinem Verhalten dem Zielverhalten annähert. Anschließend wird er von der Gruppe dafür verstärkt.
4. Transfer: Der Fokuspatient erhält die Hausaufgabe, sich in der nächsten Woche in mindestens einer Situation pro Tag so selbstsicher zu verhalten, wie ihm dies in der Gruppe gelungen ist und seine damit verbundenen Erfahrungen zu protokollieren.

Dem Problemlösen kommt innerhalb der AVG damit der Status einer Meta-Intervention zu, die entweder explizit (wie im ersten Beispiel) oder implizit (als Teil einer spezifischen Methode, wie im zweiten Beispiel) das therapeutische Vorgehen strukturiert. In Gruppen von Patienten mit einem eher eingeschränkten psychischen Funktionsniveau kann es sinnvoll sein, wenn der Therapeut die einzelnen Schritte des Problemlösens am Flipchart mitschreibt, um der Gruppe eine Orientierung zu geben, woran gerade gearbeitet wird.

Welche konkrete Methode bei welchem Anliegen zur Anwendung kommt bzw. indiziert ist, hängt von mehreren Faktoren ab:
1. Von der Art der Problemstellung,
2. der Persönlichkeit des Patienten und seiner Position innerhalb der Gruppe und
3. von den Kompetenzen und Ressourcen der anderen Gruppenmitglieder.

In Bezug auf die Problemstellung kann das Modell der übergreifenden therapeutischen Wirkfaktoren von Grawe (1995) eine heuristisch wertvolle Orientierung bieten. Grawe gelangte aufgrund seiner umfangreichen Forschungsarbeiten zu der Schlussfolgerung, dass sich die Wirkung von Psychotherapie-Therapieschulen übergreifend auf vier Faktoren zurückführen lässt: Ressourcenaktivierung, Problemaktualisierung, motivationale Klärung und Problembewältigung. Für die Indikationsstellung der im Folgenden beschriebenen Verfahren sind vor allem die Faktoren der motivationalen Klärung und der Problembewältigung von Bedeutung.

Während es bei dem zuerst genannten Faktor um motivationale Prozesse des Wünschens und Wählens sowie der damit verbundenen Konflikte, Hemmungen und Ängste geht, zielt letzterer auf die konkrete Umsetzung bzw. Realisierung des Angestrebten ab. Im Sinne der Motivationspsychologie von Heckhausen und Heckhausen (2010) muss sich eine Person, vereinfacht gesprochen, zunächst darüber im Klaren werden, was sie *will* (Motivationsklärung) und als nächstes, wie sie dies *erreichen* bzw. *realisieren* kann.

Bei psychischen Störungen liegen in aller Regel sowohl Probleme auf der motivationalen als auch auf der Handlungsebene vor, die beide in komplexer Weise miteinander verflochten sind. Anhand einer Patientin, die an einer Anorexia Nervosa leidet, soll diese Dynamik veranschaulicht werden.

Beispiel:

Es handelt sich hierbei um eine 17-jährige Schülerin, die selbstunsichere und anankastische Persönlichkeitszüge aufweist und seit ihrem 15. Lebensjahr unter Anorexie leidet. Symptomauslösend waren damals Hänseleien ihrer Mitschüler, die sich vor allem auf ihren Kleidungsstil und ihre Figur bezogen. Um an Gewicht zuzunehmen, müsste die Patientin sich lediglich ausreichend und ausgewogen ernähren. Die hierzu notwendigen Verhaltensfertigkeiten sind gegeben, das restriktive Essverhalten wird also durch Probleme aufrechterhalten, die auf der Motivebene angesiedelt sind. So erlebt sich die Patientin durch die vielfältigen biologischen und psychosozialen Entwicklungsaufgaben dieser Altersstufe („Frau werden", zunehmende Ablösung vom Elternhaus, Identitätsfindung usw.) als überfordert, sodass die Anorexie ihr die Möglichkeit bietet, diese zu vermeiden. Durch das bestehende Untergewicht wird die körperliche Entwicklung verzögert, die Patientin bleibt im Umgang mit ihren Eltern in einer kindlichen Rolle, zugleich können aversive Gefühle ausgeblendet werden und das Hungern wird zu einer Leistung, die den Selbstwert der Patientin stärkt. Außerdem geht das Hungern-Können mit einem ausgeprägten Kontrollerleben und einer damit verbundenen (Pseudo-)Autonomie einher.

Zugleich bestehen erhebliche Verhaltensdefizite im Bereich der sozialen Kompetenz, deren Therapie primär auf der Ebene der Problembewältigung angesiedelt ist. Denn die Patientin ist hoch motiviert, besser mit ihren Peers in Kontakt zu kommen, von diesen akzeptiert und ernst genommen zu werden. Allerdings verhindern soziale Ängste und Kompetenzdefizite, dass sie ihre Bedürfnisse in die Tat umsetzen kann. Entsprechend sollte bei der Therapie dieser Patientin die Motiv- *und* die Handlungsebene berücksichtigt werden, indem Interventionen realisiert werden, die (im weitesten Sinne verstanden) der motivationalen Klärung oder der konkreten Problembewältigung dienen, wobei in unterschiedlichen Phasen der Therapie jeweils unterschiedliche therapeutische Schwerpunkte zu setzen sind.

In Bezug auf die AVG bedeutet dies, dass sich der Therapeut zunächst einmal daran orientieren sollte, ob sich die Problematik der Patientin eher durch ein klärungs- oder besser durch ein handlungsorientiertes Vorgehen bearbeiten lässt. Dies lässt sich nicht immer schon bei der Formulierung des Anliegens, sondern oft erst bei der Definition des problematischen Ist-Zustandes entscheiden, wie im folgenden Beispiel ersichtlich wird.

Beispiel:

So könnte eine Patientin beispielsweise das Anliegen einbringen, dass sie gerne über das schwierige Verhältnis zu ihrer Schwiegermutter sprechen würde, und zwar mit dem Sitzungsziel, Ideen zu sammeln, wie sie besser als bisher mit ihr klarkommen könnte. Bei der Erarbeitung des problematischen Ist-Zustandes könnten sich nun unterschiedliche Konstellationen ergeben. So könnte sich herausstellen, dass der Ehemann der Patientin und ihre beiden Kinder mehr Kontakt zur Mutter bzw. Großmutter wünschen, sodass sich komplexe Verstrickungen zwischen den beteiligten Personen abzeichnen. Es könnte jedoch auch der Fall sein, dass es der Patientin nicht gelingt, sich gegenüber der Schwiegermutter angemessen abzugrenzen, wozu sie ihr Ehemann (bisher erfolglos) immer wieder ermutigte. Während im ersten Fall eine Aufstellung des familiären Systems zur Klärung der Problematik beitragen könnte, wäre im zweiten Fall die Durchführung eines Rollenspiels sinnvoll.

Allgemein formuliert sind einige gruppentaugliche Methoden eher dazu geeignet, Einsichten in Motivkonflikte zu ermöglichen und zur Klärung dieser beizutragen, wohingegen andere eher zur Lösung konkreter Probleme oder zum Aufbau von erwünschten Verhalten beitragen. In Tabelle 23 sind einige Methoden und deren schwerpunktmäßige Zuordnung aufgeführt.

Tabelle 23: Geeignete gruppentherapeutische Methoden und deren Effekte

Motivationale Klärung	Problembewältigung
(Kurze) Imaginationstechniken	Gruppentherapeutisch adaptierte Formen der kognitiven Umstrukturierung
Varianten der Leeren-Stuhl-Arbeit	Verhaltensanalysen
Systemaufstellungen und Skulpturen	Verhaltensexperimente in der Gruppe
Gruppenfeedback (v. a. evokatives und Identifikationsfeedback)	Rollenspiele
Techniken der Soziometrie	Gruppenfeedback (v. a. Beratungs- und Rollenfeedback)

In höherem Maße als dies bei der Einzeltherapie der Fall ist, werden beim Einsatz dieser Methoden auch weitere, von Grawe (1995) beschriebene Wirkfaktoren wie die der Ressourcenaktivierung und der Problemaktualisierung aktiviert. Wenn bei der Bearbeitung eines Anliegens Rollenspiele durchgeführt werden, dann ist dies immer auch mit einem hohen Maß an Problemaktualisierung verbunden. Auch kann der Therapeut bei der Anwendung jeder Methode auch darauf achten, die individuellen Ressourcen des Patienten zu aktivieren. Dabei kann auch die Gruppe selbst als eine Ressource angesehen werden, die den Patienten akzeptiert und ihn bei der Bewältigung seiner Problematik unterstützt. Gruppentherapie (in Form der hier beschriebenen AVG) ist damit per se immer auch eine Form der Ressourcenaktivierung, die den Effekt jeder eingesetzten Methode potenziert.

Wie bereits ausgeführt, hängt die Indikation für eine bestimmte Methode jedoch auch von der Persönlichkeit des Patienten und seiner Position innerhalb der Gruppe ab. Patienten können sich besser auf eine Intervention einlassen, wenn diese an vorhandene Stärken, Vorerfahrungen oder Kompetenzen anknüpft. So wird ein emotional kontrollierter oder zwanghafter Patient zunächst eher von kognitiven oder klar handlungsorientierten Methoden profitieren, wohingegen er sich mit emotionsaktivierenden Verfahren zunächst schwer tun wird. Die Methode sollte also zum Anliegen *und* der Persönlichkeit des Patienten passen. Auch gilt es, die Position des Patienten in der Gruppe zu berücksichtigen. Ein konfrontatives Feedback dürfte ein neues Mitglied der Gruppe oder ein Gruppenmitglied, das sich in einer Außenseiterposition befindet, überfordern und sich möglicherweise sogar destruktiv auswirken. In diesem Fall ist es sinnvoll, eine Methode zu wählen, die der Gruppe die Möglichkeit bietet, Verständnis für den Patienten und seine Problematik zu entwickeln. Die Methode wäre somit unter dem Gesichtspunkt auszuwählen, dem neuen Patienten eine positive Erfahrung in der Gruppe und dem Außenseiter eine bessere Integration in die Gruppe zu ermöglichen.

Schließlich gilt es auch, das Funktionsniveau der Gruppe und die Dauer der Zusammenarbeit zu berücksichtigen. Je kürzer die Dauer einer Gruppe und je niedriger das mittlere psychische Funktionsniveau der Patienten, umso kürzer, einfacher sowie handlungs- und lösungsorientierter sollten die eingesetzten Methoden sein. So erfordert beispielsweise die Durchführung einer Systemaufstellung ein bestimmtes Maß an Konzentration sowie die Fähigkeit und Bereitschaft zur Perspektivübernahme. Sind diese Voraussetzungen nicht oder nur unzureichend vorhanden, dann sollte eine andere Methode zur Anwendung kommen und zwar auch dann, wenn die Problemstellung des Fokuspatienten diese nahelegen würde (z. B. die Durchführung eines Rollenspiels anstatt einer Systemaufstellung). Auf der anderen Seite sollte die gewählte Methode eine gut arbeitende Gruppe auch nicht unterfordern. Zusammenfassend sollte sich der Therapeut bei der Auswahl einer zielführenden Methode für die Bearbeitung eines Anliegens an den im Kasten aufgeführten Fragen orientieren.

Kriterien für die Auswahl von Methoden zur Anliegenbearbeitung

- Welche Methode eignet sich am besten für die Bearbeitung des Anliegens?
- Kann die Problematik besser durch ein klärungs- oder ein handlungsorientiertes Vorgehen bearbeitet werden?
- Welche Methode passt am besten zur Person des Patienten?

- Welche Methode eignet sich am besten, um einem neuen Patienten eine positive Erfahrung in Bezug auf Gruppentherapie zu vermitteln?
- Welches Vorgehen fördert die Integration des Patienten in die Gruppe und trägt damit zur Verbesserung der Gruppenkohäsion bei?
- Passt die Methode zur Gruppe oder besteht die Gefahr einer Über- oder Unterforderung?

Die im folgenden Abschnitt beschriebenen Methoden werden in Form kurzer „Steckbriefe" vorgestellt, da deren ausführliche Darstellung den Rahmen dieses Buches sprengen würde. Wer sich intensiver mit den einzelnen Methoden beschäftigen möchte, findet in der angegeben Literatur ausreichend Material.

8.1 Verhaltenstherapeutische Methoden in der AVG

8.1.1 Kognitive Umstrukturierung

Anders als bei einem manualgestützten Vorgehen kann man in der AVG nicht davon ausgehen, dass der Patient über fundierte Kenntnisse bezüglich des Behandlungsrationals der kognitiven Therapie, der Bedeutung von Denkfehlern und negativen automatischen Gedanken usw. verfügt. Auch ist die systematische Vermittlung dieser Inhalte in der AVG nicht vorgesehen. Im Folgenden soll deshalb die Anwendung einer Technik des empirischen und hedonistischen Disputs für die AVG dargestellt werden, die keine Vorkenntnisse über die kognitive Therapie voraussetzen. Hinweise für das Vorgehen in der Einzeltherapie finden sich u. a. bei Beck (2013) und Wilken (2012). Beim empirischen Disput werden die Beweise, die für oder gegen eine bestimmte Einstellung sprechen, gegeneinander abgewogen, um auf diese Weise den Realitätsgehalt der Kognition zu überprüfen (z. B.: *„Niemand mag mich!"*). Beim hedonistischen oder funktionalen Disput wird die Frage disputiert, wie hilfreich bzw. zielführend eine Kognition für die Bewältigung bestimmter Situationen oder für die Lebensgestaltung insgesamt ist (z. B.: *„Wenn ich aufgeregt in eine Prüfung gehe, werde ich sie nicht bestehen."*).

Beschreibung

Bei der vorgeschlagenen Form der kognitiven Umstrukturierung wird zunächst eine für die Symptomatik oder das Problemverhalten des Fokuspatienten bedeutsame dysfunktionale Einstellung oder Kernannahme identifiziert. Typische Beispiele für solche Einstellungen sind Aussagen wie

- „Ich muss alles perfekt erledigen",
- „Wenn ich nicht die Erwartungen anderer erfülle, werden mich diese ablehnen",

- „Ich brauche die Anerkennung aller anderen, sonst kann ich mich selbst nicht mögen“,
- „Nur wenn ich attraktiv aussehe, werde ich akzeptiert“ usw.

Im weiteren Schritt werden zunächst einige Argumente gesammelt, die für und einige, die gegen die Gültigkeit der betreffenden Annahme sprechen. Die Argumente werden dann von den Gruppenmitgliedern disputiert, wobei der Fokuspatient unterschiedliche Positionen einnimmt. Schließlich wird eine alternative, realistische Kognition erarbeitet. So könnte z. B. die Einstellung *„Ich muss alles perfekt erledigen“* dahingehend umformuliert werden, dass es *„gelegentlich wichtig sein kann, die Dinge möglichst perfekt zu machen, es jedoch meist genügt, die Dinge gut zu machen.“* Oder prägnant formuliert: *„Gelegentlich perfekt, meistens gut, selten daneben!“* In den meisten Fällen genügt es, die Formulierung zu entschärfen (und dabei „den guten Kern bewahren“), da dies bereits mit einer spürbaren Entlastung für den Betroffenen verbunden ist und eine radikale Umstrukturierung ohnehin meist weder möglich noch sinnvoll erscheint.

Ziel

Mit dieser Intervention werden mehrere Ziele angestrebt:
1. Dem Fokuspatienten (und indirekt auch der Gruppe) zu verdeutlichen, dass irrationale Überzeugungen sich nachteilig auf die bestehende Symptomatik und die Lebensführung auswirken.
2. Eine alternative Einstellung zu erarbeiten, deren Aussage von dem Pateinten als weniger belastend erlebt wird.
3. Ideen zu entwickeln, wie der Fokuspatient diese in seinen Alltag integrieren kann.

Rolle der Gruppe

Die anderen Gruppenteilnehmer explorieren zusammen mit dem Therapeuten die Argumente, die für und gegen die Einstellung sprechen, elaborieren, disputieren und karikieren diese in Form einer nachgestellten Gerichtsverhandlung, sammeln alternative Formulierungen und geben dem Fokuspatienten (anteilnehmendes) Feedback.

Indikation

Falls die Reduktion bzw. die pragmatische Bewältigung depressiver und anderer Beschwerden angestrebt wird, die in hohem Maße von dysfunktionalen Einstellungen beeinflusst werden und der Fokuspatient kognitiven Interventionen gegenüber offen erscheint.

Durchführung

Herausarbeiten des problematischen Ist-Zustandes: Identifikation der dysfunktionalen Kognition. Zunächst sollte der Fokuspatient einige Situationen beschreiben, in denen es zum Auftreten der Beschwerden kommt, oder von der Problematik berichten, deren Bewältigung ihn überfordert. Daran anschließend gilt es, die irrationalen Überzeugungen und Einstellung zu identifizieren, wobei sowohl die anderen Gruppenmitglieder als auch der Therapeut Hypothesen formulieren, welche Aussage die Einstellung am prägnantesten zum Ausdruck bringt. In den meisten Fällen reagiert der Patient mit starker emotionaler Betroffenheit, wenn die Vorschläge „ins Schwarze treffen“ bzw. die zugrunde liegende Einstellung identifiziert wird.

Ist dies nicht der Fall, so kann es hilfreich sein, den Patienten aufstehen zu lassen und einige Mitpatienten darum zu bitten, sich um ihn herum zu gruppieren und nacheinander mehrfach Sätze in der Du-Form auszusprechen, die sich aus der Einstellungen ableiten lassen. Würde die Einstellung zum Beispiel lauten *„ich muss alles perfekt machen“*, so könnten die Sätze lauten: *„Du musst immer alles richtig machen“, „Strenge dich mehr an, das reicht noch nicht“, „Das war gar nichts, dass kannst du doch besser“* usw.

Die Aufgabe des Therapeuten besteht darin, darauf zu achten, dass die Sätze richtig „dosiert“ werden, d. h. weder übertrieben und verletzend formuliert, noch zu harmlos und unverbindlich formuliert werden. Hierzu kann er einige der Patienten „doppeln“, indem er sich neben sie stellt und ihren Satz in einer inhaltlich und vom Tonfall her veränderten Form wiedergibt. Treffen die Sätze den Bewertungsrahmen des Fokuspatienten, dann wird dieser mit deutlicher emotionaler Betroffenheit reagieren. Ziel ist es, dem Fokuspatient erfahrbar zu machen, wie sich seine Einstellungen auf sein Befinden auswirken. Allerdings sollt der Therapeut unbedingt darauf achten, dass ihn die Situation emotional nicht überfordert, da sonst eine Fortsetzung der therapeutischen Arbeit nicht mehr möglich wäre.

Herausarbeiten des Ziel-Zustandes: Erarbeiten von alternativen, realistischen Kognitionen. Mithilfe eines Brainstormings werden dann alternative bzw. realistische Kognitionen gesammelt und, wie es bereits bei der irrationalen Kognition der Fall war, am Flipchart notiert. Hierbei beteiligen sich sowohl der Fokuspatient als auch die anderen Gruppenmitglieder und, falls erforderlich, auch der Therapeut. Dieses Vorgehen weicht von der Disputtechnik im Einzelsetting ab, wo die alternative Kognition erst im Verlauf des Disputs erarbeitet wird. Im Gruppensetting hat es sich jedoch für den weiteren Verlauf der Intervention als günstiger erwiesen, wenn zunächst einige „Zielkognitionen“ benannt werden, die eine erste Orientierung bieten, in welche Richtung die Umstrukturierung gehen könnte. Um alternative Kognitionen zu generieren, sollte der Therapeut danach fragen, welche alternativen Formulierungen *„sich besser (oder weniger giftig) anhören"* als die irrationale Kognition und *„dabei den möglicherweise zutreffenden (guten) Kern der Aussage bewahren"*. So könnte eine alternative Formulierung für die Überzeugung *„keiner mag mich"* lauten, dass *„manche Personen mich nicht mögen und dies auch Vorteile hat"*.

Wenn sich die Gelegenheit bietet, kann der Therapeut hier auch im Sinne einer kurzen Psychoedukation auf die Bedeutung von „Denkfallen" (in der Literatur als Denkfehler bezeichnet) eingehen und deutlich machen, dass sich irrationale Überzeugungen bereits dadurch erheblich entschärfen lassen, dass man Begriffe (wie *„nie"*, *„immer"*, *„keiner"* usw.) oder Konzepte (z. B. dichotomes Denken) entweder umformuliert oder ganz weglässt (Beck, 2013). Wenn drei oder vier Vorschläge für alternative Aussagen gesammelt wurden, kann zum nächsten Schritt der Intervention übergegangen werden. Diese wird durch das bisherige Vorgehen nahegelegt, da sich im Anschluss an die Sammlung funktionaler Kognitionen die Frage stellt, wie der Fokuspatient sich diese zu eigen machen kann.

Die Mittel-Analyse: Relativierung und Umformulierung der irrationalen Kognition. Das Ziel des weiteren Vorgehens besteht darin, überzeugende Argumente zu sammeln, die für die funktionalen Kognitionen sprechen und diese denjenigen gegenüberzustellen, die für die dysfunktionale Kognition sprechen. Hierzu wird die Gruppe in drei Gruppen aufgeteilt, wobei der Fokuspatient zusammen mit dem Therapeuten eine Beobachterposition einnimmt. Die jeweiligen Gruppen sollten aus zwei oder drei Gruppenmitgliedern bestehen. Die erste Gruppe erhält die Aufgabe, Argumente zu sammeln, die für die Gültigkeit der dysfunktionalen Kognition sprechen. Die Aufgabe der zweiten Gruppe besteht darin, Argumente zu sammeln, die für die funktionale Kognition sprechen. Die dritte Gruppe bildet hingegen die neutrale Jury, die dem Disput folgt und gelegentlich kommentieren kann, wie die Argumente auf sie wirken und welche sie als überzeugend wertet. Dabei gilt, dass immer nur ein Mitglied der beiden Argumentationsgruppen sprechen darf. Die Einteilung der Gruppen erfolgt durch den Fokuspatienten, gegebenenfalls unterstützt durch den Therapeuten. Alle drei Gruppen werden im Raum verteilt. Hierbei *stehen* sich die beiden Argumentationslager in zwei bis drei Meter Abstand gegenüber und die Jury *sitzt* im Hintergrund zwischen den beiden Lagern.

In der ersten, ca. fünf bis sieben Minuten dauernden Phase (der ersten „Runde"), werden die beiden Argumentationslager dahingehend instruiert, möglichst lebendig zu diskutieren und überzeugende Argumente, für die von ihnen vertretene Einstellung vorzubringen. Dabei ist es nicht bedeutsam, ob es sich um Argumenten handelt, die den empirischen (Realitätsgehalt, Beweise) oder den hedonistischen (nützlich, hilfreich) Disputtechniken zugeordnet werden können. Der Fokuspatient soll die Diskussion verfolgen und sie zunächst nur auf sich wirken lassen. Der Therapeut nimmt sich ebenfalls zurück und greift nur ein, wenn es dem Disput an Dynamik mangelt oder die Gruppenmitglieder die Instruktion offensichtlich nicht verstanden haben. Wenn sich nach einigen Minuten eine günstige Gelegenheit gibt, „friert“ der Therapeut die Szene ein, indem er die Gruppenmitglieder darum bittet, ihren Austausch zu unterbrechen und einen Moment lang aus ihrer Rolle herauszutreten. Während der Unterbrechung verstärkt er die Gruppe zunächst für ihr Engagement und befragt dann den Fokuspatienten, was der Disput bei ihm auslöst hat und ob ihm die ausgetauschten Argumente bekannt vorkommen und ihm plausibel erscheinen.

Dann erfolgt ein Rollenwechsel. Die Gruppenmitglieder der Jury werden auf die beiden Argumentationslager verteilt und die Gruppenmitglieder der beiden Lager wechseln in die Jury oder tauschen, falls erforderlich, in das andere Lager. Der Fokuspatient erhält außerdem die Instruktion, sich im Verlauf der nächsten „Runde“ jeweils für einige Minuten den *beiden* Lagern anzuschließen, wobei er mit dem Lager beginnt, das die dysfunktionale Kognition vertritt (da ihm dies vertrauter sein dürfte). Meist ist es erforderlich, dass der Therapeut den Wechsel von dem einen in das andere Lager veranlasst, da der Fokuspatient während des Spiels die Zeit vergisst. Nach fünf bis sieben Minuten wird auch die zweite Runde unterbrochen bzw. eingefroren. Es erfolgt dann ein kurzes Feedback, indem die Gruppenmitglieder kurz darauf eingehen sollen, wie es ihnen in ihrer Rolle geht und welche Argumente für sie am überzeugendsten sind (Rollenfeedback). Als letzter gibt der Fokuspatient Rückmeldung. In den meisten Fällen werden die Argumente der dysfunktionalen Kognition als weniger überzeugend eingeschätzt, da diese per Definitionem unangemessen, unrealistisch und wenig vernünftig erscheinen. Diese Charakteristika werden durch die Kontrastierung mit rationalen Argumenten umso deutlicher, sodass letztere als plausibler erscheinen.

In der dritten und letzten Runde wird der Fokuspatient deshalb aufgefordert, als Coach der alternativen, rationalen Seite zu fungieren. Hierzu greift er gelegentlich in die Diskussion ein und unterstützt das Lager der Gruppenmitglieder, die die alternative Kognition vertreten. Er kann hierzu während des Disputs selbst neue Argumente einbringen, besonders überzeugende wiederholen und die Gruppenmitglieder des Lagers für ihren Einsatz und ihre Argumente loben *(„Das ist ein gutes Argument!“, „Super, besser kann man es nicht ausdrücken! Bitte das Ganze nochmal wiederholen.“).*

Nach fünf bis sieben Minuten erneutem Disput wird der Austausch beendet und der Fokuspatient erhält Gelegenheit zu sagen, wie ihm gerade zumute ist und welche der eingangs bereits formulierten alternativen Kognitionen ihn am meisten überzeugt haben. Auch kann er die Aussagen noch umformulieren. Falls erforderlich, kann ihn die Gruppe hierbei auch unterstützen. Anschließend wird er gebeten, auf einer Skala von 0 bis 100% einzuschätzen, als wie überzeugend er die alternative Kognition einschätzt. Danach erhalten die Gruppenmitglieder die Gelegenheit, Rückmeldung zu geben, welche Erfahrungen sie während des Disputs gemacht haben, wie es ihnen in den verschiedenen Rollen und mit dem Rollenwechsel ergangen ist und ob sie hierdurch zu einer neuen Einsicht gelangt sind. Für viele Patienten ist die Erfahrung bezüglich der Flexibilität unseres Denkens erstaunlich, sodass auf diese Weise deutlich wird, dass es selten sinnvoll ist, Einstellungen, Annahmen und Überzeugungen absolut zu setzen, da dies meist mit einer verminderten Anpassungsfähigkeit verbunden ist.

Im Anschluss an die Intervention kann der Therapeut im Sinne einer Bedeutungszuweisung noch darauf hinweisen, dass dieses spielerisches Vorgehen ansatzweise zum Ausdruck bringt, was sich sonst nur im Stillen in unserem Kopf abspielt. Auch kann er darauf hinweisen, dass bei psychischen Störungen meist die realistische und vernünftige Seite geschwächt ist, sodass sie eine aktive Form der Unterstützung benötigt. In dem Spiel wurde dies dadurch symbolisiert, dass der Fokuspatient im letzten Durchgang die Rolle eines Coachs einnahm und in dieser Funktion die Seite der adaptiven Kognition verstärken konnte. Die Quintessenz der Intervention lautet deshalb: *Seien Sie sich selbst ein guter (Gedanken-)Coach!*

Transfer: Die funktionale Kognition stärken und in den Alltag integrieren

Meist melden der Fokuspatient oder auch andere Gruppenmitglieder zurück, dass sich die alternativen Kognitionen zwar überzeugend *anhören*, sich jedoch nicht so *anfühlen*. Oder es wird (der berechtigte) Einwand vorgebracht, dass es im Alltag immer wieder Situationen geben wird, in der die irrationale Einstellung handlungsleitend sein wird oder es schwerfallen dürfte, dieser etwas entgegenzusetzen. Es ist deshalb wichtig darauf hinzuweisen, dass die emotionale Verankerung neuer, funktionaler Einstellungen und Annahmen Zeit benötigt und regelmäßige Übung erfordert. Aus diesem Grund ist der Transfer dessen, was in der Sitzung erarbeitet wurde, in den Alltag des Patienten von großer Bedeutung.

Um den Transfer der in der Sitzung erarbeiteten alternativen Kognitionen zu fördern, können folgende Aufgaben sinnvoll sein:

- Der Fokuspatient soll sich die neue Einstellung auf eine große Karteikarte schreiben und diese im Bad oder der Garderobe aufhängen. Wenn er sie liest, soll er möglichst oft an die Gruppensituation zurückdenken und sich nochmal die wichtigsten Argumente vor Augen führen, die für die neue Einstellung sprechen.
- Er soll ein Tagebuch führen, in dem er Ereignisse und Erfahrungen notiert, die als Belege für die Gültigkeit der neuen Einstellung sprechen.

- Er soll sich ein oder mehrere Symbole suchen, die für die neue Einstellung stehen und diese an Orten deponieren, an denen er viel Zeit verbringt (z. B. auf seinem Schreibtisch, in der Küche usw.).
- Wenn sich die Gelegenheit bietet, kann er Verhaltensexperimente durchführen, um die Gültigkeit der neuen Einstellung zu überprüfen.
- Er soll der Gruppe in jedem Fall in der nächsten Sitzung davon berichten, welche Aufgaben er umgesetzt hat oder umzusetzen plant. Außerdem soll er der Gruppe davon berichten, wenn sich etwas ereignet hat, das dazu beitrug, seine neue, funktionale Einstellung zu festigen und seine dysfunktionale zu relativieren.

Beispiel: Herr B.

Herr B., ein 53-jähriger, verheirateter Verwaltungsbeamter, befindet sich seit einigen Wochen aufgrund einer schweren depressiven Phase (ICD-10 F32.2) in stationärer Therapie. Eine zentrale, sowohl auslösende als auch aufrechterhaltende Bedingung seiner Symptomatik ist die Drogenabhängigkeit seines erwachsenen Sohnes (die Problematik von Herrn B. wurde bereits in dem Einführungskapitel ausführlich beschrieben). Seine depressive Symptomatik hat sich nach vier Wochen Therapie so weit gebessert, dass eine intensivere psychotherapeutische Bearbeitung der Problematik zunehmend möglich erscheint. Auf Anraten seines Bezugstherapeuten hat sich Herr B. entschlossen, die durch die Drogenabhängigkeit seines Sohnes bedingten familiären Konflikte in der AVG zu thematisieren.

Als Anliegen formuliert er in der Orientierungsrunde zunächst vage, dass er gerne neue Möglichkeiten finden würde, anders als bisher mit der belastenden Situation umgehen zu können. Die anderen Gruppenmitglieder bewerten den Umstand, dass Herr B. nun bereit ist, seine Problematik in die Gruppe einzubringen, als positiv. Aufgrund der Komplexität der Thematik beschließt man, die gesamte verbleibende Sitzungszeit für deren Bearbeitung zu verwenden.

In der Phase der Anliegenklärung zeigt sich, dass Herr B. unter massiven Schuldgefühlen leidet und zu der Überzeugung gelangt ist, dass die Drogenabhängigkeit seines Sohnes ein Beweis dafür darstellt, dass er als Vater versagt hat. Allerdings hinterfragt er immer öfter die Gültigkeit dieser Annahme, wobei ihm dies nur phasenweise gelingt. Als Ziel für die Sitzung formuliert er, mehr Klarheit zu erlangen, wie angemessen seine Annahmen tatsächlich sind.

Aufgrund der Schilderung von Herrn B. und seiner aktuellen Verfassung entscheidet sich der Therapeut für die Durchführung einer kognitiven Umstrukturierung, da diese dem Patienten konkrete Möglichkeiten zur Problembewältigung vermittelt. Da Herr B. außerdem ein sehr strukturierter und rational handelnder Mensch ist, kommt ihm die kognitive Umstrukturierung entgegen und trägt zudem zu einer Ressourcenaktvierung bei. Außerdem nehmen noch vier weitere depressive Patienten an der Gruppe teil, die im Sinne des Modelllernens von der kognitiven Umstrukturierung profitieren können.

Um den problematischen Ist-Zustand herauszuarbeiten, explorieren die Gruppenmitglieder zunächst die Einstellungen und Bewertungen von Herrn B. in Bezug auf seinen Sohn und dessen Drogenabhängigkeit. Dabei kristallisiert sich folgende dysfunktionale Einstellung heraus: *„Ich habe als Vater versagt, sonst wäre mein Sohn nicht drogenabhängig geworden."*

Um die Ergebnisse der Exploration prägnant zusammenzufassen, schlägt der Therapeut Herrn B. vor, ein Tortendiagramm zu zeichnen, in das er einzeichnen soll, welche Faktoren er als ursächlich für die Drogenabhängigkeit seines Sohnes sieht. Herr B. schätzt dabei die Anteile ein und zeichnet ein entsprechendes Diagramm: zu 50 % hat er die Abhängigkeit seines Sohnes verursacht, den Anteil seiner Frau gibt er mit 15 % an, 20 % für das Umfeld und 15 % für seinen Sohn selbst. Als nächstes werden Vorschläge für eine alternative Kognition gesammelt und der Therapeut notiert mehrere Alternativen auf einen Flipchart, z. B.: *„Der Einfluss eines Vaters auf die Entwicklung seines Sohnes ist begrenzt." „Auch wenn ich rückblickend einiges anders machen würde, habe ich doch auch einiges richtig gemacht."* Während der Sammlung der Kognitionen bemerkt Herr B., dass sich diese zwar gut anhören und ihm teilweise auch plausibel erscheinen, sich für ihn aber trotzdem *„falsch"* anhören. Der Therapeut validiert das Erleben des Patienten, bemerkt jedoch auch, dass es sich hierbei um eine „emotionale Beweisführung" handeln könnte, also ein häufige „Denkfalle", die typischerweise im Rahmen depressiver Störungen auftritt.

In einem weiteren Schritt wird die Gruppe analog dem oben beschriebenen Vorgehen in drei Gruppen aufgeteilt und instruiert. Anschließend werden mehrere Disput-Runden mit Rollentausch durchgeführt. Im Verlauf des Disputs erscheinen Herrn B. die Argumente, die für die alternativen Kognitionen sprechen, immer plausibler, sodass er in der letzten Runde als überzeugender Coach der rationalen Seite agieren kann. Nach Beendigung des Disputs formuliert er für sich folgende alternative Kognition: *„Dass ich als Vater nicht immer alles richtig gemacht habe, bedeutet nicht, dass ich für die Drogenabhängigkeit meines Sohnes verantwortlich bin."* Herr B. gibt an, zu 60 % davon überzeugt zu sein, dass diese Einschätzung zutreffend ist. Nach einem anteilnehmenden Feedback der Gruppe werden noch einige Möglichkeiten gesammelt, um diese funktionale Einstellung zu festigen und in den Alltag zu integrieren.

Merke:

In der AVG sollte die Durchführung einer kognitiven Umstrukturierung durch ein hohes Maß an Lebendigkeit und unter Einbezug möglichst aller Gruppenmitglieder erfolgen. Dabei sollte auch die kognitive Flexibilität des Fokuspatienten gefördert werden, indem er unterschiedliche Perspektiven einnimmt, beispielsweise diejenige des Beobachters versus diejenige des Akteurs, und indem er die zu disputierende Kognition sowohl verteidigt als auch infrage stellt. Durch die Intervention wird sowohl die Fähigkeit zur kritischen Reflexion dysfunktionaler Kognitionen als auch diejenige der positiven Selbstverbalisation verbessert.

8.1.2 Die Durchführung von Verhaltensanalysen

Genau wie in der Einzeltherapie können auch in der AVG Verhaltensanalysen (VA) durchgeführt werden. Dies ist vor allem dann sinnvoll, wenn bei Patienten eine Verbesserung der Selbstkontrolle erreicht werden soll und eine ausführliche Analyse der auslösenden und aufrechterhaltenden Bedingungen deshalb sinnvoll erscheint. Diese bildet dann die Grundlage für die Erarbeitung von alternativen Verhaltensmustern. Anders als in der Einzeltherapie sollte die VA jedoch nicht nur exploriert und in schriftlicher Form am Flipchart dokumentiert werden, sondern auch in Form einer Aufstellung „in Szene gesetzt werden".

Der Einsatz solcher Aufstellungen oder Skulpturbildungen für zieloffene Gruppen wird auch von Fiedler (2005) befürwortet. Bei solchen Aufstellungen soll der „innere Erlebensraum" (Fiedler, 2005, S. 60) durch den „Aufbau einer verhaltensanalytisch-kognitiven Struktur im Raum mithilfe der anderen Patienten" (S. 56) in Bezug auf bestimmte intra- oder auch interpersonelle (systemische) Problemen dargestellt werden. Obgleich es sich hierbei um ein familientherapeutisches Verfahren handelt, kann es auch gut in zieloffenen VT-Gruppen eingesetzt werden, da hierbei die Orientierung am Einzelfall erhalten bleibt (vgl. Kap. 3). Darüber hinaus bietet diese Methode den Vorteil, mehrere Gruppenmitglieder auf eine aktive, erlebnisorientierte Form in den therapeutischen Prozess einzubeziehen und ermöglicht hierdurch die Aktivierung von gruppentherapeutischen Wirkfaktoren.

Durch Aufstellungen wird eine „handelnde Erschließung subjektiver Wirklichkeit" (von Ameln, Gerstmann & Kramer, 2009) möglich. Dies bedeutet, dass der Patient unmittelbar auf diejenigen Personen einwirken kann, die stellvertretend für seine mentalen Repräsentanzen stehen bzw. diese symbolisieren, was im Sinne eines Rückkoppelungsprozesses zur Folge hat, dass sich auch die mentalen Repräsentanzen verändern können. Um dies zu verdeutlich, kann man sich einen selbstunsicheren Patienten vorstellen, der sich häufig selbst kritisiert. In einer Aufstellungsarbeit könnte der Therapeut ihm vorschlagen, einen Stellvertreter für den Selbstanteil auszuwählen, der kritisiert wird, und einen anderen für die kritische Stimme. Anschließend treten die beiden Stellvertreter miteinander in Kontakt. Die Distanzierung ermöglicht es dem Patienten besser zu verstehen, was in ihm vorgeht, und er erhält zudem ein Feedback, wie es den Stellvertretern in ihren jeweiligen Rollen geht. Um ein Veränderung zu erreichen, könnte er beispielsweise den Stellvertreter der kritischen Stimme darum bitten, sich in einem deutlich weiteren Abstand aufzustellen und seine Kritik mit viel leiserer Stimme vorzubringen. Er könnte dann selbst auch die Position des kritisierten Selbstanteils einnehmen und spüren, welche Wirkung die zwar vertraute, jetzt jedoch deutlich leisere und weiter weg stehende kritische Stimme entfaltet. Auf diese Weise könnte er eine lebendige Vorstellung davon bekommen, was es bedeuten würde, wenn die kritische Stimme an Bedeutung verlieren würde (in der Aufstellung symbolisiert durch das Leiserwerden und den größeren Abstand).

Die Objektvierung kognitiv-affektiver Prozesse wirkt somit auf diese zurück und bahnt damit deren Modifikation. Damit dieser Effekt an Nachhaltigkeit gewinnt, könnte der Patient die Aufgabe erhalten, typische kritische Sätze auf seinem Handy aufzuzeichnen und sich diese dann ca. 30 Minuten täglich leise anzuhören, ohne dabei seine Aktivitäten, mit denen gerade beschäftigt ist zu unterbrechen. Dabei soll er drei Tage lang den Ton immer etwas leiser stellen bis am Ende nur noch ein Rauschen zu hören ist. Im Folgenden soll der Einsatz von Aufstellungen für die Durchführung einer VA beschrieben werden.

Beschreibung

Bei der Durchführung einer VA in der Gruppe gilt es zunächst, das klinisch relevante Problemverhalten zu definieren, dessen auslösenden und aufrechterhaltenden Bedingungen analysiert werden sollen. Hierbei sollte es sich um eine möglichst typische Situation handeln. Anschließend sollten die Komponenten der VA exploriert werden (z. B. Zarbock, 2011). Die situativen Auslöser (S), die Reaktion (R) – aufgeschlüsselt nach Kognition, Emotion, Verhalten und eventuell auch körperlichen Phänomenen – sowie die Konsequenzen (C). In Abhängigkeit von der Komplexität des Verhaltens und dem Kenntnisstand der Gruppe kann es sinnvoll sein, die situativen Auslöser und die Konsequenzen weiter nach internen und externen Faktoren zu differenzieren. Allerdings hat es sich in der gruppentherapeutischen Praxis bewährt, die VA so einfach wie möglich zu halten. Zunächst werden die einzelnen Komponenten der VA exploriert und durch den Therapeuten oder, wann immer möglich, durch ein Gruppenmitglied am Flipchart notiert. In einem weiteren Schritt wählt der Fokuspatient dann Patienten aus, die als Stellvertreter für die einzelnen Komponenten der VA stehen. Daran anschließend werden mehrere VA „nachgespielt" und eine alternative Reaktionskette erarbeitet, die es dem Fokuspatienten ermöglichen würde, in den kritischen

Situationen ein funktionales Zielverhalten auszuführen. Nach erfolgtem Gruppenfeedback werden auch hier Möglichkeiten des Transfers in den Alltag erarbeitet.

Ziel

Das Ziel der Intervention besteht darin, die Selbstbeobachtung bzw. die Selbstkontrollfertigkeiten in Bezug auf ein klinisch relevantes Problemverhalten der Patienten zu verbessern. Die soll in einer möglichst erlebnisnahen Weise und mit maximaler Unterstützung der Gruppe erfolgen. Durch Modelllernen sollen alle Gruppenmitglieder dazu angeleitet und motiviert werden, sich in kritischen Situationen möglichst genau zu beobachten und, wenn möglich, ihr Verhalten in eine funktionale Richtung zu verändern.

Rolle der Gruppe

Angeleitet durch den Therapeuten unterstützt die Gruppe zunächst den Fokuspatienten bei der Erarbeitung der VA. Danach fungieren die Gruppenmitglieder als Stellevertreter oder Beobachter bei der Darstellung der VA. Sie geben auch Feedback und Anregung hinsichtlich eines möglichen Alternativverhaltens und wie sich dies realisieren lässt.

Indikation

Die Intervention eignet sich zur Bearbeitung von klinischen Phänomenen, die im Zusammenhang mit einer reduzierten Impulskontrolle und damit verbundenen dysfunktionalen Verhaltensmustern stehen. Beispiele hierfür sind Heißhungeranfälle mit und ohne anschließendem Erbrechen im Rahmen einer Bulimia Nervosa oder einer Binge Eating Störung, Rückfälle bei Substanz- oder auch nicht substanzgebundenen Abhängigkeitserkrankungen (z. B. Alkoholabhängigkeit, pathologisches Spielen usw.) oder bei impulshaften, aggressiven selbst- oder fremdgefährdenden Verhaltensweisen.

Durchführung

Herausarbeiten des problematischen Ist-Zustandes: Erarbeitung und Aufstellung der VA. Das Sitzungsziel des Fokuspatienten besteht darin, Möglichkeiten zu erarbeiten, mehr Kontrolle hinsichtlich seines impulshaften Problemverhaltens zu erlangen. Zu diesem Zweck wird zunächst unter Einbezug der Gruppe eine S-R-K Analyse durchgeführt und die Ergebnisse am Flipchart notiert. Anschließend wird der Fokuspatient aufgefordert, sich Patienten aus der Gruppe auszuwählen, die als Stellvertreter für die Komponenten der VA fungieren. Bezüglich der situativen Auslöser haben sich hierbei unterschiedliche Varianten als günstig erweisen. War der Auslöser eine Interaktion mit einer wichtigen Bezugsperson, so kann der Stellvertreter diese Person darstellen. Es gilt dann eine Aussage zu formulieren, die seine Haltung bzw. sein Verhalten in der Situation in prägnanter Weise zum Ausdruck bringt.

Beispiel: Bulimische Patientin

So würde beispielsweise die Aussage des Partners einer bulimischen Patientin im Verlauf eines 10-minütigen Telefonates wie folgt zusammengefasst: *„Ich habe am kommenden Wochenende keine Zeit für dich!"*

Handelt es sich um eine Belastungssituation, so kann es auch sinnvoll sein, den externen Aspekt der Situation und dessen interne Verarbeitung mithilfe von zwei Stellvertretern aufzustellen, z. B. *„die Bücher für die Prüfungsvorbereitung stapeln sich auf dem Schreibtisch"* (externer Aspekt der Situation) und *„das alles zu lernen, werde ich nie schaffen"* (interne Verarbeitung). Allerdings wäre es auch möglich, nur den externen Aspekt und dessen Verarbeitung in einem Satz zusammenzufassen: *„Es ist so viel, was ich lernen muss, das werde ich nie schaffen!"* Ob bei der Darstellung der Situation ein oder zwei Vertreter ausgewählt werden, hängt im Wesentlichen davon ab, wie stringent sich die Interpretation aus der Situation ergibt. Ergeben sich größere Diskrepanzen zwischen der Situation und deren Interpretation, so kann es hilfreich sein, beide Aspekte aufzustellen. Dies wäre beispielsweise der Fall, wenn ein Patient davon berichtet, dass ihm sein Chef mitgeteilt hat, dass er eine Gehaltserhöhung bekommt und er dies wie folgt verarbeitet: *„Jetzt fällt es mir noch schwerer, mir eine neue Stelle zu suchen!"*

Der Frage, welchen Auflösungsgrad man bei der Durchführung einer VA anlegt, kommt im Rahmen einer Aufstellung eine noch größere Bedeutung zu, als dies bei einer rein verbalen Exploration der Fall ist. So ist es nicht sinnvoll, mehr als sechs oder sieben Stellvertreter aufzustellen, da die Darstellung sonst zu komplex wird und deshalb eher zur Verwirrung als zur Klärung beiträgt. Im nächsten Schritt werden die Reaktionskomponenten (R), aufgeschlüsselt nach Kognition, Emotion und Verhalten, identifiziert und die hierfür erforderlichen Stellvertreter ausgewählt.

Beispiel: Bulimische Patientin (Forts.)

Auf das Beispiel der bulimischen Patientin bezogen könnten die Stellvertreter folgende Sätze sagen: *„Ich nerve ihn. Er hat bald genug von mir!"* (Kognition). *„Ich fühle mich deprimiert und schlecht"* (Emotion). *„Jetzt esse ich was." „Ich bin so voll, dass muss jetzt raus! Ich breche alles wieder aus."* (Für die beiden Sätze hat die Patientin zwei Stellvertreter ausgewählt, da ihr dies passender erscheint.) Anschließend werden noch zwei weitere Stellvertreter für die Konsequenzen ausgewählt. Der Satz des ersten Stellvertreters lautet: *„Jetzt geht es mir besser. Alles ist draußen!“* Der des zweiten: *„Schon wieder versagt!‘* Damit hat die Patientin eine kurzfristig positive Konsequenz (negative Verstärkung) und eine zeitlich später eintretende negative benannt.

Alle Sätze werden am Flipchart notiert. Anschließend sprechen die Stellvertreter die Sätze nacheinander aus und werden dazu aufgefordert, sich dabei möglichst genau zu beobachten. Die Satzfolge sollte zwei bis dreimal wiederholt werden, um auf diese Weise die Eindringlichkeit zu steigern und den Stellvertretern ausreichend Gelegenheit zu geben, wahrzunehmen, was die Sätze bei ihnen auslösen. Anschließend erfolgt ein Feedback; zunächst ein Rollenfeedback der Stellvertreter, danach eines der Beobachter und als letztes wird der Fokuspatient darum gebeten, Feedback zu geben.

Herausarbeiten des Ziel-Zustandes: Erarbeiten von alternativen Verhalten. Im Anschluss an das Feedback wird der Fokuspatient danach befragt, welches Alternativverhalten er bevorzugen würde. Die Reaktionsalternative wird dann zusammen mit den anderen Gruppenmitgliedern möglichst genau herausgearbeitet. In der Regel sollte es sich um ein Verhalten handeln, das dazu geeignet erscheint, sich aktiv mit der kritischen Situation auseinanderzusetzen und diese zu bewältigen. In den meisten Fällen bietet die dysfunktionale Reaktionskette selbst oder die Rückmeldungen der Gruppenmitglieder ausreichend Hinweise und Anregungen, wie ein alternatives Verhalten aussehen könnte.

Beispiel: Bulimische Patientin (Forts.)

Auf das Beispiel bezogen wäre es wahrscheinlich funktional, wenn die Fokuspatientin ihrem Freund mitteilen würde, wie enttäuscht sie ist, dass er sie am Wochenende nicht in der Klinik besuchen kommt. Ein Alternativverhalten könnte jedoch auch darin bestehen, dass die Patientin joggen geht, anstatt einen Heißhungeranfall zu beginnen. Letztlich bleibt es der Fokuspatientin überlassen, für welches Alternativerhalten sie sich entscheidet. Wichtig ist, dass auch das Alternativverhalten (R’) und die möglichen Konsequenzen in Form von Stellvertretern aufgestellt werden, z. B. indem der Stellvertreter folgenden Satz sagt: *„Ich bin enttäuscht darüber, dass du mich am Wochenende nicht besuchst.“* Und: *„Ich bin stolz darauf, dass ich gesagt habe, was mich belastet!“* (K: C+).

Die Mittel-Analyse: Welche Veränderungen ermöglichen das alternative Verhalten. Da sich die Situation selbst nicht verändern lässt, bilden in der Regel die Kognitionen und die Emotionen den Ansatzpunkt der Veränderung. Durch Feedback und gezielte Fragen des Therapeuten lassen sich meist alternative Bewertungen erarbeiten und/oder primäre bzw. adaptive Emotionen identifizieren.

Beispiel: Bulimische Patientin (Forts.)

Beispielweise könnte der Stellvertreter, der den Satz zugewiesen bekam *„jetzt esse ich was“*, eine Rückmeldung gegeben haben, dass er sich beim Aussprechen des Satzes als sehr angespannt und trotzig erlebt hat. Es liegt deshalb nahe, die Fokuspatientin danach zu fragen, ob und wenn ja, wann sie Ärger verspürt hat.

Auf diese Weise werden sukzessive dysfunktionale Kognitionen modifiziert sowie nicht wahrgenommene und ausgedrückte Emotionen identifiziert.

Im Anschluss daran wird die alternative Reaktionskette vervollständigt, indem die Stellvertreter für die alternativen Kognitionen und Emotionen zusammen mit dem bereits definierten Alternativverhalten aufgestellt werden. Auch diese S-R-K-Aufstellung wird dann zwei oder dreimal durchgegangen, indem die Stellvertreter ihre Sätze sagen.

Beispiel: Bulimische Patientin (Forts.)

S: „Ich habe am kommenden Wochenende keine Zeit!“ (= nicht veränderbare Ausgangssituation).

R: Kognition: *„Das ist so nicht in Ordnung! Er hat letzte Woche noch gesagt, dass er mich besuchen kommt! Das kann ich ihm auch sagen!“*

Emotion: *„Ich bin enttäuscht und ich ärgere mich.“*

Verhalten (die Patienten teilt ihrem Freund ihre Enttäuschung mit): *„Ich bin enttäuscht darüber, dass du mich am Wochenende nicht besuchst“* (bereits definiertes Zielverhalten).

K (C+): „Ich bin stolz darauf, dass ich gesagt habe was mich belastet!“ (ebenfalls bereits definiert).

Bei der Aufstellung kann es auch sinnvoll sein, die Fokuspatientin selbst als Stellvertreterin für die verschiedenen Reaktionskomponenten in die Aufstellung einzubeziehen. Auf diese Weise erhält sie die Gelegenheit, Erfahrungen mit neuen Verhaltensweisen zu sammeln und herauszufinden, in welchen Reaktionskomponenten die meiste Kraft bzw. der stärkste Veränderungsimpuls für die Initiierung von alternativem Verhalten liegt. Durch den Wechsel von der Beobachter- in die Teilnehmerrolle wird zudem der Prozess des emotionalen Neulernens intensiviert.

Transfer: Die Auftretenswahrscheinlichkeit des Alternativverhaltens erhöhen

In Hinblick auf den Transfer sollte der Fokuspatient zunächst dazu angeregt werden, sich darüber Gedanken zu machen, wie er das in der Sitzung Erarbeitete in den Alltag übertragen kann. Hierbei kann ihn auch die Gruppe unterstützen. Außerdem haben sich folgende Anregungen bewährt:

1. Das Flipchart mit der alternativen Reaktionskette zu Hause aufhängen und/ oder mit dem Handy fotografieren.
2. Sich ein prägnantes Symbol zu suchen, das für das Alternativerhalten steht, und dies an möglichst prominenter Stelle aufbewahren. Außerdem sollte es in jedem Fall in die nächste Gruppensitzung mitgebracht und vorgestellt werden.
3. Die alternative Verhaltenskette sollte täglich für eine Woche lang (in sensu) „trocken" eingeübt werden.
4. Jedes Gruppenmitglied schreibt auf Karteikarten einen Satz, der den Fokuspatient dabei unterstützen soll, nicht in sein Problemverhalten zurückzufallen. In der nächsten schwierigen Situation liest der Betreffende die Sätze durch.
5. Der Fokuspatient definiert eine Art der Selbstverstärkung, die er sich immer dann gönnt, wenn es ihm in einer schwierigen Situation gelingt, dass Problemverhalten zu unterlassen.

Merke:

Wenn Patienten eine reduzierte Impulskontrolle in wichtigen Lebensbereichen aufweisen, können Verhaltensanalysen dazu beitragen, die Selbstkontrolle zu verbessern. In der AVG sollten die Komponenten der Verhaltensgleichung bevorzugt in Form einer Aufstellung mit Stellvertretern erarbeitet werden. Hierdurch wird ein hohes Maß an Problemaktualisierung ermöglicht und zugleich lassen sich in erlebnisnaher Weise alternative Verhaltensweisen erarbeiten, wobei der Fokuspatient die Unterstützung der ganzen Gruppe erhält.

8.1.3 Rollenspiele

Rollenspiele gehören zu den verhaltenstherapeutischen Standardmethoden und können sowohl im Einzel- und Gruppensetting durchgeführt werden (Fliegl, Groeger, Künzel et al., 1998). Die Durchführung im Gruppensetting bietet gegenüber dem Einzelsetting jedoch viele Vorteile: Es stehen mehrere Interaktionspartner und Modelle zur Verfügung, multiples Feedback ist möglich und der Therapeut kann in einer Beobachterrolle bleiben, was die Anleitung des Rollenspiels erleichtert. Rollenspiele dienen in der Regel dem Erwerb und der Verbesserung sozial kompetenten Verhaltens und sind deshalb ein zentraler Bestandteil des sozialen Kompetenztrainings (z. B. Hinsch & Pfingsten, 2002). Die für die Durchführung der Rollenspiele erforderlichen kognitiven, emotionalen und motorischen

Fertigkeiten werden hierbei in systematischer Weise vermittelt, wobei zunächst relativ einfache und dann zunehmend schwierigere soziale Situationen eingeübt werden (Ullrich & de Muynck, 2002). Oft werden typische soziale Alltagssituationen vorgegeben (z. B. eine fremde Person nach der Uhrzeit fragen, eine fehlerhafte Ware reklamieren usw.), was mit dem Vorteil verbunden ist, dass die inhaltliche Diskussionen über einen wünschenswerten Ausgang der Situation, möglicher Motive der Akteure, die Angemessenheit bestimmter Forderungen usw. sich in der Regel erübrigen. Da den Situationen außerdem keine persönliche Relevanz zukommt, fällt es den Gruppenmitgliedern sehr viel einfacher, sich auf das Einüben der neuen sozialen Fertigkeiten zu konzentrieren.

Der Einsatz von Rollenspielen in der AVG erweist sich hingegen als komplexer und erfordert eine andere Vorgehensweise. Aufgrund des Ein-Sitzungs-Konzepts ist eine systematische und aufeinander aufbauende Vermittlung der erforderlichen sozialen Fertigkeiten entweder gar nicht oder nur sehr eingeschränkt möglich. Auch bringen die Gruppenmitglieder meist Situationen ein, die durch ein hohes Maß an Komplexität und persönlicher Bedeutung gekennzeichnet sind. Die von den Betroffenen verfolgten Ziele sind zudem oft eher vage, nicht selten auch unrealistisch oder nicht erreichbar. Zu den Personen, um die es geht, besteht meist schon eine lange Beziehungen (z. B. Eltern oder Geschwister), deren Kenntnis für das Verständnis der Situation und der Einschätzung von möglichen Zielen meist unumgänglich ist.

Rollenspiele sollten deshalb in der AVG vor allem dann zum Einsatz kommen, wenn die Schwierigkeiten auf der Ebene der Problembewältigung angesiedelt sind. Dies bedeutet, dass der Fokuspatient eine klare Vorstellung davon hat, *was* er *warum* in einer umschriebenen interpersonellen Situation erreichen möchte, jedoch Schwierigkeiten im *wie* der Umsetzung bestehen. Eine solche Situation könnte beispielsweise darin bestehen, dass sich der betreffende Patient auf ein Gespräch mit seinem Vorgesetzten vorbereiten möchte, indem er seinen Wunsch nach einer Umsetzung ansprechen will. Auf den privaten Bereich bezogen, könnte das Anliegen einer Patientin darin bestehen, ein Gespräch mit ihrem Partner vorzubereiten, in dem sie ihn dazu bewegen möchte, sich mehr an der Hausarbeit zu beteiligen.

Rollenspiele eignen sich jedoch weniger gut, wenn für die adäquate Bearbeitung eines Anliegens die Klärung von Motiven oder intrapsychischen Konflikten erforderlich ist. So könnte ein Patient beispielsweise das Anliegen einbringen, dass er sich an seinem Arbeitsplatz zunehmend unwohl fühlt und außerdem darunter leidet, dass ihm sein Vorgesetzter nicht die Anerkennung vermittelt, die er sich wünscht. Um eine Klärung der zugrunde liegenden Motive und Erwartungen zu ermöglichen, wäre in diesem Fall eine Systemaufstellung oder eine Leere-Stuhl-Arbeit zielführender als ein Rollenspiel.

Im Sinne einer Problemaktualisierung können in der AVG Rollenspiele jedoch auch zur Diagnostik eingesetzt werden. Dies ist immer dann sinnvoll, wenn die rein verbale Exploration interpersoneller Problem- oder Konfliktsituationen vage und diffus bleibt, sodass die Gruppe und der Therapeut keine klare Vorstellung davon entwickeln können, worin die Problematik oder der Konflikt besteht. In solchen Situationen ist es sinnvoll, den Fokuspatienten darum zu bitten, eine repräsentative Situation auszuwählen und diese vorzuspielen. Dabei ist oft auch ein Rollentausch sinnvoll. Dies bedeutet, dass der Fokuspatient die Rolle des Interaktionspartners einnimmt, mit dem das Problem besteht. Alternativ können auch ausgewählte Gruppenmitglieder eine typische Situation vorspielen, wobei sie sich hierbei von ihrem Verständnis der geschilderten Situation leiten lassen. Hierdurch wird der Fokuspatient motiviert, seine Schilderung zu präzisieren und erhält zudem die Gelegenheit, in der Funktion eines „Regisseurs" die gespielte Szene zu korrigieren oder selbst eine Rolle zu übernehmen. Im Anschluss an dieses diagnostische Rollenspiel kann dann entschieden werden, ob es für die Bearbeitung des Anliegens sinnvoll ist, weitere Rollenspiele durchzuführen oder ob sich eine andere Methode hierfür besser eignen würde (z. B. ein Gruppenfeedback oder eine Systemaufstellung). Im Folgenden soll die Durchführung von Rollenspielen in der AVG ausführlicher beschrieben werden.

Beschreibung

Ausgehend vom Anliegen des Fokuspatienten, gilt es zunächst zu klären, ob für dessen Bearbeitung das Rollenspiel die Methode der Wahl darstellt. Ist dies der Fall, sollte die soziale Situation definiert werden, die im Fokus der Gruppenarbeit stehen soll. Hierbei kann es sich entweder um eine konkrete Situation handeln, auf die sich der Fokuspatient vorbereiten möchte oder um eine repräsentative Situation aus der Vergangenheit, falls sich diese immer wieder in ähnlicher unbefriedigender Weise wiederholen, sodass sie damit auf Defizite im Bereich der sozialen Kompetenz hinweisen (z. B. berichtet ein Patient darüber, dass es ihm schwerfällt, nein zu sagen, sodass er regelmäßig mehr Arbeitsaufträge von seinem Vorgesetzten zugewiesen bekommt, als es bei seinen Kollegen der Fall ist). Es sollte ein Verhaltensausschnitt von fünf bis maximal sieben Minuten Dauer ausgewählt werden, da sonst die Rückmeldungen nicht mehr sinnvoll verarbeitet werden können und auch für die mehrfache Durchführung des Rollenspiels keine Zeit mehr bleibt. Manchmal kann es deshalb auch sinnvoll sein, eine komplexe Situation in zwei oder drei kurze Sequenzen zu unterteilen, die dann im Rollenspiel eingeübt werden.

Meist ist es sinnvoll, zunächst ein diagnostisches Rollenspiel durchzuführen, in dem der Ist-Zustand dargestellt wird. Hierbei kann es sich um eine Situation handeln, die bereits in der Vergangenheit stattgefunden hat und deren Ablauf in

Zukunft verändert werden soll, oder um eine für den Patienten neue Situation, auf die sich der Patient vorbereiten möchte. In diesem Fall verhält sich der Patient im Rollenspiel so, wie er es aufgrund seines aktuellen Kenntnistandes tun würde. Nach einer kurzen Rückmeldung der beteiligten Rollenspielpartner und der Gruppe sollte dann ein „Drehbuch" erarbeitet werden, in dem stichpunktartig sowohl die Inhalte als auch die Art und Weise, wie diese vorgebracht werden sollen, festgehalten werden. Hierbei sollten folgende Punkte berücksichtigt werden, die auf einem Flipchart notiert werden:

- Was möchte der Patient in der Situation erreichen bzw. welche Ziele verfolgt er?
- Handelt es sich um ein SMART-Ziel oder muss es modifiziert werden?
- Welche Argumente kann der Fokuspatient vorbringen, um sein Ziel zu erreichen?
- Mit welchen Gegenargumenten muss er rechnen?
- Wie lässt sich in der konkreten Situation ein selbstsicheres Verhalten realisieren bzw. durch welche Merkmale ist dies gekennzeichnet (z. B. Blickkontakt halten, deutlich und angemessen laut sprechen, Einsatz von Gestik und Mimik, Körperhaltung usw.)?

Um dies zu erarbeiten, kann es manchmal auch sinnvoll sein, die Situation gemäß der Einteilung von Hinsch und Pfingsten (2002) als Typ R (Rechte durchsetzen), Typ B (gleichberechtigte Interessen in einer Beziehungen) oder Typ S (um Sympathie werben) zu typisieren.

Nach der Formulierung des „Drehbuchs", an dessen Ausarbeitung sich möglichst die ganze Gruppe beteiligen sollte, wird die Situation ein- bis maximal dreimal gespielt. Hierbei sind unterschiedliche Varianten möglich. So kann ein Patient aus der Gruppe als Modell fungieren und die Rolle des Fokuspatienten übernehmen. Dabei kann der Fokuspatient Beobachter sein oder in einem Rollentausch die Rolle des Interaktionspartners übernehmen.

Ziel

Durch das Rollenspiel soll der Fokuspatient auf eine für ihn schwierige soziale Situation vorbereitet werden, damit es ihm besser als bisher gelingt, sich sozial kompetent zu verhalten. Eine Generalisierung für ähnliche soziale Situationen wird angestrebt. Durch die Vermittlung entsprechender sozialer Fertigkeiten soll auch die Selbstsicherheit des Patienten und damit letztlich auch sein Selbstwerterleben verbessert werden.

Rolle der Gruppe

Die Gruppe unterstützt den Patienten auf unterschiedliche Art und Weise. Die Patienten, die sich während des Rollenspiels in der Beobachterrolle befinden, geben Beratungsfeedback, die Mitspieler Rollenfeedback. Die Gruppe unterstützt den

Fokuspatienten zudem bei der Entwicklung von realistischen und erreichbaren Interaktionszielen sowie Strategien, wie er diese erreichen kann. Die Gruppenmitglieder ermutigen und verstärken ihn außerdem bei dem Erwerb neuer Fertigkeiten. Fall dies erwünscht ist, fungieren andere Gruppenmitglieder zudem als Modelle für sozial kompetentes Verhalten. Anders als im sozialen Kompetenztraining sollte sich Therapeut in der AVG jedoch selbst nicht an dem Rollenspiel beteiligen.

Indikation

Rollenspiele sollten in der AVG entweder in diagnostischer Funktion als eine Methode der Problemaktualisierung eingesetzt werden und/oder um den Patienten auf die Bewältigung einer für ihn schwierigen sozialen Situation vorzubereiten, indem er diese einübt. Der Fokus der Intervention liegt hierbei auf dem *Wie* der Umsetzung und nicht auf den handlungsleitenden Erwartungen oder Motiven.

Durchführung

Herausarbeiten des problematischen Ist-Zustandes: Auswahl der spielbaren Situation und Demonstration der aktuellen Verhaltensweisen. Zunächst wird der Patient aufgefordert, die soziale Situation zu beschreiben, auf die er sich vorbereiten möchte. Der Therapeut übernimmt hierbei eine aktiv-strukturierende Rolle und leitet den Fokuspatienten an, die Situation möglichst präzise und konkret zu beschreiben. Wann immer möglich, bezieht er hierbei die Gruppenmitglieder ein, indem er sie motiviert, dem Fokuspatienten Fragen zu stellen oder ihm Rückmeldung zu geben, inwieweit sie sich eine lebhafte Vorstellung vom Ablauf der Szene machen können.

Folgende Aspekte der Situation sollten herausgearbeitet und die in Abhängigkeit von der Komplexität der Situation auch am Flipchart notiert werden können (was auch von einem Mitglied der Gruppe übernommen werden kann):

- *Setting:* Wo spielt die Situation und durch welche räumlichen und situativen Merkmale ist sie gekennzeichnet?
- *Personen:* Welche Personen sind beteiligt? Wie lassen sich diese charakterisieren und welche Funktion kommt ihnen zu?
- *Thema:* Um was geht es in dieser Situation?
- *Handlung/Ablauf:* Was geschieht in dieser Situation? Wer verhält sich wie und mit welchem Ergebnis?
- *Das Problem:* Worin besteht das Problem? Womit bzw. mit welchem Ergebnis ist der Fokuspatient unzufrieden? Was soll anders werden? (Hierbei ist zu berücksichtigen, dass der Fokuspatient bereits bei der Formulierung seines Anliegens eine Aussage darüber getroffen hat, womit er unzufrieden ist oder was ihm schwerfällt.)

- *Die Schlüsselszene:* Welche Interaktions- bzw. Handlungssequenz(en) sind für das Verständnis der Situation ausschlaggebend?

Beispiel: Herr B. (Forts.)

Herr B. hat das Anliegen eingebracht, dass er sich in Zukunft seiner Frau gegenüber nicht mehr so aggressiv verhalten will wie bisher, wenn diese vorschlägt, sich, entgegen der getroffenen Absprachen, dem Sohn gegenüber wieder nachgiebig zu verhalten und ihn punktuell auch wieder finanziell zu unterstützen. Gemeinsam mit der Gruppe arbeitet der Therapeut folgende Aspekte einer solchen typischen Konfliktsituation heraus:

Setting: Das Gespräch findet abends in der Küche während des Abendessens statt.

Personen: Anwesend ist außer Herrn B. dessen Ehefrau. Diese ist 48 Jahre alt und arbeitet halbtags als Krankenschwester. Herr B. beschreibt sie als „liebevoll", „gutmütig", „die Seele des Hauses", jedoch auch als „zu nachgiebig".

Thema: Es geht darum, wie sich die beiden Ehepartner gegenüber dem drogenabhängigen Sohn verhalten. Konkret schlägt Frau B. vor, dem Sohn einen gewissen Zuschuss zu geben, da er sich ein neues Fahrrad kaufen möchte. Herr B. vermutet, dass dies nicht stimmt und sein Sohn das Geld dafür verwenden wird, sich Drogen zu kaufen.

Ablauf: Es kommt zum Streit, da Herr B. schnell aggressiv wird und seiner Frau Vorwürfe macht. Sie reagiert mit Gegenvorwürfen und wirft Herrn B. vor, „stur", „misstrauisch", „unmenschlich" und „aggressiv" zu sein. Nach kurzem Streit verlässt Frau B. die Küche und die beiden Partner sprechen den restlichen Tag nicht mehr miteinander. Herr B. ärgert sich über seine Frau und über sich selbst.

Das Problem: Herr B. verhält sich aggressiv und möchte dies ändern. Er möchte lernen, sich seiner Frau gegenüber verständnisvoller zu verhalten, ohne jedoch in der Sache nachzugeben.

Die Schlüsselszene: Herr B. identifiziert den Moment als entscheidend für die weitere Eskalation, als seine Frau ihm davon berichtet, dass sich sein Sohn an seine Frau gewandt hat und sie um eine finanzielle Unterstützung für den Kauf eines Fahrrades bat. Frau B. äußerte Verständnis für dieses Anliegen. An dieser Stelle der Erzählung reagiert Herr B. sofort mit heftigem Ärger, unterbricht seine Frau, äußert sich sowohl abfällig über seinen Sohn als auch über die „Naivität" seiner Frau. Infolgedessen kommt es schnell zu einer Eskalation, sodass ein konstruktiver Gesprächsverlauf nicht mehr möglich erscheint.

Im Anschluss an diese Vorarbeiten, die nicht mehr als 10 bis maximal 15 Minuten in Anspruch nehmen sollten, wird ein Rollenspiel durchgeführt. Wie bereits erwähnt, sind hierbei mehrere Varianten möglich. In der „Standardvariante" spielt der Fokuspatient sich selbst und wählt seine Rollenspielpartner selbst aus. Alternativ kann der Therapeut auch die Gruppe zunächst bitten, die Szene, ausgehend von ihrem bisherigen Verständnis der Situation, vorzuspielen, wobei der Fokuspatient in der Beobachterrolle bleibt. Hierbei sollte der Therapeut die Rollenbesetzung übernehmen. Ein solches Vorgehen aktiviert die Gruppe, fördert die Empathie der Gruppenteilnehmer und spiegelt dem Fokuspatienten wider, wie gut es ihm gelungen ist, die Dynamik der Szene zu kommunizieren und wie die Gruppe seine Verhaltenskompetenzen einschätzt. Indem ihn die Gruppe sein Verhalten widerspiegelt, kann ihn dies zusätzlich motivieren, sich anders als bisher zu verhalten.

Der Fokuspatient kann dann als eine Art Regisseur agieren und den Ablauf der Szene modifizieren. Eine weitere Variante besteht darin, dass der Fokuspatient die Rolle seines Gegenübers einnimmt (Rollentausch). Dieses Vorgehen ist dann sinnvoll, wenn eine erfolgreiche Bewältigung der Situation umso besser gelingt, je mehr es der Fokuspatient schafft, die Perspektive seines Gegenübers einzunehmen und Verständnis für seine Position zu entwickeln. Auch kann er durch die Rollenübernahme ein besseres Verständnis dafür bekommen, wie er auf sein Gegenüber wirkt und was sein Verhalten bei diesem auslöst. Nach dem diagnostischen Rollenspiel erfolgt ein kurzes Feedback, wobei zunächst die am Rollenspiel beteiligten Patienten ein Rollenfeedback geben (der Fokuspatient zuerst, falls dieser mitgespielt hat) und dann die Beobachter ihre Eindrücke mitteilen.

Herausarbeiten des Ziel-Zustandes: Welches Ziel verfolgt der Patient in der Situation? Als Nächstes wird herausgearbeitet, welches Ziel der Fokuspatient in der Situation verfolgt und welches Ergebnis er sich wünscht. Dabei gilt auch zu klären, ob es sich hierbei um realistische Ziele handelt und ob diese erreichbar sind. Erreichbar sind Interaktionsziele dann, wenn die Umwelt sie prinzipiell einlösen kann und zumindest eine gewisse Wahrscheinlichkeit besteht, dass sie dies auch tun wird. Am besten ist es, wenn die Ziele möglichst konkret und realistisch formuliert sind und der Patient selbst die Kontrolle darüber hat, ob er sein Ziel erreicht hat oder nicht. In Bezug auf ein Rollenspiel, das den Wunsch nach einer Gehaltserhöhung zum Inhalt hat, würde der Fokuspatient sein Ziel wie folgt formulieren: *„Ich möchte meinem Chef gegenüber den Wunsch nach einer Gehaltserhöhung um 15 % möglichst überzeugend und selbstbewusst darstellen."* Nicht funktional wäre hingegen folgende Zielsetzung: *„Ich möchte erreichen, dass mir mein Chef 15 % mehr Gehalt zahlt."* Denn obwohl es sich möglicherweise um ein prinzipiell erreichbares Ziel handelt, liegt die Kontrolle über die tatsächliche Zielerreichung nicht in der Hand des Fokuspatienten.

Fallbeispiel: Herr B. (Forts.)

Im Anschluss an das Rollenspiel, in dem Herr B. durch einen Mitpatienten gespielt wurde, formuliert Herr B. folgende Ziele: *„Ich möchte meiner Frau Verständnis für ihren Wunsch signalisieren, unseren Sohn finanziell zu unterstützen. Zugleich möchte ich mich jedoch nicht von meinem Standpunkt abbringen lassen und ihr klar und deutlich vermitteln, dass ich einer finanziellen Unterstützung unseres Sohnes nicht zustimmen werde, solange die Gefahr besteht, dass er das Geld für Drogen ausgeben wird.“*

Die Mittel-Analyse: Durch den Einsatz welcher sozial-kommunikativen Fertigkeiten ist eine Zielerreichung möglich? Nach der Definition der Ziele werden als nächstes die Schritte besprochen, die eine Zielerreichung ermöglichen. Hierzu werden schlüssige Argumente gesammelt, die der Fokuspatient vorbringen kann, um sein Anliegen zu vertreten. Bezogen auf das Beispiel der Gehaltserhöhung würden deshalb zunächst Argumente gesammelt, die den Vorgesetzten des Fokuspatienten von der Notwendigkeit einer solchen überzeugen könnten, z. B. dass die letzte Gehaltserhöhung lange zurückliegt, die Firma hohe Gewinne erwirtschaftet, der Fokuspatient sich in den letzten Jahren weiterqualifiziert hat, sich für bestimmte Projekte überdurchschnittlich engagiert hat usw. Für die Sammlung der Argumente wird zuerst der Patient selbst befragt, anschließend die anderen Gruppenmitglieder. Im Sinne eines Brainstormings werden zunächst alle geäußerten Argumente gesammelt und am Flipchart notiert. Anschließend werden die überzeugendsten Argumente ausgewählt, wobei der Fokuspatient und die Gruppe dazu angeregt werden, sich in die Position des Interaktionspartners hineinzuversetzen. Welche Argumente sind aus dessen Perspektive am überzeugendsten? Sind die Themen des Gesprächs bzw. die Argumente definiert, dann wird im nächsten Schritt auf die relevanten Aspekte des non- und paraverbalen Verhaltens eingegangen. Dabei kann auch nochmals auf das diagnostische Rollenspiel Bezug genommen werden und Anregungen gegeben werden, was der Fokuspatient an seinem Verhalten verändern sollte. In Abhängigkeit von der Komplexität der Situation und den bereits vorhandenen sozialen Fertigkeiten, kann der thematische Schwerpunkt der Vorbereitungsphase entweder mehr auf der inhaltlichen Seite (bei komplexen Gesprächssituationen und ausreichenden sozialen Fertigkeiten) oder mehr auf der Verhaltenseben liegen (bei weniger komplexen Gesprächssituationen und eher geringer ausgeprägten sozialen Fertigkeiten). Allerdings fällt es den meisten Patienten leichter, sich sozial kompetent zu verhalten, wenn sie ihr Anliegen mithilfe guter Argumente vorbringen können.

Nach der Vorbereitungsphase sollten ein bis drei Rollenspiele von zwei bis fünf Minuten Dauer durchgeführt werden, in denen die Schlüsselszene(n) durchgespielt werden. Bei der Wiederholung der Szene erfolgt ein Shaping in Richtung des vereinbarten Zielverhaltens. Um dies zu erreichen, sollte der Fokuspatient sowohl differenziell für das verstärkt werden, was er gut gemacht hat, als auch korrigierendes Feedback bezüglich der Verhaltensweisen erhalten, die er verändern soll. Insbesondere das Beratungsfeedback, das sich auf Verhaltensveränderungen bezieht, sollte konstruktiv und ermutigend formuliert sein. Bei einer Wiederholung der Szene sollte eine Überforderung des Fokuspatienten vermieden werden. Dies bedeutet, dass er sich bei einem erneuten Spielen der Szene nicht mehr als ein oder zwei Änderungen in seinem Verhalten vornimmt (z. B. Blickkontakt halten und lauter sprechen oder weniger häufig lächeln und einem wichtigen Argument mehr Raum geben). Die Durchführung von mehr als zwei Wiederholungen führt ebenfalls meist nicht zu einer weiteren Verbesserungen im Verhalten, da mehr Wiederholungen den Erfolgsdruck erhöhen, was sich verhaltenshemmend und frustrierend auswirkt. Stattdessen sollte der Therapeut darauf hinweisen, dass es nicht darum geht, ein perfektes Verhalten einzuüben, sondern sich auf eine schwierige Situation gut vorzubereiten und ein Gefühl dafür zu bekommen, welche Verhaltensweisen es zu verändern gilt, um in Zukunft selbstsicherer Auftreten zu können. Nach dem letzten Rollenspiel sollte der Fokuspatient Gelegenheit erhalten, die für ihn wichtigsten Lernerfahrungen zusammenzufassen, z. B.

- „Was konnten Sie durch die Rollenspiele lernen?“
- „Was von dem, was Sie hier ausprobiert haben, können Sie in Ihr Repertoire sozialer Fertigkeiten einfügen?“

Fallbeispiel: Herr B. (Forts.)

Nach der Zielvereinbarung wurden zusammen mit der Gruppe zunächst Möglichkeiten besprochen, wie Herr B. sein Ziel erreichen kann. Diese wurden am Flipchart notiert:

- Auf Emotionsregulation achten! Konkret: Wenn der Ärger kommt, zunächst einmal tief durchatmen und beide Fäuste kurz anspannen. Dann beschreiben, was gerade in einem selbst vorgeht, und das Gefühl benennen. Dann zu sich sagen: „Ich bleibe ruhig und zugewandt!“
- Seiner Ehefrau Verständnis signalisieren.
- Sie darum bitten, ihren Standpunkt bezüglich der finanziellen Unterstützung ihres Sohnes zu begründen.
- Die Argumente hinterfragen und auf die bisherigen Erfahrungen verweisen.
- Den eigenen Standpunkt freundlich, aber bestimmt zum Ausdruck bringen und begründen.

Der mögliche weitere Verlauf des Gesprächs wurde nicht thematisiert. Bisher hatte sich Frau B. nämlich in Bezug auf größere Geldausgaben (fast immer) nach ihrem Mann gerichtet, was einige Gruppenmitglieder als unpassend einschätzten und Herrn B. dies auch zurückgemeldet haben. Da beide Eheleute Geld verdienen, könne Frau B. auch selbst entscheiden, wofür sie ihr Geld ausgeben wolle. Falls es ihr Wunsch sei, hätte sie deshalb natürlich auch das Recht, ihrem Sohn das Geld zu leihen, auch wenn dies aus Sicht ihres Mannes (und vielleicht auch objektiv gesehen) nicht sinnvoll sei. Allerdings hatte Herr B. diese Problematik nicht als Anliegen formuliert, sodass es zwar angesprochen, jedoch (in dieser Gruppensitzung) nicht weiter bearbeitet wurde. Ein alternatives Vorgehen wird weiter unten im Zusammenhang mit der Methode „des Gesprächs hinter dem Vorhang“ dargestellt.

Nachdem das Gespräch vorbereitet worden war, wurden insgesamt drei Rollenspiele durchgeführt. Um die Perspektivübernahme von Herrn B. gegenüber seiner Frau zu fördern, nahm er in dem ersten Rollenspiel deren Rolle ein. Zuvor hatte er selbst einen Mitpatienten darum gebeten, seine Rolle zu übernehmen. Dieser fungiert damit zugleich auch als Modell. Anschließend spielte Herr B. sich selbst und eine Mitpatientin übernahm die Rolle seiner Frau. Im Rahmen des Rollenfeedbacks meldete sie ihm zunächst zurück, dass sie sich von ihm verstanden gefühlt und er seine Sicht der Dinge kompetent vertreten hätte. Allerdings hätte er öfter den Blick abgewandt und dabei etwas „genervt“ gewirkt, was sie irritierte. Die Gruppe meldete ihm zurück, dass er überzeugend und meist auch verständnisvoll gewirkt habe, seinen Blick jedoch öfter abgewandt habe, was als Distanzierung wahrgenommen wurde. Außerdem habe er seine „Frau“ mehrfach unterbrochen. Entsprechend wurde Herr B. dazu angeregt, beim zweiten Durchgang den Blick nicht mehr zu lange abzuwenden und dafür eher auszusprechen, was ihn in diesem Moment gerade bewegt, und außerdem seine Frau nicht mehr zu unterbrechen. Im zweiten Durchgang gelang es Herrn B. tatsächlich, mehr Blickkontakt zu halten und seine „Frau“ nicht mehr zu unterbrechen. Es gelang ihm allerdings nur selten, sich von der sachlichen Ebene zu lösen und auszusprechen, was ihn selbst bewegte. Beides wurde ihm zurückgemeldet, wobei der Therapeut darauf achtete, dass die Gruppe die konstruktiven Aspekte der Verhaltensänderung ausreichend würdigte. Er regte Herrn B. jedoch auch dazu an, sich darüber Gedanken zu machen, ob er tatsächlich dazu neige, sich gerade dann zu verschließen, wenn in Gesprächen schwierige oder schmerzhafte Themen angesprochen würden.

Transfer: Der Ausbau sozialer Kompetenz im Alltag

Im Anschluss an die Zusammenfassung werden Möglichkeiten besprochen, wie der Patient das Gelernte in seinem Alltag umsetzen kann. So können mit dem Patienten Übungsmöglichkeiten besprochen werden, in denen er bestimmte Fertigkeiten gezielt einsetzen und ausbauen kann, z. B. in welchen Situationen in seinem

Alltag er lauter sprechen und längeren Blickkontakt mit seinem Gegenüber halten könnte. In welchen Situationen kann er sich durch die Sammlung von Argumenten, die ihm dabei helfen, seine Position besser zu vertreten, vorbereiten? Kann er sich vorstellen, bis zur nächsten Sitzung eine „Übungsleiter" sozialer Situationen auszuarbeiten, die durch einen zunehmenden Schwierigkeitsgrad gekennzeichnet ist, um auf diese Weise seine sozialen Fertigkeiten auszubauen? Gibt es Möglichkeiten, den Verlauf und den Ausgang solcher Situationen zu protokollieren? Wenn immer möglich, sollten mit dem Patienten möglichst verbindliche Absprachen getroffen werden. Diese sollten auch beinhalten, wann er der Gruppe über seine Erfahrungen und Fortschritte berichten wird.

Fallbeispiel: Herr B. (Forts.)

Da es sich bei dem in der Gruppensitzung thematisierten Gespräch um eine Situation aus der Vergangenheit handelte, war ein direkter Transfer nicht möglich. Da sich Herr B. außerdem in stationärer Behandlung befand, sah er seine Frau nur selten und ihr Kontakt beschränkte sich meist auf Telefongespräche. Aufgrund dieser Schwierigkeiten wurden in der Gruppe folgende Aufgaben besprochen:

- Herr B. wird die wichtigsten Punkte, die für das Führen eines konstruktiven Konfliktgesprächs notwendig sind, notieren (z. B. Zuhören, dem Gegenüber Verständnis signalisieren, das Gehörte zusammenfassen) und diese nochmals mit seinem Bezugstherapeuten besprechen.
- Herr B. sollte in Gesprächen mit Mitpatienten darauf achten, diese Kommunikationsfertigkeiten anzuwenden. Dies sollte er einmal täglich gezielt üben und seine Erfahrungen nach dem Gespräch protokollieren.
- Er nahm sich zudem vor, am kommenden Wochenende nach Hause zu fahren und seiner Frau von der Sitzung und deren Verlauf zu berichten. Die Gruppe war mit dem damit verbundenen Bruch der „Schweigepflicht" einverstanden, da Herr B. seiner Frau gegenüber ausschließlich von seinen eigenen Erfahrungen berichten wird. Im Verlauf des Gesprächs würde er seine Frau auch um Rückmeldung bitten, wie sie seinen Kommunikationsstil in vergleichbaren Situationen erlebt habe und welche Veränderungen sie sich wünschen würde. Im Verlauf des Gesprächs wird Herr B. ebenfalls darauf achten, die Kommunikationsfertigkeiten einzusetzen. Er erklärte sich außerdem bereit, der Gruppe in drei Wochen (dem geplanten Ende seiner stationären Therapie) von seinen Erfahrungen zu berichten.

Merke:

Der Einsatz von Rollenspielen in der AVG erfüllt zum einen eine diagnostische Funktion, zum anderen können funktionale Verhaltensweisen für schwierige soziale Situationen erarbeitet und eingeübt werden. Da der Erwerb sozialer Fertigkeiten in der AVG, anders als beim Training sozialer Kompetenzen, jedoch nicht systematisch aufgebaut werden kann, muss das Vorgehen modifiziert werden. U. a. gilt es, ein realistisches Ziele zu definieren und es sollte mehr Wert auf die inhaltlichen Aspekte des Gesprächs gelegt werden, da es sich bei den Rollenspielsituationen oft um komplexe Situationen mit signifikanten Bezugspersonen handelt.

8.2 Systemaufstellungen

Bei Systemaufstellungen handelt es sich um eine Methode aus der Familien- bzw. der systemischen Therapie. Eine ausführliche Beschreibung des systemtheoretischen Hintergrundes, der unterschiedlichen Schulen und Verfahrensweisen sowie der empirischen Absicherung dieser Methode würde den Rahmen dieses Buches sprengen. Ausführliche Darstellungen finden sich jedoch bei Sparrer (2009), Weber (2002) und Wresnik (2006).

Der Einsatz von Systemaufstellungen in der AVG stellt in jedem Fall eine fruchtbare Erweiterung der verhaltenstherapeutischen Methodik dar und ermöglicht die Aktivierung der Wirkfaktoren Problemaktualisierung, motivationale Klärung sowie Ressourcenaktivierung. Im Folgenden soll zunächst eine kurze Einführung zu den Grundlagen der Aufstellungsarbeit sowie deren Bezug zur Verhaltenstherapie gegeben werden. In knapper Form sollen dabei auch deren Wirkmechanismen erläutert werden, um auf diese Weise einen möglichst gezielten Einsatz dieser Methode zu ermöglichen.

8.2.1 Konzeptuelle Grundlagen und Beschreibung der Methode

Die konzeptuellen Grundlagen von Aufstellungen wurden bereits im Zusammenhang mit der Verhaltensanalyse dargestellt. Anders als bei dem dort beschriebenen Vorgehen werden bei Systemaufstellungen nicht nur intrapsychische Prozesse oder Persönlichkeitsanteile aufgestellt, sondern vor allem Personen, die zu dem System gehören, das mit einer spezifischen Problematik in Zusammenhang steht. In Bezug auf ein zu spezifizierendes Problemverhalten kommt dem System in der Begrifflichkeit der Verhaltensanalyse die Rolle einer auslösenden und aufrechterhaltenden Bedingung zu. In vielen Fällen handelt es sich bei dem System um die eigene Familie (oder die Ursprungsfamilie), genauso gut kann es sich jedoch auch um ein Arbeitsteam oder die Mitbewohner einer Wohngemeinschaft handeln. Aufgestellt werden können hierbei nicht nur andere Personen bzw. Systemmitglieder, sondern auch der eigenen Person zugehörige Anteile (z. B. „das Symptom") oder Begriffe, die für Stressoren (z. B. „die Schulden") oder auch Ressourcen (z. B. „das Lieblingshobby") stehen (vgl. Fiedler, 2005).

Ob und, wenn ja, welche solcher Komponenten in eine Aufstellung einbezogen werden, hängt davon ab, inwieweit sie ein umfassenderes Verständnis der Problematik ermöglichen oder zur Generierung von Lösungsmöglichkeiten beitragen. Dabei gilt der Grundsatz, dass jede Systemaufstellung so einfach und übersichtlich wie möglich gehalten werden sollte, da solche Aufstellungen ohnehin dazu tendieren, ein hohes Maß an komplexen Informationen zu generieren. Ein wesentliches Charakteristikum von Systemaufstellungen besteht außerdem darin, die subjektive Perspektive um die interpersonell-systemische zu erweitern. Dies bedeutet, dass Systemaufstellungen auch die Formulierung von Hypothesen ermöglichen, die Aussagen bezüglich der Funktionalität von bestimmten Verhaltens- und Interaktionsmustern oder Beziehungskonstellationen ermöglichen. Die beiden Perspektiven (die subjektive und systembezogene) soll anhand eines Fallbeispiels erläutert werden.

Beispiel: Systemaufstellung – Frau L.

Frau L., eine 34-jährige verheiratete Landwirtin, befindet sich aufgrund einer depressiven Episode und somatoformer Beschwerden in stationärer Therapie. Frau L. lebt zusammen mit ihrem Mann und den Schwiegereltern auf deren Hof. Geplant ist, dass ihr Ehemann den Hof seiner Eltern in den nächsten Jahren übernehmen soll. Neben der anstrengenden Arbeit auf dem Hof erlebt Frau L. die Beziehung zu ihrer Schwiegermutter als belastend und konflikthaft. Diese wertet Frau L. häufig ab, behandelt sie oft wie eine *„Dienstmagd"* und vermittelt ihr noch immer das Gefühl, auf dem Hof nicht willkommen zu sein. Ihr Schwiegervater hält sich aus den familiären Geschehen weitgehend heraus und widmet sich fast ausschließlich seinem Hof und seinem Engagement in der freiwilligen Feuerwehr des Ortes. Am meisten leidet Frau L. jedoch darunter, dass ihr Ehemann nicht zu ihr steht und sie in Konfliktsituationen seiner Mutter gegenüber nicht in Schutz nimmt. Trotz bestehendem Kinderwunsch blieb die Ehe bisher kinderlos, wofür sich bei beiden Partnern keine organmedizinischen Ursachen finden ließen. In ihrer 10. Gruppensitzung bringt Frau L. das Anliegen ein, für sich zu klären, wie sie in Zukunft mit der angespannten familiären Situation umgehen soll bzw. ob es überhaupt möglich sei, diese zu verändern. Der Therapeut schlägt Frau L. vor, ihre Familie (und damit das für sie aktuell relevante Bezugssystem) in Form einer Systemaufstellung aufzustellen.

Sie wählt hierzu vier Gruppenmitglieder als Stellvertreter aus (für sich selbst, ihren Ehemann sowie die Schwiegereltern). Anschließend stellt sie die Stellvertreter so auf, dass die räumliche Anordnung die Ausrichtung der Personen und deren Blickrichtung deren Beziehungen untereinander widerspiegeln. Hierbei handelt es sich um die subjektive Repräsentation des familiären Systems und als solche sagt diese nur bedingt etwas darüber aus, wie die Personen real zueinander stehen (die Details bezüglich der Durchführung der Aufstellung werden unten beschrieben). Sie stellt ihre Stellvertreterin so auf, dass diese auf den Stellvertreter ihres Mannes blickt, während dieser in die Richtung seiner Mutter schaut, die seitlich von der Stellvertreterin von Frau L. steht und dieser „die kalte Schulter" zeigt. Ihr Blick richtet sich auf den Stellvertreter ihres Sohnes (dem Ehemann der Patientin). Der Stellvertreter des Schwiegervaters steht schräg gegenüber der Stellvertreterin von Frau L. und blickt zwischen dieser und dem Stellvertreter seines Sohnes hindurch (vgl. Abb. 12). Im weiteren Verlauf der Aufstellungsarbeit stellt sich heraus, dass er auf seinen Hof blickt (der dann ebenfalls durch einen Stellvertreter symbolisiert wird). Im Rahmen des Rollenfeedbacks geben die Stellvertreter sinngemäß folgende Rückmeldungen:

- *Stellvertreter des Schwiegervaters:* Ihn interessiere das familiäre Geschehen wenig. Der Hof ist ihm wichtig, ihm gilt ein Großteil seines Interesses. Im Verlauf der Aufstellungsarbeit berichtet Frau L., dass ihre Schwiegermutter wohl eine sehr gute Partie gewesen sei und es ihm durch die Mitgift und einen Kredit des Schwiegervaters ermöglicht wurde, eine dringende Modernisierung und Erweiterung des Hofes vorzunehmen. Sie vermute deshalb, dass bei der Heirat, zumindest von seiner Seite aus, materielle Vorteile eine nicht unerhebliche Rolle gespielt hätten.

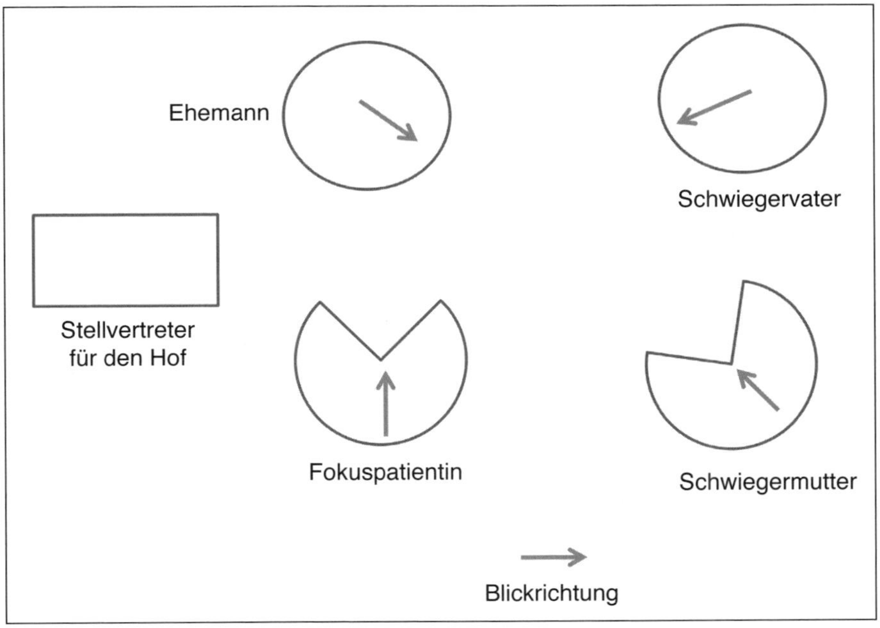

Abbildung 12: Beispiel einer Systemaufstellung

- *Stellvertreterin der Schwiegermutter:* Diese meldet zurück, dass ihr die Beziehung zu ihrem Sohn extrem wichtig ist und sie von ihrem Mann wenig emotionale Unterstützung erfährt. Ihre Schwiegertochter, Frau L., würde sie als einen Störfaktor erleben, der nicht weiß, wo sein Platz ist.
- *Stellvertreter des Ehemanns:* Dieser gibt an, sich zwischen seiner Frau und seiner Mutter hin- und hergerissen zu fühlen, wobei er spürt, dass seine Mutter ihn braucht und er für sie da sein muss.
- *Stellvertreterin von Frau L.:* Sie gibt an, von ihrem Ehemann enttäuscht zu sein, da dieser sich ihr nicht zuwende. Zugleich erlebt sie die Abweisung ihrer Schwiegermutter als verletzend, ohne dass sie den Eindruck hat, irgendetwas an der Konstellation ändern zu können. Sie käme sich auch wie jemand vor, der in eine bestehende Beziehung einbricht, wozu sie im Grunde kein Recht habe.

Durch die Aufstellung wird die Situation, in der sich Frau L. befindet, auf eindringliche Weise zum Ausdruck gebracht. Die Rückmeldungen ihrer Stellvertreterin spiegeln das Erleben von Frau L. wider, wodurch diese sich verstanden und in ihrem Erleben der Situation validiert sieht. Sie erlebt zudem die Unterstützung und Anteilnahme der Gruppe, was sie als stärkend wahrnimmt. Zugleich ergeben sich auch auf Systemebene eine ganze Reihe neuer Aspekte. So wird deutlich, dass auch die Schwiegermutter von Frau L. darunter leidet, dass sich ihr Mann mehr für den Hof als für sie interessiert und sich damit Parallelen zwischen ihrer Situation und der von Frau L. ergeben. Beide Frauen sind auf den Hof gekommen und haben dort nicht die Wertschätzung erfahren, die sie sich gewünscht haben. Sie teilen damit ein ähnliches Schicksal. Indem Frau L. damit mehr Verständnis für ihre Schwiegermutter entwickelt, eröffnen sich möglicherweise neue Handlungsoptionen, die zuvor nicht zur Verfügung standen.

Systemaufstellungen schaffen damit die Voraussetzungen für eine Dezentrierung des eigenen (egozentrischen) Bezugsrahmens, indem sie eine empathische Perspektivübernahme, im besten Falle sogar eine multiple, ermöglichen. Eine gelungene Aufstellungsarbeit ermöglicht eine neue, alternative mentale Repräsentation des relevanten Bezugsystems. Dies geht wiederum mit der Entwicklung neuer und bisher nicht vorstellbarer Erlebens- und Handlungsoptionen einher.

Anhand des Fallbeispiels von Frau L. sollen die wesentlichen Wirkfaktoren und theoretischen Voraussetzungen dieser Methode erläutert werden. Aufstellungen ermöglichen die Darstellung der kognitiven Repräsentation eines Systems im Raum. Jede Aufstellung symbolisiert damit eine Art von Soziogramm, in dem das Beziehungsgefüge der Systemmitglieder aus Sicht des Fokuspatienten dargestellt wird. Die Qualität der Bezogenheit wird durch die Positionierung der

Systemmitglieder im Raum zum Ausdruck gebracht und zwar in Form des Abstandes zueinander (Nähe – Distanz) sowie des Ausmaßes an Zu- bzw. Abgewandtheit (Ausrichtung des Körpers und Blickkontakt). Insbesondere durch die Zugewandtheit kann in Aufstellungen das Ausmaß an Wertschätzung zum Ausdruck gebracht werden, das sich die Mitglieder eines Systems gegenseitig entgegenbringen. So blickt der Stellvertreter des Ehemannes in der Aufstellung von Frau L. gerade nicht sie an, sondern sein Blick richtet sich auf seine Mutter. Indem Frau L. diese Art der Aufstellung wählt, kann sie die (subjektiv erlebte) mangelnde Wertschätzung ihres Ehemannes ihr gegenüber zum Ausdruck bringen.

Die Qualität der so dargestellten Beziehungen lassen sich entlang der von Schulz von Thun (2010) ausgeführten Dimensionen von (1) Nähe vs. Distanz, (2) Dominanz vs. Unterwerfung und (3) Wert- vs. Geringschätzung beschreiben. Damit können sie als eine Momentaufnahme (oder Standbild) repetitiver Interaktionsmuster der Systemmitglieder aus der Perspektive des Fokuspatienten verstanden werden.

Die Systemtheorie geht davon aus, dass jedes (soziale) System unter anderem nach dem Grad seiner Funktionsfähigkeit beurteilt werden kann bzw. danach, wie gut es ihm gelingt, die an das System herangetragenen Aufgaben zu erfüllen. Diese Funktionsfähigkeit kann aus verschiedenen Gründen beeinträchtigt sein:

1. Die Aufgaben, die an das System herangetragen werden, passen nicht oder nur bedingt zu dem System. Ein Beispiel hierfür ist die Problematik, die sich in familiären Systemen dann ergeben kann, wenn eine Familie nicht nur das partnerschaftliche Miteinander der Eltern und das Aufwachsen der Kinder gewährleisten soll, sondern gleichzeitig auch noch als Familienunternehmen wirtschaftlich erfolgreich sein muss. Das Fallbeispiel von Frau L. verdeutlicht, dass sich ein Teil der Problematik allein schon daraus ergibt, dass sich der Erhalt des Hofes und der Ehe schwer integrieren lässt.
2. Die Funktionsfähigkeit des Systems ist deshalb eingeschränkt, weil seine Mitglieder auf eine dysfunktionale Art und Weise aufeinander bezogen sind bzw. miteinander interagieren. Wresnik (2006) gehen davon aus, dass in Systemen zwei fundamentale Formen solcher Störungen auftreten können:
   a) *Dem System zugehörige Personen werden ausgeschlossen.* Gemeint ist der Umstand, dass Mitglieder, die eigentlich zum System gehören (bzw. für dessen Funktionsfähigkeit benötigt werden), entweder ausgeschlossen werden oder nicht die Beachtung erfahren, die angemessen (bzw. erforderlich) wäre. Ein Beispiel für solch eine „Störung" wäre eine Patchworkfamilie, in der einer der Partner ein Kind aus einer früheren Beziehung mitbringt, das jedoch nach der Geburt von zwei Kindern des Paares kaum noch Beachtung

erfährt. Schließlich entwickelt das Kind zunehmend Verhaltensauffälligkeiten, die mit Konflikten und Spannungen innerhalb der Familie einhergehen. Entsprechend wäre der Einbezug des ausgeschlossenen Systemmitgliedes erforderlich, um die Funktionsfähigkeit des Systems wiederherzustellen.

b) *Trennung von Vermengtem.* Gemeint ist der Umstand, dass Mitglieder des Systems oder Subsysteme vermengt sind, obgleich die Funktionsfähigkeit des Systems deren Trennung erfordern würde. Ein Beispiel für diese Form der Störung wäre eine Familie mit zwei Kindern, in der die Eltern- und Kindebene nicht ausreichend voneinander getrennt sind. Die Kinder werden stattdessen zu Vertrauten der Eltern und erhalten darüber hinaus nicht altersentsprechende Privilegien, die schließlich zu Erziehungsproblemen führen. In Systemen, deren Funktionsfähigkeit eingeschränkt ist, koexistieren nicht selten beide Formen von Störungen, die es als solche zu identifizieren und modifizieren gilt.

Bezogen auf den Einsatz der Systemaufstellung in der AVG soll der Fokuspatient darin unterstützt werden, sich darüber klar zu werden, welchem seiner Bezugsysteme in Bezug auf seine Symptomatik eine auslösende und/oder aufrechterhaltende Bedeutung zukommt und worin diese besteht. Außerdem sollte er eine Vorstellung davon entwickeln, worin sein Beitrag an der dysfunktionalen Systemdynamik bestehen könnte und was zu verändern wäre. Eine besondere Stärke von Systemaufstellungen liegt darin, die Grenzen eigener Einflussmöglichkeiten zu erkennen und zu akzeptieren. Was kann der Fokuspatient verändern und was gilt es zu akzeptieren? Erkennt ein depressiver Familienvater, dass er seinen 9-jährigen Stiefsohn vernachlässigt hat und dass diese Vernachlässigung wiederum häufige Paarkonflikte nach sich zog, dann kann diese Einsicht erheblich dazu beitragen, sich in Zukunft seinem Stiefsohn gegenüber anders als bisher zu verhalten.

Beispiel: Systemaufstellung – Frau L. (Forts.)

Frau L. wurde sich im Verlauf der Aufstellung hingegen darüber klar, dass ihr Ehemann sehr an seine Mutter gebunden ist und in der Rolle des „guten Sohnes“ versucht, deren Enttäuschung über ihre frustrierend verlaufende Ehe zu kompensieren. Ihr wurde bewusst, dass ihre Möglichkeiten zur Beeinflussung dieser Dynamik gering sind und sie diese deshalb nur als gegeben akzeptieren kann. Im Hinblick auf mögliche Veränderungen nahm sie sich hingegen vor, ein klärendes Gespräch mit ihrer Schwiegermutter zu führen (was sie bisher vermieden hat) und sich einen eigenen Bereich auf dem Hof aufzubauen, um sich auf diese Weise von ihrem Mann emotional unabhängiger zu machen (eine Trennung kam für sie hingegen nicht infrage). Da sie früher viel geritten ist, und sich schon seit längerem überlegt, ein eigenes Pferd anzuschaffen, wird sie durch die Aufstellung dazu ermutigt, ihr Vorhaben in die Tat umzusetzen.

8.2.2 Die Durchführung einer Systemaufstellung

Ziel

Durch die Aufstellung eines für den Fokuspatienten relevanten Bezugssystems sollen drei Ziele verfolgt werden:

1. *Die erlebnisnahe Dar- und Vorstellung des Systems und die Modifikation seiner kognitiven Repräsentation.* Der Fokuspatient soll darin unterstützt werden, die mentale Repräsentation des Systems auf eine erlebnisnahe Art und Weise darzustellen, zu erweitern und (meist) auch zu modifizieren. Indem der Fokuspatient durch die Auswahl von Stellvertretern und deren räumliche Positionierung der Gruppe die Dynamik des Systems nahebringt, wird ihm diese auch selbst verständlicher. Bedingt durch die Multiperspektivität der Aufstellungsarbeit ermöglicht diese sowohl eine Differenzierung der kognitiven Repräsentation als auch eine Reduktion derer Komplexität, indem vielschichtige und häufig konflikthafte Beziehungen auf wenig einprägsame Kernbotschaften und deren Transformation in räumliche Positionierungen zurückgeführt werden.
2. *Die „Störungsdiagnose" des Systems.* Durch die Aufstellung sollen Hypothesen bezüglich möglicher „Störungen" des Systems generiert und diese, soweit möglich, auf ihre Plausibilität hin überprüft werden (z. B. durch das Rollenfeedback der Stellvertreter). Wie ausgeführt, lassen sich bei Systemen folgende Störungen identifizieren:
   - Eine mangelnde Passung zwischen den Aufgaben und den Erwartungen, die an das System gestellt werden (wobei auch der Fokuspatient selbst diese Aufgaben formulieren kann) und den Möglichkeiten des Systems, diesen zu entsprechen.
   - Eine dysfunktionale Dynamik oder Bezogenheit der Systemmitglieder, die entweder daraus resultiert, dass ein Systemmitglied ausgeschlossen ist oder nicht die Position erhält, die für das Funktionieren des Systems erforderlich wäre, oder
   - der Vermengung oder Mischung von Subsystemen, die eigentlich voneinander separiert sein müssten.
3. *Das Erarbeiten eines Lösungsbildes und das Ableiten von Konsequenzen für den Fokuspatienten.* Nach der „Störungsdiagnose" sollten Lösungsmöglichkeiten erarbeitet werden. Diese Veränderungen werden in der Aufstellung durch eine Veränderung der räumlichen Position und damit des Beziehungsgefüges der Stellvertreter oder der Hinzunahme neuer Systemmitglieder symbolisiert, in seltenen Fällen auch durch die Herausnahme von Systemmitgliedern aus der Aufstellung. Nachdem das Lösungsbild (gemeint ist eine veränderte Aufstellung, die das Funktionieren des Systems wieder gewährleisten soll) erarbeitet wurde, gilt es zu klären, welchen Einfluss der Fokuspatient selbst nehmen kann, um die zur Realisierung des Lösungsbildes erforderlichen Veränderungen vor-

zunehmen. Dabei stehen folgende Fragen im Vordergrund: Was kann er in Zukunft anders machen? Wem gegenüber sollte er sich anders verhalten? Was gilt es, als nicht veränderbar zu akzeptieren? Was kann ihm dabei helfen, diese Akzeptanz zu entwickeln?

Rolle der Gruppe

Die Gruppe ermutigt den Patienten in seinem Anliegen, eine Aufstellungsarbeit durchzuführen. Einige Gruppenmitglieder fungieren als Stellvertreter und geben entsprechendes Rollenfeedback. Andere nehmen die Rolle von Zuschauern ein und geben anteilnehmendes Feedback. Die Gruppe unterstützt den Fokuspatienten außerdem bei der Ausarbeitung eines Lösungsbildes und bei der Sammlung von Vorschlägen, wie sich dieses umsetzen lässt.

Indikation

Allgemein gesprochen, ist die Durchführung einer Systemaufstellung immer dann in Erwägung zu ziehen, wenn es um interpersonelle Probleme oder Konflikte geht, an dem neben dem Fokuspatienten (meist) mehr als zwei weitere Personen beteiligt sind. Zum einen erfordert die Komplexität einer solchen Beziehungskonstellation ein geeignetes Mittel der Informationsreduktion, zum anderen eröffnet die systemische Perspektive neue Interpretations- und Handlungsoptionen. Des Weiteren sollte das soziale System für die Entstehung und Aufrechterhaltung der Symptomatik des Fokuspatienten von Bedeutung sein. Da eine Systemaufstellung ein effektives Mittel der Problemaktualisierung, der motivationalen Klärung und der Ressourcenaktivierung darstellt, sollte es dann eingesetzt werden, wenn eine Aktivierung dieser Wirkfaktoren für die Anliegenbearbeitung am erfolgversprechendsten erscheint. Eine solche Aufstellung kann deshalb meist auch zum Zweck der Problemaktualisierung komplexer sozialer Systeme durchgeführt werden, wobei in diesem Fall ausschließlich der problematische Ist-Zustand aufgestellt wird und für das weitere Vorgehen andere Methoden zur Anwendung kommen (z. B. Feedback, Rollenspiel usw.).

Ist hingegen eine Weiterführung der Aufstellungsarbeit sinnvoll, so treten motivationale Aspekte in den Vordergrund. Dabei kann eine Systemaufstellung dazu dienen, Hypothesen zu generieren, die sich auf die Beantwortung folgender Fragen beziehen:

- Inwieweit bedingt das relevante Bezugssystem des Fokuspatienten seine Symptomatik (bzw. Problematik)?
- Worin bestehen die Störungen des Systems?

- Wie könnte eine Lösung aussehen?
- Welche Veränderungen wären erforderlich, um diese zu erreichen?
- Welche Einflussmöglichkeiten hat der Fokuspatient, diese herbeizuführen und ist er hierzu motiviert?
- Was gilt es als nicht veränderbar bzw. nicht beeinflussbar zu akzeptieren?

Es gibt außerdem eine Variante der Aufstellungsarbeit, in der eine Person als System aufgefasst wird, die aus Subsystemen bzw. „Teilpersönlichkeiten" besteht. Diese können mehr oder weniger gut aufeinander abgestimmt sein oder in Bezug auf eine optimale „innere Teamfähigkeit" (Schulz von Thun, 2013) entweder das Team zu sehr dominieren oder aber zu unbedeutend sein. Eine solche Aufstellung ist dann indiziert, wenn es um komplexe Entscheidungen, intrapsychische Konflikte oder bedeutsame, wertebezogene Stellungnahmen geht, deren adäquate Lösung einen Klärungsprozess erfordert, für den die Auf- und Umstellung des „inneren Teams" den geeigneten Rahmen bietet. Eine ausführliche und praxisnahe Darstellung dieser Aufstellungsvariante findet sich bei Schulz von Thun (2013).

Durchführung

Herausarbeiten des problematischen Ist-Zustandes: Anliegenklärung und Aufstellung des sozialen Systems. Es geht darum, (1) zu klären, ob sich die Durchführung einer Systemaufstellung für die Bearbeitung des Anliegens eignet, (2) das aufzustellende System und dessen Mitglieder zu definieren, (3) die Stellvertreter auszuwählen und zu positionieren sowie (4) die Aufstellung auszuwerten.

Im ersten Schritt geht es um die *Klärung des Anliegens*. Eignet sich die Durchführung einer Systemaufstellung für die Bearbeitung des Anliegens? Folgende Kriterien können hierbei als Orientierung dienen:

- Das Anliegen bezieht sich auf ein für den Fokuspatienten relevantes soziales Bezugssystem.
- Es weist einen Bezug zur aktuellen Symptomatik oder Problematik des Fokuspatienten auf.
- Der Fokuspatient verfügt über ausreichend Informationen über die zum System gehörenden Personen.
- Er ist offen für eine Relativierung seiner bisherigen Einstellungen hinsichtlich der Dynamik des Systems und für neue Perspektiven, die sich aus der Aufstellungsarbeit ergeben können (d. h. er ist bereit zu akzeptieren, dass seine Sicht der Dinge nur eine von mehreren möglichen Sichtweisen darstellt).
- Das Anliegen ist nicht zu komplex, sodass eine Bearbeitung im Rahmen der zur Verfügung stehenden Zeit möglich erscheint.

Beispiele: Anliegen, bei denen eine Systemaufstellung indiziert erscheint

- Eine Patientin möchte besser verstehen, warum ihre Mutter ihre drei Jahre ältere Schwester in ihrer Kindheit bevorzugte. Sie verspricht sich davon, in Zukunft anders mit der Schwester umgehen zu können und die Beziehung zu ihr zu verbessern
- Ein Patient erlebt sich in seinem Team als Außenseiter, ohne dass er eine Vorstellung davon hat, warum dem so ist. Diese Problematik führt immer wieder zu depressiven Stimmungseinbrüchen.
- Eine geschiedenen Frau und Mutter von zwei Kindern möchte daran arbeiten, die Beziehung zu ihrem früheren Ehemann zu verbessern, da ihre Kinder unter dem gespannten Verhältnis leiden.

Beispiele: Anliegen, bei denen eine Systemaufstellung *nicht* indiziert erscheint

- Ein Patient möchte eine Familienaufstellung machen, weil er eine Fernsehreportage über Aufstellungen gesehen hat.
- Eine Patientin hat eine konflikthafte Beziehung zu ihrem Vater, der sie bereits als Kind abgelehnt hatte. Sie ist wütend auf ihn und es wird deutlich, dass es ihr aktuell nicht möglich sein wird, ihre Sicht der Dinge zu relativieren.
- Ein Patient wurde als Kind zu Pflegeltern gegeben. Drei seiner Geschwister (die aus der ersten Ehe seiner Mutter stammten) blieben bei seinen Eltern. Sein Vater hatte zudem ein Verhältnis zu einer anderen Frau, die ebenfalls ein Kind von ihm bekam. Über diese Frau und sein Halbgeschwister weiß der Patient nichts. (Die Familienkonstellation ist zu komplex und es fehlen Informationen, sodass eine Bearbeitung im Rahmen einer AVG nicht möglich erscheint.)

Nachdem geklärt wurde, ob eine Systemaufstellung indiziert ist, sollte das Anliegen präzisiert werden: Was genau möchte der Patient durch die Aufstellung klären? Was wäre ein gutes Ergebnis für ihn?

Im nächsten Schritt gilt es, das *aufzustellende System und dessen Mitglieder zu definieren.* Meist ergibt sich dies aus der Klärung und Präzisierung des Anliegens. Manchmal kann es jedoch auch erforderlich sein, dem Fokuspatienten die Aufstellung eines anderen Systems vorzuschlagen, das mehr zur Klärung des Anliegens beitragen kann. So könnte der Therapeut beispielsweise vorschlagen, nicht die aktuelle Familie, sondern die Ursprungsfamilie aufzustellen, da die aktuelle Problematik offensichtliche Bezüge zur Vergangenheit aufweist, sodass eine Aufstellung der Ursprungsfamilie zielführender erscheint.

Ist die Frage des Systems geklärt, muss definiert werden, wer zu dem System gehört und aufgestellt werden soll. In der Regel handelt es sich hierbei um Personen, manchmal kann es aber auch sinnvoll sein, Haustiere oder abstrakte Komponenten wie „das Symptom“ oder „die Firma“ einzubeziehen. Manchmal lässt sich zu Beginn einer Aufstellung auch noch nicht entscheiden, ob die Person bzw. Komponente einbezogen werden soll oder nicht. So wäre z. B. zu Beginn der Aufstellung einer Wohngemeinschaft mit vier Bewohnern nicht klar, ob die Freundin eines Mitbewohners mit aufgestellt werden sollte oder nicht.

In der Praxis hat es sich bewährt, einfach zu beginnen und, falls erforderlich, im Verlauf der Aufstellung weitere Systemmitglieder hinzuzufügen, falls dies für das Verständnis des Systems und das Voranschreiten der Aufstellungsarbeit erforderlich ist. Auf das Beispiel der Wohngemeinschaft bezogen, könnte im Verlauf der Aufstellung die Hypothese formuliert werden, dass einer der Mitbewohner in die Freundin eines anderen Mitbewohners verliebt ist und sich daher eine latente Rivalität zwischen den beiden entwickelt hat. Diese belastet das Klima der WG. Erst als die Hypothese formuliert wird, fallen dem Fokuspatienten Hinweise ein, die für diese Hypothese sprechen. In diesem Fall ist es sinnvoll, die Freundin in die Aufstellung aufzunehmen, da sich die Dynamik des Systems sonst nicht erklären lässt.

Nach der Definition des Systems und seiner Mitglieder wird der Fokuspatient aufgefordert, für die Systemmitglieder *Stellvertreter aus der Gruppe auszuwählen und diese im Raum zu positionieren*. Dabei soll er auch einen Stellvertreter für sich auswählen. Die Wahl der Stellvertreter sollte weitgehend dem Fokuspatienten überlassen bleiben. Die Teilnahme an der Aufstellung ist freiwillig und der Therapeut sollte darauf achten, dass Gruppenmitglieder bei der Auswahl nicht subtil unter Druck gesetzt werden, sich zu beteiligen, obwohl sie dies überfordern würde. Aktiv einmischen sollte er sich auch dann, wenn er aufgrund der ihm vorliegenden Informationen weiß, dass bestimmte Patienten mit der Übernahme einer Stellvertreterrolle überfordert sind oder davon auszugehen ist, dass ihnen die Perspektivübernahme nicht oder nur bedingt gelingen wird. In diesem Fall sollte der Therapeut den Fokuspatient bitten, einen anderen Stellvertreter zu wählen und dabei sein Einschreiten wertschätzend begründen, z. B.:

> „Ich würde vorschlagen, Sie wählen jemand anderen als Stellvertreter für ihren Vater aus. Ich habe nämlich den Eindruck, dass Herr F. noch von den Ereignissen der letzten Tage ziemlich mitgenommen ist und es ihm deshalb schwerfallen könnte, sich in die Rolle des Vaters hineinzudenken. Was meinen Sie selbst, Herr F.?“

Der Fokuspatient sollte die Stellvertreter dann behutsam an die Stelle im Gruppenraum führen, der ihrem Platz im System entspricht und sie ergänzend anweisen, wie sie sich körperlich ausrichten sollen und wohin ihr Blick geht. In jedem

Fall sollte vermieden werden, dass der Fokuspatient die Stellvertreter im Raum herumdirigiert und ihnen quasi im Befehlston Anweisungen erteilt.

Sind die Stellvertreter im Raum positioniert, instruiert der Fokuspatient sie durch Eindoppelung. Hierzu stellt er sich seitlich hinter sie und legt eine Hand auf ihre Schulter. Er stellt die darzustellende Person dann in der Ich-Form vor, wobei er folgende Informationen geben sollte: Alter, Familienstand, Beruf, aktuelle Lebenssituation, die Rolle in dem System sowie seine Haltung und sein Befinden dem System gegenüber. Abschließend soll er einen gleichermaßen kurzen wie einprägsamen Satz formulieren, der das Erleben der aufgestellten Person in Bezug auf das System oder die für ihn relevanten Bezugspersonen zum Ausdruck bringt. Hierbei sollte es sich in der Regel um Aussagen und nicht um Fragen handeln. Bezüglich der Reihenfolge ist es günstig, wenn der Fokuspatient mit den dominanten Personen des Systems beginnt, seinen Stellvertreter jedoch als letzten eindoppelt. Danach wird der jeweilige Stellvertreter aufgefordert, diesen Satz zu wiederholen, um sicherzugehen, dass er ihn verstanden hat und dem Fokuspatienten Gelegenheit zu geben, ihn nochmal auf sich wirken zu lassen und ihn gegebenenfalls zu korrigieren. Sollte der Satz zu lang oder zu mehrdeutig formuliert sein, so sollte der Therapeut den Fokuspatient ermutigen, ihn zu vereinfachen oder auch selbst alternative Formulieren anbieten (z. B. anstatt: *„Ich habe den Eindruck, hier nicht willkommen zu sein und glaube, dass ihr froh währt, wenn ich nicht da wäre.“* Alternative: *„Ich bin hier nicht willkommen!“* Oder: *„Ihr wollt mich hier nicht haben!“*). Die Sätze der Stellvertreter sollten von einem Gruppenmitglied am Flipchart als Merkhilfe wörtlich aufgeschrieben werden (z. B. Stieftochter, 9 Jahre: *„Ich bin hier nicht willkommen!“*).

Sind alle Stellvertreter instruiert, wird der Fokuspatient aufgefordert, sich einen Platz im Raum zu suchen, von wo aus er die Aufstellung überblicken kann. Der Therapeut sollte dabei neben ihm stehen. Die Stellvertreter wiederholen dann nacheinander die Sätze in der Reihenfolge, in der die Instruktion erfolgte. Sie werden zuvor dazu angehalten, sich selbst zu beobachten und darauf zu achten, welche Gedanken, Gefühle, Körperempfindungen und vor allem Bewegungs- und Handlungsimpulse sie bei sich wahrnehmen. Meist ist es sinnvoll, zwei bis drei solcher Runden durchzuführen, da die Aufmerksamkeit der Stellvertreter beim ersten Durchgang eher auf die richtige Aussprache des Satzes und die „Choreografie“ gerichtet ist als auf die Wahrnehmung des eignen Erlebens.

Exkurs: Systemaufstellung oder Skulptur?

Bei dem als Systemaufstellung bezeichnet Vorgehen wird der räumliche Abstand, die Zu- bzw. Abgewandtheit, die Blickrichtung sowie die selektive Verbalisierung des eigenen Erlebens als Medium genutzt, um die Beziehungsdynamik des Systems darzustellen. Bei der Skulpturarbeit (z. B. Satir, Banmen, Gerber & Gomori, 1995) werden hingegen zusätzlich auch die vertikale Dimension und die körpersprachlichen Ausdrucksmöglichkeiten von Gestik und Mimik genutzt, um die Beziehungen der aufgestellten Personen zueinander darzustellen. So könnte man beispielsweise ein Systemmitglied auf einen Stuhl stellen, ihn damit erhöhen, um auf diese Weise seine Dominanz zum Ausdruck zu bringen. Darüber hinaus könnte man ihn noch anweisen, die Arme zu verschränken und das Kinn hochzunehmen, um auf diese Weise Arroganz und Abweisung zu signalisieren. Bei dieser Art von Skulptuarbeit kommt dem Fokuspatienten die Rolle eines „Bildhauers" zu, der durch verbale Instruktion, körperliche Berührung oder durch Modelldarbietung das System in Form von Skulpturen darstellt. Solche Skulpturen haben einen stark expressiven Charakter und eignen sich deshalb insbesondere als eine Methode der Problemaktualisierung. In der Regel erfährt der Fokuspatient ein hohes Maß an Validierung für sein Erleben. Allerdings determiniert dieses Vorgehen das Erleben der aufgestellten Personen in hohem Maße, sodass sie wenig anderes wahrnehmen können als das, was der Fokuspatient durch die Skulptur zum Ausdruck bringen wollte. Anders als bei der Aufstellungsarbeit, die in höherem Maße Raum für Projektionen und Einfühlung lässt, dominiert bei der skulpturalen Aufstellung die Perspektive des Fokuspatienten das Erleben der Stellvertreter. Vereinfacht gesprochen legt eine skulpturale Aufstellung den Akzent auf das Herausarbeiten und die Validierung des eigenen Erlebens in Bezug auf ein System, wohingegen die Aufstellungsarbeit den Akzent eher auf Veränderung, Konfrontation und damit auf die Relativierung der eigenen Sichtweise legt. Wie bereits ausgeführt, kann es deshalb sinnvoll sein, im Anschluss an eine Skulptur eine andere Methode für die weitere Bearbeitung des Anliegens zu wählen.

Nachdem die Stellvertreter ihre Sätze zum letzten Mal ausgesprochen haben, leitet der Therapeut die Feedbackrunde *(Auswertung der Aufstellung)* ein. Dabei geben zunächst die Stellvertreter ein Feedback aus der von ihnen übernommenen Rolle heraus (Rollenfeedback). Die Aufgabe des Therapeuten besteht darin, darauf zu achten, dass die Stellvertreter beim Feedback die Perspektive der aufgestellten Person übernehmen. Ist nicht klar, ob die Perspektivübernahme gelungen ist, dann sollte der Therapeut das betreffende Gruppenmitglied fragen, ob er noch aus seiner Rolle heraus spricht oder von sich selbst berichtet (z. B.: *„Ich als Vater ..."*). Anschließend geben die Beobachter ein *kurzes* Feedback *(„Was ist Ihnen am meisten aufgefallen?")*, bevor der Fokuspatient die Gelegenheit erhält, seine Eindrücke der Aufstellung und des Feedbacks wiederzugeben. Der Therapeut hält sich mit eigenen Beiträgen zurück, es sei denn, wichtige Aspekte der Aufstellung bzw. des Feedbacks werden nicht durch die Gruppenmitglieder thematisiert. Die unterschiedlichen Rückmeldungen liefern meist bereits wichtige Hinweise, in welche Richtung eine konstruktive Veränderung des Systems gehen könnte.

Herausarbeiten des Ziel-Zustandes und Mittel-Analyse: Wie könnte ein Lösungsbild aussehen bzw. die „Funktionsfähigkeit" des Systems verbessert werden? Bei der Aufstellungsarbeit ist die Entwicklung eines Zielbildes in komplexer Weise mit der Analyse der dafür erforderlichen Mittel verknüpft. Abweichend von den Beschreibungen der bisherigen Interventionen wird deshalb auf eine getrennte Darstellung der beiden Schritte verzichtet.

Als Ziel- oder Lösungsbild soll die Aufstellung eines sozialen Systems definiert werden, in dem sich alle Mitglieder des Systems wohlfühlen, den Eindruck haben, am richtigen bzw. „ihrem" Platz zu stehen. Nur wenn dies der Fall ist, dann kann das betreffende System die Aufgaben erfüllen, die es zu bewältigen gilt. Von der bisherigen Arbeit ausgehend, sollte es dem Therapeuten bereits möglich sein, Hypothesen zu entwickeln, worin die Störung des Systems bestehen könnte. In der Regel teilt er der Gruppe diese Hypothesen in dieser Phase der Aufstellungsarbeit nicht mit, sondern leitet die Gruppe dazu an, mögliche Lösungen aktiv, experimentierend und ergebnisoffen zu erarbeiten und diese soweit als möglich zu überprüfen. In der Praxis hat sich dabei folgendes Vorgehen bewährt:

Erster Schritt – Veränderungen der räumlichen Anordnung. Die Stellvertreter werden dazu aufgefordert, ihre Position im Raum (bzw. im System) sowie ihre Aus- und Blickrichtung zu verändern, wenn sie den Impuls hierzu verspüren und davon ausgehen, dass es ihnen in der neuen Position besser gehen würde. Nach erfolgtem Wechsel werden alle Stellvertreter danach befragt, ob die Umstellung für sie mit einem Unterschied in ihrem Erleben einherging und falls ja, ob sich dieser im Vergleich zu ihrer Ausgangsposition „besser" oder „schlechter" anfühlt.

Nach dieser intuitiven Einschätzung werden die Stellvertreter dazu angeregt, in wenigen Sätzen zu begründen, welche Umstellungen bzw. Positionswechsel die Veränderung im Erleben bedingt haben (z.B.: *„Ich stehe jetzt neben meiner Schwester, das ist für mich stimmiger, als so nah neben meiner Mutter zu stehen."* Oder: *„Es geht mir mit der neuen Position deshalb nicht gut, weil mir die Nähe zu meinem Vater fehlt!"*). Der Einfachheit wegen erfolgt diese Rückmeldung von den Formulierungen so, als wären die Stellvertreter die Person(en), die sie in der Aufstellung darstellen.

Oft ist es sinnvoll, Korrekturen vorzunehmen, indem die Positionswechsel modifiziert werden. Meist erbringt diese Umstellung Teillösungen, jedoch erleben manchmal nicht alle Stellvertreter die Umstellung als positiv. Stattdessen gibt es „Gewinner" und „Verlierer". Der Therapeut regt deshalb die Beobachter und die Stellvertreter dazu an, Hypothesen zu entwickeln, welche Veränderungen in dem

Beziehungsgefüge durch die Positionswechsel angedeutet werden (z. B.: *„Die Eltern sind wieder näher zusammen und die Kinder stehen weniger zwischen ihnen."* Oder: *„Der Chef hat mehr Abstand zum Team und damit ist klar, dass er eine andere Stellung im Team hat."*). Von seinen Hypothesen ausgehend kann der Therapeut dabei auch im Sinne des geleiteten Entdeckens auf relevante Veränderung hinweisen und nach deren möglicher Bedeutung fragen, z. B.:

„Die Eltern stehen jetzt näher zusammen und erleben dies als positiv. Was, meinen Sie, drückt sich darin aus? Warum geht es Ihnen damit besser?"

In einem weiteren Schritt kann der Fokuspatient darum gebeten werden, Veränderungen bezüglich der Positionierung der Stellvertreter vorzunehmen. Diese werden analog dem beschriebenen Vorgehen evaluiert. Ergibt sich auch dann kein stimmiges Lösungsbild, greift der Therapeut selbst aktiv ein. Ausgehend von seinen (inzwischen durch das Feedback der Gruppenmitglieder weiter elaborierten) Hypothesen kann er hierbei auf unterschiedliche Art und Weise intervenieren, wobei die Hypothesen ebenso durch die Rückmeldungen des Stellvertreters, der Beobachter und des Fokuspatienten evaluiert werden.

Zweiter Schritt – Identifikation von Störungen innerhalb des Systems. In Abhängigkeit von den Hypothesen, worin die Störung des Systems begründet ist (die der spontanen Entwicklung eines Zielbildes entgegensteht), kann der Therapeut auf unterschiedliche Weise intervenieren:

- Bei einer mangelnden Passung von Aufgabe und sozialem System sollte er darauf hinweisen, worin die primäre Aufgabe (und Kompetenzen) des Systems liegen und welche zusätzlichen Aufgaben an das System herangetragen werden. Auf die mangelnde Passung kann der Therapeut hinweisen, indem er diese zusätzliche Aufgabe benennt und/oder sie in Form eines weiteren Stellvertreters in die Aufstellung aufnimmt (z. B. „der eigene Betrieb"). Anschließend kann diese wieder herausgenommen und durch die eigentliche Aufgabe ersetzt werden (z. B. „eine Familie sein"). In der Regel wird die Konzentration des Systems auf die eigentliche Aufgabe als Entlastung erlebt und kann zur Lösung der Problematik beitragen.
- Fehlt ein Systemmitglied oder hat dieses nicht die Bedeutung, die ihm zukommt, sollte der Therapeut darauf hinweisen und das fehlende Systemmitglied in die Aufstellung hineinnehmen oder, falls es nicht die Position hat, die es eigentlich einnehmen sollte, diese zu verändern. Hierbei kann es manchmal auch sinnvoll sein, eine nicht personale Komponente in die Aufstellung aufzunehmen. Ein Beispiel hierfür wäre eine Familie, in der ein Familienmitglied an Krebs erkrankt ist, wobei dessen Erkrankung von allen Familienmitgliedern, einschließlich von dem Betroffenen selbst, verleugnet wird. In diesem Fall könnte es sinnvoll sein, „die Krebserkrankung" in die Aufstellung

aufzunehmen, um auf diese Weise deutlich zu machen, dass eine bewusste Auseinandersetzung mit dieser Thematik unumgänglich ist und langfristig zur Stabilisierung des Systems beitragen dürfte.

- Ist davon auszugehen, dass die Störung durch eine Vermengung von eigentlich getrennten Subsystemen des Systems bedingt wird, sollte diese benannt werden und erprobt werden, wie sich eine Trennung der Subsysteme auf das Gesamtsystem auswirkt. Wresnik (2006) unterscheidet hierbei unterschiedliche Formen der Vermengung: (1) Identifikation mit einem abwesenden oder ausgeschlossenen Systemmitglied, (2) ein Systemmitglied (meist der Fokuspatient) übernimmt Aufgaben oder Belastungen von einem anderen Systemmitglied, um dieses bei deren Bewältigung zu unterstützen, (3) Vermischung von Subsystemen bzw. unklare Grenzen zwischen ihnen und (4) intrapsychische Vermischung von Persönlichkeitsanteilen.

Ist ein Mitglied des Systems mit einem abwesenden Systemmitglied identifiziert? Dies ist beispielweise der Fall bei einer Parentifizierung oder wenn ein Kind die Rolle eines abwesenden Familienmitgliedes übernimmt (z. B. der älteste Sohn, der nach dem Tod des Vaters dessen Rolle übernimmt). In diesem Fall ist es wichtig, dass der Therapeut diese (mögliche) Identifikation anspricht und die Person mit in die Aufstellung hineinnimmt. Wie bei allen Interventionen ist es hierbei wichtig, diese Interventionen als eine Hypothese kenntlich zu machen, die sich als mehr oder weniger stimmig erweisen kann. Erweist sich die Hypothese als stimmig, dann ist es meist sinnvoll, wenn der bisher identifizierte Stellvertreter der Person, dessen Rolle er eingenommen hat, einige Sätze sagt, die darauf abzielen, die Identifikation zurückzunehmen. In diesem kurzen Rollenspiel (in der familientherapeutischen Literatur oft als Ritual bezeichnet) sagt zunächst der Stellvertreter die Sätze, dann übernimmt der Fokuspatient dessen Rolle und tritt selbst in Interaktion mit der identifizierten Person.

Beispiel: Fokuspatienten ist mit einem Mitglied seiner Familie identifiziert bzw. hat dessen Rolle (und Funktion) übernommen

Beim Patienten Herrn S. handelte es sich um einen 52-jährigen, verheirateten Patienten, der sich erstmalig wegen einer schweren depressiven Phase und einem Suizidversuch in stationärer Behandlung befand. Zum Zeitpunkt der Aufstellung war die Depression bereits weitgehend remittiert und Herr S. beschäftigte sich intensiv mit der Frage, was die Depression ausgelöst hatte, zumal sich im Vorfeld keine signifikanten beruflichen oder privaten Belastungsfaktoren eruieren ließen. Schließlich wurde deutlich, dass der frühe Tod seines Vaters (der ganz plötzlich an einem Herzinfarkt verstorben war) eine wichtige Rolle für die Entstehung der Depression gespielt hatte. Als sein Vater verstarb, war Herr S. 14 Jahre alt. Nach dem Tod seines Vaters erlebte er seine Mutter als vollkommen überfordert und übernahm deshalb viele Aufgaben und Verpflichtungen innerhalb der Familie, ohne zu registrieren, dass diese ihn im Grunde überforderten und ihm keinen Raum für eine adäquate Trauerarbeit ließen. Um noch besser nachvollziehen zu können, was der Verlust seines Vaters und dessen Folge für die Familie bedeutet hatte, entschied er sich dafür, eine Systemaufstellung seiner Ursprungsfamilie durchzuführen. Er wählte dafür die Zeit einige Monate nach dem Tod seines Vaters aus. Die Familie bestand damals aus vier Personen: Herrn S., seiner Mutter sowie zwei jüngeren Geschwistern im Alter von neun und sechs Jahren. Im Verlauf der Aufstellungsarbeit wurde offensichtlich, dass Herr S. versucht hatte, die Rolle seines Vaters nach dessen Tod einzunehmen und damit mit diesem „identifiziert" war. So übernahm er die Regelung finanzieller Angelegenheiten, tröstete seine Mutter, nahm einen Job an, um die materielle Situation der Familie zu verbessern und versuchte, seinen jüngeren Geschwistern Autorität und Vorbild zu sein. Als sich dies abzeichnete, wurde ein Stellvertreter für den verstorbenen Vater in die Aufstellung mit hineingenommen. Obgleich sich Herr S. noch in der Beobachterposition befand, rührte ihn die Aufstellung des Stellvertreters für seinen Vater sehr an und zugleich erlebte er die Intervention ebenso wie sein Stellvertreter als stimmig. In einem kurzen Rollenspiel sagte der Stellvertreter von Herrn S. folgende Sätze zu dem Stellvertreter des verstorbenen Vaters: *„Du fehlst mir sehr und ich bin so traurig, dass du nicht mehr bei uns bist. Ich versuche, so gut es geht, die Familie zu unterstützen, aber ich kann dich nicht ersetzen!"* Im nächsten Schritt übernahm Herr S. die Rolle seines Stellvertreters und sprach selbst diese Sätze aus. Anschließend begann er zu weinen und der Stellvertreter seines Vaters äußerte den Wunsch, Herrn S. trösten zu dürfen. Herr S. nahm dieses Angebot gerne an, sodass der Stellvertreter seines Vaters Herrn S. in den Arm nahm und tröstete. Nach ein bis zwei Minuten löste sich Herr S. aus der Umarmung und wirkte sichtlich gelöster. Im Lösungsbild wurde dann der Stellvertreter des verstorbenen Vaters hinter die Mutter gestellt, um dieser auf diese Weise symbolisch den Rücken zu stärken.

Manchmal übernimmt ein Familienmitglied die Belastungen, denen ein anderes Familienmitglied ausgesetzt war oder noch ist. In diesem Fall ist ein analoges Vorgehen wie im Fall der Identifikation angemessen. Statt die Identifikation zurückzunehmen, sollte hierbei jedoch dem Stellvertreter, der die Person darstellt, die „entlastet" werden soll, die „Last" zurückgeben. Auch hierzu kann ein kurzes Rollenspiel hilfreich sein, in dem der Stellvertreter, der das Systemmitglied vertritt, das die „Last" übernommen hat, sie dem Stellvertreter zurückgibt, der das Systemmitglied vertritt, das er bisher „entlastet" hat. So wäre es im dargestellten Fallbeispiel von Herrn S. auch möglich gewesen, wenn der Stellvertreter von Herrn S. der Stellvertreterin der Mutter von Herrn S. die „Last" der Trauer um den Ehemann zurückgegeben hätte, da der Versuch, seine Mutter zu unterstützen (bzw. zu entlasten) ihn ebenfalls dazu veranlasst hatte, die Rolle des Vaters zu übernehmen.

Wie bereits erwähnt, können die Subsysteme eines Systems (z. B. Eltern und Kinder) nicht ausreichend voneinander separiert sein, was zu anhaltenden Problemen führen kann. In diesem Fall ist es erforderlich, diese Vermischung als solche herauszuarbeiten und durch eine klare räumliche Trennung zu markieren. Wie auch bei den anderen Punkten kann der Therapeut hierbei die Methode des geleiteten Entdeckens anwenden, wobei Fragen und die Verwendung von Hypothesen sinnvoll sein können, z. B.:

- „Was fällt Ihnen in Bezug auf den Abstand zwischen den Kindern und den Eltern auf?“
- „Was glauben Sie, wie es sich auf die Familiendynamik auswirkt, wenn Eltern und Kinder so nahe beieinander stehen?“
- „Wer leitet eigentlich die Abteilung? Kann man das aus der Aufstellung denn erschließen? Oder sind eigentlich alle gleich?“
- „Kann es sein, dass die Eltern- und Kindebene hier gar nicht voneinander getrennt sind?“
- „Kann es sein, dass die Schwiegereltern hier die eigentlichen Eltern sind?“

In der Regel werden die Stellvertreter durch die Veränderung ihrer Position bei der Entwicklung des Zielbildes diese Vermischung intuitiv „aufbrechen“. Trotzdem kann es notwendig sein, dass der Therapeut diesen Prozess transparent macht und als solchen markiert.

Schließlich nennen die Autoren noch eine intrapsychische Form der Vermischung. Diese besteht darin, dass ein (erwachsenes) Mitglied eines Systems aus einem kindlichen Erlebensmodus heraus agiert, sich also häufig in einem Kindmodus befindet (vgl. Young, Klosko & Weishaar, 2003), ohne sich dessen bewusst zu sein (z. B. könnte ein Patient darunter leiden, dass er sich von seiner Frau vernachlässigt fühlt. In der Aufstellung könnte sich dann ergeben, dass er in einen Kindmodus verfällt und von seiner Frau deshalb ein Maß an Zuwendung erwartet, welches demjenigen eines Kindes an seine Mutter entspricht).

Auch in diesem Fall sollte der Therapeut zunächst auf die Möglichkeit hinweisen, dass das Erleben des betreffenden Stellvertreters (auch hier meist des Fokuspatienten) durch die Aktivierung unterschiedlicher Modi bedingt sein könnte. Wenn sich diese Hypothese bestätigt, so ist es auch in diesem Fall sinnvoll, den Kind- von dem Erwachsenenmodus zu separieren. Hierzu wird ein zusätzlicher Stellvertreter in die Aufstellung hineingenommen, der den Kindmodus repräsentiert. Auf diese Weise kann das kindliche Erleben und die damit verbundenen

Bedürfnisse zum einen validiert und zum anderen begrenzt werden. Denn die Erfüllung der kindlichen Wünsche ist im gegenwärtigen Bezugssystem (z. B. dem Ehepartner, dem Chef oder auch den eigenen Kindern gegenüber) nicht möglich oder erscheint nur durch eine dysfunktionale Form der Beziehungsgestaltung zeitweise möglich. Dabei ist es oft sinnvoll, den Erwachsenen und den Kindanteil in einen kurzen Modus-Dialog treten zu lassen (Jacob & Arntz, 2015), im Rahmen dessen das kindliche Erleben anerkannt und damit validiert wird. Außerdem sollte der erwachsene Anteil dem kindlichen Anteil Trost, Geborgenheit, Schutz und Beachtung anbieten und damit zum Ausdruck bringen, dass er selbst nun die Aufgabe übernimmt, die bisher andere Mitglieder des Systems (mehr oder weniger gut) übernommen haben. So könnte der Therapeut dem Stellvertreter des erwachsenen Anteils vorschlagen, folgende Sätze zu dem Stellvertreter des kindlichen Anteil zu sagen:

„Ich weiß, wie alleine du dich als Kind oft gefühlt hast. Ich nehme deinen Schmerz wahr und deinen Wunsch, dass endlich jemand für dich da ist. Ich werde von jetzt an für dich da sein und ich kann dir versichern, dass sich die Dinge später in deinem Leben ändern werden und du nicht mehr allein sein wirst!“

Der Therapeut gibt diese Sätze zunächst vor, gegebenenfalls nachdem er zunächst den Fokuspatienten und/oder die Gruppe danach befragt hat, was ein Kind in solch einer Situation brauchen würde. Der Fokuspatient erhält so Gelegenheit, für sich zu prüfen, ob die Sätze für ihn passen und er kann sie korrigieren oder ergänzen. Anschließend erhält er Gelegenheit, aus der Beobachterposition heraus mitzuerleben, wie der Stellvertreter des erwachsenen Anteils dem des Kindanteils diese Sätze sagt und kann danach das Rollenfeedback, von den an der Aufstellung beteiligten Personen auf sich wirken lassen. Falls er dies als stimmig und hilfreich erlebt, kann er selbst die Rolle des Stellvertreters des erwachsenen Anteils einnehmen und die Sätze sagen. Manchmal kann es außerdem erforderlich sein, dass er auch die Rolle des kindlichen Anteils übernimmt, um abschätzen zu können, welche Wirkung die fürsorglichen Sätze des erwachsenen Teils entfalten.

Dritter Schritt – Der Einbezug des Fokuspatienten in die Aufstellung. Zu Beginn einer Systemaufstellung nimmt der Fokuspatient die Rolle eines Beobachters ein und lässt das Geschehen auf sich wirken. Die damit verbundene Distanzierung ermöglicht es ihm, den Überblick über das System zu bewahren, was die Aufnahme neuer Information in Form alternativer Sichtweisen begünstigt. Bei den meisten Aufstellungsarbeiten ist es jedoch sinnvoll, auch den Fokuspatienten in die Aufstellung einzubeziehen, meist in der Weise, dass er die Rolle seines Stellvertreters einnimmt. Manchmal kann es jedoch auch sinnvoll sein, dass er die

Rolle einer anderen Person aus dem System (bzw. deren Stellvertreter) einnimmt. Die Frage nach dem optimalen Timing für den Einbezug des Fokuspatienten lässt sich leider nicht pauschal beantworten. Vereinfacht gesagt, sollte man den Fokuspatienten immer dann in die Aufstellung hineinnehmen, wenn dies den Prozess fördert. Dies ist in aller Regel dann der Fall, wenn einer der folgenden Punkte gegeben ist:

- Falls sich durch den Einbezug des Fokuspatienten neue Lösungsvarianten in Bezug auf die Positionierung der Stellvertreter ergeben.
- Gegen Ende (oder gelegentlich auch im Verlauf) einer Aufstellung, um es dem Fokuspatient zu ermöglichen, den positiven Effekt einer gelungenen Umstellung/Neuordnung auf eine emotional intensive Art und Weise erfahren zu können.
- Um durch kurze, rollenspielartige Sequenzen, die Lösung eines systemimmanenten Problems zu initiieren und deren positiven Konsequenzen zu erleben Dabei ist es manchmal auch sinnvoll, dass zunächst der Stellvertreter die Sequenz vorspielt und damit als Modell fungiert und der Fokuspatient erst danach selbst die Rolle übernimmt.
- Falls der Fokuspatient die Rückmeldung bzw. das Rollenfeedback der Stellvertreter als wenig plausibel oder schwer nach nachvollziehbar erlebt. Die Ursachen dieser Diskrepanz können oft konstruktiv aufgeklärt werden, wenn der Fokuspatient selbst die Rolle des betreffenden Stellvertreters einnimmt, da sich durch den Perspektivwechsel die Dinge oft anders darstellen, als es aus der Beobachterposition heraus der Fall ist.
- Der Einbezug des Fokuspatienten ist deshalb auch immer dann in Erwägung zu ziehen, wenn es wichtig ist, dass er die Perspektive einer anderen Person des Systems übernimmt, um auf diese Weise mehr Verständnis für deren Erleben und Verhalten zu entwickeln.

In den meisten Fällen wird der Fokuspatient also mindestens einmal, nämlich gegen Ende einer Aufstellung, seine Rolle selbst einnehmen, indem er die Position seines Stellvertreters einnimmt. Entweder verlässt dieser dann die Aufstellung ganz oder er stellt sich hinter den Fokuspatienten. Letzteres ist vor allem dann sinnvoll, wenn der Fokuspatient nur kurz seine Rolle übernimmt und unmittelbar danach wieder die Beobachterposition einnimmt. In manchen Aufstellungen wird der Fokuspatient hingegen zwei- bis dreimal einbezogen, um eine Rolle im aufgestellten System zu übernehmen. Ihn öfter einzubeziehen, wäre hingegen nicht sinnvoll, da sonst die Gefahr besteht, die kognitive und emotionale Verarbeitungskapazität des Patienten zu überfordern.

Vierter Schritt – Der Abschluss der Aufstellungsarbeit. Nach Abschluss einer Aufstellung ist es wichtig, die Stellvertreter wieder aus ihren Rollen zu entlassen. Zu diesem Zweck ist es sinnvoll, wenn der Fokuspatient sich vor jeden der Stellvertreter stellt und Folgendes zu ihnen sagt: *„Danke, dass du X warst* (z.B.

meine Mutter, mein Bruder Jakob, mein Chef usw.), *du bist jetzt wieder der/die Y"* (= Name des Mitpatienten). Bei längeren und emotional aufwühlenden Aufstellungen kann es notwendig sein, wenn der Therapeut die Stellvertreter anschließend außerdem noch dazu instruiert, ein wenig im Raum hin- und herzulaufen und sich zu „schütteln" (um die Rolle „abzuschütteln"), um die Rollenübernahme endgültig zu beenden.

Der Transfer: die Realisierung des Zielbildes

Wann immer möglich, sollte eine Systemaufstellung mit einem Lösungs- bzw. Zielbild abschließen. Außerdem sollten im Verlauf der Aufstellungsarbeit plausible diagnostische Hypothesen hinsichtlich der „Systemstörung" und deren Auflösung erarbeitet worden sein. Hierdurch bekommt der Fokuspatient eine Vorstellung davon, was er und die anderen Mitglieder des Systems benötigen, damit das System seine Aufgabe erfüllen kann. Diese Vorstellung kann eher kognitiv (z. B.: *„Mein Chef ist zu nah an unserem Team dran, sodass nicht mehr klar ist, wer eigentlich das Sagen hat. Das verwirrt alle. Als er mehr Abstand hatte, war alles klarer."*) oder eher emotional repräsentiert sein (z. B.: *„Ich hätte es gebraucht, dass meine Mutter als Kind mehr für mich da gewesen wäre, anstatt sich so sehr um ihre pflegebedürftige Mutter – meine Oma – zu kümmern. Es hat sich gut angefühlt, als sie mir näher war."*).

Nach der Erarbeitung des Lösungsbildes stellt sich die Frage, ob eine realistische Möglichkeit besteht, das, was sich in dem Bild in verdichteter Form ausdrückt, Realität werden zu lassen. Falls dies möglich erscheint, gilt es zu erarbeiten, worin der Beitrag des Fokuspatienten bestehen könnte. Für den Fokuspatienten stellen sich damit folgende Fragen:

- Was gilt es zu akzeptieren?
- Was ermöglicht eine solche Akzeptanz?
- Was ist veränderbar und wie kann eine solche Veränderung gelingen?
- Welchen Beitrag kann ich dafür leisten?

Aufstellungen, die sich auf eine Situation in der Vergangenheit beziehen, können nicht mehr verändert werden. Dies gilt umso mehr, wenn einige Mitglieder des Systems inzwischen verstorben sind (meist Großeltern oder Eltern). In diesem Fall können mit dem Fokuspatienten Möglichkeiten besprochen werden, wie die emotionale Verarbeitung dessen, was er in seiner Ursprungsfamilie vermisst oder ihn belastet hat, gefördert werden kann. Dies kann beispielsweise dadurch erreicht werden, dass die Thematik in der laufenden Therapie einen höheren Stellenwert bekommt oder er im Sinne einer Schreibtherapie Briefe an die betreffenden Familienmitglieder schreibt. Auch kann er das Grab verstorbener Familienmitglieder aufsuchen und mit ihnen ein imaginatives Gespräch führen und/oder sich mit den noch lebenden Familienangehörigen über die vergangene und aktuelle familiäre Situation austauschen. Möglicherweise ist es auch erforderlich, gezielte Informationen einzuholen, wenn diese dazu beitragen können, die Probleme innerhalb des familiären Systems besser zu verstehen. In jedem Fall sollte der Fokuspatient außerdem der Gruppe gelegentlich davon berichten, wo er in Bezug auf die Auseinandersetzung mit der Thematik steht.

Handelt es sich hingegen um eine Situation, die sich auf ein aktuelles System bezieht (die eigene Familie, das aktuelle Arbeitsteam usw.) können mehr handlungsorientierte Aufgaben formuliert werden, die dazu beitragen können, die reale Situation dem Lösungsbild der Aufstellung anzunähern. Möglicherweise kann der Fokuspatient sein Verhalten ändern, sich mit den Angehörigen des Systems über notwendige Veränderungen im Umgang miteinander austauschen, konkrete Maßnahmen einleiten, die eine Veränderung der Situation zur Folge haben (z. B. sich eine andere Stelle suchen) oder für die Aufnahme Therapie einsetzen, die die Angehörigen des Systems einbezieht (z. B. eine Paar- oder Familientherapie oder ein Coaching im beruflichen Kontext). Wann immer möglich, sollten möglichst eindeutige, verbindliche und zeitlich definierte Vereinbarungen bezüglich der anstehenden Aufgaben getroffen werden.

Die Erfahrung zeigt jedoch, dass entweder die Sitzungszeit nicht ausreicht, um diese Transfer-Analyse durchzuführen oder der Fokuspatient emotional zu aufgewühlt ist, um von dieser profitieren zu können. In solchen Fällen ist es deshalb sinnvoll, die Transfersicherung entweder in der Folgesitzung oder in einer parallel laufenden Einzeltherapie durchzuführen.

Zusammenfassung – Durchführung einer Systemaufstellung

1. *Klärung des Anliegens:*
   - Herausarbeiten, welcher Zusammenhang zwischen den aktuellen Beschwerden oder Problemen und den relevanten sozialen Bezugssystem vorliegen. Indikationsstellung für die Durchführung einer Systemaufstellung mit einem entsprechenden Sitzungsziel.
2. *Definition des Systems und seiner Mitglieder:*
   - Welches soziale Bezugssystem ist für die Bearbeitung des Anliegens relevant (Familie, Arbeitsteam, WG usw.)? Wer gehört dem System an und sollte in die Aufstellung einbezogen werden?
   - Sollten neben Personen auch abstrakte Faktoren in die Aufstellung einbezogen werden (z. B. „die Schulden“, „die Firma“ usw.)?
   - Auswahl der Stellvertreter.
3. *Positionierung und Ausrichtung der Stellvertreter im Gruppenraum:*
   - Die Stellvertreter werden von dem Fokuspatienten im Raum aufgestellt, wobei die Abstände, die Ausrichtung der Körperachse und die Blickrichtung festgelegt werden.

- Eindoppeln der Stellvertreter durch den Fokuspatienten und Zusammenfassung der Inhalte in einer prägnanten Aussage (z. B.: *„Ich fühle mich ausgeschlossen.“*).
- Aussprechen der Aussagen. Erleben von deren Wirkung und der Positionierung.

4. *Auswertung der Aufstellung:*
   - Feedback der Stellvertreter, der Beobachter und des Fokuspatienten bezüglich der Wirkung der Aufstellung.
   - Identifikation von Änderungsoptionen und systemimmanenten Störungen.
5. *Herausarbeiten des Ziel-Zustandes und Mittel-Analyse: die sukzessive Entwicklung eines Zielbildes:*
   - Durch Umstellungen der Stellvertreter erfolgt eine Neuordnung des Systems, sodass seine „Funktionsfähigkeit“ wieder hergestellt wird.
   - Um die Neuordnung zu ermöglichen, ist meist die Identifikation und Modifikation der systemimmanenten Störungen notwendig. Es handelt sich hierbei um folgende Störungstypen:
     - Identifikation mit einem abwesenden oder ausgeschlossenen Systemmitglied.
     - Ein Systemmitglied übernimmt Aufgaben oder Belastungen von einem anderen Systemmitglied und hilft ihm dabei, diese zu bewältigen.
     - Vermischung von Subsystemen bzw. unklare Grenzen zwischen ihnen.
     - Intrapsychische Vermischung von Persönlichkeitsanteilen.
   - Durchführung von kurzen Rollenspielen, die dazu beitragen, die „Störungen“ aufzulösen und die Entwicklung eines Zielbildes ermöglichen.
6. *Einbezug des Fokuspatienten in die Aufstellung:*
   - Wenn es erforderlich ist, wird der Fokuspatient in die Aufstellung einbezogen und übernimmt die Rolle eines Stellvertreters. In den meisten Fällen übernimmt er dabei seine eigene Rolle im System, manchmal kann es jedoch auch sinnvoll sein, wenn der Fokuspatient die Stellvertreterrolle eines anderes Systemmitgliedes einnimmt, um auf diese Weise mehr Verständnis für die anderen Mitglieder des System zu entwickeln.
7. *Transfer:*
   - Erarbeiten von Möglichkeiten, die durch das Zielbild symbolisierte Problemlösung in die Realität zu überführen.

8.2.3 Abschließende Bemerkungen zu Systemaufstellungen in verhaltenstherapeutischen Gruppen

Systemaufstellungen haben ihre Wurzel in der Familientherapie und im Psychodrama. Wie bereits ausgeführt, erlaubt die Interaktionsstruktur zieloffener verhaltenstherapeutischer Gruppen die Durchführung solcher Aufstellungen ebenso wie diejenige von Rollenspielen. Was eine Integration dieser Methode hingegen erschwert, ist der ideologische Ballast, der mit der therapeutischen Anwendung von Familienaufstellungen verbunden ist. Zur Diskreditierung dieser Methode haben vor allem die Publikationen und die öffentlichkeitswirksamen Auftritte von Bert Hellinger beigetragen. Wesentliche Kritikpunkte beziehen sich auf fragwürdige Konzepte bezüglich der Wirkfaktoren von Aufstellungen (z. B. die Theorie der „morphogenetischen Felder“), auf seinen apodiktischen Duktus und auf die direktiv-autoritäre Art und Weise, Familienaufstellungen durchzuführen. Schließlich wurde der Durchführung von Familienaufstellungen ein mythisch anmutender Heilscharakter zugesprochen, ohne die in Aufstellungen erzielten (tatsächlichen oder auch nur vermeintlichen) Effekte einer systematischen empirischen Prüfung zu unterziehen.

Der Einsatz von Systemaufstellungen in der AVG setzt deshalb deren Entmythologisierung voraus! Diese lässt sich durch folgende Punkte charakterisieren:

- Systemaufstellungen erlauben *keine* Aussagen über objektiv gegebene Sachverhalte, sondern repräsentieren *ausschließlich* die subjektive Interpretation eines sozialen Verbandes, die zudem unterschiedliche kognitive Verzerrungen beinhalten kann (z. B. bezogen auf das Erinnerungsvermögen, das aktuelle Befinden usw.).
- Systemaufstellungen haben keinen Wahrheitsanspruch und ihre Effekte können durch sozialpsychologische und kognitive Theorien erklärt werden. So können Systemaufstellungen, wie bereits ausgeführt, als eine Sonderform des Soziogramms konzeptualisiert werden, wobei anders, als es bei dessen sonstiger Anwendung der Fall ist, nicht alle Angehörige einer Gruppe bzw. eines Systems befragt werden, sondern ausschließlich die Perspektive von einem Systemmitglied (dem Fokuspatienten) berücksichtigt wird. Eine Aufstellung stellt damit immer *eine* mögliche Interpretation des erlebten Beziehungsgefüges dar, die sich mehr oder weniger von der Sichtweise der anderen Systemmitglieder unterscheidet.
- Die kognitive Repräsentation der Beziehungskonstellationen eines Systems lässt sich besonders gut in Form einer Systemaufstellung darstellen. Durch den Prozess der Darstellung *(„wer steht wo und wie zu wem“)* lässt sich zugleich eine Präzisierung und Differenzierung des gegebenen Beziehungserlebens erreichen, sodass sie damit als eine Variante des klärungsorientierten Vorgehens nach Sachse, Schirm und Kiszkenow-Bäker (2014) aufgefasst werden kann. Des Weiteren kann durch das beschrieben Vorgehen eine kognitive Umstrukturierung der Repräsentation des betreffenden Systems erreicht werden. Diese kann eine Einstellungsänderung in Bezug auf das System als Ganzes und/oder in Bezug auf dessen Mitglieder zur Folge haben, die unter Umständen gänzlich neue Handlungsoptionen eröffnen kann.

- Das praktische Vorgehen des Therapeuten sollte im Hinblick auf den zu steuernden Prozess klar strukturiert sein, jedoch von Wertschätzung und Akzeptanz gegenüber dem Fokuspatienten und dessen Sicht der Dinge gekennzeichnet sein. Das Vorgehen ist hypothesengeleitet, ergebnisoffen und orientiert sich an den Rückmeldungen der Stellvertreter, der Gruppe und des Fokuspatienten. Dabei ist er es, der darüber entscheidet, was er als plausibel und stimmig erlebt und was nicht. Der Therapeut übt keinerlei Druck auf ihn aus, bestimmte Veränderungen in der Aufstellung oder Lösungsvorschläge anzunehmen, mögen diese auch noch so plausibel erscheinen. Übt die Gruppe entsprechenden Druck aus, dann sollte der Therapeut dies unterbinden und auf eine konstruktive Auflösung der bestehenden Diskrepanz zwischen dem Erleben des Fokuspatienten und dem der Gruppe einwirken. Da die Aufstellung als die subjektive Widerspiegelung der inneren Erlebniswelt des Fokuspatienten verstanden wird, resultiert daraus, dass er alleine darüber entscheidet, wie mit dieser zu verfahren ist.

Werden die genannten Punkte bei der Durchführung und Auswertung von Systemaufstellungen konsequent beachtet, dann lässt sich diese familientherapeutische Methode erfahrungsgemäß gut in die AVG integrieren.

Merke:

Systemaufstellungen können in der AVG als eine Methode der motivationalen Klärung eingesetzt werden, wenn die Probleme des Patienten in unmittelbaren Zusammenhang mit einem für ihn relevanten Bezugssystem stehen. Durch die Auswahl der Stellvertreter wird der Fokuspatient dazu angeregt, sich mit unterschiedlichen Perspektiven auseinanderzusetzen und bei der Entwicklung eines Zielbildes können die Rückmeldungen der Stellvertreter genutzt werden. In jedem Fall sollte jedoch der hypothetische Charakter solcher Aufstellung betont und eine direktives Vorgehen des Therapeuten unbedingt vermieden werden.

8.3 Methoden, die die Gruppe als sozialen Mikrokosmos definieren

Die im Folgenden beschrieben Techniken und Methoden beziehen sich in sehr viel stärkerem Maße auf das Verhalten der Patienten, das diese *innerhalb* der Gruppe zeigen, wohingegen die bisher beschriebenen Methoden sich auf Probleme und Verhaltensmuster beziehen, die *außerhalb* der Gruppe ihren Ursprung haben. Die Methoden unterscheiden sich also in Bezug auf die Datenquelle, auf die sich die Gruppenmitglieder beziehen. Bei den nun vorgestellten Methoden wird die Wirkung eines Gruppenmitgliedes auf die anderen Gruppenmitglieder oder umgekehrt, die Wirkung der Gruppe auf ein Gruppenmitglied thematisiert. Hierdurch konzeptualisieren sie die Gruppe als „sozialen Mikrokosmos" im Sinne von Yalom (2005), in dem früher oder später die für eine Person charakteristischen Verhaltens- und Interaktionsmuster offenbart werden. Da das Modell des sozialen Mikrokosmos nur sehr bedingt als konzeptueller Rahmen für die Durchführung einer AVG infrage kommt (vgl. Kap. 3), ist es für den Gruppenleiter umso wichtiger, eine klare Vorstellung davon zu haben, *wann* (in welchen Situationen), *warum* (mit welchem Ziel) und *wie* (mithilfe welcher Techniken) er die in der Gruppe zutage tretenden Verhaltens- und Interaktionsmuster der Gruppenmitglieder zum Thema macht.

8.3.1 Das Gruppensoziogramm aus individueller Perspektive

Beschreibung

Bei dieser Art des *individuellen Soziogrammes* handelt es sich um eine Variante der Aktionssoziometrie, die dem Psychodrama zu zuordnen ist (von Ameln et al., 2009). Analog des beschriebenen Vorgehens bei der Systemaufstellung wird der Fokuspatient hierbei aufgefordert, sich und die anderen Mitglieder der Gruppe so im Raum aufzustellen bzw. zu positionieren, dass diese Aufstellung sein Erleben der Gruppe einschließlich seiner Beziehungen zu den anderen Gruppenmitgliedern zum Ausdruck bringt. Die Aufstellungen liefert damit Antworten auf eine ganze Reihe relevanter Fragen:

- Welchen Mitpatienten fühlt sich der Fokuspatient nahe und welchen nicht?
- Erlebt er sich als Teil der Gruppe oder eher als Außenseiter?
- Wie kohäsiv erlebt er die Gruppe als Ganzes?

Nachdem der Fokuspatient sich und die Gruppe im Raum aufgestellt hat, wird durch wechselseitiges Feedback und Exploration an einer Neuordnung gearbeitet, die sowohl vom Fokuspatienten als auch von den anderen Gruppenmitgliedern als befriedigender erlebt wird. Da diese Art der Aufstellung immer auch eine Form der Exposition darstellt und deshalb auch mit aversiven Gefühlen einhergeht, birgt sie einiges Konfliktpotenzial und Risiken, sodass sie nur bei gegebener Indikation und dem zumindest partiellen Vorliegen der instrumentellen Gruppenbedingungen durchgeführt werden sollte (gelbe KOVA-Ampel, vgl. Kap. 5).

Ziel

Mithilfe dieser Form der Soziogrammarbeit werden zwei Ziele verfolgt:

1. Sie dient dazu, die Integration eines Patienten zu unterstützen, dessen Einstellung der Gruppe gegenüber durch ein hohes Maß an Ambivalenz gekennzeichnet ist. Meist liegt dieser ein Annäherungs-Vermeidungskonflikt zugrunde, der dadurch charakterisiert ist, dass bei dem Betroffenen einerseits ein starker

Wunsch nach Zugehörigkeit zur Gruppe besteht, andererseits eine große Angst vor Ablehnung und Zurückweisung. Typisch sind solche Konflikte bei sozial ängstlichen und selbstunsicheren Persönlichkeiten und/oder Personen, die Situationen ausgesetzt waren, in denen sie zum Außenseiter einer Gruppe oder gemobbt wurden.

2. Manche Patienten neigen aufgrund entsprechender biografischer Erfahrungen dazu, Prozesse in Gruppen auf eine selektive, verzerrte oder einseitige Art und Weise wahrzunehmen und deshalb in dysfunktionaler Weise darauf zu reagieren. Dies könnte beispielweise bei einem Patienten der Fall sein, dessen Eltern sich scheiden ließen und deren Konflikte auch danach noch ihren Umgang miteinander prägten. Der Patient könnte deshalb Spannungen in der Gruppe nur schwer aushalten und würde sehr sensibel darauf reagieren, wenn sich in der Gruppe eine „Lagerbildung" abzeichnen würde. Durch das beschriebene Soziogramm könnte dieser subjektive Eindruck thematisiert und bearbeitet werden. Im Sinne einer Realitätsüberprüfung könnte er hierdurch die Erfahrungen machen, dass die Konflikte weniger gravierende Folgen haben, als er befürchtet, was eine Einstellungsänderung Konflikten gegenüber bedingen oder zumindest bahnen könnte. Diese Variante des Soziogramms kann somit dazu beitragen, dysfunktionale Schemata bezüglich der Wahrnehmung und Interpretation von Gruppenprozessen und Interaktionsmustern bewusst zu machen und zu modifizieren.

Rolle der Gruppe

Diese wirkt in der Aufstellung mit, gibt dem Fokuspatienten Feedback und unterstützt ihn dabei, sich mit seinen Ängsten vor Ablehnung und/oder dysfunktionalen Einstellungen gegenüber Gruppenprozessen auseinanderzusetzen. Sie trägt außerdem dazu bei, dass er sich in die Gruppe integrieren kann und verstärkt die Schritte, die dazu erforderlich sind.

Indikation

Die Indikation für den Einsatz dieser Methode ist dann gegeben, wenn ein schüchterner, sozial ängstlicher bis selbstunsicherer Patient oder ein Patient mit negativen Gruppenerfahrungen, der befürchtet, auch in der Therapiegruppe verletzt oder gedemütigt zu werden, sich auch nach mehreren Gruppensitzungen nicht adäquat in die Gruppe einbringen und damit integrieren kann. Die betroffenen Patienten sprechen dann meist im Rahmen der Orientierungsrunde entweder implizit oder explizit ihr Unbehagen in der Gruppe an. Des Weiteren sollte eine hohe Wahrscheinlichkeit dafür gegeben sein, dass die anderen Gruppenteilnehmer den Patienten nicht ablehnen oder ausschließen, sondern ihm wohlwollend gegenüberstehen und Verständnis für seine Befürchtungen haben. Die

Problematik sollte demnach primär durch das (sozial unsichere) Verhalten des Fokuspatienten und nicht durch das anderer Gruppenmitglieder bedingt werden. Bei Patienten, die durch wiederholt überhebliches, distanziertes, feindseliges oder paranoides Verhalten die Gruppe gegen sich aufgebracht haben, ist diese Methode hingegen kontraindiziert. Ihre Anwendung würde den bestehenden Konflikt noch intensivieren. In diesem Fall sollte der Therapeut sich eher aktiv darum bemühen, die zugrunde liegenden und potenziell akzeptablen Motive des Patienten herauszuarbeiten (z. B. Schutz vor Verletzung, Angst vor Nähe und Abhängigkeit usw.), um damit die dysfunktionalen Verhaltensweisen des Patienten zu validieren und sie für die Gruppe transparent zu machen.

Vereinfacht gesprochen, geht es bei einem sozial ängstlichen Patienten darum, ihm Möglichkeiten zu eröffnen, sein Bedürfnis nach Bindung zu befriedigen, wohingegen es bei einem überheblichen, distanzierten Patienten vor allem darum geht, sein Bedürfnis nach Autonomie und Kontrolle zu befriedigen. Im Sinne einer komplementären Beziehungsgestaltung (Casper, 2007), die sich auf die gesamte Gruppe einschließlich des Therapeuten bezieht, können sich beide Patiententypen erst dann auf die Gruppentherapie einlassen, wenn die genannten Bedürfnisse zumindest partiell befriedigt werden.

Eine weitere Indikation ist dann gegeben, wenn ein Patient das Verhalten anderer Gruppenmitglieder wiederholt in einer Weise wahrnimmt und interpretiert, die schwer nachvollzogen werden kann und die deshalb auf die Aktivierung dysfunktionaler, die interpersonelle Realität verzerrende Schemata hinweist (z. B. ein Patient, der eine Lagerbildung in der Gruppe wahrnimmt, die nicht in der geschilderten Ausprägung gegeben ist, die jedoch zur Folge hat, dass er sich nicht mehr einbringen will oder kann).

Durchführung

Wie bei den anderen Methoden auch, setzt der Einsatz dieser Methode die Formulierung eines entsprechenden Anliegens voraus. Aufgrund der bestehenden sozialen Ängste oder des mangelnden Problembewusstseins bezüglich der dysfunktionalen Erlebensmuster zögern Patienten jedoch häufig, ihre Schwierigkeiten in der Gruppe offen anzusprechen. Stattdessen können diese eher indirekt aus den Gesprächsbeiträgen der betreffenden Patienten erschlossen werden. Als typisch können in diesem Zusammenhang folgende Patientenäußerungen gelten:

- „Der Konflikt mit meiner Mutter beschäftigt mich gerade sehr, aber ich werde das in meiner Einzeltherapie besprechen!“
- „Ich möchte noch abwarten, bevor ich ein Thema in die Gruppe einbringe, ich bin ja noch nicht so lange in der Gruppe.“
- „Ich glaube nicht, dass mein Thema die anderen interessiert und ich glaube auch nicht, dass mir die Gruppe überhaupt helfen kann.“

- „Ich habe noch Schwierigkeiten hier in der Gruppe. Gruppen sind überhaupt auch nicht so mein Ding."
- „Ich habe den Eindruck, dass in der Gruppe gerade ziemliche Spannungen bestehen und da möchte ich lieber nicht über meine Probleme sprechen."

Es gibt unterschiedliche Möglichkeiten, wie der Therapeut auf solche Äußerungen reagieren kann und nicht immer ist es sinnvoll, den Patienten auf sein Erleben der Gruppe und mögliche Schwierigkeiten mit der Gruppe anzusprechen. Das offene Ansprechen dieser Schwierigkeiten ist vor allem dann sinnvoll, wenn sich solche Äußerungen wiederholen und auch weitere Beobachtungen darauf hinweisen, dass es dem Patienten schwerfällt, sich in die Gruppe zu integrieren. Ist dies der Fall, dann sollte der Therapeut ihn auf seine potenziellen Probleme in der Gruppe ansprechen und ihn ermutigen, diese zu thematisieren. Beispiele für ein mögliches Vorgehen, wenn Patienten dazu motiviert werden sollen, ihre Probleme mit der Gruppe offen anzusprechen:

- „Herr B., natürlich bestimmen Sie alleine, wann und was Sie hier zum Thema machen. Dennoch möchte ich Ihnen rückmelden, was mir angesichts ihrer Bemerkung (oder Einschätzung, Rückmeldung, Eindruck usw.) durch den Kopf geht: Kann es sein, dass Sie in der Gruppe noch gar nicht richtig angekommen sind? Wie geht es Ihnen denn überhaupt hier in der Gruppe? Was sind so Ihre Gedanken, wenn Sie hier ankommen und die Sitzung losgeht?"
- „Wissen Sie, was ich befürchte? Dass Sie sich in der Gruppe nicht wirklich gut aufgehoben fühlen! Wie erleben Sie denn unsere Gruppentherapie?"
- „Meine Erfahrung als Gruppenleiter ist es, dass es vielen Patienten zunächst schwerfällt, sich hier zu öffnen und mit Menschen, die man erst seit Kurzem kennt, offen über ganz persönliche Probleme zu sprechen. Dazu braucht es einiges an Vertrauen und vor allem auch das Gefühl, willkommen zu sein und dazuzugehören. Wie geht es Ihnen denn hier in der Gruppe?"

Durch dieses Vorgehen sollte der betreffende Patient auf eine wertschätzende und zugleich hartnäckige Art und Weise motiviert werden, von seinen Schwierigkeiten in Bezug auf die Gruppe zu berichten. Dabei sollte der Therapeut darauf achten, das Hier und Jetzt des Gruppengeschehens zu thematisieren und nicht zuzulassen, dass der Patient dies vermeidet, indem er von früheren Erfahrung oder Gruppen im Allgemeinen spricht. Berichtet der Patient dann offen über seine Schwierigkeiten, sollte der Therapeut ihm vorschlagen, ein individuelles Soziogramm durchzuführen. Ist er damit einverstanden werden der Fokuspatient und die Gruppe für die Durchführung des Soziogrammes instruiert. Diese gliedert sich in drei Phasen:

1. Die Aufstellung der erlebten aktuellen Situation und deren Auswertung unter Einbezug des Fokuspatienten und der Gruppe.

2. Entwicklung einer alternativen Aufstellung, die von dem Fokuspatienten positiv bewertet wird.
3. Kurze Sequenzen (Verhaltensproben mit Expositionscharakter), in denen der Fokuspatient mit den Gruppenmitgliedern in Kontakt tritt, um seine Wünsche zu äußern und/oder seine Einschätzung zu überprüfen. Hierdurch soll die Voraussetzung für die alternative Aufstellung geschaffen werden. Im Folgenden soll die Anleitung für die Einleitung und Durchführung des Soziogrammes beschrieben werden.

Beispiel: Einleitung und Durchführung eines individuellen Soziogramms

Th.: Also, wenn ich Sie richtig verstanden habe, fällt es Ihnen nicht leicht, hier in der Gruppe zu sein und eigene Themen einzubringen, da Sie sich hier nicht wohlfühlen und unsicher sind, wie die Gruppe Ihnen gegenüber eingestellt ist. Das sind offene und klare Worte! Was halten Sie davon, wenn wir Ihre Sicht der Dinge hier in den Raum bringen?

1. Phase: Aufstellung und Auswertung:
Th.: Gut, dann legen wir los! Ich würde mit Ihnen (Herrn B.) gerne eine Gruppenaufstellung machen, die Ihnen Gelegenheit bieten soll, uns zu zeigen, wie die Gruppe auf Sie wirkt. Dazu möchte ich alle Gruppenmitglieder einmal bitten, aufzustehen und alle Stühle ganz an den Rand des Raumes zu stellen, sodass wir möglichst viel Platz haben. O. K., ich erkläre jetzt kurz die Aufgabe. Diese besteht darin, dass Sie (Herr B.) alle Gruppenmitglieder so im Raum verteilen, dass der Abstand zwischen den Gruppenmitgliedern untereinander, aber vor allem auch zwischen den Gruppenmitgliedern *und Ihnen* in etwa abbildet, wie nah oder fern Sie sich den einzelnen Gruppenmitgliedern fühlen und wie Sie deren Nähe untereinander einschätzen. Bitte richten Sie die Gruppenmitglieder dabei auch so aus, dass deutlich wird, wohin sie schauen bzw. wen sie ansehen. Haben Sie noch Fragen? Wenn nicht, dann legen Sie zuerst Ihre Position im Raum fest und wenn Sie wollen, können Sie diese Position vorübergehend auch durch einen Stuhl markieren. Führen Sie jetzt jedes Gruppenmitglied nacheinander an den Platz, der Ihnen passend erscheint. Das muss nicht alles gleich stimmen, Sie können im Verlauf der Aufstellung die Positionen auch wieder verändern, bis Sie den Eindruck haben, dass es für Sie stimmt. Dabei können Sie auch immer wieder Ihren Platz einnehmen und die Aufstellung auf sich wirken lassen und dann wieder Veränderungen vornehmen. Lassen Sie sich Zeit und gehen Sie dabei intuitiv vor – folgen Sie sozusagen Ihrem „Bauchgefühl“! Ich selbst bin aus der Aufstellung ausgenommen.

Der Fokuspatient stellt die Gruppe und sich im Raum auf, wobei der Therapeut darauf achtet, dass er die Instruktionen befolgt. Falls erforderlich, greift er korrigierend ein. Nach erfolgter Aufstellung fordert er den Fokuspatienten zum Innehalten auf.

Th.: Lassen Sie die Aufstellung jetzt einen Moment lang auf sich wirken (ca. 30 Sekunden).

Für die Auswertung der Aufstellung stellt er dem Fokuspatienten dann die nachfolgenden Fragen.

Th.: Herr B., wie geht es Ihnen da, wo Sie stehen? *(Nachdem Herr B. geantwortet hat.)* Würden Sie lieber an einem anderen Platz stehen? *(Nachdem Herr B. geantwortet hat.)* Sollen andere Gruppenmitglieder woanders stehen?

2. Phase: Entwicklung einer alternativen Aufstellung:
Th.: Also, wenn ich Sie richtig verstanden haben, möchten Sie eigentlich eher in der Nähe von Herrn M., Frau H. und Frau S. stehen. Ich schlage deshalb vor, dass Sie gleich die ganze Gruppe neu aufstellen und dabei auch einen neuen Platz für sich selbst wählen. Die Neuaufstellung soll damit zum Ausdruck bringen, wie Sie sich die Situation in der Gruppe wünschen würden bzw. womit es Ihnen gut gehen würde.

Analog dem in Phase eins beschriebenen Vorgehen stellt der Fokuspatient die Gruppenmitglieder um und nimmt dann auch selbst eine andere Position ein. Dabei kann es hilfreich sein, wenn der Therapeut darauf hinweist, dass die Aufstellung die subjektive Sicht der Dinge zum Ausdruck bringt, sozusagen eine ganz persönliche „soziale Landkarte", jedoch nicht die Realität selbst abbildet. Dennoch sind solche Landkarten wichtig, da wir uns an ihnen orientieren, vor allem dann, wenn wir den Weg nicht kennen. Umso wichtiger ist es deshalb, dass wir unsere persönliche „soziale Landkarte" immer wieder mit der (sozialen) Realität abgleichen!

3. Phase: Interaktion und Verhaltensproben:
Nach der Umstellung befragt der Therapeut den Patienten erneut.

Th.: Wie geht es Ihnen jetzt an Ihrem neuen Platz?

Falls sich der Patient an seinem neuen Platz besser fühlt, kann man auch die anderen Gruppenmitglieder danach befragen, wie es ihnen an ihren neuen Plätzen geht. Dies ist dann zu empfehlen, wenn davon auszugehen ist, dass die Umstellung von den (meisten) Gruppenmitgliedern positiv erlebt wurde. Kurze Zwischenbemerkungen (z. B.: *„Das passt jetzt wirklich besser."*) und Körpergesten ermöglichen diesbezüglich meist eine valide Einschätzung. In diesem Fall hat die Rückmeldung der Gruppen einen verstärkenden Charakter und ermutigt den Fokuspatienten für das weitere Vorgehen. Ist sich der

Therapeut hingegen unsicher, wie die Umstellung erlebt wurde, dann ist es meistens günstiger, kein Feedback einzuholen. In jedem Fall bittet der Therapeut den Fokuspatienten und die anderen Gruppenmitglieder, sich ihre neuen Positionen zu merken und dann jedoch wieder ihre alten Positionen einzunehmen. Anschließend befragt er Herrn B. erneut.

Th.: Was bräuchte es denn, damit Sie Ihren neuen Platz einnehmen könnten? *(Nachdem Herr B. geantwortet hat.)* Was könnten Sie dafür tun und was kann die Gruppe dafür tun? Gibt es Gruppenmitglieder, denen eine besondere Rolle dabei zukommt, diese Veränderung zu ermöglichen?

In Abhängigkeit von den Ergebnissen der Befragung bittet der Therapeut den Fokuspatienten, auf die anderen Gruppenmitglieder zuzugehen und diesen auf möglichst direkte Art und Weise seine Wünsche und/oder Befürchtungen mitzuteilen. Hierbei soll er die Punkte ansprechen, die es ihm ermöglichen, seinen bisherigen Platz zu verlassen und seinen bevorzugten (Wunsch-)Platz einzunehmen. Die angesprochenen Patienten werden ermutigt, ihm eine authentische Rückmeldung zu geben und/oder seine Fragen zu beantworten. Ist die Gruppe nicht zu groß (maximal acht bis neun Gruppenmitglieder), dann sollte der Patient hierbei mit *jedem* Gruppenmitglied in Kontakt treten. Dabei kann er unterschiedliche Fragen, Wünsche oder Befürchtungen äußern oder aber die gleichen Inhalte wiederholen. Häufige Äußerungen beziehen sich auf folgende Punkte:

- Die Angst, von allen oder einigen Gruppenmitgliedern abgelehnt und zurückgewiesen zu werden.
- Die Befürchtung, in der Gruppe nicht erwünscht zu sein und nicht zur Gruppe zu passen.
- Die Angst, anderen zur Last zu fallen und sie durch die eigenen Probleme zu überfordern.
- Die Überzeugung, in der Gruppe nur geduldet zu sein und deshalb auf keinen Fall Raum beanspruchen zu dürfen.
- Von Gruppenmitgliedern eingeschüchtert zu sein, da diese als dominant und überlegen eingeschätzt werden.
- Rivale(in) zu sein und deshalb andere gegen sich aufzubringen.

Der Therapeut sollte die individuellen Befürchtungen des Fokuspatienten herausarbeiten und präzisieren, unabhängig davon, ob sich diese auf alle oder nur auf einige Gruppenmitglieder beziehen (Letzteres ist öfter der Fall). Er ermutigt den Fokuspatienten dann, mit dem oder den Gruppenmitgliedern in direkten Kontakt zu treten und ihnen sowohl seine Wünsche als auch seine Befürchtungen offen mitzuteilen. Der jeweils angesprochene Patient wird aufgefordert, entsprechendes Feedback zu geben. Beispielhaft könnte diese Interaktionssequenz wie folgt aussehen:

Th.: Wenn ich Sie richtig verstehe, befürchten Sie vor allem, von Frau H. und Herrn M. abgelehnt zu werden. Da Sie zudem den Eindruck haben, dass die beiden für die Gruppe sehr wichtig sind, fällt es Ihnen auch schwer, auf die anderen offen zuzugehen. Es freut mich, dass Sie uns gegenüber so offen sind und uns daran teilhaben lassen, was Sie beschäftigt. Um Ihre Befürchtung zu überprüfen, schlage ich folgende Übung vor. Kommen Sie einmal mit und stellen sich hier vor Frau H.

(Der Therapeut begleitet Herrn B. und bittet ihn, sich Frau H. gegenüber hinzustellen.)

Th.: Gut. Können Sie Frau H. nun sagen, was Ihnen in Bezug auf die Gruppe wichtig ist? Dass Sie nämlich mehr zur Gruppe gehören würden und Ihr dann auch Ihre Befürchtungen mitteilen, die damit verbunden sind und die Frau H. direkt betrifft?

Nachdem Herr B. seine Wünsche und Befürchtungen mitgeteilt hat, wozu nicht selten zu Beginn eine erneute Ermutigung nötig ist, bittet der Therapeut Frau H. um eine ehrliche Rückmeldung.

Th.: Nun haben Sie (Frau H.) sozusagen offiziell gehört, was Herrn B. beschäftigt und auch welche Rolle Sie dabei spielen. Wie ist das für Sie, dies zu hören? Möchten Sie Herrn H. eine ehrliche Rückmeldung darüber geben, ob seine Befürchtungen berechtigt sind?

Entwickelt sich die Sequenz, wie erwartet, positiv, dann bittet der Therapeut Herrn B., sich Herrn M. zuzuwenden und auch ihm seine Wünsche und Befürchtungen mitzuteilen. Anschließend könnte Herr B. entweder die restlichen Gruppenmitglieder gemeinsam (z. B.: *„Ich würde mich gerne mehr in die Gruppe einbringen. Akzeptiert ihr mich?“*) oder aber jedes einzelne Mitglied der Gruppe anzusprechen.

In der Reihenfolge, in der der Fokuspatient die anderen Gruppenmitglieder anspricht, wechseln diese, nachdem sie Feedback gegeben haben, ihren Platz und nehmen den der alternativen (Wunsch-)Aufstellung ein. Im Verlauf der Arbeit wechselt somit jedes Gruppenmitglied sukzessive seinen ursprünglichen Platz und nimmt den der alternativen Aufstellung ein. Als letztes nimmt dann der Fokuspatient seinen neuen Platz ein und wird dann aufgefordert, ein kurzes Abschlussfeedback zu geben. Danach löst der Therapeut die Aufstellung auf und bittet die Gruppenmitglieder darum, wieder Platz zu nehmen. Er verstärkt die Gruppe für ihre aktive und konstruktive Mitarbeit. Anschließend erhält jedes Gruppenmitglied die Gelegenheit zu einem anteilnehmenden Feedback *(„Wie haben Sie die Aufstellungsarbeit erlebt? Was hat Sie bei Ihnen ausgelöst?“)*. Außerdem sollen sie mitteilen, was sie für sich aus der Gruppenarbeit mitnehmen. Meistens markiert dieses Feedback auch das Ende der Sitzung.

In Abhängigkeit vom Verlauf der Sitzung kann es erforderlich sein, das Vorgehen zu modifizieren. Beispielsweise indem das Feedback der Gruppe stärker einbezogen wird oder der Aspekt der Realitätsüberprüfung beim Vorliegen dysfunktionaler Schemata mehr Raum bekommt. Auch sollte eine Überforderung des Fokuspatienten vermieden werden, da diese Methode den Betroffenen in hohem Maße mit seinen sozialen Ängsten konfrontiert und den Fokus vor allem auf Veränderung und sehr viel weniger auf Akzeptanz legt. Aus diesem Grund benötigt der Fokuspatient ein hohes Maß an Unterstützung durch den Therapeuten, der sich deshalb während der Durchführung der Aufstellung stets in der Nähe des Fokuspatienten aufhalten sollte, um ihm hierdurch, symbolisch gesprochen, „den Rücken zu stärken“ oder „auf seiner Seite zu stehen“. Auch sollte der Therapeut sich sicher sein, dass der Fokuspatient von der Gruppe akzeptiert wird und es *dessen* Schwierigkeiten sind (in Form von irrationalen Befürchtungen und Verhaltensdefiziten), die es ihm bisher schwer gemacht haben, sich in die Gruppe zu integrieren. Falls eine valide Einschätzung hierüber nicht möglich ist, sollte von dem beschriebenen Vorgehen abgesehen werden. In diesem Fall kann es sinnvoller sein, beispielsweise die im Folgenden beschriebene Methode anzuwenden.

Merke:

Wenn einzelne Gruppenmitglieder aufgrund sozialer Ängste bzw. der Angst vor Zurückweisung Schwierigkeiten haben, sich in die Gruppe zu integrieren, obgleich diese ihnen gegenüber positiv eingestellt ist, kann es sinnvoll sein, ein individuelles Soziogramm durchzuführen. Hierdurch kann sowohl die Integration des betreffenden Gruppenmitgliedes gefördert, als auch die Kohäsion der Gruppe intensiviert werden.

8.3.2 Das Gespräch hinter dem Vorhang

Wie auch einige andere der hier bereits beschriebenen Methoden entstammt auch diese dem Psychodrama (von Ameln et al., 2009). Beim + (oder „behind your back“) wird die Gruppe aufgefordert, sich über ihre Einschätzungen bezüglich der Problematik und/oder bestimmter Verhaltensweisen des Fokuspatienten auszutauschen. Dabei sollen sie sich vorstellen, dass der betreffende Patient nicht anwesend ist – obwohl er dem Gespräch tatsächlich beiwohnt – und sie somit *über* und nicht *mit ihm* sprechen. Durch diese Technik wird also eine oft praktizierte soziale Realität simuliert, die sonst in der Gruppentherapie nach Möglichkeit vermieden wird (nämlich hinter dem Rücken einer Person über diese sprechen). Damit dieses Vorgehen seinen Zweck erfüllt, bedarf es einer sorgfältigen Indikationsstellung, sensibler Gruppenteilnehmer und Instruktionen, die den Rahmen für einen konstruktiven Austausch klar definieren.

Ziel

Mithilfe dieser Methode soll dem Fokuspatienten eine Form der Rückmeldung ermöglicht werden, die ihm nicht nur das Feedback zugänglich macht, sondern auch den Prozess seiner Entstehung, sodass dieses für ihn nachvollziehbar wird. Des Weiteren bietet dieses Vorgehen der Gruppe die Möglichkeit, eine Art von konsensuellem Feedback zu erarbeiten, in dem das individuelle Erleben der einzelnen Gruppenmitglieder quasi ausgemittelt wird. Außerdem fallen die Rückmeldungen meist auch authentischer und ehrlicher aus, wenn die Gruppe die Gelegenheit erhält, sich für einen gewissen Zeitraum „ungestört" über den Fokuspatienten austauschen zu können. Diese „Fallkonferenz" führt meist auch zu einer vertieften und intensiveren Auseinandersetzung bezüglich der Problematik des Fokuspatienten, als es beim direkten Feedback der Fall ist.

Indikation

Wie auch beim individuellen Soziogramm ist die Anwendung dieser Methode dann indiziert, wenn der Fokuspatient Schwierigkeiten hat, sich in die Gruppe zu integrieren. Anders als bei diesem werden diese Schwierigkeiten jedoch nicht (nur) durch sozial ängstliches Verhalten und Schüchternheit ausgelöst, sondern durch Verhaltensweisen, die andere Gruppenmitglieder irritieren (z. B. durch unangemessene Offenheit), überfordern (z. B. durch zu schwierige Themen), verunsichern (z. B. durch den Ausdruck intensiver Emotionen) oder auf Distanz gehen lassen (z. B. durch ein distanziert arrogantes Auftreten), ohne dabei jedoch offen aggressiv oder feindselig zu wirken. Ähnlich wie der sozial ängstliche Patient verhält sich auch dieser sozial ungeschickt, jedoch indem er sich dominant und nicht, indem er sich submissiv verhält. Wichtig ist jedoch auch hier, dass die Gruppe den betreffenden Patienten (noch) nicht ablehnt, zurückweist oder ausschließt, sondern prinzipiell offen dafür ist, ihn in die Gruppe aufzunehmen und zu integrieren (Gruppeneindruck: *„nervig, aber im Prinzip o. k."*). In diesem Fall würde die Gruppe bei der Durchführung eines individuellen Soziogramm sehr wahrscheinlich nicht mitarbeiten, da ihr hierbei keine Gelegenheit geboten würde, ihrer „Genervtheit" Ausdruck zu verleihen, was jedoch die Voraussetzung für eine Integration des Fokuspatienten darstellen würde. Genau diese Möglichkeit bietet ihr „das Gespräch hinter dem Vorhang".

Eine weitere Indikation für diese Methode ist dann gegeben, wenn die Bearbeitung eines Anliegens trotz des Bemühens aller Teilnehmer (einschließlich des Therapeuten) keinen konstruktiven Verlauf nimmt und sich keine Lösungsmöglichkeiten erarbeiten lassen. Nicht selten weist dies darauf hin, dass der Fokuspatient (unbewusst) bestimmte intransparente Interaktionsspiele (vgl. Sachse, 2010) realisiert, die einer sinnvollen Anliegenbearbeitung entgegenstehen. Der Grund hierfür liegt meist darin begründet, dass das Anliegen zu einem Transportmedium (also einer Art von „trojanischem Pferd“) für verdeckte interaktionelle Bedürfnisse wird, die dem Patienten selbst oft nicht bewusst bzw. hochgradig ich-synton sind. Ein häufiges Beispiel für solch ein „Spiel“ besteht darin, dass ein Patient auf jede Anregung, jeden Vorschlag oder jede Intervention, die zur Lösung seiner Problematik beitragen könnten, mit einem *„ja, aber ...“* reagiert und sich damit gegenüber jedem möglichen Lösungsansatz verschließt. In diesem Fall könnte es sein, dass es dem Patenten nicht wirklich darum geht, an einer Lösung für seine Problematik zu arbeiten, sondern primär darum, die Aufmerksamkeit und die Zuwendung der Gruppe zu erlangen. Oder er möchte seine Autonomie wahren und verweigert sich deshalb den Anregungen der Gruppe.

Typisch für solche Muster ist es, dass sie eine starke interpersonelle Wirkung haben. Entsprechend verschiebt sich der thematische Fokus (meist unausgesprochen) zunehmend von der inhaltlichen auf die Beziehungsebene. Im Gruppenprozess lässt sich dies daran ablesen, dass die Gruppenmitglieder, in Abhängigkeit von dem „Spiel“, zunehmend hilfloser, deprimierter, frustrierter oder gereizter reagieren, da sie intuitiv spüren, dass sie durch den Fokuspatienten instrumentalisiert werden und dieser nicht wirklich an einer Lösung seiner Problematik interessiert ist. Die Aufgabe des Therapeuten besteht deshalb darin, eine solche Dynamik frühzeitig zu erkennen, angemessen zu intervenieren und die Dynamik in eine günstige Richtung zu lenken (nach dem Motto: *„Gib dem Thema einen Rahmen und dem Prozess ein Richtung“*, vgl. Kap. 3). Eine von verschiedenen Möglichkeiten, dies zu tun, besteht darin, den Fokuspatienten und die Gruppe für ein „Gespräch hinter dem Vorhang“ zu motivieren.

Rolle der Gruppe

Indem sich die Gruppe über den Fokuspatienten austauscht, entwickelt sie Hypothesen, welche Motive seinem problematischen Interaktionsverhalten oder seiner dysfunktionalen Art der Anliegenbearbeitung (bei der Realisierung von „Spielen“) zugrunde liegen könnten. Sie gibt ihm außerdem ein Feedback, was diese Verhaltensweisen bei ihnen auslösen und welche Konsequenzen damit verbunden sind. Indem die Gruppe dies tut, vermittelt sie dem Fokuspatienten gegenüber zugleich Interesse und Verständnis.

Durchführung

Anders als es beim personenbezogenen Feedback (vgl. Kap. 8.3.3) oder bei Systemaufstellungen (vgl. Kap. 8.2) der Fall ist, werden Patienten nur selten spontan den Wunsch äußern, diese Intervention auf sich bzw. die Bearbeitung ihres Anliegens anzuwenden. Es ist stattdessen die Aufgabe des Therapeuten, in Situationen, in denen dieses Vorgehen indiziert ist, den Fokuspatienten und die

Gruppe für die Durchführung der Intervention zu gewinnen. In der Regel ist es hierzu erforderlich, den laufenden Prozess in eine andere Richtung zu lenken, was auch bedeutet, das Thema zu wechseln und jetzt den (dysfunktionalen) Prozess zum Inhalt/Thema zu machen. Mögliche Vorgehensweisen und die Instruktion zur Durchführung der Aufgabe werden im Folgenden dargestellt.

Beispiel: Therapeutische Einleitung zur Durchführung des Gesprächs hinter dem Vorhang

Th. (in der Orientierungsrunde): Herr B., kann es sein, dass Sie sich in der Gruppe nicht wirklich wohlfühlen? Ihre Rückmeldung in der Orientierungsrunde legt diesen Eindruck zumindest nahe. Was meinen Sie?

Herr B. (in leicht vorwurfsvollen Ton und mit verschränkten Armen): Na ja, was heißt, nicht wohlfühlen? Ich habe den Eindruck, dass die meisten anderen kaum nachvollziehen können, was es bedeutet, einen drogensüchtigen Sohn zu haben! Also halte ich mich einfach zurück. Es gibt ja noch viele andere hier, die ihre Probleme besprochen haben wollen!

Th.: Das ist sicher richtig. Richtig ist aber auch, dass es wichtig ist, dass Sie sich von der Gruppe verstanden fühlen. Was halten Sie davon, wenn wir nach der Orientierungsrunde der Gruppe Gelegenheit geben, sich genau dazu einige Gedanken zu machen und Ihnen diese mitzuteilen? Zu diesem Zweck kann man eine sehr interessante Methode einsetzen, deren Anwendung ich mir für Sie und die Gruppe als gewinnbringend vorstellen kann. Was meinen Sie? Geben Sie uns nach der Orientierungsrunde einfach Bescheid.

(Falls die Anliegenbearbeitung ins Stocken gerät, kann der Therapeut folgendermaßen intervenieren.)

Th.: Also ich bekomme nun immer mehr den Eindruck, dass wir so nicht weiterkommen und Herrn B. bei der Lösung seines Problems nicht wirklich helfen können. Was halten Sie (Herr B.) deshalb davon, wenn wir die Besprechung der Problematik unterbrechen und stattdessen einmal etwas ganz anderes versuchen?

Herr B. (zunächst skeptisch): Hm, was denn?

Th.: Wir bieten den anderen Gruppenmitgliedern die Gelegenheit, sich darüber auszutauschen, was sie über Ihre Problematik und den bisherigen Verlauf der Sitzung denken und zwar in unserer Abwesenheit! D. h. eigentlich sind wir doch noch dabei, aber wir sitzen hinter einem imaginären Vorhang oder einer Einwegscheibe und verfolgen das Gespräch!

Falls der Fokuspatient sich bereit erklärt, sich auf die Intervention einzulassen, gibt der Therapeut ihm und der Gruppe in Bezug auf die Durchführung folgende Instruktionen:

Th.: Ich möchte zunächst die Gruppe bitten, einen Kreis in der Mitte des Raumes zu bilden. Herr B. und ich nehmen mit unseren Stühlen (nebeneinander) ein gutes Stück außerhalb des Stuhlkreises Platz. Wir stellen uns dann vor, dass zwischen der Gruppe und uns ein dicker Vorhang hängt oder zwischen uns eine Einwegscheibe montiert ist, sodass es uns möglich ist, dem Gespräch der Gruppe zu folgen. Der Auftrag an die Gruppe lautet, sich etwa 10 bis 15 Minuten lang darüber auszutauschen, was die einzelnen Gruppenmitglieder über die Problematik von Herrn B. denken und wie sie den Verlauf der Gruppensitzung bisher erlebt haben. Herr B. hört zunächst nur zu. Auch ich mische mich nur ein, wenn ich den Eindruck bekomme, dass eine solche Einmischung den Austausch günstig beeinflusst. Nun kommt noch eine ganz zentrale Regel, an die Sie sich im Rahmen Ihrer Diskussion halten sollen: Seien Sie ehrlich und authentisch, aber versuchen alles, was Sie äußern, auf eine *wertschätzenden* Art und Weise zu äußern! Lassen Sie uns an Ihren Vermutungen und Rückmeldungen teilhaben und versuchen Sie dabei, unsere Anwesenheit möglichst auszublenden. Herr B., Sie hören sich das Ganze einmal an. Sie haben dann im Anschluss an die Diskussion Gelegenheit, Fragen zu stellen und Ihrerseits Feedback zu geben. Gibt es noch Fragen zum Vorgehen? (Falls nicht:) Gut dann legen Sie jetzt los!

Der Fokuspatient und der Therapeut nehmen außerhalb des Stuhlkreises Platz und nehmen damit die Position von Zuschauern ein. Zugleich vermittelt diese Sitzordnung dem Fokuspatienten Sicherheit, da er den Therapeuten an seiner Seite weiß. Nehmen zwei Therapeuten an der Gruppe teil, so ist es am günstigsten, wenn einer der Therapeuten sich in den Stuhlkreis der Patienten einreiht und die Runde moderiert. Er sollte sich jedoch nur dann in die Diskussion einmischen, wenn sich diese in eine ungünstige Richtung entwickelt. Dies ist vor allem dann der Fall, wenn die Diskussion nicht in Gang kommt, rasch ins Stocken gerät oder wenn, entgegen der Instruktion, abwertende Äußerungen fallen bzw. sich eine aggressive Stimmung gegenüber dem Fokuspatienten breitmacht. In Abhängigkeit vom Verlauf der Diskussion kann der Therapeut nochmals die Instruktion präzisieren, zielführende Diskussionsbeiträge hervorheben, den inhaltlichen Schwerpunkt deutlich machen oder dysfunktionale Beiträge begrenzen und konstruktive Beiträge verstärken (vgl. Kap. 5). Nach 10 bis 15 Minuten sollte er sie stoppen und dem Fokuspatienten Gelegenheit zum Feedback geben.

Th. (nach ca. 10 bis 15 Minuten konstruktiver Gruppendiskussion): Gut, ich möchte Sie an dieser Stelle der Diskussion einmal unterbrechen. Die Diskussion war bisher wirklich sehr aufschlussreich und interessant! Ich möchte jetzt aber auch Herrn B. Gelegenheit für ein Feedback geben: Herr B., wie geht es Ihnen mit dem, was Sie bisher gehört haben? Was löst das bei Ihnen aus?

In Abhängigkeit vom Feedback wird Herr B. ermutigt, der Gruppe Fragen zu stellen, die sich auf offene Punkte beziehen oder auf Beiträge, die er nicht verstanden hat oder die er nicht nachvollziehen kann. Die angesprochenen Gruppenmitglieder sollen ihrerseits direkt dazu Stellung nehmen. In vielen Fällen kann diese Intervention an dieser Stelle abgeschlossen werden und die Gruppe wird aufgefordert, wieder einen Großkreis zu bilden. Anschließend werden die Ergebnisse der Arbeit zusammengefasst. Wie kann der Fokuspatient sein Verhalten in der Gruppe ändern, damit er sich leichter in die Gruppe integrieren kann? Was sollte die Gruppe akzeptieren? Oder: Wie ist eine konstruktive Anliegenbearbeitung möglich, die der Fokuspatient bisher durch die (meist unbewusste) Realisierung von intransparenten Interaktionsspielen vermieden hatte? Worin bestanden diese?

In manchen Fällen kann es jedoch auch sinnvoll sein, die Intervention nach dem Feedback des Fokuspatienten fortzuführen. Dies ist vor allem dann der Fall, wenn die Fortsetzung die Wahrscheinlichkeit eines konstruktiven Verlaufs erhöht. In diesem Fall würden sich der *Therapeut und der Fokuspatient* ihrerseits in einem kurzen Dialog von maximal fünf Minuten Dauer über die Gruppendiskussion und deren Implikationen austauschen und zwar so, als wäre diesmal *die Gruppe* nicht anwesend (bzw. hinter dem Vorhang oder der Einwegscheibe). Hierbei könnte der Therapeut das Gespräch auf folgende Punkte lenken:

- Was die Diskussion bei ihm ausgelöst hat.
- Was der Therapeut glaubt, was diese bei dem Fokuspatienten ausgelöst hat.
- Was sich der Fokuspatient von der Gruppe wünscht.
- Ob er es bereits öfter erlebt hat, dass sein Verhalten bei anderen ähnliche Reaktionen auslöst, wie es offenbar bei der Gruppe der Fall war.
- Wie die Gruppe dazu kam, sich so zu äußern, wie sie es getan hat.
- Was den Patienten (und ihn selbst) noch interessieren würde bzw. welche Aspekte der Problematik noch zu wenig thematisiert wurden.

Anschließend regt der Therapeut die Gruppe an, sich erneut über die Problematik des Fokuspatienten auszutauschen und dabei die Inhalte des Dialoges zwischen ihm und dem Fokuspatienten aufzugreifen. Nach einer entsprechenden Diskussion wird dieser aufgefordert, erneut Feedback zu geben. Danach wird die Intervention analog dem oben beschriebenen Vorgehen beendet, da eine erneute Wiederholung zu redundanten Ergebnissen führen dürfte.

Bei dem „Gespräch hinter dem Vorhang“ handelt es sich um eine Intervention, die mit der gruppentherapeutischen Routine bricht und von der Gruppe meist als eine originelle Abwechslung und Herausforderung, im ungünstigen Fall jedoch als Überforderung oder gar als Zumutung erlebt wird. Sie sollte deshalb nur dann zur Anwendung kommen, wenn eine klare Indikation im oben ausgeführten Sinne gegeben ist und sowohl der Fokuspatient als auch die Gruppe bereit ist, sich auf diese Intervention einzulassen. Auch setzt diese Intervention eine hinreichend kognitive Flexibilität und eine verbale Differenzierungsfähigkeit voraus, die nicht immer vorausgesetzt werden kann. In jedem Fall sollte sich der Fokuspatient durch sein Verhalten nicht so weit in eine Außenseiterposition hineinmanövriert haben, dass eine Integration eine tiefergehende und meist auch affektiv intensivere Konfliktklärung erforderlich macht, als es bei dem beschriebenen Vorgehen der Fall ist. Berücksichtigt man jedoch die genannten Punkte, so bietet diese Methode der Gruppe eine aufschlussreiche Möglichkeit, die problematische Interaktionsgestaltung eines Gruppenmitgliedes konstruktive zu thematisieren.

Merke:

Wenn einzelne Gruppenmitglieder in ihrer Interaktionsgestaltung oder bei der Schilderung ihrer Problematik wiederholt zu einem dysfunktionalen Verhalten neigen, das die anderen Gruppenmitglieder irritiert oder auf Distanz hält (anstatt Verständnis hervorzurufen), kann der Einsatz der Methode des „Gesprächs hinter dem Vorhang" indiziert sein. Diese kann dazu beitragen, den betreffenden Patienten in wertschätzender Weise mit seinen ich-syntonen Verhaltensweisen zu konfrontieren und ihm Veränderungsmöglichkeiten aufzuzeigen.

8.3.3 Das personenbezogene Feedback

Patienten schätzen den Erhalt von Feedback in der Gruppentherapie als besonders hilfreich und effektiv ein (vgl. Wirkfaktoren in Kap. 2). Beim personenbezogenen Feedback handelt es sich um eine systematisierte Form des Feedbacks, das sich nicht auf einzelne Merkmale oder Verhaltensweisen eines Gruppenmitgliedes bezieht, sondern auf die Wirkung seiner Person in ihrer Gesamtheit. Durch diese Form des Feedbacks soll der betreffende Patient eine umfassende Rückmeldung erhalten, was er bei anderen Gruppenmitgliedern auslöst bzw. wie er auf sie wirkt. Die meisten Patienten, die an einer Gruppentherapie teilnehmen, wünschen sich eine solche Rückmeldung. Deren konkrete Umsetzung variiert in Abhängigkeit davon, ob die Gruppentherapie in einem geschlossenen oder offenen Format durchgeführt wird. Bei einem geschlossenen Format sollten ein oder zwei Sitzungen für solch eine ganzheitliche Rückmeldung vorgesehen werden, im Rahmen derer sich die Gruppenmitglieder gegenseitig Rückmeldung geben. Ein Vorschlag für die Durchführung einer solchen Rückmeldungsaufgabe wurde bereits in Kapitel 6 beschrieben. In Gruppen, die in einem halboffenen Format durchgeführt werden, ist es hingegen günstiger, die Rückmeldungen dann durchzuführen, wenn ein Patient den Wunsch äußert, ein solches Feedback zu erhalten. Das Feedback der Gruppe umfasst einen allgemeinen und einen individuellen Teil. Letzterer thematisiert eine spezifische Fragestellung, die sich auf häufige oder typische Reaktionen anderer bezieht, ohne dass der Patient eine überzeugende Erklärung dafür hat, wodurch er diese Reaktionen bei anderen auslöst. In der Therapieliteratur (z. B. Yalom, 2010a) wird Phänomen, das aus der Diskrepanz zwischen Selbst- und Fremdbild resultiert, auch als „blinder Fleck“ bezeichnet. Je größer der „blinde Fleck“, umso größer ist deshalb die Diskrepanz zwischen Selbst- und Fremdwahrnehmung. In der Regel handelt es sich hierbei um habituelle, ich-syntone Eigenarten und Verhaltensmuster, die eine Person charakterisieren, ohne dass diese sich über deren Wirkung auf andere bewusst ist.

Ziel

Das personenbezogene Feedback zielt darauf ab, dem Fokuspatienten eine ganzheitlich, authentische und ehrliche Rückmeldung zu geben, wie er auf die anderen Gruppenmitglieder wirkt, welchen Eindruck sie von ihm haben und welche Eigenschaften sie ihm zuschreiben. Damit löst sich diese Art der Rückmeldung von der unmittelbaren Verhaltensebene und bezieht sich auf das Image oder Fremdbild, das die Gruppenmitglieder von der betreffenden Person haben. In der konkreten methodischen Umsetzung werden die Gruppenmitglieder deshalb dazu angehalten, sowohl die Eigenschaften zu benennen, die sie dem Betreffenden zuschreiben, als auch die Verhaltensweisen, die der Zuschreibung zugrunde liegen (z. B.: *„Ich halte dich für einen gutmütigen Menschen, weil du andern oft hilfst und immer Verständnis für andere hast, auch wenn die sich unmöglich verhalten.“*). Hierdurch soll dem Fokuspatienten eine Auseinandersetzung mit dem Fremdbild ermöglicht werden, die er auf unterschiedlich Art und Weise verarbeiten kann. So kann sich der Patient in seiner Einschätzung bestätigt sehen *(„Ich wirke im Großen und Ganzen so, wie ich bin.“)* oder er sieht sich mit einer Diskrepanz konfrontiert, die er entweder als positiv *(„Ich werde ja von anderen als sehr viel positiver eingeschätzt, als ich es selbst tue!“)* oder aber als negativ bewertet *(„Andere schätzen mich ganz anders ein, als ich bin oder wie ich eingeschätzt werden möchte.“)*. Die Erlebte Diskrepanz kann dann selbst wiederum zum Ausgangspunkt für weitere therapeutische Veränderungsschritte werden.

Rolle der Gruppe

Die Rolle der Gruppe besteht darin, dem Betroffenen ein authentisches und zugleich wertschätzendes Feedback zu geben, welchen Eindruck sie von ihm als Person haben. Außerdem sollen sie ihm gegenüber transparent machen, worauf sich dieser Eindruck gründet und wie er entstanden ist. Die Gruppe trägt somit dazu bei, den sogenannten „blinden Fleck“ des Fokuspatienten zu reduzieren.

Indikation

Der Abgleich von Selbst- und realem sowie antizipiertem Fremdbild stellt für die meisten Patienten ein wichtiges Anliegen dar. Fühlen sie sich in der Gruppe sicher genug, dann werden sie deshalb eine entsprechende Rückmeldung einfordern. Die Rückmeldung selbst trägt zu einer realistischeren Selbsteinschätzung bei oder bestätigt diese. Indirekt kann diese auch zu einer Verbesserung der sozialen Kompetenz führen, da die Wirkung der eigenen Person auf andere besser abgeschätzt und das eigenen Verhalten deshalb besser darauf abgestimmt werden kann (z. B. könnte jemand, der von anderen als arrogant wahrgenommen wird, obwohl er sich eigentlich unsicher fühlt, darauf achten, im Umgang mit anderen weniger arrogant zu wirken). In den meisten Fällen äußern Patienten spontan den Wunsch, ein personenbezogenes Feedback zu erhalten, nachdem sie die Anwendung dieser Methode bei anderen Patienten gesehen haben.

Ansonsten ist diese Methode immer dann indiziert, wenn die Problemschilderung eines Patienten nahelegt, dass seine interpersonellen Schwierigkeiten (innerhalb oder auch außerhalb der Gruppe) dadurch (mit)bedingt werden, dass er seine Wirkung auf andere falsch einschätzt und deshalb deren Reaktionen auch nicht im Sine eines korrektiven Feedbacks für den Aufbau eines adaptiveren Verhaltens nützen kann. Wichtig ist auch, dass der Fokuspatient sich nicht in einer Außenseiterposition innerhalb der Gruppe befindet, da das Feedback sonst mit zu hoher Wahrscheinlichkeit oberflächlich bis nichtssagend oder unangemessen kritisch ausfallen würde. Wenn es sich abzeichnet, dass der Wunsch nach einem Feedback eher durch das Erleben bedingt wird, Aufschluss darüber zu erhalten, warum man in der Gruppe nicht ankommt oder sogar auf Ablehnung stößt, so ist es günstiger, dem Patienten eine der beiden oben beschriebenen Interventionen vorzuschlagen. Auch sollte das Feedback nicht zu spät in der Therapie oder sogar in der letzten Sitzung durchgeführt werden, denn dann bleibt dem Fokuspatienten keine Möglichkeit mehr, Änderungen in seinem Verhalten in der Therapiegruppe zu erproben. Außerdem vermeiden es die Gruppenmitglieder dann meistens, ihm ein ehrliches Feedback zu geben, um ihn hierdurch nicht zu destabilisieren oder aber sie nützen die Gelegenheit, *„ihm noch einmal richtig die Meinung zu sagen“*. Idealerweise sollte die Durchführung eines solchen Feedbacks in einer der mittleren Sitzungen der Gruppentherapie erfolgen, da die anderen Patienten dann über genug Informationen für ein differenziertes Feedback verfügen und der Fokuspatient noch ausreichend Gelegenheit hat, problematische Verhaltensweisen zu verändern und neues Verhalten in der Gruppe zu erproben.

Durchführung

In den meisten Fällen wünschen sich Patienten, die an einer AVG teilnehmen, spontan ein solches Feedback, wenn sie dies bei einem anderen Patienten erlebt haben. Alternativ kann der Therapeut einem Patienten, dessen Problematik durch eine Diskrepanz zwischen Selbst- und Fremdwahrnehmung (mit)bedingt wird, ein solches Feedback auch selbst vorschlagen. Wichtig ist in beiden Fällen, dass der Patient angibt, in Bezug auf welche Problematik er sich ein spezifisches Feedback wünscht:

„Gut, Herr B., Sie würden heute gerne ein Vier-Felder-Feedback von der Gruppe bekommen. Gibt es denn außerdem zwischenmenschliche Situationen, in denen Sie öfter den Eindruck haben, dass Sie von anderen nicht so wahrgenommen und eingeschätzt werden, wie Sie es sich eigentlich wünschen oder erwarten würden? Oder gibt es wiederkehrende Situationen im Umgang mit anderen, in den diese nicht so reagieren, wie Sie es erwarten würden – sei es im negativen oder auch im positiven Sinne? Haben Sie eine Idee, was Ihr Anteil daran sein könnte? Ob es Verhaltensweisen von Ihnen gibt, die dazu beitragen, dass Sie anders wahrgenommen werden, als Sie es beabsichtigen? Dass Sie bei anderen nicht das auslösen und bewirken, was Sie eigentlich gerne bewirken möchten? Falls dies der Fall ist, würden wir das Feedback auch auf Ihr Verhalten in solchen Situationen oder Ihre mögliche Wirkung auf andere erweitern.“

Da der Patient bei der Durchführung solcher Feedbacks bereits als Feedbackgeber beteiligt war, ist er auf die Fragen des Therapeuten vorbereitet und kann meist einen spezifischen Feedbackauftrag geben. Falls neue Patienten an der Gruppe teilnehmen, sollte der Therapeut bei der Instruktion des Feedbacks immer auch darauf hinweisen, dass das Feedback aus einem allgemeinen Teil und einer spezifischen Fragestellung besteht.

Für das Feedback hat sich eine Einteilung in vier Felder bzw. Quadranten bewährt (weshalb dieser Form des Feedbacks von Gruppenmitgliedern meist als „Vier-Felder-Feedback“ bezeichnet wird). Zu diesem Zweck wird ein Flipchart in vier etwa gleich große Felder unterteilt, die gemäß Abbildung 13 überschrieben sind und im Verlauf der Sitzung sukzessive gefüllt werden.

Wenn neuen Patienten in der Gruppe sind, sollte der Therapeut die Bedeutung der Felder nochmals anhand einiger Beispiele kurz erläutern. Das Aufschreiben der Rückmeldung sollte von einem Gruppenmitglied übernommen werden. Zusätzlich kann noch ein zweites Flipchart im Raum aufgehängt werden, auf dem die spezielle Feedback-Fragestellungen des Fokuspatienten in knappen Worten notiert ist, damit dieser Aspekt der Rückmeldung im Verlauf der Sitzung nicht in Vergessenheit gerät.

Mein erster Eindruck von dir	Mein bleibender/nachhaltiger Eindruck
Was ich an Stärke bei dir wahrnehme *Oder als alternative Variante:* **Was ich an dir schätze und mich auf dich zugehen lässt (den Umgang mit dir angenehm macht)**	**Wo ich bei dir „Baustellen“ sehe** *Oder als alternative Variante:* **Was mich im Umgang mit dir irritiert, manchmal nervt und mich eher auf Distanz gehen lässt**

Abbildung 13: Das personenbezogene Feedback

Anschließend werden die Rückmeldungen für die einzelnen Felder gesammelt. Bei der Rückmeldung sollte sich jedes Gruppenmitglied beteiligen. Patienten, die noch nicht lange in der Gruppe (bzw. der Klink) sind, können sich darauf beschränken, ihren ersten Eindruck und gegebenenfalls noch einige positive Eindrücke (3. Quadrant) zurückzumelden. Die Aufgabe des Therapeuten besteht darin, darauf zu achten, dass die Rückmeldungen zu dem jeweiligen Feld passen, inhaltlich verständlich und authentisch sind. In den meisten Fällen werden die Patienten ihr Feedback in Form von Adjektiven geben, was auch erwünscht ist. Allerdings sollten Sie immer auch ein oder zwei (aus ihrer Sicht) typische Verhaltensweisen nennen, auf die sich ihre Einschätzung gründet.

Der Therapeut selbst beteiligt sich nicht an der Rückmeldung. Der Fokuspatient wartet zunächst ab. Nachdem ein Feld befüllt wurde, befragt der Therapeut den Fokuspatienten, wie es ihm mit den Rückmeldungen geht, ob er diese erwartet hat und ob er Fragen hat, die sich auf einzelne Aspekte der Rückmeldungen beziehen. Ist dies der Fall, sollte er diese klären. Danach werden die

Rückmeldungen für den nächsten Quadranten gesammelt. Manchmal ist es sinnvoll (oder auch notwendig), den Fokuspatienten für seine Offenheit und seine Bereitschaft, sich mit den Rückmeldungen der anderen Gruppenmitglieder auseinanderzusetzen, zu verstärken. Ebenso kann es sinnvoll sein, die Gruppe für ihr Engagement zu verstärken und die Intensität der Gruppenarbeit positiv hervorzuheben.

Jedes Gruppenmitglied sollte in seinen Rückmeldungen ebenfalls auf die spezielle Fragestellung des Fokuspatienten eingehen, wenn die Inhalte der jeweiligen Quadranten etwas zur Klärung beitragen können. Dies kann bei allen vier Quadranten der Fall sein oder auch nur beim einem (oft dem 4. Quadranten).

Beispiel:

Zum Beispiel könnte ein Gruppenmitglied der Fokuspatientin rückmelden, dass sie so selbstsicher wirkt (1. Quadrant: bezogen auf den ersten Eindruck), sodass es ihm aufgrund der eigenen Unsicherheit schwerfällt, sich ihr unbefangen zu nähern. Oder dass sie manchmal so gereizt und kurz angebunden wirkt, dass er lieber auf Abstand bleibt, um nicht verletzt zu werden (4. Quadrant: bezogen auf das, was Distanz schafft).

Was die Inhalte des 3. und 4. Quadranten betrifft, ermöglichen beide Varianten eine konstruktive Durchführung des Feedbacks. Stellt man die Patienten einer Gruppe vor die Wahl, so bevorzugen die meisten Patienten die zweite Variante, obwohl diese mit mehr kritischen Rückmeldungen verbunden ist, als die erste. Dies rührt wohl daher, dass die zweite Variante, verglichen mit der ersten, als aufschlussreicher erlebt wird. Oft werden hier „Baustellen" oder Problembereiche benannt, die dem Patienten bekannt sind und die deshalb wenig Neues bieten (z. B.: *„Ich glaube, es wäre gut, wenn du mehr an dich denkst und nicht mehr alles für andere tust."* Oder: *„Ich glaube, du neigst dazu, dich zu überfordern. Es wäre deshalb gut, wenn du dir in Zukunft mehr Zeit für dich nimmst, anstatt so viel Energie in die Arbeit zustecken."*). In AVG mit vielen instabilen Patienten sollte genau deshalb eher die erste Variante gewählt werden, wohingegen in einer AVG mit stabileren Patienten die zweite Variante zu besseren Resultaten führt.

In jedem Fall wird das Risiko schädlicher Effekte des Feedbacks dadurch in Grenzen gehalten, dass es den Patienten überlassen bleibt, ob sie ein solches Feedback erhalten möchten oder nicht. Der Therapeut sollte es hingegen tunlichst vermeiden, Patienten zu solch einem Feedback zu überreden. Außerdem wird durch das vorgeschaltete positive Feedback (vor allem des 3. Quadranten), die destabilisierende Wirkung der kritischen Rückmeldung relativiert.

Merke:

Das personenbezogene Feedback gehört zu den Standardmethoden der Gruppentherapie. Ein kohäsives Gruppenklima vorausgesetzt, werden sich die meisten Gruppenmitglieder im Verlauf der Gruppentherapie ein solches Feedback wünschen. Allerdings ist sinnvoll, neben dem allgemeinen Feedback, analog den beschriebenen vier Feldern auch einen spezifischen Feedbackauftrag einzufordern, der Aspekte des sogenannten „blinden Flecks" (= eigene Verhaltensweisen, deren Wirkung auf andere mir nicht bewusst bzw. nicht bekannt ist) beinhalten sollte.

8.4 Abschiedsrituale in halboffenen Gruppen

Anders als in geschlossenen Gruppen gehört das Ausscheiden von Gruppenmitgliedern zum „Alltag" halboffener Gruppen. In Abhängigkeit von der Anzahl der Sitzungen und deren Frequenz ist es gerade im stationären Setting realistisch, dass annähernd wöchentlich Patienten aus der Gruppe ausscheiden und neue Patienten hinzukommen. Die Art und Weise, wie mit dem Ausschieden von Gruppenmitgliedern umgegangen wird, wirkt sich unmittelbar auf die Atmosphäre und die Funktionsfähigkeit der Gruppe aus. Abschiedsrituale sollten es deshalb einerseits ermöglichen, das Ausscheiden eines Patienten aus der Gruppe angemessen zu würdigen, andererseits sollten sie jedoch nicht dazu führen, die Themen Trauer und Trennung in einer Intensität zu aktivieren, die eine Lähmung der Gruppe und des therapeutischen Prozesses zur Folge hat. Eine angemessene Intervention sollte deshalb den Abschied eines Gruppenmitgliedes weder dramatisieren, noch bagatellisieren und auch nicht mehr als fünf bis maximal zehn Minuten Sitzungszeit pro ausscheidendem Patienten in Anspruch nehmen. Dabei sollte die Dauer der Verabschiedung in einer angemessenen Relation zur Therapiedauer stehen (Shapiro & Ginzberg, 2002).

Eine Verabschiedung aus der Gruppe sollte ein fester Bestandteil der Therapie sein und Patienten sollten dazu ermutigt werden, sich einer solchen Verabschiedung zu stellen, auch wenn sie diese lieber vermeiden würden *(„Ich habe es nicht so mit Abschieden. Ich verabschiede mich dann lieber noch heute Abend von den anderen.")*. Sind Abschiede ein fester Bestandteil der Therapie, dann bildet sich auch eine entsprechende Norm heraus *(„Bei uns verabschiedet man sich!")*, was die Compliance erhöht. Allerdings sollten Gruppenmitglieder, die dezidiert keine Verabschiedung wünschen, nicht unter Druck gesetzt werden, diese dennoch in Anspruch zu nehmen. In der Praxis der AVG haben sich die nachfolgenden Interventionen bewährt:

„Kofferpacken“

Diese Intervention greift die Reisemetapher auf, indem davon ausgegangen wird, dass der ausscheidende Patient einen Koffer für seine weitere Reise durch das Leben mitnimmt, den die Gruppe für ihn, in symbolischer Form, gepackt hat. Zu diesem Zweck wird von einem Gruppenmitglied auf einem Flipchart ein Koffer in der Größe des Flipchartbogens gezeichnet. Anschließend erhält jedes Gruppenmitglied den Auftrag, in den „Koffer“ etwas hinein zu zeichnen, was dem ausscheidenden Patienten auf seiner weiteren Reise durch das Leben im therapeutischen Sinne nützlich sein könnte.

Beispiel:

So könnte ein Patient beispielsweise eine Hängematte zwischen zwei Palmen auf das Flipchart zeichnen, womit er zum Ausdruck bringt, dass es für den ausscheidenden Patienten wichtig sein könnte, sich in Zukunft mehr Zeit für Entspannung und Ruhepausen zu nehmen. Ein anderes Gruppenmitglied könnte ihm einen Zaun auf das Flipchart zeichnen, um damit zum Ausdruck zu bringen, dass es dem ausscheidenden Patienten helfen würde, sich in Zukunft mehr abzugrenzen.

Die Zeichnungen sollten in jedem Fall mit dem Vornamen signiert werden. Zum besseren Verständnis sollte außerdem jeder Patient seine Zeichnung erläutern und die Wahl seines Symbols begründen. Patienten, die Schwierigkeiten haben, etwas zu zeichnen, sollten dazu ermutigt werden, es trotzdem zu versuchen. Hat jemand Schwierigkeiten, ein Symbol für das zu finden, was er dem Patienten mitgeben möchte (z. B. den Mut zu haben, Risiken einzugehen und Fehler zu machen), dann sollte er die Gruppe um Unterstützung bitten, ein passendes Symbol zu finden. Auch der Therapeut sollte sich an der Intervention beteiligen und ein Symbol auf das Flipchart zeichnen. Nachdem der „Koffer gepackt“ ist, erhält der ausscheidende Patient die Gelegenheit, die Inhalte des Koffers kurz zu kommentieren und der Gruppe als Ganzes ein Feedback zu geben, da eine individuelle Verabschiedung von jedem einzelnen Gruppenmitglied den zeitlichen Rahmen sprengen würde. Eine entsprechende Rückmeldung könnte wie folgt lauten:

Beispiel: Rückmeldung eines Patienten im Rahmen seiner Verabschiedung

Pat.: Ich möchte mich bei der Gruppe bedanken, da ich mich hier fast immer wohl gefühlt habe. Manche Stunden waren ziemlich hart für mich, aber auch sehr hilfreich. Ich hätte nicht gedacht, dass Gruppentherapie mir so viel bringen kann und ich mich so öffnen kann. Das liegt sicher auch an euch und eurer tollen Art. Ich wünsche euch allen alles Gute und glaube, dass mit die Gruppensitzungen fehlen werden!

Das Flipchart selbst kann sich der Patient entweder mitnehmen oder es mit dem Handy fotografieren. Die Intervention wird von den meisten Patienten als positiv erlebt, zumal sie, bedingt durch die Zeichnungen, bisweilen humorvoll ausgestaltet wird, dabei eher an der Oberfläche bleibt und gut steuerbar ist. Ein weiterer Vorteil besteht darin, dass sich auch neue Patienten an der Verabschiedung beteiligen können, indem sie dem Patienten beispielsweise einen Glücksbringer (wie ein Kleeblatt oder ein Hufeisen) in den Koffer zeichnen.

„Die Abschiedsskulptur“

Bei dieser Intervention handelt es sich um eine körperorientierte Form der Verabschiedung, die durch ein hohes Maß an körperlicher Nähe und emotionaler Intensität gekennzeichnet ist. Die Intervention sollte daher nur bei Gruppenmitgliedern zur Anwendung kommen, die sich diese dezidiert wünschen! Auch sollte der Therapeut betonen, dass die körperliche Berührung kein „Muss“ darstellt, sondern auch eine rein verbale Verabschiedung möglich ist.

Bei der Intervention setzt sich der ausscheidende Patient in die Mitte der Gruppe. Anschließend stellt sich ein Gruppenmitglied hinter ihn und legt ihm seine Hand auf die Schulter. Diese Berührung verbindet er mit einigen kurzen Abschiedsworten, wobei er auf zwei Fragen eingeht:
- Wie habe ich dich in der Gruppe erlebt?
- Was gebe ich dir mit?

Falls die Intervention den Gruppenmitgliedern nicht bereits bekannt ist, sollte der Therapeut diese Form der Verabschiedung als Modell vormachen. Die Fortführung der Verabschiedung kann nun auf zweierlei Weise erfolgen. In der ersten Variante wechseln sich die Gruppenmitglieder ab, d. h. ein Patient nach dem anderen tritt an den Patienten heran, legt eine Hand (oder auch beide Hände) auf seine Schulter, formuliert sein Feedback und nimmt wieder auf seinem Stuhl Platz. Bei der zweiten Variante bleiben die Patienten hinter dem Fokuspatienten stehen und nehmen ihre Berührung auch nach der Formulierung ihres Feedbacks nicht zurück. Im Laufe des Feedbacks bildet sich somit ein Menschentraube, die den Patienten umringt und ihn an seinen Armen und Schultern berührt. Für den Fokuspatienten (und für die Gruppe) bedeutet dies eine hoch emotionale Erfahrung, die als positiv und unterstützend erlebt wird. In kohäsiven Gruppen beteiligen sich in der Regel alle Patienten an der Verabschiedung, auch wenn der Therapeut, gerade bei neuen Patienten, die Freiwilligkeit der Mitwirkung betont. Nach Auflösung der Skulptur gibt auch der Fokuspatient der Gruppe, analog dem oben beschrieben Vorgehen, Feedback.

Obgleich diese Form der Verabschiedung mit einem höheren Risiko verbunden ist, einzelne Gruppenmitglieder oder die Gruppe insgesamt zu überfordern, kann dieses Risiko dadurch minimiert werden, dass diese Intervention nur auf ausdrücklichen Wunsch des ausscheidenden Patienten durchgeführt wird. Der Vorteil dieser Intervention besteht darin, dass sie die instrumentellen Gruppenbedingungen in hohem Maße fördert und damit über die Verabschiedung eines Gruppenmitgliedes hinaus eine positive Wirkung entfaltet.

In AVG, an denen traumatisierte Patienten teilnehmen, sollte diese Form der Verabschiedung jedoch nicht angeboten werden, da sonst die Folgen der Traumatisierung (z. B. nicht durch eine körperliche Berührung an der Verabschiedung teilnehmen zu können) auf eine Art und Weise Thema werden, die weder für den Betroffenen selbst noch für die anderen Gruppenmitglieder hilfreich ist, sondern eher zu Beschämung und Irritation führen.

„Das Scheinwerfer-Feedback"

Bei dieser Form der Verabschiedung wird der ausscheidende Patient dazu ermutigt, sich in die Mitte der Gruppe zu stellen, um dort ein Feedback von allen Gruppenmitgliedern und dem Therapeuten zu erhalten. Dabei wird die Reihenfolge des Feedbacks nicht festgelegt, was dazu führt, dass sich der Patient in der Mitte immer wieder umdrehen muss, um mit dem Feedbackgeber Blickkontakt aufnehmen zu können. Hierdurch wird der Expositionscharakter der Intervention erhöht. Bei dem Feedback sollen die Patienten drei Fragen beantworten:
1. Wie habe ich dich in der Gruppe erlebt?
2. Was wird mir fehlen, wenn du nicht mehr in der Gruppe bist?
3. Was möchte ich dir mitgeben?

Nehmen die Patienten (z. B. im ambulanten Setting) längere Zeit an der Gruppentherapie teil, kann es auch sinnvoll sein, die zweite Frage durch die Frage zu ersetzen, welche Veränderungen man bei dem Fokuspatienten im Verlauf der Therapie beobachtet hat. Nachdem der ausscheidende Patient wieder Platz genommen hat, gibt er seinerseits der Gruppe Feedback. Im Gegensatz zu den beiden anderen Interventionen ist diese konfrontativer angelegt und hat einen stärkeren Expositionscharakter. Der Fokuspatient steht im Mittelpunkt der Gruppe und der „Scheinwerfer" der Aufmerksamkeit ist auf ihn gerichtet. Der Umstand, dass der ausscheidende Patient in der Mitte der Gruppe steht, geht mit einem erhöhten psychophysischen Arousal einher, was die Wirkung des Feedbacks erhöht.

Alle drei Interventionen haben sich als Abschiedsrituale in der AVG bewährt. Dabei bleibt es dem Therapeuten überlassen, ob er sich für eine Form der Verabschiedungen entscheidet oder aber der Gruppe die Wahl überlässt. Da es sich um halboffene Gruppen handelt, nehmen alle Patienten der Gruppe im Verlauf der Therapie an den Verabschiedungen teil und bekommen somit einen Eindruck davon, wie diese ablaufen und mit welcher emotionalen Intensität sie verbunden sind. Am günstigsten ist es deshalb, wenn man als Therapeut eine weniger intensive („Kofferpacken“) und eine intensivere Form der Verabschiedung zur Wahl anbietet (entweder die „Abschiedsskulptur“ *oder* das „Scheinwerferfeedback“). Drei Alternativen anzubieten, stellt hingegen eher eine Überforderung für die Gruppe dar. Entscheidet man sich hingegen dafür, nur eine Variante anzubieten, dann sollte man das „Kofferpacken“ wählen, um eine Überforderung der Gruppe und potenziellen Widerstand gegen die Verabschiedung zu vermeiden.

Als ungünstig hat es sich hingegen erwiesen, wenn man Patienten die Möglichkeit eröffnet, sich eigene Rituale auszudenken. Auch wenn dies in einigen Fällen durchaus kreativ und abwechslungsreich erscheinen mag, ergeben sich früher oder später Situationen, in denen der Therapeut die Wünsche von Patienten bezüglich der Durchführung ihrer Rituale ablehnen muss, um eine Überforderung der Gruppe zu verhindern (z. B. wenn sich ein Patient wünscht, dass er alle Patienten der Gruppe zum Abschied umarmen möchte oder sich von jedem Patienten eine ausführliche Rückmeldung auf einer Postkarte wünscht, die diese bereits vor der Sitzung ausfüllen sollen usw.). Hierdurch entsteht leicht eine Situation, in denen sich Patienten, bei denen die Durchführung persönlicher Abschiedsrituale vom Therapeuten abgelehnt wurde, benachteiligt fühlen *(„Warum kann gerade ich nicht so verabschiedet werden, wie ich es mir wünsche? Bei anderen ging das doch auch!“)* oder es ergeben sich Konflikte zwischen den Patienten untereinander oder mit dem Therapeuten *(„Ich habe kein Problem, wenn wir Herrn X so verabschieden, wie er sich das wünscht! Warum hat der Therapeut etwas dagegen?“)*. Die aufgeführten Interventionen stellen hingegen Beispiele für eine gute Balance von Zeitökonomie, Würdigung von Abschieden und der Aktivierung gruppentherapeutischer Wirkfaktoren dar.

Merke:

Patienten, die über einen längeren Zeitraum hinweg an einer AVG teilgenommen haben, sollten aus der Gruppe verabschiedet werden. Entsprechende „Abschiedsrituale“ verdeutlichen die Bedeutung der Gruppentherapie, vermitteln dem ausscheidenden Patienten die Wertschätzung der Gruppe und erleichtern auch die Aufnahme von neuen Gruppenmitgliedern, da durch den Abschied in aller Regel auch die Aufnahme neuer Mitglieder in der Folgesitzung angezeigt wird.

8.5 Die Auswahl der Methode

In diesem Kapitel wurden einige Methoden vorgestellt, die sich in der Praxis der AVG bewährt haben. Obwohl der Einsatz weiterer Methoden durchaus sinnvoll sein kann, sollte man sich auf die Anwendung von fünf bis maximal sieben beschränken, um die Gruppe (und sich selbst) nicht zu überfordern. Es erhöht die

Effektivität der Therapie, wenn sich der Einsatz der angewandten Methoden wiederholt, da deren Vorhersagbarkeit die Unsicherheit der Gruppenmitglieder bezüglich des Ablaufs der Sitzungen reduziert und damit das Kontrollerleben erhöht. Außerdem bedingt die Wiederholung einen Übungseffekt, der die Effektivität der Methode erhöht und Zeit spart, da die Instruktionen des Therapeuten auf ein Mindestmaß reduziert werden können. In Tabelle 24 ist das Wirkfaktorenprofil der beschriebenen Interventionen zusammenfassend dargestellt. Die Entscheidung für eine der aufgeführten Methoden sollte in Abhängigkeit davon erfolgen, welche Wirkfaktoren es zu aktivieren gilt, um eine möglichst effektive Anliegenbearbeitung zu gewährleisten.

Tabelle 24: Wirkfaktorenprofil der beschriebenen gruppentherapeutischen Methoden

Methode	Problem-aktualisierung	Ressourcenaktivierung	Klärung	Problembewältigung
Kognitive Umstrukturierung	***	*	*	***
Verhaltensanalyse	**	*	**	***
Rollenspiel	***	*	*	***
Systemaufstellung	***	**	***	*
Individuelles Soziogramm	***	**	*	***
„Gespräch hinter dem Vorhang"	*	*	***	**
Personenbezogenes Feedback	*	*	**	*
Abschiedsrituale	-	**	–	*

Anmerkung: Allgemeine Wirkfaktoren der Psychotherapie nach Grawe (2004). * = In geringem Ausmaß aktiviert. ** = In mittlerem Ausmaß aktiviert. *** = In hohem Ausmaß aktiviert.

Auch kann es sinnvoll sein, die unterschiedlichen Methoden miteinander zu kombinieren, wenn eine konstruktive Bearbeitung des Anliegens hierdurch gefördert werden kann. Beispielsweise ist es möglich, nach der Durchführung eines diagnostischen Rollenspiels eine leicht modifizierte Form des personenbezogenen Feedbacks durchzuführen. Zu diesem Zweck könnte man die Rückmeldung auf zwei der vier Quadranten beschränken, wenn das Rollenspiel die Hypothese nahelegt, dass die Probleme des Patienten eher durch eine Diskrepanz zwischen Selbst- und Fremdbild (bzw. Außenwirkung) und weniger durch Defizite im Bereich der sozialen Kompetenz bedingt werden. Oder die Skulptur eines Systems (z. B. eines Teams) legt nahe, dass der Fokuspatient mit einem Mitglied des Systems ein klärendes Gespräch führen sollte. Dies wird dann in Form eines Rollenspiels eingeübt. Die therapeutische Heuristik lautet hier: beschränke *die Anzahl der Methoden, nicht aber deren Kombination* (wenn die Bearbeitung des Anliegen es erfordert)!

Auch wenn sich die Auswahl einer bestimmten Methode (oder deren Kombination) primär an der effektiven Bearbeitung des Patientenanliegens orientiert, so sollten dennoch einige weitere Faktoren berücksichtigt werden. Hierzu gehört die Persönlichkeit des Patienten, seine aktuelle Verfassung und seine Rolle bzw. Position innerhalb der Gruppe. So kann beispielsweise die Anwendung einer emotionsaktivierenden Methode wie die Technik des leeren Stuhls einen zwanghaften Patienten überfordern, sodass die Technik nicht zu dem erwünschten Ergebnis führt.

Auch die aktuelle Verfassung des Patienten muss berücksichtigt werden. Störungsbedingte Beeinträchtigungen (z. B. Konzentrationsschwierigkeiten bei depressiven Störungen) oder Krisen (z. B. eines plötzlich aufbrechenden Paarkonfliktes) können die Aufmerksamkeit eines Patienten so sehr beeinträchtigen, dass von der Durchführung einer an sich indizierten Methode abgesehen oder diese modifiziert werden muss. Beispielsweise führt der Therapeut im Falle des Paarkonfliktes bei einem depressiven Patienten keine kognitive Umstrukturierung durch (die angesichts depressogener Kognitionen prinzipiell indiziert wäre), sondern ein anteilnehmendes Feedback, um auf diese Weise das Erleben des Patienten zu validieren und ihm zu verdeutlichen, dass die Gruppe ihn unterstützt.

Schließlich gilt es auch, die Rolle des Patienten und seine Position im sozialen Gefüge der Gruppe zu berücksichtigen. Patienten, die neu in der Gruppe sind, sollten nach Möglichkeit eine positive Erfahrung machen, wenn sie zum ersten Mal ein Thema in die Gruppe einbringen. Aus diesem Grund sollten bevorzugt solche Methoden zum Einsatz kommen, die ihm Gelegenheit geben, seine Problematik darzustellen und ihm das Verständnis der Gruppe sichern. Auch in späteren Therapiephasen sollten Patienten, die sich eher in einer Außenseiterposition befinden, nicht überfordert werden oder der eigentlichen Anliegenbearbeitung sollten Interventionen vorangestellt werden, die eine Integration des Patienten in die Gruppe ermöglichen. Ansonsten besteht die Gefahr, dass sich die bestehende Antipathie, bei der Bearbeitung des Anliegens indirekt ausdrückt, etwa in Form unangemessen kritischer Rückmeldungen, fehlender Mitarbeit oder konfrontierender Äußerungen, die sich zwar scheinbar auf das Thema beziehen, tatsächlich jedoch auf die Person des Fokuspatienten abzielen.

Analog der Einzeltherapie gilt hier die therapeutische Heuristik, dass erst eine tragfähige Beziehung zur Gruppe aufgebaut werden muss, bevor eine Bearbeitung von Anliegen erfolgen kann. Dabei sollte auch die beziehungsstiftende Funktion der beschriebenen Methoden genützt werden. Während im einzeltherapeutischen Setting die Beziehungsgestaltung in hohem Maße durch die Art der Gesprächsführung bedingt wird, tragen in der Gruppentherapie in sehr viel stärkerem Maße die zur Anwendung kommenden Methoden zur Gestaltung der Beziehung bei. So löst eine Systemaufstellung in Form einer Skulptur bei den anderen Gruppenmitgliedern meist mehr Verständnis und Anteilnahme aus, als dies bei einem Rollenspiel der Fall ist, wo es um den Aufbau und damit auch um die Veränderung von Verhalten geht.

Schließlich sollte bei der Auswahl und Durchführung einer Methode immer auch die Zusammensetzung der Gruppe und das psychische Funktionsniveau der teilnehmenden Patienten berücksichtigt werden. So wäre beispielsweise die Durchführung von Systemaufstellungen bei einer Gruppe von 75- bis 80-jährigen Schmerzpatienten mit multiplen orthopädischen und internistischen Erkrankungen aus medizinischen Gründen kontraindiziert. Unabhängig vom Anliegen sollten daher nur solche Methoden angewendet werden, die dem aktuellen oder auch überdauernden Fähigkeitsprofil der Gruppenmitglieder entsprechen. Dabei sollte die jeweilige Gruppe weder über- noch unterfordert werden.

Merke:

Die erfolgreiche Bearbeitung therapeutisch relevanter Anliegen ist das Ergebnis einer Balance unterschiedlicher Faktoren. Neben der Passung von Anliegen/Problemstellung und Methode gilt es, die Persönlichkeit des Fokuspatienten, seine aktuelle Verfassung und seine Rolle innerhalb der Gruppe sowie das psychische und physische Funktionsniveau der Gruppenmitglieder zu berücksichtigen und aufeinander abzustimmen. Je mehr dies gelingt, umso effektiver gestaltet sich die Bearbeitung eines Anliegens und umso stärker können die gruppentherapeutischen Wirkfaktoren aktiviert werden.

9 Der Umgang mit schwierigen Gruppensituationen

In jeder Gruppentherapie kann es zum Auftreten von schwierigen Situationen kommen, die sowohl für den Therapeuten als auch die Gruppenmitglieder eine Belastung darstellen und den „Zusammenbruch" der instrumentellen Gruppenbedingungen zur Folge haben können. Aufgrund des geringeren Strukturierungsgrades einer AVG und der Heterogenität ihrer Mitglieder ergeben sich in dieser Art von Gruppen häufiger schwierige Situationen, als es bei der Durchführung von hochstrukturierten, manualisierten Gruppenkonzepten der Fall ist. Allerdings zeigt die Erfahrung, dass sich mindestens 80 % solcher problematisch krisenhafter Gruppensituationen vermeiden lassen, wenn der Therapeut sowohl bei der Vorbereitung und Formatierung der Gruppe als auch bei deren Leitung entsprechend umsichtig vorgeht.

Wie bereits dargestellt, sollten die Gruppenmitglieder ausführlich auf die Gruppentherapie vorbereitet werden, es sollte eine Indikation für die Teilnahme an der AVG vorliegen und die Zusammenstellung der Gruppe sollte aufgrund relevanter Kriterien erfolgen. Der Leitungsstil des Therapeuten sollte durch ein aktives, direktiv-lenkendes Vorgehen geprägt sein, das jedoch zugleich durch ein hohes Maß an Unterstützung, Warmherzigkeit und Transparenz gekennzeichnet ist. Zugleich sollte er ein hohes Maß an „Bedeutungszuweisung" im Sinne von Lieberman et al. (1973, vgl. Kap. 2) realisieren. Da sich in der klinischen Praxis, vor allem im stationären Setting, die Zusammenstellung der Gruppe kaum beeinflussen lässt und eine differenzielle Indikation aus rein praktischen Gründen meist nicht möglich ist (da sich alternative Gruppenangebote nicht realisieren lassen), sind problematische Situationen trotz optimalen Leiterverhaltens oft unvermeidbar. Der Therapeut sollte solche Situationen nicht provozieren (etwa durch Passivität oder mangelnder Strukturierung). Treten sie dennoch auf, so besteht seine Aufgabe darin, Krisen in Möglichkeiten zu verwandeln, die sowohl dem unmittelbar betroffenen Patienten als auch der Gruppe die Gelegenheit bieten, neue Erfahrungen zu machen, alternatives Verhalten zu erproben und Neues zu lernen.

Was kennzeichnet eine schwierige Situation in der Gruppentherapie? Zunächst einmal werden diese als eine Störung des gruppentherapeutischen Prozesses wahrgenommen, entweder weil sie „störend" in die therapeutische Routine einbrechen oder die Bearbeitung spezifischer Themen behindern oder sogar unmöglich machen. Eine Störung der Routine wäre beispielsweise dann gegeben, wenn ein Patient während der Orientierungsrunde erklärt, dass er sich an dieser nicht beteiligen wird. Die Bearbeitung eines bestimmten Themas wäre beispielsweise dann gestört, wenn ein Patient, der während eines Rollenspiels eine Beobachterposition einnimmt, sich plötzlich in aggressiver Weise einmischt und das Verhalten der am Rollenspiel mitwirkenden Patienten kritisiert.

In den meisten Fällen werden solche Störungen von den Gruppenmitgliedern und dem Therapeuten als belastend erlebt und haben eine aversive Qualität. Für den Therapeuten stellen sie eine Herausforderung, manchmal auch eine Überforderung dar. Dies gilt umso mehr, wenn er die Gruppe alleine leitet und die Gruppe über wenige Ressourcen oder Erfahrung verfügt, mit schwierigen Situationen umzugehen. Meist stehen dem Therapeuten auch keine bewährten Handlungsroutinen zur Bewältigung der Situation zur Verfügung, da diese meist eine situationsspezifische Lösung erfordern. Zugleich hat eine ausbleibende Klärung oder Bewältigung in aller Regel ausgeprägt negative Konsequenzen.

Auf keinen Fall sollte sich der Therapeut in solchen Situationen passiv verhalten, in der Hoffnung, dass die Gruppe von alleine die Lösung für das Problem finden wird. Stattdessen sollte er gerade in solchen Situationen seinem direktiven Leitungsstil treu bleiben und dem Motto folgen, wonach er dem *„Thema (hier der Störung) ein Rahmen und dem Prozess ein Richtung“* geben sollte (vgl. Kap. 3.2.2). Da die Gruppe das Verhalten ihres Therapeuten in solchen Situationen *sehr* genau beobachten wird, kommt ihm im Umgang mit Störungen eine wichtige Modellfunktion zu. Deshalb ist die Einstellung des Therapeuten gegenüber solchen Krisen oder Störungen von enormer Bedeutung. Ist seine Haltung durch Offenheit, Interesse und Optimismus bezüglich der Bewältigung von „Störungen“ geprägt, dann wird sich diese sukzessive auch auf die Gruppe übertragen. Er kann dieser Haltung Ausdruck verleihen, indem er die Ruhe bewahrt, der Gruppe hinsichtlich der Interpretation der Störung ein Reframing anbietet und zusammen mit ihr konstruktive Bewältigungsmöglichkeiten erarbeitet. Im Folgenden sind einige Beispiele für mögliche Reframings aufgeführt, die natürlich zu der Art der „Störung“ passen müssen.

Therapeuten-Reframing bei schwierigen Gruppensituationen

- „Endlich mal ein richtiger Konflikt! Darauf habe ich schon seit Längerem gewartet. Eine Gruppentherapie ohne Spannungen ist wie eine Suppe ohne Salz!“
- „Es ist vollkommen normal, dass im Laufe der Gruppentherapie auch schwierige Situationen auftreten, die erst einmal ratlos machen. Aber meine Erfahrung ist, dass sich in einer Gruppe nur das ereignet, was diese Gruppe auch tragen kann bzw. wofür sie Lösungen findet. Im Sinne der Gruppenentwicklung ist es so, dass eine Gruppe sich immer die Aufgaben gibt, an denen sie am meisten wachsen kann. Lassen Sie uns deshalb gemeinsam überlegen, wie wir mit dieser Situation am besten umgehen.“

- „Jetzt wird es wirklich spannend! Ich glaube, dass wir alle viel lernen können, wenn wir uns diesem Problem (oder Konflikt, Patt-Situation, Krise usw.) offen zuwenden und zusammen überlegen, wie wir das Problem lösen."
- „Solch eine Störung ist immer auch eine Chance, auch wenn es zunächst einmal nicht danach aussieht. Lassen Sie uns einmal ganz offen und mit Interesse an die Sache herangehen und erst einmal verstehen, was hier gerade abgelaufen ist!"

Im weiteren Verlauf dieses Kapitels sollen einige Beispiele von Störungen oder Krisen behandelt werden, die im Verlauf einer AVG auftreten können:
- Die Gruppenmitglieder bringen keine Themen ein.
- Ein Patient reagiert mit intensivem Emotionsausdruck.
- Der Gruppentherapeut wird kritisiert.
- Es kommt zu Konflikte zwischen den Gruppenmitgliedern.
- Ein Patient bricht die Therapie ab oder kann diese nicht beenden.

Merke:

Therapeuten sollten in vorbildlicher Weise mit schwierigen Gruppensituationen umgehen. Dies tun sie, indem sie der Gruppe durch eine passende Form des Reframings vermitteln, dass schwierige Gruppensituationen immer auch Chancen beinhalten und der Therapieprozess an Tiefe und Intensität gewinnen kann.

9.1 Die Gruppenmitglieder bringen keine Themen ein

In der AVG kommt es immer wieder vor, dass die teilnehmenden Patienten trotz des Einsatzes von strukturierten Aktivitäten in der initialen Therapiephase (der Forming-Phase) und dem adäquaten Verhalten des Therapeuten in der Orientierungsrunde keine Anliegen formulieren. In den meisten Fällen liegt dies daran, dass die „KOVA-Ampel" noch immer auf Rot steht bzw. die instrumentellen Gruppenbedingungen nicht gegeben sind. Die Aufgabe des Therapeuten besteht deshalb darin, eine Einschätzung vorzunehmen, warum dies der Fall ist und geeignete Maßnahmen einzuleiten, um diese herzustellen oder *wieder*herzustellen.

Für diese Einschätzung ist es von großer Bedeutung, in welcher Phase der Therapie diese Situation auftritt. In den ersten vier bis sechs Sitzungen einer geschlossenen Gruppe oder in den Sitzungen nach dem Wechsel mehrerer Patienten in einer halboffenen Gruppe weisen Schwierigkeiten bei der Themengenerierung darauf hin, dass die instrumentellen Gruppenbedingungen noch nicht in ausreichendem Maße aufgebaut werden konnten. Manche Gruppen benötigen mehr

Zeit als andere, um einen kohäsiven Zusammenhalt zu entwickeln. Ist dies der Fall, dann sollte der Therapeut die Gruppe durch den Einsatz weiterer Aufgaben und Interaktionsspiele in diesem Prozess unterstützen. Besonders geeignet sind hierbei Aufgaben, die der Themengenerierung dienen, z. B. der Einsatz von Bildern, die unterschiedliche Motive ansprechen, die Durchführung der Fantasiereise „mein Leben in fünf Jahren" oder analoge Aufgaben (vgl. Kap. 6.3.2). In vielen Fällen erweist sich eine solche Verlängerung der Vorbereitungsphase als zielführend, um die Arbeitsfähigkeit der Gruppe herzustellen.

Gelingt es trotz des hinreichenden Einsatzes von strukturierten Aktivitäten nicht, die Patienten dazu zu motivieren, eigene Anliegen in die Gruppe einzubringen, dann kann die Durchführung einer soziometrischen Arbeit, wie sie in Kapitel 7 beschrieben wurde, indiziert sein. Diese Methode geht davon aus, dass die Gruppe prinzipiell für die Gruppenarbeit motiviert ist, die Gruppenmitglieder jedoch Hemmungen und soziale Ängste aufweisen, die sich in Form von Widerstand gegen das Einbringen eigener Themen manifestieren. Die Durchführung des Soziogramms konfrontiert die Gruppenmitglieder mit diesen Ängsten und bringt sie zugleich dazu, miteinander in Kontakt zu kommen. In den meisten Fällen trägt diese Intervention dazu bei, Widerstände zu reduzieren und die Arbeitsatmosphäre in der Gruppe zu verbessern.

In jedem Fall sollte der Therapeut die Patienten auch noch einmal über den Ablauf der AVG und die Notwendigkeit, eigene Anliegen in die Gruppe einzubringen, informieren. Auch die nochmalige Erläuterung des Therapierationales kann dazu beitragen, die Patienten für die Gruppenarbeit zu motivieren.

Anders verhält es sich, wenn eine Gruppe bereits über einen längeren Zeitraum hinweg konstruktiv gearbeitet hat und dann, scheinbar ohne ersichtlichen Grund, von den Gruppenmitgliedern keine Themen mehr eingebracht werden. Geht dies außerdem noch mit einer diffusen Spannung einher, so kann man davon ausgehen, dass sich in der Gruppe Konflikte entwickelt haben, die jedoch nicht offen angesprochen werden. Im stationären Setting entstehen solche Konflikte oft im Stationsalltag und werden dann in die Gruppe mit hineingetragen, wo sie eine destruktive Wirkung entfalten. Allerdings werden diese Konflikte häufig nicht offen angesprochen, da sie scheinbar nichts mit der Gruppentherapie zu tun haben (z. B. wenn sich einige Patienten der Gruppe durch andere Gruppenmitglieder in ihrer Nachtruhe gestört fühlen, da diese sich abends noch lange im Aufenthaltsraum der Station aufhalten und sich laut unterhalten). Prinzipiell können sich solche Konstellationen auch in ambulanten Gruppentherapien ergeben, auch wenn die Patienten ambulanter Gruppen meist nur wenig gemeinsame Zeit außerhalb der Sitzungen miteinander verbringen.

Wenn der Therapeut keine Erklärung dafür hat, warum die Gruppenmitglieder keine Anliegen mehr einbringen, dann sollte er sie fragen, warum dies so ist. Dem üblichen Vorgehen der Gruppentherapie folgend, sollte er deshalb ein Blitzlicht durchführen, indem jedes Gruppenmitglied sich dazu äußern soll, wie er die Atmosphäre in der Gruppe gerade erlebt und woran es seiner Meinung nach liegt, dass keine Anliegen mehr in die Gruppe eingebracht werden. Die Durchführung eines solchen Blitzlichtes wurde in Kapitel 5.2.3 ausführlich beschrieben. Es sollte im Anschluss an die Orientierungsrunde durchgeführt werden. Wie dargestellt sollte der Therapeut die Durchführung des Blitzlichtes kurz begründen, sein Erleben der Situation beschreiben und die Gruppe entsprechend instruieren:

„Ich muss sagen, ich bin ein wenig erstaunt. In den letzten Sitzungen haben wir viele wichtige Themen bearbeitet und Sie alle haben sich intensiv eingebracht. Heute erlebe ich die Stimmung hingegen als angespannt und niemand bringt ein Thema ein. Ich bin deshalb gerade ein wenig verwirrt. Helfen Sie mir, zu verstehen, was heute anders ist! Lassen Sie uns deshalb ein Blitzlicht machen. Zwei Fragen an Sie:
1. Wie erleben Sie gerade die Stimmung in der Gruppe?
2. Was glauben Sie, was der Grund dafür ist, dass heute niemand ein Thema in die Gruppe einbringt?“

Hierdurch strukturiert der Therapeut die Gruppe und gibt den Gruppenmitgliedern zugleich die Verantwortung für *ihre* Gruppe zurück. In der Regel ergeben sich aus dem Blitzlicht mehr oder weniger deutliche Hinweise darauf, welche Problematik bzw. welcher Konflikt dem Verhalten der Gruppenmitglieder zugrunde liegt. Dies ermöglicht es dem Therapeuten dann, weitere Interventionen zu realisieren, die auf Konfliktbearbeitung abzielen und damit eine „Reparatur“ der therapeutischen Allianz bzw. ein Wiederherstellen der instrumentellen Gruppenbedingungen ermöglichen. Tatsächlich trägt bereits der *Prozess* der Konfliktbearbeitung und nicht nur dessen Ergebnis dazu bei, diese wiederherzustellen.

Gegen Ende der Therapie (im Falle einer geschlossenen Gruppe) kann das Nichteinbringen von Themen auch darauf hinweisen, dass sich die Gruppenmitglieder innerlich bereits aus der Gruppenarbeit herausziehen und damit das Ende der Gruppe vorwegnehmen. Zugleich dient dieses Verhalten dazu, die mit dem Ende der Gruppe verbundenen Gefühle zu vermeiden (nach dem Motto: *„Am Ende hat die Gruppe sowieso nicht mehr so viel gebracht. Die Luft war raus!“*). Auch hier ist die Durchführung eines Blitzlichtes sinnvoll, wobei der Therapeut seine „Abschiedshypothese“ ansprechen und die Gruppe um ihre Einschätzung dazu bitten sollte. Wird diese bestätigt, dann sollte das Thema Abschied und Trennung in Form strukturierter Aufgaben bearbeitet werden. Geeignet hierfür wäre beispielsweise die Durchführung von Aufgaben in Kleingruppen oder eine Fantasiereise zum Thema „Abschied von der Gruppe“.

Manchmal lässt sich der Umstand, dass die Gruppenmitglieder keine Themen einbringen, auch auf eine temporäre Überforderung der Gruppenmitglieder oder den Effekt der therapeutischen Sättigung zurückführen. Insbesondere im stationären Bereich kann ein intensives und hochfrequentes Therapieprogramm dazu führen, dass die Patienten keine Energie mehr dafür haben, sich in die Gruppe einzubringen. Ist dies der Fall, so bietet langfristig gesehen am ehesten eine Veränderung des Therapieplanes die Lösung. Auch im ambulanten Setting kann es vorkommen, dass die Patienten einer Therapiegruppe durch die Belastungen des Alltags zu erschöpft sind, um produktiv therapeutisch zu arbeiten. Ist dies gelegentlich der Fall (es sollte eine Ausnahme und keine Regel darstellen!), dann sollte der Therapeut das Bedürfnis der Gruppenmitglieder nach Entspannung und Regeneration aufgreifen und entsprechende Interventionen realisieren. Dies ist besonders dann sinnvoll, wenn die Gruppenmitglieder bereits während der Orientierungsrunde offen äußern, dass sie zwar gerne in der Gruppe sind, jedoch heute zu erschöpft sind, um eigene Themen einzubringen. In diesem Fall sollte der Therapeut sein Verständnis für die Erschöpfung der Gruppenmitglieder äußern und Interventionen durchführen, die zur Energetisierung und Erholung der Gruppe beitragen, z. B. durch die Durchführung einer Entspannungsübung oder eines gemeinsamen Achtsamkeitsspaziergangs. Auch ein solches Vorgehen kann in dieser Situation dazu beitragen, die instrumentellen Gruppenbedingungen zu verbessern.

Merke:

Wenn die Teilnehmer einer AVG trotz entsprechender Vorbereitung in der Orientierungsrunde keine Anliegen in die Gruppe einbringen, liegt dies meist daran, dass die instrumentellen Gruppenbedingungen *noch* nicht oder *nicht* mehr gegeben sind. Der Therapeut sollte deshalb zuerst eine Vorstellung davon entwickeln, warum dies so ist. Um sich Klarheit darüber zu verschaffen, ist in vielen Fällen die Durchführung eines Blitzlichtes sinnvoll. In Abhängigkeit vom Ergebnis des Blitzlichtes sollten dann weitere Interventionen zur Verbesserung der instrumentellen Gruppenbedingungen realisiert werden.

9.2 Ein Patient reagiert mit intensivem Emotionsausdruck

Auch wenn es vielen Patienten zunächst schwerfällt, in Gruppen offen ihre Emotionen zu zeigen, so geht die Anwesenheit anderer Personen oft mit einer Intensivierung des emotionalen Erlebens einher (Castonguay, Pincus, Argas & Hines, 1998; Yalom, 2007). Diese führt manchmal dazu, dass sich die Patienten einer AVG relativ lange darum bemühen, ihre Emotionen zu kontrollieren, um dann schließlich von diesen überwältigt zu werden. Dies drückt sich in Form eines länger anhaltenden intensiven Affekts aus, der von dem Betroffenen selbst als überwältigend und als nicht oder kaum noch steuerbar erlebt wird. Dieser (partielle) Kontrollverlust kann sowohl von dem Betroffenen selbst als auch den Beobachtern als bedrohlich oder sogar Furcht einflößend eingeschätzt werden. Das gilt umso mehr, wenn einzelne Gruppenmitglieder in ihrer Biografie mit den negativen Folgen unkontrollierbarer Emotionen konfrontiert wurden (z. B. bei einem cholerisch agierenden Elternteil).

Die Aufgabe des Therapeuten besteht deshalb darin, einerseits den Patienten bei der Bewältigung seines Affektes zu unterstützen, anderseits die Gruppe zu beruhigen, u. a. indem er dem Affektausdruck eine positive Bedeutung zuschreibt. Wenig erfahrene Gruppentherapeuten neigen dazu, der Beruhigung der Gruppe zu wenig Bedeutung beizumessen. Dies rührt daher, dass sich Psychotherapeuten in ihrem beruflichen Alltag häufig mit dem Ausdruck intensiver Emotionen konfrontiert sehen und sich meist auch im Rahmen ihrer Selbsterfahrung damit beschäftigt haben. Auch bewerten Therapeuten das Erleben von Emotionen meist positiv und sehen darin einen Fortschritt in der Therapie. Patienten sehen dies jedoch oft anders, vor allem dann, wenn sie bei anderen den intensiven Ausdruck von Emotionen beobachten. Aus der Beobachterperspektive wird dieser oft als potenziell schädlich und den Betroffenen überfordernd wahrgenommen. Das Leitmotiv des Therapeuten lautet deshalb: Unterstütze den Patienten bei der Regulation seines affektiven Erlebens und leite die Gruppe dazu an, diesen Prozess wohlwollend zu begleiten.

Die Art und Weise, wie der Therapeut dabei vorgeht, hängt wiederum von der Art der Emotion ab. Die Erfahrung zeigt, dass es in der AVG vor allem die Affekte von Trauer, Wut und Scham sind, die in intensiver, wenig regulierter Form auftreten können. Auch wenn viele Patienten im Verlauf einer Gruppentherapie situationsbezogen zu Nervosität, Anspannung und Ängstlichkeit neigen, erreichen diese Emotionen meist nicht die Intensität, wie es beim Erleben von Trauer, Wut oder Scham der Fall ist.

Ausnahme: Borderline-Persönlichkeitsstörung

Eine Ausnahme stellen Patienten dar, die unter einer Borderline-Persönlichkeitsstörung (BPS) (Fiedler, 2005) oder unter einer Angsterkrankung leiden, die mit Panikattacken einhergeht (Margraf & Schneider, 2013). Falls Patienten, die unter einer BPS leiden, an einer AVG teilnehmen, so sollten diese über ausreichende Fertigkeiten (Skills) verfügen, um ihre häufigen und plötzlich auftretenden, intensiven Anspannungszustände bewältigen zu können (Linehan, 1993). Ist dies der Fall, dann sollten sie diese entweder in der Gruppe einsetzen oder ggf. auch den Gruppenraum zeitweise verlassen, falls die Regulation des Spannungszustandes dies erfordert. Sobald sich die Anspannung wieder reduziert hat, sollten sie dann jedoch wieder in die Gruppe zurückkehren. Auch sollte der betreffende Patient die anderen Gruppenmitglieder über seine Problematik sowie über die Funktion und den Einsatz von Stresstoleranz-Skills informieren. Der Anwendung dieser Skills sollte keine besondere Beachtung geschenkt werden, um auf diese Weise keine dysfunktionalen Kontingenzen zu etablieren. Das Vorgehen sollte außerdem mit dem Patienten in einer Einzelsitzung ausführlich vorbesprochen werden, wobei die Teilnahme an einer AVG davon abhängig gemacht werden sollte, ob der Patient über entsprechende Skills verfügt und auch motiviert ist, diese im Rahmen der AVG einzusetzen.

Ausnahme: Panikattacken

Auch mit Patienten, die unter einer Angststörung leiden, im Rahmen derer es zum Auftreten von Panikattacken kommen kann, sollte der Umgang mit diesen in einer der Gruppentherapie vorgeschalteten Einzelsitzung besprochen werden. Dabei sollte geklärt werden, wie der Patient, der Therapeut und die anwesenden Gruppenmitglieder sich verhalten sollen, falls es im Verlauf einer Gruppensitzung zum Auftreten einer Panikattacke kommt. Hierbei sind grundsätzlich zwei Vorgehensweisen möglich: die der Angstbewältigung oder die der Konfrontation (Fliegl et al., 1998). Bei der Angstbewältigung soll der Patient durch den Einsatz von Atemtechniken, Ablenkung und positiver Selbstverbalisation, unter Umständen auch durch das Verlassen des Gruppenraumes, die auftretenden Ängste, so gut es geht, bewältigen, wobei er darin vom Therapeuten unterstützt wird. Der Nachteil dieses Vorgehens besteht darin, dass es das Vermeidungsverhalten des Patienten unterstützt. Mit Ausnahme von Panikattacken im Rahmen einer sozialen Phobie ist daher die Durchführung einer In-Vivo-Konfrontation meist erfolgversprechender. Allerdings setzt dies eine entsprechende Motivation aufseiten des Patienten voraus. Auch sollte er ausführlich über das Therapierationale der Konfrontationstherapie informiert werden sein. Ist dies der Fall, dann kann das Auftreten einer Panikattacke in der Gruppensituation zur Durchführung einer therapeutisch begleiteten Konfrontation genutzt werden. In beiden Fällen sollte der Patient die anderen Gruppenmitglieder im Vorfeld über sein Störungsbild in Kenntnis setzen und der Umgang mit den möglicherweise auftretenden Angstanfällen erläutern. Dabei sollte auch das Verhalten der anderen Gruppenmitglieder thematisiert werden. Am günstigsten ist es, wenn diese sich zunächst zurückhalten, während der Therapeut mit dem Patienten arbeitet. Manchmal werden auch ermutigende und Verständnis signalisierende Äußerungen von Gruppenmitgliedern als hilfreich erlebt (z. B.: *„Du schaffst das!"*, *„Wir stehen hinter dir!"*, *„Es ist o. k., dass die Angst da ist, hier ist der Raum dafür!"* usw.). Im Rahmen einer Anliegenbearbeitung (wenn der Fokuspatient die Gruppe über seine Angsterkrankung informiert), können solche Sätze als ein Teil der Gruppenarbeit gesammelt werden, sodass sie in der kritischen Situation zur Verfügung stehen. Idealerweise sollte der Umgang beim Auftreten einer Panikattacke in der Gruppe sogar in Form eines Rollenspiels eingeübt werden! Auf diese Weise kann sowohl der Patient als auch die Gruppe am besten auf eine möglicherweise auftretende Panikattacke vorbereitet werden. Außerdem reagieren die anderen Gruppenmitglieder mit größerer Wahrscheinlichkeit positiv auf das Auftreten einer Panikattacke, da diese ihnen dann die Gelegenheit bietet, das Eingeübte nun „im Ernstfall“ einzusetzen.

Intensive Trauer

Im Fall von intensiver Trauer ist hingegen ein anderes Vorgehen sinnvoll. Patienten können sowohl bei der Bearbeitung ihrer Problematik als auch bei der Bearbeitung von Anliegen der anderen Patienten von intensiven Gefühlen der Trauer überwältigt werden. Dies gilt umso mehr, wenn die Trauer über längere Zeit hinweg unterdrückt bzw. das Erleben von Trauer vermieden wurde. Wie bereits ausgeführt, geht es in diesem Zusammenhang nicht um eine regulierte Form des emotionalen Erlebens, das die therapeutische Bearbeitung belastender Themen begleitet, sondern um einen kathartischen Moment, der einem emotionalen „Ausnahmezustand“ gleich kommt, der mit einem partiellen Kontrollverlust einhergeht. Dies bedeutet, dass dem Betroffenen die Regulation seines emotionalen Erlebens nur eingeschränkt möglich ist. Interventionen, die auf eine sachlich-rationale Analyse und damit der kognitiven Einordnung des Erlebten abzielen, erreichen den Betroffenen daher nicht. Fragen wie *„Woher kennen Sie dieses Gefühl?“, „Was geht Ihnen gerade durch den Kopf?“* usw. sollten daher vermieden werden und erwecken auch bei den anderen Gruppenmitgliedern den Eindruck eines wenig verständnisvollen, überforderten oder sogar unfähigen Therapeuten.

Stattdessen sollte der Therapeut den Patienten in seiner Emotionsbewältigung unterstützen. Folgende Interventionen haben sich hierbei als hilfreich erwiesen (Berking, 2015):

- Der Patient sollte auf rein physiologischer Ebene in der Emotionsbewältigung unterstützt werden. Konkret sollte er dazu angeleitet werden, sein Atemmuster zu regulieren *(„Vergessen Sie nicht, zu atmen! Atmen Sie tief ein und aus. Halten Sie den Atem nicht fest!“)*. Auch kann es hilfreich sein, ihn dazu anzuleiten, seine muskuläre Anspannung zu reduzieren. Sei es, indem man ihn darauf hinweist, die betroffenen Muskelgruppen zu entspannen *(„Öffnen Sie einmal Ihre Fäuste und lassen Sie Ihre Arme locker.“)* oder diese für einen Moment anzuspannen, um sie dann wieder loszulassen *(„Spannen Sie für einen kurzen Moment beide Arme an und ballen Sie Ihre Fäuste und dann lassen Sie los und nehmen die Spannung raus.“)*.

- Der Therapeut sollte dem Patienten behutsam und dosiert rückmelden, was er bei ihm beobachtet und wie er dies interpretiert. Dies gilt vor allem dann, wenn zunächst nicht klar ist, was die Traurigkeit ausgelöst hat (z. B.: *„Ich nehme wahr, dass Sie tief traurig sind und sich um Fassung bemühen. Es ist sicher nicht einfach, dass nun all die Traurigkeit spürbar wird, die Sie vielleicht lange nicht so heftig gespürt haben.‘*).
- Es ist günstig, wenn der Therapeut die Äußerungen des Patienten aufgreift, indem er sie paraphrasiert, empathisch bestätigt oder ihm seine Vermutungen über das (noch) nicht An- und Ausgesprochene mitteilt.
- Auch sollte der Ausdruck des affektiven Erlebens verstärkt und positiv konnotiert werden (z. B.: *„Es ist gut, dass die Traurigkeit, die da ist, nun Raum bekommt! Wenn Sie der Spur Ihrer Trauer folgen, wird Sie das weiterbringen.“*). Günstig ist es hierbei auch, die Situation in der Gruppe anzusprechen (z. B.: *„Es ist gut, dass Sie uns so vertrauen und an Ihrer Trauer teilhaben lassen.“* Oder: *„Ich glaube, die Gruppe ist richtig erleichtert, dass die Trauer nun endlich ihren Raum bekommt.“* Oder: *„Die Gruppe kann die Trauer tragen. Die anderen sind bei Ihnen.“*).
- Schließlich hat es sich als hilfreich erwiesen, wenn der Therapeut sich auf den Stuhl neben den Patienten setzt, um auf diese Weise mehr körperliche Nähe herzustellen. Falls erforderlich, sollte er den benachbarten Patienten deshalb darum bitten, seinen Platz mit ihm zu tauschen. Manchmal kann es zudem sinnvoll sein, den betroffenen Patienten zu fragen, ob er sich außerdem den Trost und die körperliche Nähe eines Mitpatienten wünschen würde. Ist dies der Fall (was eher die Regel als die Ausnahme ist), dann sollte sich dieser Patient auf den anderen Nachbarstuhl des Fokuspatienten setzen und ihm seine Hand auf die Schulter legen oder ihn gegebenenfalls auch umarmen.

Die Phase der emotionalen Bewältigung dauert meist fünf bis zehn Minuten, selten länger. Gegen Ende dieser Phase wird der Fokuspatient wieder ruhiger und gewinnt seine Selbstkontrolle zunehmend zurück. Dennoch ist es nicht sinnvoll, weiter an der Thematik zu arbeiten, da der Fokuspatient hierzu meist zu erschöpft ist. Stattdessen genügt es, nochmals *kurz* darauf hinzuweisen, wodurch die Trauer ausgelöst und die hohe Intensität bedingt wurde. Die erforderliche weitere Bearbeitung der Thematik sollte hingegen erst in einer der Folgesitzungen durchgeführt werden. In der verbleibenden Sitzungszeit sollte hingegen der Gruppe die Gelegenheit für ein anteilnehmendes Feedback gegeben werden. In jedem Fall sollte der Therapeut gegen Ende der Sitzung hervorheben, dass der Ausdruck intensiver Emotionen für eine gute Gruppenarbeit spricht und die damit verbundene Katharsis, einhergehend mit der Erfahrung, dass die Gruppe den emotionalen Ausdruck akzeptiert, zu den wichtigsten und „heilsamsten“ Wirkfaktoren der Gruppentherapie überhaupt zählt.

Ärger und Wut

Der Ausdruck von intensivem Ärger und Wut stellt die Gruppe und den Therapeuten vor eine besondere Herausforderung, da diese schnell als bedrohlich erlebt werden kann und in manchen Fällen auch tatsächlich ist. Patienten, die eine massive Störung der Impulskontrolle aufweisen oder unter einer Psychose leiden, sollten nicht an einer AVG teilnehmen. Dennoch kann es vorkommen, dass Patienten ihren Ärger auf andere Gruppenmitglieder auf eine unangemessen aggressive Weise äußern. Ist dies der Fall, dann sollte der Therapeut sofort intervenieren und die aggressiven Äußerungen unterbinden. Patienten, die an einer AVG teilnehmen, sollten sich niemals von anderen Gruppenmitgliedern tätlich bedroht oder eingeschüchtert fühlen! Falls es erforderlich ist, sollte der Therapeut mit dem aggressiven Patienten den Gruppenraum verlassen und mit ihm außerhalb der Gruppe weiterarbeiten. Erst wenn der Patient sich wieder unter Kontrolle hat, sollte er wieder in die Gruppe zurückkommen und seinem Ärger in konstruktiver Form Ausdruck verleihen. Außerdem kann es erforderlich sein, dass er sich bei einigen Gruppenmitgliedern für sein Verhalten entschuldigt.

Viel häufiger ist es jedoch der Fall, dass ein Patient zwar intensiven Ärger erlebt, oft auf Personen außerhalb der Gruppe, diesen Ärger jedoch nicht in der angemessenen Intensität äußert. Die paradoxe Folge besteht deshalb darin, dass er in Hinblick auf den Umgang mit Ärger und Wut sowohl unter- als auch überreguliert ist. Einerseits kontrolliert er seine Wut, andererseits bleibt er in ihr gefangen, weil er sie nicht angemessen zum Ausdruck bringen kann, was jedoch nötig wäre, um von ihr loszukommen. Die Aufgabe des Therapeuten besteht deshalb darin, dem Betroffenen die Möglichkeit zu geben, seiner Wut angemessen Ausdruck zu verleihen und ihm dabei gleichzeitig das Gefühl zu vermitteln, dass er Kontrolle darüber hat, wie dies geschieht. Hierbei haben sich folgenden Interventionen als hilfreich erwiesen:

- Äußert ein Patient auf eine gehemmte Art und Weise intensiven Ärger bzw. Wut auf Personen aus seinem Umfeld und handelt es sich hierbei um eine primäre und adaptive Emotion (Greenberg & Rice, 2003), dann sollte der Therapeut ihn zunächst in seinem Ärger bestätigen (z. B.: *„Sie haben allen Grund, ärgerlich auf ihren Chef zu sein, der sie so ungerecht behandelt hat.“*).
- Er kann den Patienten dann mit der Vermutung konfrontieren, dass er nur einen Teil seiner Wut ausdrückt und einen größeren Teil zurückhält. Bestätigt der Patient diese Einschätzung, kann er ihn dazu anregen, zusammen mit ihm aufzustehen und sich in die Mitte des Stuhlkreises zu stellen. Anschließend bittet er die Gruppe, einen Halbkreis zu bilden und sich hinter ihn und den Patienten zu stellen. Er bittet den Patienten dann darum, sich vorzustellen, dass die Person(en), auf die sich sein Ärger bezieht, „in den Raum zu holen“ und vor sich auf einen Stuhl zu setzen. Gelingt dem Fokuspatienten diese Vorstellung, instruiert er ihn, der betreffenden Person seinen Ärger auf direkte und

deutliche Art und Weise mitzuteilen. Falls erforderlich, kann er ihm dabei weitere Instruktionen geben, die sich sowohl auf die motorische als auch die verbale Ebene beziehen (z. B.: *„Stellen Sie sich gerade hin, die Brust raus. Ballen Sie Ihre Fäuste und lassen Sie die Wut in sich aufsteigen. Jetzt sagen Sie ihm Ihre Meinung. Laut und deutlich!“*). Dabei kann der Therapeuten den Fokuspatienten auch „doppeln“ und dabei seine Äußerungen verstärken und mit lauterer Stimme sprechen.

- Wann immer möglich, sollte der Therapeut auch andere Patienten ermutigen, den Fokuspatienten zu unterstützen. Zum Beispiel indem sie ihm Recht geben und ihre Zustimmung kundtun. Oder in dem sie sich neben den Fokuspatienten stellen und ihrem Ärger über die ungerechte Behandlung offen, direkt und lautstark zum Ausdruck bringen (z. B.: *„Was sind Sie denn für ein Idiot von einem Chef? Wie können Sie mit Herrn B. so umgehen, nach all dem, was er für die Firma getan hat. Sie sind ein ignoranter Vollidiot und gehören rausgeschissen!“*).

Gelingt es dem Fokuspatienten, seiner Wut Ausdruck zu verleihen, sollte die Arbeit so lange fortgesetzt werden, bis die Intensität der Wut nachlässt. Der Aufbau des Stuhlkreises und das Platznehmen von Fokuspatient und Therapeut markieren das Ende der Intervention. Anschließend wird der Fokuspatient nach seinem Befinden befragt und für seinen Mut, sich seiner Wut zu stellen, verstärkt. Wie beim Umgang mit der Trauer sollte auf die weitere Bearbeitung der Thematik in der Sitzung verzichtet werden. Stattdessen sollte eine Feedbackrunde (anteilnehmendes Feedback) durchgeführt werden und die Gruppe für ihre engagierte Mitarbeit entsprechend verstärkt werden.

Scham

Scham ist ebenfalls eine Emotion, die in Gruppentherapien regelhaft auftritt, wobei selbstunsichere und narzisstische Persönlichkeiten besonders anfällig hierfür sind. Ausgelöst durch die Bearbeitung sensibler Themen oder durch Feedback von anderen Gruppenmitgliedern, kann es jedoch auch bei anderen Patienten zum Auftreten von intensiven Schamgefühlen kommen. Kommt dies bei einem Patienten häufiger vor und besteht zudem ein ausgeprägter Leidensdruck, so kann es sinnvoll sein, das Schamerleben zu thematisieren. Folgendes Vorgehen hat sich hierbei bewährt:

- Der Therapeut sollte dem Patienten, der Scham erlebt, Verständnis signalisieren und ihn dafür verstärken, dass er sein Erleben überhaupt anspricht. Außerdem sollte er in seinem Erleben validiert werden. Dies gelingt dadurch, dass der Therapeut das Erleben der Scham in einen Zusammenhang mit der Lerngeschichte des Patienten stellt. So hatte ein Patient der Gruppe über län-

gere Zeit hinweg nicht mitgeteilt, dass er aufgrund einer Erkrankung ein Auge verloren hatte und ihm deshalb ein Glasauge eingesetzt worden war. Erst als eine neue Patientin seine Augenfarbe positiv hervorhob, offenbarte er sich der Gruppe und schämte sich nicht nur für sein Glasauge, sondern auch für den Umstand, der Gruppe nicht davon erzählt zu haben. Der Therapeut validierte den Patienten, indem er auf seine Lerngeschichte Bezug nahm, die durch häufige Hänseleien und Demütigungen gekennzeichnet war. Manchmal ist auch eine normative Validierung sinnvoll, im Rahmen derer hervorgehoben wird, dass sich fast jeder Mensch in einer vergleichbaren Situation schämen würde und dass das Schamerleben damit quasi die „Norm“ darstellt.
- In einem weiteren Schritt sollte die Gruppe in Form eines anteilnehmenden Feedbacks einbezogen werden, das sich speziell auf das Erleben von und den Umgang mit Scham bezieht *(„Kennen Sie das Gefühl der Scham? Wann schämen Sie sich? Wie gehen Sie damit um?“)*. Das Ziel dieser Rückmeldung liegt u. a. darin, dem Fokuspatienten das Gefühl zu vermitteln, mit seiner Scham nicht alleine zu sein.
- Zusätzlich kann es sinnvoll sein, mit dem Fokuspatienten an dem Erleben seines Schamgefühls zu arbeiten. Hierzu führt der Therapeut zwei Teilpersönlichkeiten ein: ein Teil, der sich schämt, und ein Teil, der dieser Scham Raum gibt (der erlebende Teil). Anschließend stellt der erlebende Teil der Gruppe den beschämten Teil vor. Dieses Vorgehen ermöglicht sowohl eine Exposition als auch Distanzierung. Konkret könnte der Therapeut hierbei wie folgt vorgehen:

„Ich würde gerne versuchen, etwas mit Ihnen auszuprobieren, was Ihnen dabei helfen könnte, sich nicht mehr so sehr zu schämen. Was meinen Sie? Gut, dann stellen Sie sich vor, es gibt zwei Persönlichkeitsteile in Ihnen: ein Teil schämt sich sehr, ist sozusagen die Scham. Der andere erlebt die Scham und bietet ihr eine Bühne, auf der sich die Scham zeigen kann. Stellen Sie sich nun vor, der Teil in Ihnen, der sich schämt, sitzt auf Ihrem Stuhl. Stehen Sie jetzt auf und treten Sie hinter Ihren Stuhl. Können Sie sich das vorstellen? Sie sind jetzt der Teil, der dem Scham-Anteil eine Bühne bietet! Stellen Sie uns nun den Scham-Anteil so wertschätzend und so liebenswürdig vor, wie es für Sie möglich ist. Was ist das für ein Teil von Ihnen? Wie alt ist er? Seit wann kennen Sie ihn?“

Nachdem der Patient seinen Scham-Anteil vorgestellt hat, gegebenenfalls unterstützt durch weitere Fragen des Therapeuten, kann die Gruppe um ein Feedback gebeten werden, was die Vorstellung bei ihnen ausgelöst hat. In der Regel erhält der Scham-Anteil viel Verständnis und Zuspruch. Nach der Feedbackrunde wird der Fokuspatient aufgefordert, wieder Platz zu nehmen. Danach wird er danach befragt, wie es ihm mit der Aufgabe ergangen ist und wie er das Feedback der Gruppe erlebt hat. Eine weitergehende Bearbeitung der Thematik ist in der Sitzung jedoch meist nicht mehr sinnvoll.

Patienten mit einem hohen Maß an Emotionalität und/oder histrionischen Persönlichkeitszügen

Die bisherigen Ausführungen setzen voraus, dass die jeweiligen Gruppenmitglieder authentische Emotionen zeigen, die wie jede Emotion auch eine kommunikative Funktion haben, wobei diese nicht im Vordergrund steht. Bei Patienten, die durch ein hohes Maß an Emotionalität (DSM-5, APA, 2013) und/oder histrionische Persönlichkeitszüge gekennzeichnet sind (Sachse, 2010), verhält es sich hingegen umgekehrt. Der emotionale Ausdruck ist sehr viel weniger reaktiv, sondern erfüllt primär eine instrumentelle Funktion. Er dient dazu, bei den anderen Gruppenmitgliedern und dem Therapeuten etwas zu bewirken. Meist soll durch den intensiven Emotionsausdruck ein Maximum an Aufmerksamkeit, Zuwendung und Fürsorge erzielt werden, die ausschließlich dem Betroffenen zuteilwird, wohingegen die Not anderer Gruppenmitglieder in den Hintergrund tritt. Mehr noch als die Einzeltherapie „verführt" die Gruppensituation zur Inszenierung dramatischer Szenen und wird damit zur Bühne für die Darstellung des eigenen Dramas (Fiedler, 2007). Kurzfristig sichert sich der oder die betreffende Patient(in) tatsächlich die Aufmerksamkeit der gesamten Gruppe, auf Dauer wird der Emotionsausdruck jedoch immer mehr als erzwungen, übertrieben, effektheischend und wenig authentisch wahrgenommen, sodass immer mehr Gruppenmitglieder mit Gereiztheit und Unverständnis reagieren. Hierdurch kann sich ein fataler Teufelskreis ausbilden, da der Betroffene, die Abwendung der Gruppe registriert und daraufhin mit einer noch stärkeren Dramatisierung reagiert, was die Gruppe noch mehr gegen ihn aufbringt.

Der Therapeut sollte dieser Dynamik deshalb frühzeitig entgegenwirken. Gelangt er zu der Einschätzung, dass es sich bei dem Ausdruck intensiver Emotionen um eine dramatische Inszenierung handelt, sollte er diese, so gut es geht, löschen und den Patienten darin unterstützen, die der Darstellung zugrunde liegende primäre Emotion und das damit zusammenhängende Bedürfnis zu identifizieren. Um dies zu erreichen, sollte er nicht auf die expressiv dargestellte Emotion eingehen, sondern den Betreffenden in deutlich direktiver Weise dazu anhalten, seine Aufmerksamkeit nicht „dem Publikum" zuzuwenden, sondern sie nach innen zu lenken und eine achtsame Haltung gegenüber seinem Erleben einzunehmen. Falls erforderlich, sollte er mit dem Betroffenen auch den Gruppenraum für kurze Zeit verlassen, um ihm damit die „Bühne" zu entziehen und eine Aufmerksamkeitslenkung nach innen zu fördern. Dabei sollte er jedoch durchweg wertschätzend und fürsorglich vorgehen und in jedem Fall eine vorwurfsvolle Haltung vermeiden. Er könnte dabei wie folgt vorgehen:

„Ich merke, dass die Thematik bei Ihnen gerade ganz viele und vor allem auch sehr heftige Gefühle auslöst und wir Ihnen alle, so gut es geht, helfen möchten. Dazu müssen wir aber besser verstehen, was gerade in Ihnen vorgeht. Stehen Sie einmal auf und kommen Sie in die Mitte.

(Der Therapeut stellt sich neben den Patienten.) Atmen Sie jetzt ruhig ein und aus. Achten Sie dabei auf meine Stimme und folgen Sie dem Rhythmus! Ein- und langsam ausatmen. Gut so! Ein und langsam aus. Schließen Sie jetzt einen Moment lang die Augen und spüren Sie in sich hinein. Gibt es da noch ein anderes Gefühl, andere Gedanken, außer denjenigen, die bisher da waren? Beschreiben Sie, was Sie wahrnehmen."

(Alternativ kann der Therapeut auch Folgendes sagen.) Ich merke, dass Sie gerade ganz viel in Ihnen aufbricht und Sie von Ihren Gefühlen übermannt werden. Es ist, als wäre ein Damm gebrochen. Dabei ist es jetzt entscheidend, dass Sie ganz gesammelt und zentriert den Blick nach innen richten und herausfinden, was die Quelle von all dem Schmerz (oder der Wut usw.) ist! Was ist der Kern von all dem? Lassen Sie uns einen Moment den Raum verlassen, damit Sie sich sammeln können und wir besser verstehen, was in Ihnen abläuft. Ich möchte die Gruppe in der Zeit unserer Abwesenheit darum bitten, sich darüber auszutauschen, was Frau/Herr ___ jetzt von uns braucht und was in ihr/ihm vorgehen könnte. Schreiben Sie doch einige Ideen dazu auf das Flipchart. Wir kommen in fünf bis zehn Minuten wieder."

(Auch wenn der Patient/die Patientin nicht unbedingt den Gruppenraum verlassen möchte, sollte der Therapeut wohlwollend darauf bestehen.)

Dieses Vorgehen befriedigt einerseits das Bedürfnis des Patienten nach Aufmerksamkeit und Beachtung, andererseits lenkt es sein Verhalten zugleich in konstruktive Bahnen. Auch verschieben sich jetzt die Kontingenzen. Er wird nicht länger für sein dramatisches Verhalten verstärkt, sondern für ein prinzipiell adaptives. Gelingt es auf diese Weise, die primäre Emotion und das eigentliche Bedürfnis oder die eigentlichen Ängste zu identifizieren, dann sollte im weiteren Verlauf der Sitzung mit diesen gearbeitet werden. Arbeitet die Gruppe schon länger zusammen und kennt den Fokuspatienten, dann kann an dieser Stelle auch die Methode des „Gesprächs hinter dem Vorhang" (vgl. Kap. 8.3.2) eingesetzt werden. Dies stellt eine gute Möglichkeit dar, dem Fokuspatienten Feedback zu geben und ihn zum Nachdenken über sich anzuregen, da es in dem Gespräch um ihn geht, er also im Mittelpunkt steht, und sich dabei zugleich zurücknehmen und die Kontrolle über das Geschehen, unterstützt durch den Therapeuten, abgeben muss.

Merke:

Der plötzlich auftretende und intensive Ausdruck von Emotionen wird nicht selten sowohl von dem Betroffenen selbst als auch von der Gruppe als bedrohlich erlebt. Aus diesem Grund sollte der Therapeut sowohl dem betroffenen Patienten als auch der Gruppe bei der Bewältigung der erlebten Emotion unterstützen bzw. ausreichende Anleitung hierzu vermitteln. Dabei sollte ein spezifisches Vorgehen realisiert werden, das sich an der entsprechenden Emotion orientiert.

9.3 Der Gruppentherapeut wird kritisiert

Patienten, die an einer Gruppentherapie teilnehmen, können in unterschiedlicher Weise Kritik üben. Oft wird Kritik in Form von allgemeinen gehaltenen Aussagen artikuliert (z. B.: *„Die Gruppe bringt mir nichts. Ich hätte lieber mehr Einzeltherapie.“*). Die Kritik, um die es in diesem Zusammenhang geht, bezieht sich hingegen direkt auf das Verhalten des Therapeuten, sein Vorgehen und/oder auf seine Person. So können Gruppenmitglieder bestimmte Verhaltensweisen des Therapeuten kritisieren, etwa dass seine Notizen auf dem Flipchart schwer lesbar sind oder dass er die Sitzungszeiten regelmäßig überzieht. Oder bezogen auf sein Vorgehen, dass er z. B. zu oft Rollenspiele als Methode einsetzt, zu selten Kleingruppenarbeiten anbietet oder die Patienten überfordert. Schließlich kann sich die Kritik auch direkt auf seine Person beziehen. So können Therapeuten beispielweise als wenig empathisch oder desinteressiert wahrgenommen werden.

Der Umgang mit Kritik, die in und vor der Gruppe geäußert wird, stellt in jedem Fall eine große Herausforderung für einen Gruppentherapeuten dar! In der Regel erwartet die ganze Gruppe voller Spannung seine Reaktion und die Art und Weise, wie er mit der Kritik umgeht, trägt entscheidend dazu bei, welche Kompetenzen die Gruppe ihm zuschreiben wird.

Im Umgang mit kritischen Rückmeldungen sollte der Therapeut deshalb einige Punkte beachten und seine Reaktion auf die Kritik daran orientieren:

- Zunächst einmal sollte die Kritik in respektvoller Weise vorgebracht werden. Abwertungen, Beleidigungen, Drohungen oder aggressiv vorgetragene Kritik sind inakzeptabel. In diesem Fall sollte der Therapeut unmissverständlich klarstellen, dass die Gruppenregel des wertschätzenden Umgangs auch für ihn gilt. Er kann darauf hinweisen, dass nicht die Kritik an sich das Problem ist, sondern die Art und Weise, wie diese geäußert wird (der Ton macht die Musik).
- Der Therapeut sollte in jedem Fall eine offene Haltung gegenüber kritischen Rückmeldungen einnehmen und sich nicht defensiv verhalten. Dazu gehört auch, dass er die Kritik als ein positives Zeichen bewertet und signalisiert, dass er bereit ist, auf die Kritik einzugehen und sich mit ihr auseinanderzusetzen.

- Auch sollte er sich darum zu bemühen, die Kritik und deren Hintergründe genau zu verstehen und nicht vorschnell reagieren, beispielsweise indem er sich rechtfertigt, mit Gegenvorwürfen reagiert oder sich sofort entschuldigt. Eine Stellungnahme oder Intervention sollte deshalb erst dann erfolgen, wenn er eine genaue Vorstellung davon entwickelt hat, worauf genau sich die Kritik bezieht.
- Es ist außerdem wichtig herauszufinden, ob die Kritik von nur einem Gruppenmitglied geäußert wird oder ob er diese stellvertretend für andere Gruppenmitglieder zum Ausdruck bringt. Wenn dies nicht klar ist, sollte der Therapeut die zentralen Kritikpunkte kurz zusammenfassen und anschließend die anderen Gruppenmitglieder nach ihrer Meinung fragen. Dabei sollte er dem „Kritiker" jedoch nicht den Eindruck vermitteln, dass er ihn hierdurch bloßstellen will (indem er die anderen Gruppenmitglieder dazu einlädt, sich von ihm zu distanzieren). Diese Klärung ist besonders dann wichtig, wenn sich die Kritik eines Patienten auf Interventionen beziehen, die nicht ihn selbst, sondern ein anderes Gruppenmitglied betreffen (z. B.: *„Ich hatte den Eindruck, dass Sie Frau S. viel zu sehr konfrontiert haben und nun geht es ihr schlechter als vorher!"*). In solch einem Fall wäre es wichtig zu klären, wie der Fokuspatient und die anderen Gruppenmitglieder das therapeutische Vorgehen erlebt haben. In Abhängigkeit von dem Ergebnis des Feedbacks ist ein jeweils unterschiedliches Vorgehen indiziert (siehe unten).
- Weiterhin ist zu klären, ob die Kritik inhaltlich nachvollziehbar, also begründet ist und ob sie zutrifft. Manchmal wird in diesem Zusammenhang auch von berechtigter und unberechtigter Kritik gesprochen, was jedoch im therapeutischen Kontext irreführend ist. Das Äußern von Kritik ist gerade im therapeutischen Kontext immer berechtigt, da das subjektive Erleben des Patienten den zentralen Ansatzpunkt jeglicher Psychotherapie darstellt, unabhängig davon, ob die Kritik als solche zutreffend ist oder nicht. Als zutreffend soll Kritik in diesem Zusammenhang dann definiert werden, wenn sie sich auf persönliche oder fachliche Fehler bezieht, die sich nachteilig oder schädigend auf den Therapieprozess und dessen Ergebnis auswirken. In Tabelle 25 sind einige Beispiele für mögliche Fehler aufgeführt.

Im Gegensatz hierzu ist eine Kritik immer dann unzutreffend, wenn sie sich auf ein angemessenes und „lege artis" durchgeführtes therapeutisches Vorgehen bezieht oder die Kritik durch eine persönliche Abneigung des Patienten gegenüber dem Therapeuten bedingt wird. In diesem Fall ist davon auszugehen, dass die Kritik vor allem durch die Aktivierung dysfunktionaler Schemata beim Patienten bedingt wird. Hierbei kann es sich um störungsspezifische Schemata handeln (z. B. ein negatives Selbstkonzept bei depressiven Patienten) oder um interpersonelle Schemata, in denen die Bilder früherer Bezugspersonen und die damit verbundenen Beziehungserfahrungen organisiert sind, deren Aktivierung sich in Form von Übertragungsphänomenen äußert (McCullough, 2006).

Tabelle 25: Beispiele für Therapeutenfehler im Kontext der Gruppentherapie

Fehler, die durch die Person des Therapeuten bedingt werden	Fachliche Fehler bei der Auswahl und Anwendung gruppentherapeutischer Methoden
– Der Therapeut wertet Patienten offen oder subtil ab. – Er bevorzugt bestimmte Gruppenmitglieder und benachteiligt andere. – Er reagiert häufig ungeduldig, gereizt oder aggressiv. – Er ist von eigenen Problemen so absorbiert, dass diese einen Großteil seiner Aufmerksamkeit binden. – Er ist nicht in der Lage, mit kritischen Rückmeldungen angemessen umzugehen. – Er wirkt öfter arrogant, überheblich oder distanziert. – Er wendet nur die Methoden an, die seiner individuellen Behandlungsphilosophie entsprechen.	– Dem Therapeuten gelingt es nicht, die gruppentherapeutischen Basisfertigkeiten angemessen anzuwenden. – Die Auswahl der angewendeten Methoden erfolgt ohne Indikation. – Der Einsatz der Methoden überfordert die Fertigkeiten der Gruppenmitglieder und berücksichtigt nicht deren psychosoziales Funktionsniveau. – Der Therapeut macht Fehler bei der Anwendung der Methode. – Dem Therapeuten gelingt es nicht, ein angemessenes Zeitmanagement zu realisieren (z. B. überzieht er regelmäßig die Sitzungszeit). – Es gelingt ihm nicht, dysfunktionale gruppendynamische Entwicklungen zu unterbinden oder sie in konstruktiver Weise aufzulösen.

Wird ein Therapeut im Verlauf einer Gruppentherapie kritisiert, sollte er folgender Heuristik folgen:

Vorgehen bei Kritik am Therapeuten

1. Achte (und bestehe) darauf, dass die Kritik in angemessenem Ton vorgebracht wird.
2. Signalisiere Offenheit und Bereitschaft, dich mit der Kritik auseinanderzusetzen.
3. Stelle sicher, dass du die Kritik verstanden hast, bevor du auf sie reagierst.
4. Verschaffe dir Klarheit darüber, wer dich kritisiert.
5. Treffe eine fundierte Entscheidung darüber, ob die Kritik zutrifft oder nicht.

Falls die Kritik zutreffend ist, sollte der Therapeut dies offen eingestehen! Es kann außerdem sinnvoll sein, wenn er sein Verhalten, das Anlass zur Kritik bot, begründet, ohne sich jedoch zu rechtfertigen. Auch sollte er der Gruppe mitteilen, welche Konsequenzen er aus der Kritik zieht und was er in Zukunft anders machen wird. Dabei sollte er sich jedoch nicht unter Zeitdruck setzen lassen. Handelt es sich um eine komplexe Kritik oder kann er nicht unmittelbar in der Sitzung eine Entscheidung treffen, ob die Kritik zutreffend ist oder nicht, dann sollte er der Gruppe dies mitteilen und um Bedenkzeit bis zur nächsten Sitzung bitten. Zwischen den beiden Sitzungen sollte er dann Intervision oder auch Supervision in Anspruch nehmen, um zu klären, ob die Kritik zutrifft oder nicht und wie er sich weiter verhalten sollte. In der nächsten Gruppensitzung kündigt er zu Beginn der Sitzung an, dass er die Gruppe im Anschluss an die Orientierungsrunde über die Ergebnisse seiner Überlegungen in Bezug auf die Kritik informieren wird. Ein solches Vorgehen empfiehlt sich vor allem auch dann, wenn die Kritik von mehreren Gruppenmitgliedern oder sogar der ganzen Gruppe vorgebracht wurde.

Wird von mehreren Gruppenmitgliedern im Therapieverlauf eine nicht zutreffende Kritik geäußert, so handelt es sich hierbei wahrscheinlich um ein Widerstandsphänomen, das dem Fortschritt der Therapie entgegensteht (Margraf, 2008). Der Therapeut kann hierauf unterschiedlich reagieren. Wird diese Art von Kritik immer wieder geäußert, so kann es sinnvoll sein, die Zusammenstellung der Gruppe, das Format und das Setting zu überdenken. Ist die Gruppe zu heterogen zusammengestellt, sodass sich zu wenige Gemeinsamkeiten finden lassen? Ist die Gruppe zu groß oder zu klein? Ist die Frequenz angemessen oder findet sie zu häufig oder zu selten statt? Sind die Gruppenteilnehmer durch zu viel Therapie übersättigt (im stationären Setting) oder finden die Sitzungen zu einem ungünstigen Zeitpunkt statt? Geht das Konzept einer AVG an den Erwartungen der Gruppenmitglieder vorbei? Liegt ein oder auch mehrere dieser Punkte vor, so kann es erforderlich sein, diese zu verändern, um den Widerstand der Gruppe aufzulösen (also die Gruppe zu verkleinern usw.).

Der Therapeut kann den Gruppenmitgliedern jedoch auch noch einmal das Therapierationale der AVG erläutern und klarstellen, welche Form der Mitarbeit diese Art der Gruppentherapie erfordert. Alternativ oder auch im Anschluss daran kann er eine Kleingruppenarbeit anregen, im Verlauf derer sich die Gruppenmitglieder zu folgenden Fragen austauschen sollen:

1. Was macht es schwierig für mich, mich in die Gruppe einzubringen?
2. Was sind meine persönlichen Ziele für die Therapie und in Bezug auf mein Verhalten für in der Gruppe (Therapie- *und* Gruppenziele)?
3. Was kann ich und was kann die Gruppe dazu beitragen, diese Ziele zu erreichen?

Die Ergebnisse der Gruppenarbeit werden dann in der Großgruppe besprochen.

Eine therapeutisch elegante Methode im Umgang mit Widerstand stellt auch die aus der Systemischen Therapie bekannte Methode des „Reflecting Teams“ dar (Herr, Schmidt & Schweitzer, 2012). Hierbei setzen sich der Therapeut und der

Co-Therapeut in die Mitte der Gruppe und beide unterhalten sich über die Gruppe und zwar so, als seien die Gruppenmitglieder nicht anwesend. Anschließend wird die Gruppe aufgefordert, dazu Stellung zu nehmen. Dies kann zunächst auch analog der Methode des „Gesprächs hinter dem Vorhang“ erfolgen, d. h. die Gruppe bildet einen Kreis, die Therapeuten sitzen außerhalb des Kreises und die Gruppenmitglieder tauschen sich über ihre Einschätzung der Gruppe und die Ergebnisse des „Reflecting Teams“ aus. Manchmal kann es auch sinnvoll sein, dass sich die beiden Therapeuten zwischen zwei Sitzungen austauschen und erst in der Folgesitzung zu der Kritik Stellung nehmen. Das „Reflecting Team“ sollte nicht mehr als zehn Minuten Zeit in Anspruch nehmen und sich inhaltlich auf folgende Punkte beziehen:

- Wie erleben die beiden Therapeuten die Gruppe?
- Welche Widerstandsphänomene sind ihnen aufgefallen?
- Welche Hypothesen haben sie bezüglich der Ursachen des Widerstandes?
- Wie geht es ihnen selbst in der Gruppe?
- Welche Ideen zu Lösung haben sie?
- Welche Fragen haben sie an die Gruppe?

Falls es nur einen Gruppenleiter gibt, so kann er das „Reflecting Team“ in einem Zwei-Stuhl-Dialog nachstellen. Auf dem einen Stuhl sitzt er selbst, auf dem anderen ein imaginärer, sehr erfahrener Kollege („der allwissende Supervisor“). Im Dialog wechselt der Therapeut mehrfach die Stühle und damit die Perspektive. Dieses Vorgehen stellt eine kreative und anregende Methode dar, die Gruppe mit ihrem Widerstandsverhalten zu konfrontieren und an seiner Auflösung zu arbeiten. Allerdings setzt es eine Gruppe voraus, die aus Gruppenmitgliedern mit einem eher hohen psychosozialen Funktionsniveau und kognitiver Flexibilität besteht.

Handelt es sich hingegen um die unberechtigte Kritik eines einzelnen Gruppenmitgliedes, so kann der der Therapeut auch hier dem Patienten das Rationale seines Vorgehens erläutern, um ihn argumentativ davon zu überzeugen, dass seine Kritikpunkte nicht zutreffen. Allerdings kommt dieses Vorgehen rasch an seine Grenzen, wenn die Kritik nicht auf ein Missverständnis zurückzuführen ist (z. B. wenn ein Patient kritisch anmerkt, warum in einer AVG nicht mehr Kleingruppenarbeiten durchgeführt werden), sondern durch die Aktivierung eines dysfunktionalen Schemas bedingt wurde. Ist dies der Fall, dann sollte der Therapeut versuchen, dem Patienten die relevanten Komponenten seines Schemas bewusst zu machen. Nach Möglichkeit sollte er ihm dann verdeutlichen, dass seine Reaktion primär durch die Aktivierung des Schemas und nicht durch das Verhalten des Therapeuten bedingt wurde. Lerntheoretisch formuliert handelt es sich hierbei um ein Diskriminationslernen, das darauf abzielt, Fakten (die Realität des Hier und Jetzt) und verzerrende Interpretation (die durch Erfahrungen aus der Vergangenheit determiniert werden) unterscheiden zu lernen (McCullough, 2006).

Die hohe Kunst dieses Vorgehens besteht hierbei darin, dem Patienten einerseits in seinem Erleben zu validieren und ihm das Gefühl zu geben, dass man seine Kritik ernst nimmt, und dabei zugleich seine verzerrende Interpretation herauszuarbeiten und infrage zu stellen. Hierbei könnte der Therapeut bei der Arbeit mit einem Patienten, der ihn zu Unrecht kritisiert hat, wie folgt vorgehen:

„Ja, ich glaube, ich habe Ihre Kritik nun verstanden. Ich kann Ihnen jedoch versichern, dass es nicht meine Absicht war, Sie zurückzusetzen und vor den anderen Gruppenmitgliedern bloßzustellen. Dennoch haben Sie es so erlebt und das muss seinen Grund haben! Den würde ich gerne mit Ihnen zusammen herausfinden. Wäre das in Ordnung für Sie?

Gut, dann vorab ein kurze Geschichte, verbunden mit einer Frage: Stellen Sie sich einen freundlichen Hausierer vor, der Zeitschriften verkaufen will. Dabei führt ihn sein Weg in ein Mehrparteienhaus. Er klingelt an der ersten Tür. Eine Frau öffnet ihm die Tür und als er sie fragt, ob Sie an einem Abonnement einer Zeitschrift interessiert sei, sagt sie freundlich, aber bestimmt „nein danke" und schließt die Tür. Auch im zweiten Stock öffnet ihm eine Frau, die offenbar jemand anderes erwartet hatte. Er kann kaum „guten Tag" sagen, da schmeißt sie ihm die Tür vor seiner Nase zu. Die Frau kriegt einen Angstanfall, fängt an zu schwitzen und ihr Herz rast. Sie geht sofort zu ihrem Telefon und ruft bei der Polizei an. Beide waren mit der gleichen Situation konfrontiert, unserem klingelnden Hausierer und haben doch vollkommen anders reagiert! Haben Sie eine Idee, warum?"

Falls der Patient oder auch andere Patienten in der Gruppe nicht auf die Lösung kommen, erklärt ihnen der Therapeut, dass die zweite Frau vor einigen Monaten von einem vermeintlichen Hausierer überfallen und ausgeraubt worden war. Sie lebt seither in großer Angst, dass ihr dies erneut passieren könnte. Um anschließend den Bogen zu der Kritik des Patienten zu schlagen, fährt der Therapeut wie folgt fort:

„Das bedeutet also, wir reagieren nicht immer auf das, was gerade im Hier und Jetzt geschieht, sondern durch bestimmte situative Auslösereize beginnt in uns eine Art von innerem Kinofilm zu laufen. Dieser lässt uns dann auf eine bestimme Art und Weise reagieren. Allerdings stammt dieser Film aus unserer Vergangenheit, was zur Folge hat, dass die Inhalte des Films und nicht das, was gerade im Hier und Jetzt abläuft, unsere Reaktion bestimmt! Wir reagieren also nicht auf das, was jetzt gerade stattfindet, sondern auf das, was früher einmal stattgefunden hat und was sich uns nun als innerer Film zeigt. Das geschieht meist ganz automatisch und ohne, dass wir uns dessen bewusst sind.

Ich frage mich deshalb, ob das auch bei Ihnen der Fall gewesen sein könnte. Läuft da auch so ein Film ab? Erinnert Sie unsere Situation in der Gruppe und speziell mein Verhalten vielleicht an eine Situation von früher? Fällt Ihnen dazu etwas ein?"

Gelingt es auf diese Weise, das aktivierte Schema und die dazugehörenden diskriminativen Stimuli zu identifizieren, dann kann der Therapeut das Erleben und Verhalten des Patienten validieren und zugleich die Unterschiede zwischen dem Verhalten der früheren Bezugspersonen und dem des Therapeuten herausarbeiten. Idealerweise kann der Therapeut hierdurch verdeutlichen, dass die Kritik zwar nicht zutrifft, jedoch aufgrund der früheren Erfahrungen des Patienten verständlich ist.

Das Vorgehen des Therapeuten und der Einschub eines Beispiels erfüllt nicht nur eine psychoedukative Funktion, sondern dient auch dazu, durch „Kognitivierung" eine emotionale Distanzierung zu ermöglichen, um auf diese Weise die Bereitschaft des Patienten zu erhöhen, sein Erleben selbstkritisch zu reflektieren. Allerdings gelingt dies nicht immer. Manche Patienten sind, wenn sie ihre Kritik gegenüber dem Therapeuten äußern, sehr verärgert oder enttäuscht und zeigen aufgrund dessen zunächst wenig Bereitschaft, ihr Erleben infrage zu stellen. In diesem Fall ist es günstiger, die affektiv aufgeladene Kritik in Form einer Leeren-Stuhl-Arbeit aufzugreifen. Um diese durchzuführen, steht der Therapeut von seinem Stuhl auf, rückt ihn ein wenig in die Mitte des Stuhlkreises und richtet ihn dabei so aus, dass die Stuhlkante frontal in die Richtung des Patienten zeigt, der die Kritik äußerte. Er bittet ihn dann, sich mit seinem Stuhl ebenfalls ähnlich weit in Richtung Mitte zu bewegen, sodass sich beide Stühle (der, auf dem der Patient sitzt, und der leere Therapeutenstuhl) in einem Abstand von ca. zwei bis drei Metern gegenüberstehen. Der Therapeut stellt sich dann seitlich neben den Patienten und gibt ihm so das Gefühl, „auf seiner Seite zu stehen". Therapeut und Patient blicken jetzt in Richtung des leeren Therapeutenstuhls. Anschließend instruiert er den Patienten wie folgt:

„Toll, dass Sie sich auf unser Experiment einlassen, obwohl Sie gerade wütend auf mich sind und ich Sie enttäuscht habe! Können Sie dennoch Ihre Kritik nochmals möglichst direkt und offen in Richtung des leeren Therapeutenstuhls zum Ausdruck bringen? Haben Sie keine Hemmungen, legen Sie einfach los!"

Falls dies dem Patienten schwerfällt, kann der Therapeut beginnen und den Patienten „doppeln", d. h. einige seiner Kritikpunkte in der Ich-Form stellvertretend für ihn zu wiederholen. Wenn der Patient dann selbst zu sprechen beginnt, sollte der Therapeut ihn, falls erforderlich, darin unterstützen und dafür Sorge tragen, dass er möglichst alles ausspricht, was ihn gestört oder ihm gefehlt hat. Dabei sollte er den damit verbundenen Emotionen, Erwartungen und Wünschen ebenfalls Ausdruck verleihen. Um diesen Prozess zu unterstützen, kann der Therapeut Fragen stellen, z. B.:

„Ist da noch ein anderes Gefühl außer Ärger?“

Der Therapeut kann den Patienten aber auch verstärken, z. B.:

„Ja, genau, sprechen Sie alles aus, was Ihnen nicht gepasst hat!“

Der Therapeut kann auch Hypothesen äußern, die sich auf das beziehen, was der Patient meint, aber noch nicht sagen kann, z. B.:

„Da ist auch der Wunsch nach einer Person da, die Sie – endlich einmal – versteht und wirklich auf Sie eingeht!“

Je mehr es dem Patienten gelingt, seine frustrierten Wünsche und die aktivierten Befürchtungen auszusprechen, die seiner Kritik zugrunde liegen, umso mehr wird damit auch das dysfunktionale interpersonelle Schema erkennbar. Damit wird auch zunehmend deutlicher, welche Inhalte der Kritik sich tatsächlich auf den Therapeuten und welche sich eigentlich auf wichtige Bezugspersonen aus der Vergangenheit des Patienten beziehen. Wenn dies deutlich wird, stellt der Therapeut einen zweiten Stuhl schräg hinter den leeren Therapeutenstuhl, sodass dieser den zweiten Stuhl noch etwa zur Hälfte verdeckt. Er nimmt dann wieder den Platz neben dem Fokuspatienten ein, wobei er jetzt noch näher an ihn herantritt, in die Hocke geht oder sich auf einen Stuhl setzt, um auf gleicher Höhe mit dem sitzenden Patienten zu sein. Dann führt er den zweiten leeren Stuhl ein.

„Ich habe jetzt einen zweiten Stuhl hinter meinen Therapeutenstuhl gestellt, weil ich mich gerade frage, ob Ihre Kritik (oder Ihr Ärger, Enttäuschung usw.) nur dem Therapeuten gilt oder ob er nicht auch stellvertretend für andere Personen, vielleicht Ihren Vater (oder Mutter usw.) steht, die Ihnen nicht das geben konnten (oder gegeben hat), was Sie früher gebraucht hätten. Ich weiß, dass ist jetzt eine schwierige Frage, aber vielleicht können Sie sie trotzdem beantworten: Wer sitzt da auf dem zweiten Stuhl?“

Falls der Patient mitgeht und die Frage beantwortet, stellt der Therapeut den leeren Therapeutenstuhl zur Seite und ersetzt ihn durch den „Bezugspersonenstuhl“. Hierdurch soll zum Ausdruck gebracht werden, dass es jetzt um die Beziehungen zwischen dem Fokuspatienten und einer für ihn wichtigen Bezugsperson geht.

„Stellen Sie sich nun vor, dass Ihr Vater (bzw. die Bezugsperson) auf diesem Stuhl sitzt. Können Sie sich das vorstellen? Nehmen Sie sich ruhig einen Moment Zeit dafür."

Nachdem er dies getan hat, bittet der Therapeut, nun ihm gegenüber die Punkte anzusprechen, die er an dem Therapeuten kritisiert hat und zwar so, dass sie im Kontext der Elternbeziehung Sinn ergeben.

„Können Sie nun versuchen, Ihrem Vater (bzw. der Bezugsperson), die Kritik zu äußern, die Sie auch mir gegenüber angesprochen haben, aber so, dass diese in Bezug auf die Beziehung, die Sie zu ihm haben, Sinn ergeben? Was haben Sie bei ihm vermisst? Wie hat er Sie verletzt? Wovor hatten Sie Angst?"

Wenn es dem Patienten gelungen ist, einiges von dem zu artikulieren, was die Beziehung zu seiner Bezugsperson belastet hat, beendet der Therapeut die Stuhl-Arbeit. Er bittet den Patienten außerdem um ein Feedback und verstärkt ihn für seine Offenheit und seinen Mut, sich in dieser Weise in die Gruppe einzubringen. Er validiert außerdem das Erleben des Patienten, indem er Verständnis für die geäußerte Kritik zum Ausdruck bringt, die vor dem Hintergrund seiner Lerngeschichte gut nachvollzogen werden kann, auch wenn sie in Bezug auf das Therapeutenverhalten entweder überhaupt nicht oder nur in Ansätzen zutraf.

In Abhängigkeit vom zeitlichen Verlauf, der Verfassung des Patienten und der Gruppe kann der Therapeut außerdem noch eine Diskriminationsübung durchführen und die Unterschiede zwischen seinem aktuellen Verhalten und dem der Bezugsperson in der Vergangenheit durchführen. Dies kann jedoch auch, falls möglich, in der begleitenden Einzeltherapie erfolgen.

Gelingt es, durch eine der beiden beschriebenen Vorgehensweisen, die Kritik in einen sinnstiftenden Zusammenhang mit Beziehungserfahrungen aus der Vergangenheit zu bringen, dann kann die Bearbeitung der Beziehung zu dieser Person natürlich auch ein wichtiges Anliegen für eine der folgenden Gruppensitzungen darstellen.

Obgleich sich beide Vorgehensweisen in der Praxis bewährt haben, gibt es Situationen, in denen diese Methoden ihre Wirkung verfehlen oder der Patient sich nicht darauf einlassen will, sie zu erproben. Stattdessen beharrt er darauf, dass seine Kritik zutreffend ist und nicht das Ergebnis einer dysfunktionalen Interpretation darstellt. In diesem Fall sollte der Therapeut flexibel reagieren und auf die Anwendung der Methoden verzichten oder ihre Durchführung abbrechen. Er sollte auch hier Verständnis für das Verhalten des Patienten äußern, ohne deshalb jedoch seine Position aufzugeben! Er könnte z. B. Folgendes sagen:

„Gut, ich glaube nicht, dass wir hier weiterkommen. Sie haben Ihre Sicht der Dinge und vertreten diese vehement. Ich wäre ein schlechter Therapeut, wenn ich das nicht respektieren würde. Sie bleiben bei Ihrer Kritik und ich bleibe dabei, dass ich sie zwar verstehen kann, sie jedoch nicht für zutreffend halte. Zwei Personen, zwei Standpunkte, zwei Realitäten. Das gibt es im Leben und nicht nur in Gruppentherapien. Können wir das so stehen lassen und trotzdem weiter Therapie machen? Was meinen Sie?"

In aller Regel wird der Patient einer Fortsetzung der Arbeit zustimmen, wobei er sich zunächst sicher zurücknehmen wird. In Abhängigkeit von der Verfassung der Gruppe kann der Therapeut dann entweder mit dem Thema eines anderen Patienten weiterarbeiten oder den Umstand, dass es zwei gegensätzliche Standpunkte gibt, die sich zunächst nicht vereinbaren lassen, zum Thema einer Gruppenarbeit machen. Dies kann er z. B. tun, indem er die Frage in den Raum stellt, ob auch andere Gruppenmitglieder aus ihrem Leben solche Konstellationen kennen (unvereinbare Standpunkt von Personen, die miteinander in Kontakt sind, z. B. geschiedene Partner, die noch das gemeinsame Sorgerecht für ihre Kinder haben), wie diese entstanden sind und sich entwickelt haben sowie die Art und Weise, wie die Betroffenen damit umgegangen sind. Hierdurch lässt sich meistens eine konstruktive Fortsetzung der Gruppenarbeit sicherstellen.

Merke:

Im Umgang mit Kritik durch die Gruppenmitglieder sollte der Therapeut eine offene und keinesfalls eine defensiv abwehrende Haltung einnehmen. Inhaltlich sollte er jedoch erst dann zu den Kritikpunkten Stellung nehmen, wenn er diese genau verstanden hat. Auch sollte er sich Klarheit darüber verschaffen, ob die Kritik zutreffend ist oder nicht und von dieser Einschätzung ausgehend sein weiteres Vorgehen planen. Trifft die Kritik zu, dann sollte er dies rückmelden und, wenn dies möglich ist, sich anders als bisher verhalten. Trifft die Kritik nicht zu, gilt es zu klären, welche interpersonellen Schemata bzw. dysfunktionalen Erwartungen oder Ängste aufseiten des Patienten aktiviert wurden und der Kritik zugrunde liegen.

9.4 Konflikte zwischen den Gruppenmitgliedern

Konflikte in verhaltenstherapeutischen Gruppen sind in den meisten Fällen vermeidbar, wenn der Therapeut einen direktiv-strukturierenden und dabei supportiven Stil der Gruppenleitung realisiert. Konflikte zwischen Gruppenmitgliedern einer AVG stellen damit eine Ausnahme und keine Regel dar! Die Bedeutung solcher Konflikte wird zudem von vielen Therapeuten überschätzt. In vielen Situationen (verhaltenstherapeutischer!) Gruppenarbeit überwiegen die negativen Effekte eines Konfliktes und der zu seiner Klärung erforderliche Aufwand steht meist nicht in Relation zu seinem Nutzen.

Die gilt insbesondere für halboffene Gruppen, deren Mitglieder maximal 12 bis 20 Sitzungen an der Gruppe teilnehmen können (was im stationären Setting meist der Fall ist). In solchen Gruppen gibt es meist einige Patienten, die neu in der Gruppe sind und deshalb mit der Bearbeitung von Konflikten überfordert sind, zumal sie deren Hintergründe nicht kennen. Andere Patienten der Gruppe befinden sich wiederum am Ende der Therapie und wollen entweder noch ein für sie wichtiges Thema in die Gruppe einbringen oder haben wenig Interesse daran, den mit einer Konfliktklärung verbundenen Aufwand auf sich zu nehmen, wenn sie diese nicht unmittelbar selbst betrifft.

Bei länger dauernden geschlossenen oder halboffenen Gruppen, in denen die Gruppenmitglieder seltener wechseln, sind die Voraussetzungen für eine erfolgreiche Konfliktbearbeitung hingegen in viel höherem Maße gegeben. Zum einen kennen sich die Gruppenmitglieder viel besser und zum anderen werden die Beziehungen der Gruppenmitglieder untereinander von diesen auch als sehr viel bedeutsamer erlebt, als es bei kürzer dauernden Gruppen der Fall ist. Damit nimmt die Motivation zu, Konflikte in der Gruppe anzusprechen und zu lösen, auch wenn dies auf Kosten der Bearbeitung von anderen Themen geht.

Konflikte zwischen den Gruppenmitgliedern können ganz unterschiedliche Ursachen haben und sowohl durch problematische Interaktionen innerhalb als auch außerhalb der Gruppe ausgelöst werden. Insbesondere im stationären Setting, ergeben sich auch außerhalb der Gruppentherapie eine Vielzahl von Gelegenheiten, in denen Konflikte entstehen können. Diese können sowohl in anderen Gruppentherapien (z. B. in der Sport- oder der Ergotherapie) oder auch anlässlich privater Kontakte der Patienten untereinander entstehen (z. B. während einer gemeinsamen Wochenendunternehmung). Oft sind dabei auch Patienten involviert, die nicht an der Therapiegruppe teilnehmen, in welcher der Konflikt angesprochen wird. All diese Faktoren erschweren eine erfolgreiche Konfliktbearbeitung erheblich. Es fehlen Informationen bezüglich der Hintergründe des Konfliktes, einige an dem Konflikt beteiligte Patienten sind einer anderen Gruppe zugeteilt, während andere wenig Interesse an einer Konfliktklärung haben, die sie nicht betrifft. Aus pragmatischen Gründen hat sich deshalb folgendes Vorgehen bewährt: *Konflikte, die außerhalb der Gruppe ihren Ursprung haben, werden auch außerhalb der Gruppe geklärt (gegebenenfalls mit therapeutischer Unterstützung)!* Diese Maxime wird meist von *allen* Gruppenmitgliedern begrüßt, wobei die an dem Konflikt beteiligten durchaus den verbindlichen Auftrag erhalten, den Konflikt soweit zu klären, dass dieser die Gruppenarbeit nicht nachhaltig negativ beeinflusst. Entsprechend sollen die an dem Konflikt beteiligten Patienten in der nächsten Gruppensitzung eine kurze Rückmeldung geben, ob eine Konfliktlösung erfolgte oder der Konflikt die Gruppenarbeit zumindest nicht länger belastet.

Entstehen die Konflikte hingegen im Verlauf einer Gruppensitzung infolge einer entsprechend interaktionellen Dynamik, dann sollte diese auch in der Gruppe bearbeitet werden! Wie bereits ausgeführt, gilt dies umso mehr, je länger die Patienten an der Gruppentherapie teilnehmen (ca. 25 Sitzungen oder mehr). In Therapiegruppen lassen sich unterschiedliche Formen der Konfliktdynamik beobachten. Manchmal eskalieren Konflikte sehr schnell und heftig, ohne eine Phase vorangegangener Spannungen. Andere Konflikte haben hingegen eine längere „Inkubationszeit", „brodeln" sozusagen im Hintergrund, um dann, ausgelöst durch einen scheinbar banalen Anlass, plötzlich aufzubrechen. Beispielsweise fühlte sich eine Gruppenteilnehmerin durch bestimmte Äußerungen und Verhaltensweisen eines Mitpatienten an ihren geschiedenen Ehemann erinnert und stellte deshalb dessen Beiträge regelmäßig in subtiler Weise infrage. Der Betroffene reagiert daraufhin gereizt und kommentiert das Verhalten der Patientin seinerseits wiederum immer wieder in ironischer Weise. Schließlich kam es anlässlich einer Feedbackrunde zum Eklat. Manchmal solidarisieren sich die Patienten auch mit den Konfliktparteien, sodass die Gruppe im Extremfall in zwei Lager zerfällt. Oder die Gruppe schließt sich gegen ein Gruppenmitglied zusammen, das damit zum „Sündenbock" der Gruppe wird. Konflikte haben somit die Eigenart, sich zuzuspitzen und zu polarisieren, was zur Folge hat, dass sich zwei „verfeindete" Lager herausbilden, die jeweils unterschiedlich viele Personen umfassen können: der „Sündenbock" gegen den Rest der Gruppe, die drei weiblichen Gruppenmitglieder „gegen" die männlichen oder zwei Gruppenmitglieder, die immer wieder aneinander geraten usw.

Konflikte entfalten außerdem ab einem gewissen Eskalationsgrad eine destruktive Eigendynamik, die dadurch gekennzeichnet ist, den „Gegner fertigzumachen", welche Kosten auch immer damit verbunden sind. Dies bedeutet im Umkehrschluss, dass eine Konfliktlösung immer schwieriger wird, je mehr der Konflikt eskaliert. Gelingt es dem Therapeuten deshalb nicht, eine solche Konflikteskalation rechtzeitig zu unterbrechen oder verpasst er die Gelegenheit hierzu, dann hat es meist wenig Sinn, auf eine Konfliktklärung zu hoffen. In solch einem Fall sollte im Sinne eines Time Outs eine längere Pause angesetzt werden, die den Zweck verfolgt, das Ausmaß der emotionalen Aktivierung zu reduzieren. Hierzu kann der Therapeut beispielsweise vorschlagen, dass die Gruppenmitglieder jeweils für sich alleine einen Spaziergang machen und sich in dieser Zeit Gedanken darüber machen, wie sie den Konflikt erlebt haben und wie sie sich den weiteren Verlauf der Gruppe wünschen. Nach ca. 25 Minuten treffen sich die Gruppenmitglieder dann wieder und geben ein Feedback, was sie sich während des Spaziergangs überlegt haben. Hiervon ausgehend wird dann das weitere Vorgehen festgelegt.

Günstiger ist es jedoch, es nicht so weit kommen zu lassen! Die Aufgabe des Therapeuten besteht deshalb darin, *rechtzeitig* in den Konflikt *einzugreifen*, ohne jedoch dabei *Partei zu ergreifen* (außer bei Außenseiterkonflikten, im Verlauf derer er sich aktiv für den Außenseiter einsetzt). Dies sollte er in besonnener, jedoch zugleich in direktiver und energischer Weise tun, da er sonst keine Chance hat, die Kontrolle über die Situation zu erlangen. Für sein weiteres Vorgehen benötigt er außerdem eine ganze Reihe von Informationen. Diese beziehen sich auf folgende Punkte:

1. Wer ist an dem Konflikt beteiligt?
2. Worum geht es in dem Konflikt bzw. durch welche Faktoren wurde er ausgelöst und welche halten ihn aufrecht?
3. Sind die an dem Konflikt beteiligten Personen und die anderen Gruppenmitglieder für eine Konfliktbearbeitung motiviert?

Manchmal hat der Therapeut eine sehr klare Vorstellung davon, wer an dem Konflikt beteiligt ist und worum es geht, manchmal muss er sich diese Informationen unter Einbezug der Konfliktparteien und der Gruppe erst verschaffen. In jedem Fall sollte er sein Verständnis des Konfliktes kurz und in beschreibender (nicht wertender) Weise zusammenfassen und dann klären, ob die Konfliktparteien und die Gruppe für die Erarbeitung einer Konfliktlösung motiviert sind. Ist dies nicht der Fall, gilt es die Gründe hierfür herauszufinden und, wann immer möglich, die Motivation hierfür aufzubauen. Das gelingt u. a. dadurch, dass der Therapeut eine Methode vorstellt, durch die eine konstruktive Konfliktbearbeitung möglich wird.

In der Praxis haben sich hierfür zwei Vorgehensweisen bewährt, die jeweils auf die Aktivierung unterschiedlicher Wirkfaktoren abzielen. Die Methode der Schemabearbeitung kann primär dem Wirkfaktor der motivationalen Klärung zugeordnet werden, die des „gelenkten Konfliktgesprächs (oder Dialoges)" dem der Problembewältigung. Für beide besteht eine unterschiedliche Indikation, die sich auf die auslösenden und aufrechterhaltenden Bedingungen des Konfliktes beziehen.

Wird ein Konflikt primär durch die Aktvierung eines dysfunktionalen interpersonellen Schemas ausgelöst – psychodynamische Therapeuten würden in diesem Zusammenhang von einer „Übertragung" sprechen –, dann setzt eine erfolgreiche Konfliktbearbeitung die Identifikation dieses Schemas voraus. Dabei gilt es, seine Entstehung biografisch nachzuvollziehen und seine verzerrende Wirkung auf die Wahrnehmung und Interpretation der aktuellen sozialen Realität zu verdeutlichen. Hierbei kann auch das im vorangegangenen Abschnitt beschriebene interpersonelle Diskriminationstraining sensu McCullough (2006) zur Anwendung kommen.

Beispiel:

Beispielsweise reagiert Frau Z. auffällig oft gereizt und abwertend, wenn Herr N. sich in die Gruppe einbringt. Dieser reagiert lange nicht, bis er plötzlich in Tränen ausbricht und als Grund dafür angibt, dass er die negativen Kommentare von Frau Z. nicht länger aushalten könne, da diese ihn an seine Mutter erinnern, die ebenfalls immer etwas an ihm auszusetzen hatte. Die Analyse des bei Frau Z. aktivierten Schemas macht deutlich, dass Herr N. sie an ihren jüngeren Bruder erinnert, den die Eltern stets bevorzugten. Sie hätte über viele Jahre hinweg ihren Groll gegen die ungerechte Behandlung heruntergeschluckt, was sie jedoch krank gemacht habe.

In dem skizzierten Fall erscheint eine Konfliktlösung eher zu gelingen, wenn man das zugrunde liegende dysfunktionale Schema identifiziert, die Unterschiede zur aktuellen Situation herausarbeitet und die dem Schema zugrunde liegenden Beziehungserfahrungen in der Gruppe bearbeitet.

Wird der Konflikt hingegen primär durch dysfunktionale Interaktionsmuster bzw. Defizit im Bereich der sozialen Kompetenz bedingt, denen jedoch berechtigte Wünsche und Bedürfnisse zugrunde liegen, wird eine Konfliktlösung dann möglich, wenn es den Konfliktparteien gelingt, ihre Interessen auf eine respektvolle, sozial kompetente Art und Weise zu äußern und auszuhandeln.

Beispiel:

Nehmen wir an, Herr S. äußert in einer AVG den Wunsch, man möge im Verlauf der Gruppe doch eine kurze Pause einlegen, die sicher allen Gruppenmitgliedern gut tun würde, zumal sie ihm und den anderen rauchenden Gruppenmitgliedern die Teilnahme an der Gruppe deutlich erleichtern würde. Herr A. reagiert daraufhin sehr ungehalten, da er die Gruppe pünktlich beenden möchte und es überhaupt nicht als notwendig erachtet, auf die Nikotinsucht von Mitpatienten Rücksicht zu nehmen. Herr S. reagiert daraufhin verärgert und wirft Herrn A. vor, ein intoleranter Zeitgenosse zu sein, für den Rücksichtnahme ein Fremdwort sei.

Obgleich sicher auch in diesem Fall die Aktivierung dysfunktionaler Schemata eine Rolle bei der Konfliktgenese spielt, erscheinen beide Standpunkte verständlich und eine Lösung des Konfliktes sollte deshalb eher an dem Interaktionsverhalten der beiden Patienten ansetzen.

Im Folgenden soll das therapeutische Vorgehen für die beiden Methoden dargestellt werden. Dabei wird vorausgesetzt, dass der Therapeut über ausreichend Informationen bezüglich des Konfliktes verfügt und die Gruppe sowie die an dem Konflikt beteiligten Personen für eine Konfliktklärung motiviert sind. Außerdem sollte der Therapeut eine Indikation stellen können, welche der beiden Methoden, ein erfolgreiche Konfliktbearbeitung ermöglicht.

Schemabearbeitung

Der Therapeut führt den „Wunden-Punkt“ als Metapher ein, um auf diese Weise eine Konfliktlösung anzubahnen:

„Die letzten Minuten haben deutlich gemacht, dass gerade eine erhebliche Konfliktspannung zwischen Ihnen, Frau Z. und Herr N., entstanden ist, und ich finde es wirklich gut, dass Sie beide bereit sind, an diesem Konflikt zu arbeiten. Bevor wir inhaltlich einsteigen, würde ich gerne noch etwas dazu sagen, was mein Verständnis von solchen Konflikten ist. Konflikte können in Gruppentherapien manchmal eine erheblich destruktive Wirkung entfalten. Allerdings ist dies nur dann der Fall, wenn es nicht gelingt, die psychische Energie, die in diesen Konflikten steckt, konstruktiv zu nutzen! Denn Konflikte sind immer auch Energieträger, die uns herausfordern, andere und uns selbst besser zu verstehen und uns weiterzuentwickeln. Allerdings ist es dazu wichtig zu verstehen, wie ein solcher Konflikt entsteht. Und, um in einem Bild zu sprechen, wenn man verstehen will, wie ein Blitz entsteht, ist es weniger wichtig danach zu fragen, wo er eingeschlagen hat. Vielmehr sollte man sein Augenmerk darauf richten, wo er entstanden ist. In diesem Fall in der Atmosphäre hoch über den Wolken. Wenn nämlich feuchte Luftmassen mit unterschiedlicher Temperatur aufeinander treffen, kommt es zu elektrostatischen Entladungen in Form von Blitzen. Was in dem Bild die Luftmassen sind, sind im Konfliktfall die wunden Punkte. Ein wunder Punkt hat seinen Ursprung in unserer Vergangenheit und entsteht dann, wenn uns wichtige Bezugspersonen öfter nicht das geben, was wir brauchen, den Ausdruck unserer Bedürfnisse bestrafen oder uns unbeachtet lassen. Ein wunder Punkt ist also das Ergebnis eines Mangels oder von Bestrafung. Wenn in unserem weiteren Leben dieser wunde Punkt getroffen wird, dann reagieren wir typischerweise verletzt, beschämt, verunsichert, gekränkt oder ängstlich und haben den Eindruck, etwas falsch gemacht zu haben oder aber wir sind ganz einfach ziemlich wütend. Dabei gilt: Eine kleine Ursache hat eine große Wirkung. Damit ist gemeint, dass sich unsere heftige Reaktion nicht alleine durch das auslösende Ereignis erklären lässt, sondern damit, dass durch dieses Ereignis unser wunder Punkt getroffen wurde. Deshalb nun mein Vorschlag: Lassen Sie uns zusammen prüfen, ob bei Ihnen vielleicht ein solcher wunder Punkt getroffen wurde (oder einer Ihrer wunden Punkte) und was es damit auf sich hat. Wir beschäftigen uns also nicht länger mit dem Konflikt zwischen Ihnen beiden, sondern Sie beide spüren, einer nach dem anderen, Ihrem wunden Punkt nach. Was halten Sie davon? Wer möchte beginnen?“

Wenn sich die an dem Konflikt beteiligten Patienten auf dieses Vorgehen einlassen, sollte der Therapeut in seinem weiteren Vorgehen auf folgende Punkte achten:

- Er sollte konsequent einzelfallorientiert vorgehen und nicht mehr auf die Konfliktdynamik der beteiligten Gruppenmitglieder eingehen.
- Es gilt zu klären, worin der „wunde Punkt“ der Patienten genau besteht.
- Er sollte herausarbeiten, woran der Patient erkennen kann, dass sein wunder Punkt getroffen wurde und welche Bemerkungen und Verhaltensweisen den wunden Punkt getroffen haben.
- Die biografischen Entstehungsbedingungen und die in diesem Zusammenhang relevanten Bezugspersonen sollten kurz benannt werden.
- Die Unterschiede zwischen den Situationen aus der Vergangenheit und der aktuellen Situation sollten herausgearbeitet werden.
- Die Konsequenzen für die weitere Gruppenarbeit sollten besprochen werden.

In dem Maße, in dem es gelingt, die dysfunktionalen Schemata (die „wunden Punkte“) zu identifizieren und biografisch zu verorten, wächst das Verständnis der anderen Gruppenmitglieder für das Verhalten des betreffenden Patienten und den Konflikt, sodass eine auf der interaktionellen Ebene der Gruppe ansetzende Konfliktlösung nicht mehr erforderlich erscheint. Der Konflikt wurde also nicht *gelöst,* sondern *aufgelöst*. Dieses Vorgehen wird für jedes Gruppenmitglied, das an dem Konflikt beteiligt war, wiederholt (bei dieser Art von Konflikten sind meist nicht mehr als drei Personen beteiligt). Anschließend werden die Gruppenmitglieder um ein anteilnehmendes Feedback gebeten, was diese Art der Konfliktbearbeitung bei ihnen ausgelöst hat.

Gelenktes Konfliktgespräch

Der Therapeut führt das *gelenkte Konfliktgespräch* als eine mögliche Methode der Konfliktlösung ein:

„Gut, dass Sie sich dem Thema stellen wollen. Sie alle haben berechtigte Interessen und Wünsche, die sich jedoch nicht so einfach unter einen Hut bringen lassen. Wir werden deshalb einige Regeln einführen, damit es einfacher fällt, eine gute Lösung für den Konflikt zu finden.

1. Lassen Sie Ihr Gegenüber aussprechen.
2. Sprechen Sie in der Ich-Form und bringen Sie möglichst klar zum Ausdruck, was Ihnen wichtig ist. Verzichten Sie jedoch auf Vorwürfe und werten Sie ihr Gegenüber nicht ab!
3. Bevor Sie antworten, fassen Sie kurz in eigenen Worten zusammen, was Ihr Gegenüber Ihnen gesagt hat, damit Sie sich sicher sein können, dass Sie ihn richtig verstanden haben. Denn: Gehört ist nicht (immer) verstanden!
4. Sagen Sie immer wieder einmal, was die Äußerungen Ihres Gegenübers bei Ihnen ausgelöst hat: welche Gedanken, welche Gefühle und welche Handlungsimpulse. Also etwa in der Form: ‚Wenn du *W* sagst, dann denke

ich mir dabei *X*, und das löst bei mir *Y* aus und dann würde ich am liebsten *Z* tun.‘
5. Versuchen Sie, eine gute Lösung für alle zu erarbeiten. Das kann ein Kompromiss sein oder auch eine andere Form der Lösung.“

Die Regeln sollte der Therapeut in Stichworten auf ein Flipchart schreiben und dies so ausrichten, dass alle am Konflikt beteiligten Gruppenmitglieder es lesen können. Anschließend bittet er die am Konflikt beteiligten Personen, sich mit ihren Stühlen in die Mitte des Gruppenraumes zu setzen, sodass die übrigen Gruppenmitglieder im Außenkreis darum herum sitzen. Diese erhalten den Beobachtungsauftrag, darauf zu achten, inwiefern es den Gruppenmitgliedern im Innenkreis gelingt, die Regeln einzuhalten. Im Verlauf des Gesprächs greift der Therapeut immer wieder moderierend ein, wenn sich die am Konflikt beteiligten Patienten nicht an die Regeln halten oder die Instruktionen nicht adäquat umsetzen. Dabei kann er auch die Technik des „Doppelns“ zurückgreifen, dysfunktionale Gesprächsbeiträge unterbinden, konstruktive Beiträge verstärken oder Anregungen geben, um die Entwicklung von Lösungsvorschlägen zu erleichtern. Auch ist es möglich, das Gespräch zu unterbrechen und die Beobachter darum zu bitten, ihre Eindrücke des Gesprächs zu schildern und Ideen zu sammeln, welche Wendung das Gespräch nehmen müsste, damit eine Lösung gefunden werden kann. Für diese Intervention sollten maximal 30 bis 45 Minuten Zeit veranschlagt werden, was in der Regel auch ausreichend ist. Haben die an dem Konflikt beteiligten Personen eine Lösung erarbeitet, dann sollte das Ergebnis schriftlich festgehalten werden, vor allem auch in Hinblick auf die Konsequenzen für die weitere Gruppenarbeit.

Die Intervention wird aufgelöst, indem alle Gruppenmitglieder wieder einen Großkreis bilden und eine Rückmeldung geben, wie sie das Gespräch erlebt haben und ob es etwas gibt, das neu für sie neu war und/oder ob sie etwas für sich mitnehmen können bzw. gelernt haben.

Fazit

Beide Vorgehensweisen haben sich in der Praxis bewährt, wobei beide ihre Zeit benötigen und allen Gruppenmitgliedern (und auch dem Therapeuten) einiges abverlangen. Aus diesem Grund setzt ihre Anwendung eine entsprechende Motivation voraus, sich der Konfliktbearbeitung zu stellen, auch wenn das Erarbeiten einer Lösung Zeit in Anspruch nimmt und mit Anstrengung verbunden ist. In Gruppen, deren Mitglieder für längere Zeit miteinander arbeiten, lohnt sich der Aufwand jedoch, da eine erfolgreiche Konfliktbewältigung den Zusammenhalt der Gruppe verstärkt, zu mehr Offenheit führt und dazu beiträgt, die sozial-kommunikative Kompetenz der beiden Gruppenmitglieder zu verbessern.

Merke:

Interpersonelle Konflikte sollten in der AVG die Ausnahme und nicht die Regel sein! Treten solche Konflikte zutage, sollte der Therapeut die Bearbeitung dieser Konflikte jedoch nicht vermeiden, sondern die Gruppe darin unterstützen, die Konflikte in konstruktiver Weise zu lösen. Dabei sollte er eine aktive Rolle einnehmen und durch ein frühzeitiges Eingreifen einer Eskalation des Konfliktes entgegenwirken. Bei der Konfliktklärung und -bearbeitung haben sich (1) im Falle der projektiven Verzerrung als Konfliktursache die Methode der *Schemabearbeitung* und (2) bei inhaltlich bzw. sachlich begründeten Konfliktursachen die des *gelenkten Konfliktgesprächs* bewährt. Dabei ist darauf zu achten, dass die Konfliktparteien und die Gruppe für die Bearbeitung der Konflikte motiviert sind.

9.5 Ein Patient bricht die Therapie ab oder kann diese nicht beenden

9.5.1 Der Therapieabbruch

Bei einem Abbruch der Therapie wird diese vor ihrem geplanten Abschluss vorzeitig durch den Patienten beendet, ohne dass dieser seine Behandlungsziele erreicht hat. In der Regel brechen Patienten dann eine Therapie ab, wenn ihre Erwartungen in Bezug auf das Therapieergebnis, den Verlauf und die Inhalte der Therapie nicht erfüllt wurden. Dem Abbruch geht oft eine Phase der offen geäußerten Kritik und/oder des Widerstandes (z. B. Absagen von Therapiesitzungen, Nicht-Erledigung von Hausaufgaben usw.) voraus. Patienten mit einer hoch ambivalenten Therapiemotivation (z. B. solche, die an einer Anorexia Nervosa leiden) oder solche, die zur Konfliktvermeidung neigen, brechen die Therapie jedoch häufig auch plötzlich und scheinbar ohne erkennbaren Grund ab. Vor allem dann, wenn der Patient zu einem klärenden Abschlussgespräch nicht bereit ist, in dem er die Gründe für seinen Abbruch darlegt, werden Abbrüche von Therapeuten nicht selten als äußerst belastend erlebt.

In der Gruppentherapie gilt dies jedoch nicht nur für den Therapeuten, sondern auch für die anderen Patienten der Gruppe. Da Gruppentherapiepatienten in der Regel keine Erfahrung mit Therapieabbrüchen haben und diese auch nicht aufgrund von störungsspezifischen Fachwissens einordnen können, werden diese oft sehr „persönlich“ genommen. Entsprechend reagieren sie mit Schuldgefühlen, Unverständnis oder mit Ärger und Wut auf den Therapieabbrecher. Manchmal richtet sich der Ärger jedoch auch auf andere Gruppenmitglieder oder den Therapeuten.

Die Auswirkungen eines Therapieabbruchs auf die Gruppe hängen allerdings in hohem Maße davon ab, ob es sich um eine geschlossene oder eine offene Gruppe handelt (da hier ein Wechsel der Patienten die Regel ist) und davon, wie lange die Gruppe zusammenarbeitet. Ist eine Gruppe auf ein Kontingent von mehr als 15 bis 20 Sitzungen hin angelegt, so kann sich ein Therapieabbruch sehr destruktiv auf die Atmosphäre und den Zusammenhalt einer Gruppe auswirken und sogar weitere Therapieabbrüche nach sich ziehen.

Um diese möglichen negativen Effekte zu minimieren, sollte der Gruppentherapeut bereits in den vorbereitenden einzeltherapeutischen Sitzungen mit den Patienten eine Vereinbarung für den Fall eines Therapieabbruchs treffen (vgl. Kap. 5). Diese sollte beinhalten, dass ein Patient, der die Therapie vorzeitig beendet, sich in seiner letzten Sitzung von der Gruppe verabschiedet und die Gründe für seinen Therapieabbruch darlegt. Dies ermöglicht in vielen Fällen ein „gutes Ende“ und trägt damit dazu bei, den negativen Effekt von Therapieabbrüchen zu verringern. Allerdings halten sich Patienten nicht immer an eine solche Vereinbarung oder die Abschlusssitzung nimmt einen negativen Verlauf. In beiden Fällen sollte der Therapeut den Abbruch des Patienten in der folgenden Gruppensitzung ansprechen.

Hat sich der Patient nicht verabschiedet, jedoch den Therapeuten über die Gründe für seinen Abbruch informiert, dann sollte er der Gruppe diese (selektiv) mitteilen. Dabei sollte er den Patienten jedoch um sein Einverständnis bitten, diese Informationen an die Gruppe weitergeben zu dürfen. Nachdem er die Gruppe über die Gründe des Ausscheidens informiert hat, sollte er darauf hinweisen, dass er die Entscheidung des Patienten respektiert, diese jedoch bedauert. Anschließend kündigt er an, dass die Gruppe wie sonst auch mit einer Orientierungsrunde beginnen wird, dann jedoch das Ausscheiden des Gruppenmitgliedes thematisiert wird und mögliche Anliegen erst nachrangig bearbeitet werden. Im Anschluss an die Orientierungsrunde wird eine Feedbackrunde durchgeführt, in der jedes Gruppenmitglied mitteilen soll,

1. was der Abbruch bei ihm ausgelöst hat,
2. was ihn diesbezüglich durch den Kopf geht und
3. ob er dem Patienten, der die Gruppe verlassen hat, noch gerne etwas mitteilen würde.

Da der Patient selbst nicht mehr anwesend ist, sollte der Therapeut deshalb bereits zu Beginn der Gruppe einen leeren Stuhl an den Platz in der Runde stellen, wo der ausgeschiedene Patient üblicherweise saß. Im Rahmen des Feedbacks instruiert der Therapeut dann die Gruppenmitglieder dazu, sich vorzustellen, dass der ausgeschiedene Patient noch auf dem Stuhl sitzen würde und sie ihm deshalb sagen können, was sie ihm gerne noch mitteilen würden (dabei können und sollen sie ehrliche und direkte Wort finden, sich jedoch nicht geringschätzig oder abwertend äußern!). Anschließend fasst der Therapeut die Ergebnisse des Feedbacks zusammen und gibt ebenfalls eine kurze Einschätzung bezüglich des Abbruchs. Er informiert die Gruppe außerdem über eine mögliche Nachbesetzung oder kündigt an, dass sie von nun an ein Gruppenmitglied weniger sein werden. Danach nimmt er den leeren Stuhl aus der Runde heraus und die Gruppenarbeit wird fortgesetzt. In Abhängigkeit des Feedbacks und den Umständen, die zu dem Abbruch geführt haben, können diese in der Gruppe besprochen und Maßnahmen erarbeitet werden, die dazu beitragen können, einen erneuten Abbruch zu verhindern. Manchmal ist dies jedoch nicht notwendig oder sinnvoll, sodass mit der Bearbeitung von Anliegen fortgefahren werden kann.

9.5.2 Ein Patient muss die Therapie vorzeitig beenden

Sowohl im ambulanten als auch im stationären Setting kann es vorkommen, dass ein Patient aufgrund von Umständen, auf die er keinen oder nur sehr bedingten Einfluss hat (z. B. Umzug, Änderung seiner Arbeitszeiten, Kürzung der Aufenthaltsdauer im Krankenhaus, eine somatische Erkrankung usw.), die Gruppentherapie vorzeitig beenden muss. In diesem Fall gestaltet sich das Ausscheiden meist sehr viel unkomplizierter, da der Patient die Gruppe nicht deshalb verlässt, weil er mit der Therapie unzufrieden war. Nachdem der Patient der Gruppe die Gründe für sein vorzeitiges Ausscheiden aus der Gruppe mitgeteilt hat, sollte deshalb die Verabschiedung so vorgenommen werden, wie sie im vorangegangenen Kapitel beschrieben wurde.

9.5.3 Ein Patient suizidiert sich im Verlauf einer Gruppentherapie

Bei der Durchführung einer Gruppentherapie bei Patienten mit schweren psychischen Störungen und/oder komorbiden somatischen Erkrankungen mit ungünstiger Prognose kann es vorkommen, dass sich ein Mitglied der Gruppe im Verlauf der Therapie suizidiert. Der Suizid kann dabei (für die Gruppe) vollkommend überraschend kommen oder wurde von dem Betroffenen im Vorfeld immer wieder als eine mögliche Option genannt.

Für den behandelnden Therapeuten stellt der Suizid eines Patienten immer eine große Belastung dar, sodass die Durchführung einer Gruppentherapie nach dem Suizid eines Gruppenmitgliedes deshalb leicht zu einer Überforderung werden kann. Zum einen muss er selbst den Suizid seines Patienten verarbeiten, zum anderen muss er der Gruppe dabei helfen, den Suizid eines Mitpatienten zu verarbeiten. Zusätzlich muss er auch damit rechnen, dass es bei einigen Gruppenmitgliedern zu einer Verstärkung der Suizidalität kommen kann, sodass er im Verlauf der Gruppentherapie eine Risikoeinschätzung vornehmen und gegebenenfalls geeignete Gegenmaßnahmen ergreifen muss, um dieser entgegenzuwirken. Wann immer möglich, sollte der behandelnde Therapeut deshalb nicht allein in die Gruppe gehen, sondern zusammen mit einem Kollegen, der die Gruppenmitglieder kennt. Ist dies nicht möglich, dann sollte der Therapeut vor der Gruppensitzung eine Intervision (oder Supervision) in Anspruch nehmen und sich im Rahmen dieser auch auf die Gruppensitzung vorbereiten.

Zu Beginn der Sitzung sollte er die Gruppe zunächst über den Suizid des Gruppenmitgliedes und dessen Umstände informieren. Dabei muss er darauf achten, die Schweigepflicht nicht zu verletzen und der Gruppe im Wesentlichen nur das mitzuteilen, was auch öffentlich bekannt ist. Anschließend sollte er die Gruppe danach befragen, ob jemand bereits von dem Suizid wusste oder über relevante Informationen verfügt, die im Zusammenhang mit dem Suizid von Bedeutung sind. In der Regel ist es den Gruppenmitgliedern ein drängendes Anliegen, so viel wie möglich über den Anlass und die Umstände des Suizides zu erfahren, sodass diesem Informationsbedürfnis, soweit möglich und sinnvoll, entsprochen werden sollte.

Anschließend sollte er der Gruppe seine eigene Betroffenheit und sein Bedauern mitteilen, sowie die Emotionen, die durch den Suizid bei ihm selbst hervorgerufen wurden. Die Selbstöffnung sollte in selektiver Weise erfolgen, wobei der Therapeut durchaus auch mitteilen kann, dass der Suizid bei ihm ganz unterschiedliche Emotionen und Impulse hervorgerufen hat: Bedauern, Traurigkeit, Hilflosigkeit und Schuldgefühle, aber auch Wut und Enttäuschung über den Patienten, der aufgehört hat, den Therapeuten und die Gruppe um Unterstützung zu bitten oder diese über seine verzweifelte Lage in Kenntnis zu setzen. Auf keinen Fall sollte sich der Therapeut jedoch hinter einer vermeintlich professionellen Fassade verstecken. Durch seine (dosierte!) Offenheit gibt er klar zu verstehen, dass ihn das Schicksal der Gruppenmitglieder am Herzen liegt (supportive Funktion des Gruppenleiters) und ist zudem ein Modell dafür, dass ein Suizid ganz unterschiedliche Emotionen hervorrufen kann, die auch Unverständnis, Wut und Enttäuschung einschließen.

Anschließend erfolgt eine Feedbackrunde, in der die Gruppenmitglieder die Gelegenheit bekommen, auszusprechen, was der Suizid ihres Mitpatienten bei ihnen ausgelöst hat. Hierbei sollte der Therapeut vor allem auf drei Themen eingehen, wobei es nicht sinnvoll ist, bei jedem Patienten auf alle drei Themen gleichermaßen einzugehen:

1. Was löst der Suizid des betreffenden Patienten bei den Gruppenmitgliedern aus?
2. Welche Fragen beschäftigen die Gruppenmitglieder in Bezug auf die Motive des Suizids?
3. Welche Konsequenzen hat der Suizid für sie selbst und den weiteren Verlauf der Gruppentherapie?

Wie bereits im Zusammenhang mit dem Therapieabbruch ausgeführt, sollte auch hier der Stuhl, auf dem der Suizident meistens gesessen hat, im Stuhlkreis leer bleiben. Falls es hilfreich für die Patienten ist, so können sie auch den leeren

Stuhl ansprechen, der stellevertretend für den Suizidenten steht. Diese Möglichkeit könnte der Therapeut wie folgt einleiten:

„Ich habe hier absichtlich den Stuhl in unserer Runde stehen lassen, auf dem Herr S. meist gesessen hat. Nachdem was Sie alles berichtet haben, und ich habe Sie, Frau K., als sehr offen erlebt, habe ich den Eindruck bekommen, dass Sie Herrn S. am liebsten noch etwas sagen würden. Tun Sie es doch! Stellen Sie sich vor, Herr S. könnte uns hören und würde auf diesem Stuhl sitzen. Was würden Sie ihm sagen wollen? Welche zwei oder drei Sätze möchten Sie nicht für sich behalten, sondern ihm mitteilen?"

Allerdings sollte diese Art der Leeren-Stuhl-Technik nur dann eingesetzt werden, wenn die Gruppenmitglieder ausreichend stabil sind. Außerdem sollte der Therapeut keinerlei Druck ausüben, von dieser Möglichkeit Gebrauch zu machen. Nach der Rückmeldungsrunde fasst der Therapeut die Rückmeldungen zusammen und verstärkt die Gruppe für ihre Offenheit. Er fragt dann dezidiert danach, ob es Gruppenmitglieder gibt, deren Suizidgedanken oder Impulse durch den Suizid intensiviert wurden. Im Sinn einer kurzen Psychoedukation kann er hierbei auf den sogenannten „Werther Effekt" eingehen (der besagt, dass vollendete Suizide, vor allem wenn sie publik werden, eine Modellwirkung entfalten können; vgl. Steinberg 1999) und auch hierdurch seine Sorge um die Gruppenmitglieder begründen. In der anschließenden Runde sollte deshalb jeder Patient Stellung nehmen, ob sich seine eigene Suizidalität verstärkt hat. Ist dies der Fall, sollte die Thematik in der verbleibenden Gruppenzeit bearbeitet werden. In jedem Fall sollte der Therapeut nach der Sitzung mit dem oder den betroffenen Patienten eine ausführliche Abklärung der Suizidalität durchführen und, falls erforderlich, weitergehende Maßnahmen einleiten.

Ist dies nicht der Fall, dann kann die verbleibende Zeit dazu genutzt werden, Ideen zu sammeln, ob und wenn ja, welche Konsequenzen der Suizid für die einzelnen Gruppenmitglieder und für die weitere Gruppenarbeit hat. In der Regel verbleibt nicht genug Zeit, um diese Thematik ausführlich zu besprechen und meist sind die Gruppenmitglieder auch nicht offen dafür. Ist dies der Fall, dann kann die Beschäftigung mit dieser Fragestellung auch als Hausaufgabe aufgegeben werden, die dann in der nächsten Gruppensitzung besprochen wird. Manchmal kann es außerdem hilfreich sein, die Gruppenmitglieder danach zu befragen, was sie nach der Gruppe noch vorhaben und ob sie nicht als Gruppe oder auch in Untergruppen noch etwas Zeit miteinander verbringen möchten.

Der Therapeut sollte außerdem explizit darauf hinweisen, dass er bei Bedarf auch für einzeltherapeutische Krisensitzung zur Verfügung steht, falls dies erforderlich sein sollte. Im ambulanten Setting sollte in jedem Fall in der Folgewoche eine Gruppensitzung angeboten werden. Wurde diese aufgrund eines geplanten

Urlaubes oder Feiertages nicht eingeplant, dann sollte eine Möglichkeit geschaffen werden, trotzdem noch mindestens eine weitere Gruppensitzung durchzuführen. Handelte es sich im ambulanten Setting um eine halboffene Gruppe, dann sollte der Therapeut außerdem noch drei bis vier Sitzungen warten, bevor er den Therapieplatz nachbesetzt. Dies erleichtert sowohl dem neuen Patienten den Einstieg in die Gruppe als auch der Gruppe seine Aufnahme. In jedem Fall sollte der Therapeut die Gruppe über diese Regelung und die Neuaufnahme informieren.

9.5.4 Ein Patient verstirbt im Verlauf einer Gruppentherapie

Insbesondere in länger dauernden Gruppentherapien kann es vorkommen, dass ein Patient im Verlauf der Gruppentherapie an den Folgen einer Krankheit verstirbt oder bei einem Arbeits- oder Freizeitunfall tödlich verunglückt. Der Tod eines Gruppenmitgliedes, das sich nicht suizidiert, löst intensive, jedoch selten ambivalente Gefühle bei den Gruppenmitgliedern aus und bedroht deshalb nicht den Zusammenhalt der Gruppe. Während ein Suizid meistens auch die Wirksamkeit der Therapie und die Kompetenz des behandelnden Therapeuten infrage stellt, ist dies bei einem natürlichen Tod nicht der Fall. Stattdessen dominieren Gefühle der Trauer, der Fassungslosigkeit, der Hilflosigkeit und die Patienten erleben eine intensive Konfrontation mit der eigenen Endlichkeit sowie der Frage nach dem Sinn des Lebens. Gerade Patienten, die unter einer depressiven oder einer Angststörung leiden, können durch die beiden zuletzt genannten Themen in hohem Maße belastet werden. Patienten, die vor noch nicht allzu langer Zeit selbst einen wichtigen Menschen verloren haben, können hingegen erneut mit Gefühlen der Trauer und der Ohnmacht konfrontiert werden. Entsprechend sollte der Therapeut besondere auf diejenigen Gruppenmitglieder achten, die aufgrund ihrer Störung oder ihrer Lebensgeschichte eine besondere Affinität zum Thema Tod und Verlust aufweisen.

In dieser Situation besteht die Aufgabe des Therapeuten deshalb darin, einen Rahmen zu schaffen, der es den Gruppenmitgliedern ermöglicht, ihren Emotionen Raum zu geben und sich darüber klar zu werden, was der Tod ihres Mitpatienten für sie bedeutet. Dies gelingt am besten, wenn der Therapeut ähnlich vorgeht, wie es bei einem Tod durch Suizid beschrieben wurde. D. h. er sollte der Gruppe zunächst über den Todesfall in Kenntnis setzen und sie über die Umstände des Todes informieren. Falls Gruppenmitglieder über zusätzliche Informationen verfügen, sollte es die Gruppe an dieser Stelle darüber in Kenntnis setzen. Dabei sollte es auch mitteilen, wie es ihm selbst geht und ergangen ist, als es von dem Todesfall erfuhr.

Anschließend wird eine Feedbackrunde durchgeführt, wobei der Therapeut die Gruppenmitglieder so gut wie möglich in der Wahrnehmung und dem kathartischen Ausdruck ihrer Gefühle unterstützen sollte, die durch den Todesfall ausgelöst wurden. Auch hat sich hier die bereits erwähnte Methode des leeren Stuhls bewährt. Dabei sollte der Stuhl des verstorbenen Patienten im Stuhlkreis stehen bleiben und die Patienten ermutigt werden, den leeren Stuhl, der stellvertretend für den Verstorbenen steht, direkt anzusprechen und dabei zum Ausdruck zu bringen, wie sie den Verstorbenen in der Gruppe erlebt haben, was sie besonders an ihm geschätzt haben und was sie in der Gruppe vermissen werden. Allerdings sollte niemand unter Druck gesetzt werden, sich hieran beteiligen zu müssen, wenn es nicht seinem Bedürfnis entspricht. Nach der Runde fasst der Therapeut die Rückmeldungen zusammen. Im Anschluss daran sollte zudem ein Trauerritual durchgeführt werden, in dem in der Mitte des Raumes eine Kerze angezündet wird und für einige Minuten dem Verstorbenen schweigend gedacht wird. Der Therapeut kann darauf hinweisen, dass die gläubigen Gruppenmitglieder in dieser Zeit ein Gebet sprechen können. Anschließend kann die Gruppe entweder vorzeitig beendet werden oder besprochen werden, ob und wenn ja, welche Konsequenzen der Tod des Mitpatienten für die einzelnen Gruppenmitglieder und die Gruppe als Ganzes hat. Dabei kann der Therapeut hervorheben, dass der tragische Tod eines Gruppenmitgliedes die Gruppe unerbittlich mit existenziellen Themen konfrontiert und ihr damit zugleich eine Tiefe und Intensität verleiht, die in anderen Gruppen so nicht gegeben ist. Allerdings kann dies die Gruppe überfordern, sodass diese (Sinn-)Perspektive erst in der Folgesitzung bearbeitet werden sollte. Wie bei dem Tod durch Suizid sollte der Therapeut auch in diesem Fall zusätzliche Einzelkontakte bei Bedarf anbieten und sicherstellen, dass in der Folgewoche (im ambulanten Setting) eine Gruppensitzung stattfindet. Auch kann er darauf hinweisen, dass die Gruppenmitglieder nach der Sitzung noch gemeinsam etwas unternehmen können, um sich auf diese Weise gegenseitig zu unterstützen. Falls die Nachbesetzung des Therapieplatzes nicht automatisch erfolgt, wie es im stationären Setting durch eine Neuaufnahme üblich ist, dann sollte drei bis vier Sitzungen lang von dessen Nachbesetzung abgesehen werden.

Merke:

Scheidet ein Patient vor dem regulären Ende seiner Therapie aus der Gruppe aus, beispielweise weil er die Therapie abbricht, dann wirkt sich dies meist demoralisierend auf die verbleibenden Gruppenmitglieder aus und geht mit einer erheblichen Verunsicherung einher. Wann immer möglich, sollte sich der ausscheidende Patient deshalb von der Gruppe verabschieden und die Gründe für seine Entscheidung offenlegen. Ist dies nicht möglich, sollte der Therapeut den Therapieabbruch (oder das Ausscheiden des Patienten aus der Gruppe) ausführlich in der Gruppe thematisieren und den Gruppenmitgliedern die Gelegenheit geben, ihr damit verbundenes Erleben zum Ausdruck zu bringen. Auch sollten die möglichen Konsequenzen, die das Ausscheiden des betreffenden Gruppenmitgliedes mit sich bringt, besprochen werden. Gegebenenfalls sollten Maßnahmen erarbeitet und vereinbart werden, die dazu beitragen, die Wahrscheinlichkeit weiterer Therapieabbrüche zu minimieren.

10 Einige Anmerkungen zum Abschluss

Die Durchführung der in diesem Buch beschriebenen Form der zieloffenen Gruppentherapie stellt auch für erfahren Gruppentherapeuten – und zwar immer wieder aufs Neue – eine Herausforderung dar. In den ersten Monaten (und manchmal auch Jahren) ihrer Psychotherapieausbildung erleben viele ärztliche und psychologische Therapeuten die Leitung einer solchen Gruppe als Überforderung, die latente Ängste aktiviert. Bestenfalls arbeitet der Gruppenleiter mit einem Patienten *in* und *mit* der Gruppe, jedoch gibt es auch Situationen, in denen er *gegen* oder auch *ohne* die Gruppe, quasi als Alleinunterhalter, aktiv ist. Einige Therapeuten schätzen diese Herausforderungen und erleben gerade die AVG als ein vitalisierendes Moment des Therapiealltages, andere gehen dieser Art von Gruppentherapie so gut es geht aus dem Weg und bevorzugen das vergleichsweise behagliche und „nischenartige" Setting der Einzeltherapie.

Die zentralen Ängste der Patienten korrespondieren mit denen des Gruppentherapeuten: die Angst vor Kontrollverlust in Bezug auf die Gruppendynamik, die vor Kritik und Bloßstellung vor und durch die Gruppe, die vor Zurückweisung und die, den einzelnen Patienten in der Gruppe nicht genug geben zu können. Wie bereits ausgeführt können Gruppentherapien eine Eigendynamik entwickeln, die sich der Kontrolle des Therapeuten, zumindest zeitweise, entziehen. Allerdings ist gerade die Durchführung einer AVG ohne eine gewisse (Eigen-)Dynamik kaum möglich, sodass eine erfolgreiche Gruppentherapie (oder Gruppensitzung) immer das Ergebnis einer gelungenen Gratwanderung zwischen Über- und Unterregulierung darstellt. Während das therapeutische Einzelsetting einen quasi privaten Raum darstellt (mit allen damit verbundenen Vor- und Nachteilen), konstituiert das Gruppensetting einen öffentlichen Raum, in dem das Handeln des Therapeuten stets unter Beobachtung steht und damit immer auch potenzieller Beurteilung und Bewertung ausgesetzt ist. Obwohl der Therapeut als solcher eine professionelle Distanz zur Gruppe und deren Mitglieder hat, ist er dennoch ein Teil von ihr. Dies gilt umso mehr im ambulanten Setting, wo der Therapeut über einen längeren Zeitraum hinweg mit der Gruppe arbeitet. Auch Therapeuten fürchten sich daher vor der Zurückweisung und dem Sympathieverlust ihrer Gruppe, auch wenn es vielen Therapeuten schwerfällt, sich diese Befürchtung einzugestehen.

Schließlich gibt es noch die Angst, den Gruppenmitgliedern nicht genug an Zuwendung, Aufmerksamkeit, Hilfe und Unterstützung geben zu können, was das Vertrauen in die Wirksamkeit der Therapie erheblich beeinträchtigen kann. Auch kann sich diese besondere Form des Insuffizienzerlebens auf die Gruppe übertragen, was einen unheilvollen Teufelskreis in Gang setzen kann. Der Therapeut vermittelt den Gruppenmitgliedern den Eindruck, dass er ihnen nicht genug geben kann, was einige Gruppenmitglieder sicher so bejahen würden, sodass sich die Befürchtungen des Therapeuten bestätigen und verstärken. Schließlich konvergiert das Erleben von Therapeut und Gruppe dahingehend, dass es sich bei der Gruppentherapie um nicht viel mehr als die „verwässerte" Variante der Einzeltherapie handelt, die ja das eigentliche Extrakt der Psychotherapie enthält. Wird dieser Punkt erreicht, dann hat der Therapeut (die Gruppe) verloren!

Zusammengenommen können die genannten Ängste des Therapeuten sich negativ auf den Verlauf und das Ergebnis der Gruppentherapie auswirken (Mattke, 2006; Mattke & Reddemann, 2009). Ob dies tatsächlich der Fall ist, hängt in hohem Maße davon ab, welche Erfahrungen der Therapeut selbst in und mit Gruppen gemacht hat (z. B. in der Schule, Vereinen, Peergroups, Lerngruppen, Arbeitsteams, Selbsterfahrungsgruppen usw.) und welche dysfunktionalen Einstellungen und Überzeugungen sich gegebenenfalls dabei herausgebildet haben. Im Folgenden sind exemplarisch einige solcher dysfunktionalen Kognitionen aufgeführt, die in Selbsterfahrungsgruppen für Psychotherapeuten von Teilnehmern immer wieder geäußert werden.

Beispiele: Dysfunktionaler Überzeugungen von Therapeuten in Bezug auf Gruppen und Gruppentherapie

- „In Gruppen gehe ich unter und werde nicht mehr wahrgenommen."
- „Gruppen schüchtern mich ein."
- „Zu Gruppen finde ich keinen Zugang und bleibe außen vor."
- „Gruppentherapie bringt nichts."
- „Sich in Gruppen zu öffnen, ist gefährlich."
- „Ich mag nicht im Mittelpunkt stehen."
- „Wenn es in einer Gruppe zu Konflikten kommt, dann ist das eine Katastrophe."
- „In Gruppen wird man nur akzeptiert, wenn man sich anpasst."
- „In Gruppen kommt man sich nicht näher und der Kontakt bleibt an der Oberfläche."
- „Wenn ich in einer Gruppe meine Meinung sage, werde ich fertiggemacht."
- „In einer Gruppe wird nur dem zugehört, der am lautesten schreit."
- „Alles, was in einer Gruppe geschieht, sollte klar geregelt sein."
- „In Gruppen möchte ich sagen, wo es langgeht, sonst passt die Gruppe nicht zu mir."
- „Gruppentherapien sind nur Verlegenheitslösungen."
- „Das Leiten von Gruppen kann man nicht lernen. Entweder man kann es oder man kann es nicht."
- „Ich bin einfach kein Gruppentyp."
- „Gruppen sind chaotisch."

Entsprechende Kognitionen und damit zusammenhängende Kompetenzdefizite sollten im Rahmen der Ausbildung zum Gruppentherapeuten identifiziert und sukzessive modifiziert werden. Dies sollte vor allem im Rahmen von Selbsterfahrungseinheiten und begleitender Supervision erfolgen, wobei mit zunehmender Erfahrung auch Intervisions- oder Teamsitzungen dafür genutzt werden können. Die Erfahrung zeigt, dass Therapeuten, die bereits über ein hinreichendes störungsspezifisches Wissen verfügen, ungefähr 100 bis 150 Gruppensitzungen unter Supervision durchgeführt haben sollten, bevor sie über ausreichende Routine verfügen, zieloffene Gruppen selbstständig zu leiten. Der Erwerb gruppenspezifischer Qualifikation benötigt demnach einige Zeit und erfordert zudem eine gewisse Frustrationstoleranz, da die beim Lernen unvermeidlich auftretenden Fehler sich in Gruppen meist sehr viel unmittelbarer und dramatischer auswirken, als es in der Einzeltherapie der Fall ist.

Für die Ausbildung ist es deshalb am sinnvollsten, wenn der gruppentherapeutische Novize zunächst für ca. 20 bis 30 AVG-Sitzungen bei einem erfahrenen Kollegen als Co-Therapeut teilnimmt. Während dieser Zeit sollte er bereits einige Aufgaben wie die Durchführung der Orientierungs- oder der Abschlussrunde übernehmen und erst dann damit beginnen, die Gruppe selbst zu leiten. Dabei sollte er zu Beginn zunächst eher einfachere Interventionen übernehmen (z. B. die Durchführung eines Vier-Felder-Feedbacks) und Methoden einsetzen, die ihm aus der Einzeltherapie vertraut sind (z. B. die Durchführung eines Rollenspiels oder einer Verhaltensanalyse). Erst mit zunehmender Erfahrung und Sicherheit sollte er damit beginnen, auch komplexere Interventionen durchzuführen. Sofern die klinische Einrichtung es ermöglicht, sollte er zudem auch manualisierte Gruppen leiten, um auf diese Weise Erfahrungen in der Rolle des Gruppenleiters zu sammeln und spezifische Methoden kennenzulernen, die er auch in der AVG einsetzen kann.

Merke:

Die Leitung zieloffener Gruppen stellt hohe fachliche *und* persönliche Anforderungen an den Gruppenleiter. Gruppentherapeuten sollten sich daher mit eigenen negativen und problematischen Erfahrungen, die sie in und mit Gruppen gemacht haben, beschäftigt haben sowie deren potenziell schädlichen Einfluss auf die Leitung von Gruppen abschätzen und in konstruktiver Weise regulieren können.

Mit zunehmendem Kompetenzerwerb lernen auch Therapeuten, die zu Beginn ihrer Arbeit mit Gruppen noch skeptisch waren, diese zunehmend zu schätzen. Auch deshalb, weil die Kombination von Einzel- und Gruppentherapie den therapeutischen Handlungsspielraum erweitert und dem Patienten viele Anregungen vermitteln, die zu seiner Weiterentwicklung beitragen. Niedergelassene Psychotherapeuten, die über längere Zeit hinweg im stationären Setting mit Gruppen gearbeitet haben, beklagen regelmäßig die fehlende (oder nur schwer zu realisierende) Möglichkeit, mit ihren Patienten gruppentherapeutisch zu arbeiten. Dies ist umso bedauerlicher, da Gruppentherapie in vielen Fällen ebenso effektiv ist wie Einzeltherapie. Außerdem ließen sich viele Einzeltherapien verkürzen, wenn man den Patienten die Möglichkeit bieten würde, im Anschluss an die Einzeltherapie an einer Gruppentherapie teilzunehmen, zumal sich hierdurch die emotionale Abhängigkeit eines Patienten von seinem Therapeuten wirksam reduzieren ließe. Viele Therapeuten, die über längere Zeit hinweg in eigener Praxis ausschließlich einzeltherapeutisch tätig waren, berichten zudem, dass sich ihr Berufsalltag durch die Durchführung von Gruppentherapien bunter und abwechslungsreicher gestaltet und zudem zur persönlichen Weiterentwicklung beiträgt.

Literatur

Amelang, M. & Bartussek, D. (2001). *Differentielle Psychologie und Persönlichkeitsforschung.* Stuttgart: Kohlhammer.

Ameln, F. von, Gerstmann, R. & Kramer, J. (2009). *Psychodrama* (2. Aufl.). Heidelberg: Springer. http://doi.org/10.1007/978-3-540-89913-6

American Group Psychotherapy Association (AGPA). (2002). *Guidelines for ethics* (revised). New York: American Group Psychotherapy Association.

American Psychiatric Association (APA). (1994). *Diagnostic and statistical manual of mental disorders – DSM-IV.* Washington, DC: American Psychiatric Press.

American Psychiatric Association (2013). *Diagnostic and statistical manual of mental disorders – DSM-5.* Arlington, VA: American Psychiatric Publishing.

Ang, R. P. & Hughes, J. N. (2001). Differential benefits of skills training with antisocial youth based on group composition: a meta-analytic investigation. *School Psychology Review, 31,* 164–185.

Baldwin, S. A. & Zac, E. I. (2013). Therapist effects: findings and methods. In M. Lambert (Ed.), *Bergin & Garfield's handbook of psychotherapy and behavior change* (6th ed., pp. 258–297). New York: John Wiley & Sons.

Bandura, A. (1986). *Social foundations of thought and action: A social cognitive theory.* Englewood Cliffs, NJ: Prentice Hall.

Barlow, S. (2005). Analytische und Psychodynamische Gruppenpsychotherapie: Gibt es dazu Daten? *Gruppenpsychotherapie & Gruppendynamik, 41,* 239–266.

Bateman, A. & Fonagy, P. (2006). *Mentalization-based treatment for personality disorder. A practical guide.* Oxford: Oxford University Press. http://doi.org/10.1093/med/9780198570905.001.0001

Beck, J. (2013). *Praxis der Kognitiven Verhaltenstherapie* (2., überarb. Aufl.). Weinheim: Beltz.

Bednar, R. L. & Kaul, T. (1994). Experiential group research. In M. Lambert (Ed.), *Bergin & Garfield's handbook of psychotherapy and behavior change* (4th ed., pp. 631–663). New York: John Wiley & Sons.

Beermann, S. & Schubach, M. (2011). *Spiele für Workshops und Seminare* (3. Aufl.). Freiburg i. Br.: Haufe.

Berking, M. (2015). *Training emotionaler Kompetenzen* (3. Aufl.). Berlin: Springer.

Berner, T. (2010). *Burnout bei Ärzten: Arztsein zwischen Lebensaufgabe und Lebens-Aufgabe* (2. Aufl.). Stuttgart: Schattauer.

Beutler, L. E., Frank, M., Schreiber, S. C., Calvert, S. & Gaines, J. (1984). Comparative effects of group psychotherapies in a short-term deterioration effects. *Psychiatry, 47,* 66–76.

Biermann-Ratjen, E.-M. & Eckert, J. (2012). Die gruppentherapeutische Veränderungstheorie der Gesprächspsychotherapie. In B. Strauß & D. Mattke (Hrsg.), *Gruppenpsychotherapie. Lehrbuch für die Praxis* (S. 171–181). Berlin: Springer.

Bloch, S. & Crouch, E. C. (1985). *Therapeutic factors in group psychotherapy.* Oxford: Oxford University Press.

Bloch, S. & Reibstein, J. (1980). Perceptions by patients and therapists of therapeutic factors in group psychotherapy. *British Journal of Psychiatry, 137,* 274–278. http://doi.org/10.1192/bjp.137.3.274

Bolm, T. (2012). Gruppenpsychotherapie bei Persönlichkeitsstörungen. In B. Strauß & D. Mattke (Hrsg.), *Gruppenpsychotherapie. Lehrbuch für die Praxis* (S. 339–347). Berlin: Springer.

Bormann, B. & Strauß, B. (2012). Therapeutische Beziehungen in Gruppen. In B. Strauß & D. Mattke (Hrsg.), *Gruppenpsychotherapie. Lehrbuch für die Praxis* (S. 69–84). Berlin: Springer.

Bright, J. I., Baker, K. D. & Neimeyer, R. A. (1999). Professional and paraprofessional group treatments for depression: A comparison of cognitive-behavioral and mutual support interventions. *Journal of Consulting and Clinical Psychology, 67* (4), 491–501. http://doi.org/10.1037/0022-006X.67.4.491

Brossart, D. F., Patton, M. J. & Wood, P. K. (1998). Assessing group process: An illustration using tuckerized growth curves. *Group Dynamics: Theory, Research and Practice, 2,* 3–17. http://doi.org/10.1037/1089-2699.2.1.3

Brown, N. W. (2003). Conceptualizing process. *International Journal of Group Psychotherapy, 53* (2), 225–244. http://doi.org/10.1521/ijgp.53.2.225.42814

Burlingame, G. M. & Baldwin, S. (2012). Eine kleine Geschichte der Gruppentherapie. In B. Strauß & D. Mattke (Hrsg.), *Gruppenpsychotherapie. Lehrbuch für die Praxis* (S. 9–18). Berlin: Springer.

Burlingame, G. M., Fuhriman, A. & Johnson, J. (2002). Cohesion in group psychotherapy. In J. Norcross (Ed.), *A guide to psychotherapy relationships that work* (pp. 71–88). Oxford: Oxford University Press.

Burlingame, G. M., Fuhriman, A. & Mosier, J. (2003). A meta-analytic review. *Group Dynamics: Theory, Research, and Practice, 7,* 3–12. http://doi.org/10.1037/1089-2699.7.1.3

Burlingame, G. M., Kircher, J. C. & Taylor, S. (1994). Methodological considerations in group psychotherapy research: past, present and future practices. In A. Fuhriman & G. M. Burlingame (Eds.), *Handbook of group psychotherapy. An empirical and clinical synthesis* (pp. 41–80). New York: John Wiley & Sons.

Burlingame, G. M., MacKenzie, K. R. & Strauß, B. (2004). Small-group treatment: Evidence for effectiveness and mechanism of change. In M. Lambert (Ed.), *Bergin & Garfield's handbook of psychotherapy and behavior change* (5th ed., pp. 647–696). New York: John Wiley & Sons.

Burlingame, G. M. & Strauß, B. (2010). Behandlungseffekte: ambulante Gruppen. In V. Tschuschke (Hrsg.), *Gruppenpsychotherapie. Von der Indikation bis zu Leitungstechniken* (S. 126–131). Stuttgart: Thieme.

Burlingame, G. M., Strauß, B. & Joyce, A. S. (2013). Change mechanisms and effectiveness of small group treatments. In M. Lambert (Ed.), *Bergin & Garfield's handbook of psychotherapy and behavior change* (6th ed., pp. 640–689). New York: John Wiley & Sons.

Burmeister, J. (2010). Psychodramatische Gruppenpsychotherapie. In V. Tschuschke (Hrsg.), *Gruppenpsychotherapie. Von der Indikation bis zu Leitungstechniken* (S. 306–310). Stuttgart: Thieme.

Caple, R. B. & Cox, P. L. (1989). Relationships among group structure, member expectations, attraction to group, and satisfaction with group experience. *Journal for Specialists in Group Work, 14,* 16–24. http://doi.org/10.1080/01933928908411882

Casper, F. (2007). *Beziehungen und Probleme verstehen: Eine Einführung in die psychotherapeutische Plananalyse* (3., vollst. überarb. Aufl.). Bern: Huber.

Castonguay, L. G., Pincus, A. L., Argas, W. S. & Hines, C. E. (1998). The role of emotion in group cognitive-behavioral therapy for binge eating disorder: When things have to feel worse before they get better. *Psychotherapy Research, 8* (2), 225–238. http://doi.org/10.1080/10503309812331332327

Chadwik, P., Sambrooke, S., Rasch, S. & Davies, E. (2000). Challenging the omnipotence of voices: group cognitive behaviour therapy for voices. *Behavior Research and Therapy, 38,* 993–1003. http://doi.org/10.1016/S0005-7967(99)00126-6

Chapman, C. L., Burlingame, G. M., Gleave, R., Rees, F., Beecher, M. & Porter, G. S. (2012). Clinical prediction in group psychotherapy. *Psychotherapy Research, 22,* 673– 681. http://doi.org/10.1080/10503307.2012.702512

Coché, E., Dies, R. R. & Goettelmann, K. (1991). Process variables mediating change in intensive group therapy training. *International Journal of Group Psychotherapy, 41,* 379–397.

Cohn, R. (2013). *Von der Psychoanalyse zur themenzentrierten Interaktion. Von der Behandlung einzelner zu einer Pädagogik für alle* (15. Aufl.). Stuttgart: Klett-Cotta.

Corsini, R. J. & Rosenberg, B. (1955). Mechanism of group psychotherapy. Processes and dynamics. *Journal of Abnormal and Social Psychology, 51,* 406–411. http://doi.org/10.1037/h0048439

Crouch, E. C., Bloch, S. & Wanlass, J. (1994). Therapeutic factors: Interpersonal and intrapersonal mechanisms. In A. Fuhriman, A. & G. M. Burlingame (Eds.), *Handbook of group psychotherapy. An empirical and clinical synthesis* (pp. 269–315). New York: John Wiley & Sons.

De Shazer, S. (2015). *Der Dreh: Überraschende Wendungen und Lösungen in der Kurzzeittherapie* (13. Aufl.). Heidelberg: Carl Auer Verlag.

Dies, R. R. (1993). Research on group psychotherapy: Overview and clinical applications. In A. Alonso & H. I. Swiller (Eds.), *Group therapy in clinical practice* (pp. 473–518). Washington, DC: American Psychiatric Press.

Dies, R. R. (1994). Therapist variables in group psychotherapy research. In A. Fuhriman & G. M. Burlingame (Eds.), *Handbook of group psychotherapy. An empirical and clinical synthesis* (pp. 114–154). New York: John Wiley & Sons.

Dion, K. L. (2000). Group cohesion: From „field of forces" to multidimensional construct. *Group Dynamics: Theory, Research, and Practice, 4,* 7–26. http://doi.org/10.1037/1089-2699.4.1.7

Dush, D., Hirt, M. & Schroeder, H. (1983). Self-statement modification with adults: a meta-analysis. *Journal of Consulting and clinical psychology, 94,* 408–422. http://doi.org/10.1037/0033-2909.94.3.408

Dziewas, H. (1980). Instrumentelle Gruppenbedingungen als Voraussetzung des individuellen Lernprozesses. In K. Grawe (Hrsg.), *Verhaltenstherapie in Gruppen* (S. 27–55) München: Urban & Schwarzenberg.

Eckert, J. (1996). Das Gruppenwirkfaktoren-Q-Sort nach Yalom. In B. Strauß, J. Eckert & V. Tschuschke (Hrsg.), *Methoden der empirischen Gruppentherapieforschung* (S. 104–115). Opladen: Westdeutscher Verlag.

Eckert, J. (2010). Indikation und Prognose. In V. Tschuschke (Hrsg.), *Gruppenpsychotherapie. Von der Indikation bis zu Leitungstechniken* (S. 44–48). Stuttgart: Thieme.

Eckert, J. & Biermann-Ratjen, E.-M. (1985). *Stationäre Gruppenpsychotherapie. Prozesse – Effekte – Vergleiche.* Berlin: Springer.

Eckert, J. & Biermann-Ratjen, E.-M. (2010). Klientenzentrierte Gruppenpsychotherapie. In V. Tschuschke (Hrsg.), *Gruppenpsychotherapie von der Indikation bis zu Leitungstechniken* (S. 290–295). Stuttgart: Thieme.

Elias, N. (1991). *Die Gesellschaft der Individuen* (7. Aufl.). Berlin: Suhrkamp.

Fetchenhauer, D. (2011). Die Gesellschaft in uns: Wie soziale Normen, soziale Rollen und sozialer Status unser Verhalten beeinflussen. In D. Frey & H.-W. Bierhoff (Hrsg.), *Sozialpsychologie – Interaktion und Gruppe* (Bachelorstudium Psychologie, Bd. 9, S. 201–219). Göttingen: Hogrefe.

Fiedler, P. (1996). *Verhaltenstherapie in und mit Gruppen.* Weinheim: Beltz PVU.

Fiedler, P. (2005). *Verhaltenstherapie in Gruppen. Psychologische Psychotherapie in der Praxis* (2. Aufl.). Weinheim: Beltz PVU.

Fiedler, P. (2007). *Persönlichkeitsstörungen* (6. Aufl.). Weinheim: Beltz PVU.

Finke, J. (1999). *Beziehung und Intervention.* Stuttgart: Thieme.

Fliegl, S., Groeger, M., Künzel, R., Schulte, D. & Sorgatz, H. (1998). *Verhaltenstherapeutische Standardmethoden: Ein Übungsbuch* (4. Aufl.). Weinheim: Beltz.

Flowers, J. V. & Booraem, C. D. (1990). The frequency and effect on outcome of different types of interpretation in psychodynamic and cognitive-behavioral group psychotherapy. *International Journal of Group Psychotherapy, 40,* 203–214.

Francis, A., Clarkin, J. & Morachi, J. (1980). Selection criteria for outpatient group psychotherapy. *Hospital and Community Psychiatry, 31,* 245–250. http://doi.org/10.1176/ps.31.4.245

Frank, J. D. (1961). *Persuasion and healing*. Baltimore, MD: John Hopkins Press.
Freud, S. (1977). *Vorlesungen zur Einführung in die Psychoanalyse*. Frankfurt a. M.: Fischer.
Fuhriman, A. & Burlingame, G. M. (1994). Group psychotherapy: Research and practice. In A. Fuhriman & G. M. Burlingame (Eds.), *Handbook of group psychotherapy. An empirical and clinical synthesis* (pp. 3–40). New York: John Wiley & Sons.
Grawe, K. (1978). Verhaltenstherapeutische Gruppentherapie. In L. Pongratz (Hrsg.), *Handbuch der Psychologie* (Bd. 8: Klinische Psychologie 2, S. 2696–2724). Göttingen: Hogrefe.
Grawe, K. (1995). Grundriß einer Allgemeinen Psychotherapie. *Psychotherapeut, 40* (3), 130–145.
Grawe, K. (2000). *Psychologische Therapie* (2., korr. Aufl.). Göttingen: Hogrefe.
Grawe, K. (2004). *Neuropsychotherapie*. Göttingen: Hogrefe.
Grawe, K., Donati, R. & Bernauer, F. (1994). *Psychotherapie im Wandel – von der Konfession zur Profession*. Göttingen: Hogrefe.
Greenberg, L. S. & Rice, L. N. (2003). *Emotionale Veränderung fördern: Grundlagen einer prozeß- und erlebensorientierten Therapie*. Paderborn: Junfermann.
Griesbeck, J. (2008). *Die 50 besten Gruppenspiele* (11. Aufl.). Werl: Don Bosco Medien.
Hand, I., Lamontagne, Y. & Marks, I. M. (1974). Group exposure (flooding) in vivo for agoraphobics. *British Journal of Psychiatry, 124*, 588–602. http://doi.org/10.1192/bjp.124.6.588
Haubl, R. (2010). Gruppenpsychotherapie im Spannungsfeld von Professionalität und Verwissenschaftlichung. In V. Tschuschke (Hrsg.), *Gruppenpsychotherapie. Von der Indikation bis zu Leitungstechniken* (S. 30–33). Stuttgart: Thieme.
Haubl, R. (2012). Der institutionelle und organisatorische Kontext von Gruppen am Beispiel stationärer Gruppenpsychotherapie. In B. Strauß & D. Mattke (Hrsg.), *Gruppenpsychotherapie. Lehrbuch für die Praxis* (S. 99–107). Berlin: Springer.
Heckhausen, J. & Heckhausen, H. (2010). *Motivation und Handeln* (4., überarb. u. akt. Aufl.). Heidelberg: Springer. http://doi.org/10.1007/978-3-642-12693-2
Herr, A., Schmidt, G. & Schweitzer, J. (2012). Systemische Gruppenpsychotherapie. In B. Strauß & D. Mattke (Hrsg.), *Gruppenpsychotherapie. Lehrbuch für die Praxis* (S. 159–168). Berlin: Springer.
Hesse, J. (2010). Systemisch-lösungsorientierte Gruppentherapie. In V. Tschuschke (Hrsg.), *Gruppenpsychotherapie. Von der Indikation bis zu Leitungstechniken* (S. 316–316). Stuttgart: Thieme.
Hilgers, M. (2010). Gruppenprozess – Selbstöffnung und Schamangst in der Gruppe. In V. Tschuschke (Hrsg.), *Gruppenpsychotherapie. Von der Indikation bis zu Leitungstechniken* (S. 119–124). Stuttgart: Thieme.
Hinsch, R. & Pfingsten, U. (2002). *Gruppentraining sozialer Kompetenzen GSK. Grundlagen, Durchführung, Anwendungsbeispiele* (4., vollst. überarb. Aufl.). Weinheim: Beltz PVU.
Hippler, B. & Görlitz, G. (2001). *Selbsterfahrung in der Gruppe. Person- und patientenorientierte Übungen*. Stuttgart: Klett-Cotta.
Hobbs, M., Birtchnall, S., Harte, A. & Lacey, H. (1989). Therapeutic factors in short term group therapy for woman with bulimia. *International Journal of Eating Disorders, 8*, 623–633. http://doi.org/10.1002/1098-108X(198911)8:6<623::AID-EAT2260080603>3.0.CO;2-X
Horvath, A. O., Del Re, A. C., Flückiger, C. & Symonds, D. (2011). Alliance in individual psychotherapy. *Psychotherapy, 48* (1), 9–16. http://doi.org/10.1037/a0022186.
Jacob, G. & Arntz, A. (2015). *Schematherapie in der Praxis* (2. Aufl.). Weinheim: Beltz PVU.
Johnson, J., Burlingame, G. M., Strauß, B. & Bormann, B. (2008). Die therapeutische Beziehung in der Gruppenpsychotherapie. *Gruppenpsychotherapie und Gruppendynamik, 44*, 52–89. http://doi.org/10.13109/grup.2008.44.1.52
Jonsson, H. & Hougaard, E. (2008). Group cognitive behavioral therapy for obsessive-compulsive disorder. *Acta Pscyciatrica Scandinavica, 119*, 98–106. http://doi.org/10.1111/j.1600-0447.2008.01270.x

Kämmerer, A. (2012). Kognitive-verhaltenstherapeutische Gruppentherapie. In B. Strauß & D. Mattke (Hrsg.), *Gruppenpsychotherapie. Lehrbuch für die Praxis* (S. 147–156). Berlin: Springer.

Kanfer, F. H., Reinecker, H. & Schmelzer, D. (2012). *Selbstmanagement-Therapie* (5. Aufl.). Berlin: Springer. http://doi.org/10.1007/978-3-642-19366-8

Keil-Kuri, E. (2010). Kassenantrag in der Gruppenpsychotherapie. In V. Tschuschke (Hrsg.), *Gruppenpsychotherapie. Von der Indikation bis zu Leitungstechniken* (S. 61–65). Stuttgart: Thieme.

Kiesler, D. J. (1983). The 1982 Interpersonal Circle: A taxonomy for complementarity in human transactions. *Psychological Review, 90,* 185–214. http://doi.org/10.1037/0033-295X.90.3.185

Kivlighan, D. M. (1997). Leader behavior and therapeutic gain: An application of situational leadership theory. *Group Dynamics: Theory, Research, and Practice, 1,* 32–38. http://doi.org/10.1037/1089-2699.1.1.32

Kivlighan, D. M. & Mullison, D. (1988). Participants perception of therapeutic factors in group counseling. The role of interpersonal style and stage of group development. *Small Group Behavior, 19* (4), 452–468.

Kivlighan, D. M. & Tarrant, J. M. (2001). Does group climate mediate the group leadership – group member outcome relationship? A test of the Yaloms hypotheses about leadership priorities. *Group Dynamics: Theory, Research, and Practice, 5* (3), 220–234. http://doi.org/10.1037/1089-2699.5.3.220

Knott, H. (2006). Der traumatisierte Patient. Eine bisher wenig erkannte Indikation für Gruppenpsychotherapie. *Psychotherapeut, 51,* 321–322. http://doi.org/10.1007/s00278-006-0495-9

König, K. (2010). Übertragung und Gegenübertragung in der Gruppenpsychotherapie. In V. Tschuschke (Hrsg.), *Gruppenpsychotherapie. Von der Indikation bis zu Leitungstechniken* (S. 92–95). Stuttgart: Thieme.

König, O. (2012). Gruppendynamische Grundlagen. In B. Strauß & D. Mattke (Hrsg.), *Gruppenpsychotherapie. Lehrbuch für die Praxis* (S. 21–36). Berlin: Springer.

König, O. & Schattenhofer, K. (2011). *Einführung in die Gruppendynamik* (5. Aufl.). Heidelberg: Carl Auer.

Kösters, M., Burlingame, G. M., Nachtigall, C. & Strauß, B. M. (2006). A meta-analytic review of the effectiveness of inpatient group psychotherapy. *Group Dynamics: Theory, Research and Practice, 10,* 146–163. http://doi.org/ 10.1037/1089–2699.10.2.146

Krumboltz, J. D. & Potter, B. (1980). Verhaltenstherapeutische Techniken für die Entwicklung von Vertrauen, Kohäsion und Zielorientierung in Gruppen. In K. Grawe (Hrsg.), *Verhaltenstherapie in Gruppen* (S. 56–66). München: Urban & Schwarzenberg.

Lambert, M. J. (2013). Introduction and historical overview. In M. Lambert (Ed.), *Bergin & Garfield's handbook of psychotherapy and behavior change* (5th ed., pp. 3–48). New York: John Wiley & Sons.

Lazarus, A. A. (1980). Multimodale Verhaltenstherapie in Gruppen. In K. Grawe (Hrsg.), *Verhaltenstherapie in Gruppen* (S. 235–254.) München: Urban & Schwarzenberg.

Leszcz, M. & Kobos, J. C. (2012). Wie wissenschaftliche Evidenz praktisch genutzt werden kann: Gruppenpsychotherapie und die „Leitlinie für die klinische Praxis" der American Group Psychotherapy Association (AGPA). In B. Strauß & D. Mattke (Hrsg.), *Gruppenpsychotherapie. Lehrbuch für die Praxis* (S. 213–227). Berlin: Springer. http://doi.org/10.1007/978-3-642-03497-8_17

Leszcz, M. & Malat, J. (2010). Interpersonale Gruppenpsychotherapie. In V. Tschuschke (Hrsg.), *Gruppenpsychotherapie. Von der Indikation bis zu Leitungstechniken* (S. 296–299). Stuttgart: Thieme.

Leszcz, M., Yalom, I. & Norden, M. (1985). The value of inpatient group psychotherapy and therapeutic process: patients perceptions. *International Journal of Group Psychotherapy, 35,* 331–354.

Liberman, R. P. (1970). A behavioral approach to group dynamics. *Behaviour Therapy, 1,* 141–175. http://doi.org/10.1016/S0005-7894(70)80028-4

Lichtenberg, J. W. & Knox, P. L. (1991). Order out of chaos: A structural analysis of group therapy. *Journal of Counseling Psychology, 38,* 279–288. http://doi.org/10.1037/0022-0167.38.3.279

Lieberman, M. A. (1977). Gruppenmethoden. In F. H. Kanfer & A. P. Goldstein (Hrsg.), *Möglichkeiten der Verhaltensänderung* (S. 503–567). München: Urban & Schwarzenberg.

Lieberman, M. A., Yalom, I. D. & Miles, M. B. (1973). *Encounter Groups: First facts.* New York: Basic Books.

Linden, M. & Strauß, B. (Hrsg.). (2013). *Risiken und Nebenwirkungen von Psychotherapie: Erfassung, Bewältigung, Risikovermeidung.* Berlin: MWV Medizinisch Wissenschaftliche Verlagsgesellschaft.

Lindner, W.-V. (2010). Ausbildung und Supervision. In V. Tschuschke (Hrsg.), *Gruppenpsychotherapie. Von der Indikation bis zu Leitungstechniken* (S. 24–26). Stuttgart: Thieme.

Linehan, M. (1993). *Cognitive-behavioral treatment of borderline personality disorder.* New York: Guilford Press.

Lohmann, B. (2001). *Effiziente Supervision. Praxisorientierter Leitfaden für Einzel- und Gruppensupervision.* Baltmannsweiler: Schneider Verlag.

Lohmann, B. & Annies, S. (2012). *Achtsamkeit in der Verhaltenstherapie: Interventionen und praktische Übungen.* Köln: Deutscher Ärzte-Verlag.

MacKenzie, K. R. (1983). The clinical application of a group climate measure. In R. R. Dies & K. R. MacKenzie (Eds.), *Advances in group psychotherapy: Integration research and practice* (pp. 159–170). New York: International Universities Press.

MacKenzie, K. R. (1996). Der Gruppenklima-Fragebogen (Group Climate Questionnaire, GCQ-S). In B. Strauß, J. Eckert & V. Tschuschke (Hrsg.), *Methoden der empirischen Gruppentherapieforschung* (S. 172–196). Opladen: Westdeutscher Verlag.

Mann, J. (1966). Evaluation of group psychotherapy. In J. Moreno (Ed.), *The international handbook of group psychotherapy* (pp. 129–148). New York: Philosophical Library.

Margraf, J. (2008). Beziehungsgestaltung und Umgang mit Widerstand. In J. Margraf & S. Schneider (Hrsg.), *Lehrbuch der Verhaltenstherapie* (Bd. 1: Grundlagen, Diagnostik, Verfahren, Rahmenbedingungen, 3. Aufl., S. 476–499). Heidelberg: Springer.

Margraf, J. & Schneider, S. (2013). *Panik: Angstanfälle und ihre Behandlung* (2. Aufl.). Berlin: Springer.

Märtens, M. & Petzold, H. (Hrsg.). (2002). *Therapieschäden. Risiken und Nebenwirkungen von Psychotherapie.* Ostfildern: Matthias-Grünewald.

Martin, D., Garske, J. & Davis, M. (2000). Relation of the therapeutic alliance with outcome and other variables: A meta-analytic review. *Journal of Consulting and Clinical Psychology, 68,* 438–450. http://doi.org/10.1037/0022-006X.68.3.438

Mattke, D. (2006). Gruppenpsychotherapie als Ort beruflicher Rollenfindung und Professionalisierung von Gruppenpsychotherapeuten. *Gruppenpsychotherapie und Gruppendynamik, 42,* 23–38.

Mattke, D. (2008). Nebenwirkungen psychodynamischer Gruppentherapie. *Psychodynamische Psychotherapie, 7,* 34–43.

Mattke, D. (2012). Psychodynamische Gruppenpsychotherapie und ihre Veränderungsmechanismen. In B. Strauß & D. Mattke (Hrsg.), *Gruppenpsychotherapie. Lehrbuch für die Praxis* (S. 131–145). Berlin: Springer.

Mattke, D. & Reddemann, L. (2009). *Keine Angst vor Gruppen! Gruppenpsychotherapie in Praxis und Forschung.* Stuttgart: Klett-Cotta.

Mattke, D. & Schreiber-Willnow, K. (2002). Behandlung in geschlossenen versus offenen Gruppen in der stationären Psychotherapie. *Gruppenpsychotherapie und Gruppendynamik, 38,* 153–172.

Mattke, D. & Schreiber-Willnow, K. (2004). Das Gruppenklima in geschlossenen Kurzzeitgruppen in der stationären Psychotherapie. *Gruppenpsychotherapie und Gruppendynamik, 40,* 360–378.

Mattke, D. & Strauß, B. (2012).Indikation, Prognose, Vorbereitung und Zusammensetzung von Therapiegruppen. In B. Strauß & D. Mattke (Hrsg.), *Gruppenpsychotherapie. Lehrbuch für die Praxis* (S. 59–66). Berlin: Springer.

McCullough, J. P. (2006). *Psychotherapie der chronischen Depression: Cognitive Behavioral Analysis System of Psychotherapy – CBASP*. München: Urban & Fischer.

McDermut, W., Miller, L. & Brown, R. (2001). The efficacy of group psychotherapy for depression. *Clinical Psychology: Science and Practice, 8* (1), 98–116.

McRoberts, C., Burlingame, G. M. & Hoag, M. J. (1998). Comparative efficacy of individual and group psychotherapy. A meta-analytic perspective. *Group Dynamics, 2* (2) 101–117.

Michalak, J., Heidenreich, T. & Williams, J. M. (2012). *Achtsamkeit*. Göttingen: Hogrefe.

Miller, R. & Berman, J. (1983). The efficacy of cognitive behavior therapies: A quantitative review of research evidence. *Psychological Bulletin, 94,* 39–53. http://doi.org/10.1037/0033-2909.94.1.39

Moreno, J. L. (1997). *Gruppenpsychotherapie und Psychodrama. Einleitung in Theorie und Praxis* (5. Aufl.). Stuttgart: Thieme.

Morran, D. K., Stockton, R. & Teed, C. (1998). Facilitating feedback exchange in groups: Leader interventions. *Journal for Specialists in Group Work, 23,* 257–268. http://doi.org/10.1080/01933929808411399

Nietzel, M. T., Russell, R. L., Hemmings, K. A. & Gretter, M. L. (1987). Clinical significance of psychotherapy for unipolar depression: A metaanalytic approach to social comparison. *Journal of Consulting and Clinical Psychology, 55* (2), 156–161. http://doi.org/10.1037/0022-006X.55.2.156

Oei, T. & Dingle, G. (2008). The effectiveness of group cognitive behavior therapy for unipolar depressive disorders. *Journal of Affective Disorders, 107* (1–3), 5–21. http://doi.org/10.1016/j.jad.2007.07.018

Ogrodniczuk, J. S. (2010). Gruppenvorbereitung. In V. Tschuschke (Hrsg.), *Gruppenpsychotherapie. Von der Indikation bis zu Leitungstechniken* (S. 55–56). Stuttgart: Thieme.

Ogrodniczuk, J. S., Piper, W. E. & Joyce, A. S. (2004). Differences in men's and woman's responses to short-term group psychotherapy. *Psychotherapy Research, 14,* 231–243. http://doi.org/10.1093/ptr/kph019

Piper, W. E. (1994). Client variables. In A. Fuhriman & G. M. Burlingame (Eds.), *Handbook of group psychotherapy. An empirical and clinical synthesis* (pp. 83–113). New York: John Wiley & Sons.

Piper, W. E. (2010).Patientenauswahl und Gruppenzusammensetzung. In V. Tschuschke (Hrsg.), *Gruppenpsychotherapie. Von der Indikation bis zu Leitungstechniken* (S. 51–53). Stuttgart: Thieme.

Piper, W. E., Debbane, E. G., Bienvenu, J. P. & Garant, J. (1984). A comparative study of four forms of psychotherapy. *Journal of Consulting and Clinical Psychology, 52,* 269–279. http://doi.org/10.1037/0022-006X.52.2.268

Piper, W. E., McCallum, M. & Joyce, A. S. (2001). Patient personality and time-limited group psychotherapy for complicated grief. *International Journal of Group Psychotherapy, 51,* 525–552. http://doi.org/10.1521/ijgp.51.4.525.51307

Piper, W. E. & Perrault, E. L. (1989). Pre-therapy preparation for group members. *International Journal of Group Psychotherapy, 39,* 17–34.

Powers, M. B., Sigmarsson, S. R. & Emmelkamp, P. M. (2008). A meta-analytic review of psychological treatments for social anxiety disorder. *International Journal of Cognitive Therapy, 1,* 94–113. http://doi.org/10.1521/ijct.2008.1.2.94

Revenstorf, D. (1992). Richtungen und Ansätze der Psychotherapie. In R. Bastine (Hrsg.), *Klinische Psychologie* (Bd. 2: Klinische Psychodiagnostik, Prävention, Gesundheitspsychologie, Psychotherapie, psychosoziale Intervention, S. 303–360). Stuttgart: Kohlhammer.

Roback, H. B. (2000). Adverse outcomes in group psychotherapy. *Journal of Psychotherapy, Practice and Research, 9,* 113–122.

Robinson, L., Berman, J. & Neimeyer, R. (1990). Psychotherapy for the treatment of depression: A comprehensive review of controlled outcome research. *Psychological Bulletin, 108* (1), 30–49. http://doi.org/10.1037/0033-2909.108.1.30

Roller, B. & Nelson, V. (1993). *Die Kunst der Co-Therapie: Ein Handbuch für die Teamarbeit von Psychotherapeuten.* Köln: Edition Humanistische Psychologie.

Roller, B. & Nelson, V. (2010). Koleitung in der Gruppenpsychotherapie. In V. Tschuschke (Hrsg.), *Gruppenpsychotherapie. Von der Indikation bis zu Leitungstechniken* (S. 85–90). Stuttgart: Thieme.

Rothke, S. (1986). The role of interpersonal feedback in group psychotherapy. *International Journal of Group Psychotherapy, 36,* 225–240.

Rudnitzki, C., Körtel, B. & Tschuschke, V. (1998). Gruppenanalyse und Adoleszenz. Über die Wirkung gruppenanalytischer Gruppenarbeit mit jungen Erwachsenen und deren Eltern in einem komplexen Setting. *Gruppenanalyse, 8,* 149–163.

Sachse, R. (2010). *Persönlichkeitsstörungen verstehen: Zum Umgang mit schwierigen Klienten* (10. Aufl.). Köln: Psychiatrie Verlag.

Sachse, R., Schirm, S. & Kiszkenow-Bäker, S. (2014). *Klärungsorientierte Psychotherapie in der Praxis.* Lengerich: Pabst Science Publishers.

Sachse, J. & Strauß, B. (2002). Bindungscharakteristika und Behandlungserfolg nach stationärer psychodynamischer Gruppentherapie. *Psychotherapie, Psychosomatik, medizinische Psychologie, 52,* 134–140.

Salvendy, J. T. (1993). Selection and preparation of patients and organization of the group. In H. I. Kaplan & B. J. Sadock (Eds), *Comprehensive group psychotherapy* (3rd ed., pp. 72–84). Baltimore, MD: Williams & Wilkins.

Sánchez-Meca, J., Rosa-Alcázar, A. I., Marin-Martinez, F. & Gómez-Conesa, A. (2010). Psychological treatment of panic disorder with or without agoraphobia: A meta-analysis. *Clinical Psychology Review, 30,* 37–50. http://doi.org/10.1016/j.cpr.2009.08.011

Sank, L. I. & Shaffer, C. S. (1984). *A therapist's manual for cognitive behavior therapy in groups.* New York: Plenum. http://doi.org/10.1007/978-1-4615-8330-1

Satir, V., Banmen, J., Gerber, J. & Gomori, M. (1995). *Das Satir-Modell.* Paderborn: Junfermann.

Schindler, R. (1957). Grundprinzipien der Psychodynamik in der Gruppe. *Psyche, 11,* 308–314.

Schneider, S. & Margraf, J. (1998). *Agoraphobie und Panikstörung.* Göttingen: Hogrefe.

Schultheß, P. (2010). Gestalttherapeutische Gruppenpsychotherapie. In V. Tschuschke (Hrsg.), *Gruppenpsychotherapie. Von der Indikation bis zu Leitungstechniken* (S. 311–314). Stuttgart: Thieme.

Schulz von Thun, F. (2010). *Miteinander reden: 1. Störungen und Klärungen. Allgemeine Psychologie der Kommunikation* (48. Aufl.). Reinbeck: Rowolth.

Schulz von Thun, F. (2013). *Miteinander reden: 3. Das „Innere Team" und situationsgerechte Kommunikation. Kommunikation, Person, Situation* (23. Aufl.). Reinbeck: Rowolth.

Shapiro, D. & Shapiro, D. (1982). Meta-analysis of comparative therapy outcome studies: A replication and refinement. *Psychological Bulletin, 92,* 581–604. http://doi.org/10.1037/0033-2909.92.3.581

Shapiro, E. L. & Ginzberg, R. (2002). Parting gifts: Termination rituals in group therapy. *International Journal of Group Psychotherapy, 52,* 319–336. http://doi.org/10.1521/ijgp.52.3.319.45507

Sipos, V. & Schweiger, U. (2013). *Gruppentherapie. Ein Handbuch für die ambulante und stationäre Praxis*. Stuttgart: Kohlhammer.

Smith, M., Glass, G. & Miller, T. (1980). *The benefits of psychotherapy*. Baltimore, MD: John Hopkins University Press.

Sparrer, I. (2009). *Systemische Strukturaufstellungen: Theorie und Praxis* (2. Aufl.). Heidelberg: Carl-Auer.

Stahl, E. (2002). *Dynamik in Gruppen. Handbuch der Gruppenleitung*. Weinheim: Beltz PVU.

Steinberg, H. (1999). Der „Werther-Effekt". Historischer Ursprung und Hintergrund eines Phänomens. *Psychiatrische Praxis, 26,* 37–42.

Stevens, J. O. (2006). *Die Kunst der Wahrnehmung: Übungen der Gestalttherapie* (18. Aufl.). Gütersloh: Gütersloher Verlagshaus.

Strauß, B. (2010). Behandlungseffekte: stationäre Behandlung. In V. Tschuschke (Hrsg.), *Gruppenpsychotherapie. Von der Indikation bis zu Leitungstechniken* (S. 132- 137). Stuttgart: Thieme.

Strauß, B. (2012). Die Gruppe als sichere Basis: Bindungstheoretische Überlegungen zur Gruppenpsychotherapie. In B. Strauß & D. Mattke (Hrsg.), *Gruppenpsychotherapie. Lehrbuch für die Praxis* (S. 85–96). Berlin: Springer.

Strauß, B. & Burgmeier-Lohse, M. (1994). Prozess-Ergebnis-Zusammenhänge in der analytisch orientierten Gruppenpsychotherapie. Eine Erkundungsstudie im stationären Rahmen. *Psychotherapeut, 39,* 239–250.

Strauß, B. & Burgmeier-Lohse, M. (1995). Merkmale der „Passung" zwischen Patienten und Therapeut als Determinanten des Behandlungsergebnisses in der stationären Gruppentherapie. *Zeitschrift für Psychosomatische Medizin und Psychoanalyse, 41,* 127–140.

Strauß, B. & Burlingame, G. M. (2012). Gruppenpsychotherapieforschung und Wirksamkeitsnachweise von Gruppenbehandlung. In B. Strauß & D. Mattke (Hrsg.), *Gruppenpsychotherapie. Lehrbuch für die Praxis* (S. 193–208). Berlin: Springer.

Strauß, B., Eckert, J. & Ott, J. (1993). Interpersonale Probleme in der stationären Gruppenpsychotherapie. *Gruppentherapie Gruppendynamik, 29,* 223–324.

Strauß, B. & Mattke, M. (2012a). Gruppentherapieprozesse: Eine klinische Forschungsperspektive. In B. Strauß & D. Mattke (Hrsg.), *Gruppenpsychotherapie. Lehrbuch für die Praxis* (S. 193–208). Berlin: Springer.

Strauß, B. & Mattke, M. (2012b). Formale Veränderungstheorien in der Gruppenpsychotherapie: Eine Übersicht. In B. Strauß & D. Mattke (Hrsg.), *Gruppenpsychotherapie. Lehrbuch für die Praxis* (S. 111–116). Berlin: Springer.

Tasca, G. A., Balfour, L., Ritchie, K. & Bissada, H. (2006). Development changes in group climate in two forms of group therapy for binge eating disorder. *Psychotherapy Research, 16,* 499–514. http://doi.org/10.1080/10503300600593359

Thompson, L. W., Gallagehr, D., Nies, G. & Epstein, D. (1983). Evaluation of the effectiveness of professionals and nonprofessionals as instructors of „coping with depression" classes for elders. *Gerontologist, 23,* 390–396. http://doi.org/10.1093/geront/23.4.390

Tillitski, L. (1990). A meta-analysis of estimated effect sizes for group versus individual versus control treatments. *International Journal of group psychotherapy, 40* (2), 215–224.

Tschuschke, V. (1989). Wirksamkeit und Erfolg in der Gruppenpsychotherapie. *Gruppenpsychotherapie und Gruppendynamik, 25,* 60–78.

Tschuschke, V. (1999). Gruppentherapie versus Einzeltherapie – gleich wirksam? *Gruppenpsychotherapie und Gruppendynamik, 35,* 257–274.

Tschuschke, V. (2010a). Gruppenrollen und Gruppenentwicklung. In V. Tschuschke (Hrsg.), *Gruppenpsychotherapie. Von der Indikation bis zu Leitungstechniken* (S. 18–20). Stuttgart: Thieme.

Tschuschke, V. (2010b). Gruppen- versus Einzeltherapie – Setting und Wirkfaktoren. In V. Tschuschke (Hrsg.), *Gruppenpsychotherapie. Von der Indikation bis zu Leitungstechniken* (S. 13–17). Stuttgart: Thieme.

Tschuschke, V. (2010c). Kurzzeit- versus Langzeit-Gruppenpsychotherapie. In V. Tschuschke (Hrsg.), *Gruppenpsychotherapie. Von der Indikation bis zu Leitungstechniken* (S. 155–156). Stuttgart: Thieme.

Tschuschke, V. (2010d). Geschlossene versus halboffene Gruppen. In V. Tschuschke (Hrsg.), *Gruppenpsychotherapie. Von der Indikation bis zu Leitungstechniken* (S. 152–153). Stuttgart: Thieme.

Tschuschke, V. (2010e). Rolle und Bedeutung der Gruppenleitung. In V. Tschuschke (Hrsg.), *Gruppenpsychotherapie. Von der Indikation bis zu Leitungstechniken* (S. 66–70). Stuttgart: Thieme.

Tschuschke, V. & Dies, R. R. (1994). Intensive analysis of therapeutic factors and outcome in long-term inpatient groups. *International Journal of Group Psychotherapy, 44,* 185–208.

Tschuschke, V., McKenzie, K. R., Haaser, B. & Janke, G. (1996). Self-disclosure, feedback, and outcome in long-term inpatient psychotherapy groups. *Journal of Psychotherapy: Practice and Research, 5,* 35–44.

Tuckman, B. W. (1965). Developmental sequence in small groups. *Psychological Bulletin, 66* (6), 384–399. http://doi.org/10.1037/h0022100

Turner, J. (1991). *Social influence*. Buckingham, UK: Open University Press.

Ubben, B. & Lohmann, B. (2006). Verhaltenstherapeutische Selbsterfahrung. In F. Mattejat (Hrsg.), *Das große Lehrbuch der Psychotherapie* (Bd. 4: Verhaltenstherapie mit Kindern, Jugendlichen und ihren Familien, S. 747–762). München: CIP-Medien.

Ullrich, R. & de Muynck, R. (2002). *ATP: Anleitung für den Therapeuten. Einübung von Selbstvertrauen und sozialer Kompetenz* (2. Aufl.). Stuttgart: Klett-Cotta.

Vauth, R. (2012). Gruppenpsychotherapeutische Interventionen bei schizophrenen Störungen. In B. Strauß & D. Mattke (Hrsg.), *Gruppenpsychotherapie. Lehrbuch für die Praxis* (S. 367–373). Berlin: Springer.

Vocks, S., Tuschen-Caffier, B., Pietrowsky, R., Rustenbach, S., Kersting, A. & Herpertz, S. (2010). Meta-analysis of the effectiveness of psychological and pharmacological treatments for binge eating disorder. *International Journal of eating Disorders, 43,* 205–217.

Vopel, K. W. (2010). *Interaktionsspiele.* 6 Bände: Interaktionsspiele, 6 Bde. (Lebendiges Lernen und Lehren, Bd. 1–6). Salzhausen: iskopress.

Vopel, K. W. (2012). *Handbuch für Gruppenleiter: Zur Theorie und Praxis der Interaktionsspiele* (Lebendiges Lernen und Lehren, 12. Aufl.). Salzhausen: iskopress.

Walendzik, A., Rabe-Menssen, C., Lux, G. Wasern, J. & Jahn, R. (2011). *Erhebung zur ambulanten psychotherapeutischen Versorgung 2010.* Berlin: Deutsche Psychotherapeutenvereinigung.

Watzlawik, P. (2011). *Menschliche Kommunikation: Formen, Störungen, Paradoxien* (12., unveränd. Aufl.). Bern: Huber.

Weber, G. (Hrsg.). (2002). *Praxis der Organisationsaufstellung*. Heidelberg: Carl-Auer.

Wilken, B. (2012). *Methoden der Kognitiven Umstrukturierung: Ein Leitfaden für die psychotherapeutische Praxis* (6. Aufl.). Stuttgart: Kohlhammer.

Wissenschaftlicher Beirat Psychotherapie (2010). *Verfahrensregeln zur Beurteilung der wissenschaftlichen Anerkennung von Methoden und Verfahren der Psychotherapie* (Methodenpapier des Wissenschaftlichen Beirats Psychotherapie nach § 11 PsychThG, Version 2.8). Zugriff am 15.12.2015. Verfügbar unter http://www.wbpsychotherapie.de/downloads/Methodenpapier28.pdf

Wresnik, H. J. (2006). *Von Bild zu Bild. Arbeiten mit Systemischen Strukturaufstellungen*. Norderstedt: Books on Demand.

Yalom, I. D. (1970). *The theory and practice of group psychotherapy*. New York: Basic Books.

Yalom, I. D. (2005). *Im Hier und Jetzt. Richtlinien der Gruppenpsychotherapie*. München: btb.

Yalom, I. D. (2007). *Theorie und Praxis der Gruppenpsychotherapie. Ein Lehrbuch* (9., völlig überarb. u. erw. Aufl.). Stuttgart: Klett-Cotta.

Yalom, I. D. (2010a). *Der Panama-Hut: oder Was einen guten Therapeuten ausmacht.* München: btb.

Yalom, I. D. (2010b). *Existenzielle Psychotherapie* (5., korr. Aufl.). Köln: Edition Humanistische Psychologie.

Yerkes, R. M. & Dodson, J. D. (1908). The relation of strength of stimulus to rapidity of habit-formation. *Journal of Comparative Neurology and Psychology, 18* (5), 459–482. http://doi.org/10.1002/cne.920180503

Young, J. E., Klosko, J. & Weishaar, M. (2003). *Schema therapy: a practioner's guide.* New York: Guilford Press.

Zarbock, G. (2011). *Praxisbuch Verhaltenstherapie: Grundlagen und Anwendungen biografisch-systemischer Verhaltenstherapie* (3. Aufl.). Lengerich: Pabst Science Publishers.

Zeeck, A., Maier, J., Hartmann, A., Wetzler-Burmeister, E., Wirsching, M. & Herzog, T. (2009). Stationäre und tagesklinische Behandlung der Anorexia Nervosa – Bewertungen von Therapiekomponenten aus Patientensicht. *Psychotherapie, Psychosomatik, Medizinische Psychologie, 59,* 194–203.

Zielke, M. (2010). Verhaltenstherapie in Gruppen – Teil 2. In V. Tschuschke (Hrsg.), *Gruppenpsychotherapie. Von der Indikation bis zu Leitungstechniken* (S. 132–137). Stuttgart: Thieme.

Sachregister